普外科常见疾病临床诊断与治疗

主编 孙建国 徐宏雨 高华 李树平

黑涛 张波 董飞

黑龙江科学技术出版社

HEILONGJIANG SCIENCE AND TECHNOLOGY PRESS

图书在版编目（CIP）数据

普外科常见疾病临床诊断与治疗 / 孙建国等主编
. -- 哈尔滨：黑龙江科学技术出版社，2023.7
ISBN 978-7-5719-2023-4

Ⅰ．①普… Ⅱ．①孙… Ⅲ．①外科－常见病－诊疗
Ⅳ．①R6

中国国家版本馆CIP数据核字（2023）第107023号

普外科常见疾病临床诊断与治疗

PUWAIKE CHANGJIAN JIBING LINCHUANG ZHENDUAN
YU ZHILIAO

主　　编　孙建国　徐宏雨　高　华　李树平　黑　涛　张　波　董　飞
责任编辑　陈兆红
封面设计　宗　宁
出　　版　黑龙江科学技术出版社
　　　　　地址：哈尔滨市南岗区公安街70-2号　邮编：150007
　　　　　电话：（0451）53642106　传真：（0451）53642143
　　　　　网址：www.lkcbs.cn
发　　行　全国新华书店
印　　刷　黑龙江龙江传媒有限责任公司
开　　本　787 mm×1092 mm　1/16
印　　张　28.5
字　　数　723千字
版　　次　2023年7月第1版
印　　次　2023年7月第1次印刷
书　　号　ISBN 978-7-5719-2023-4
定　　价　198.00元

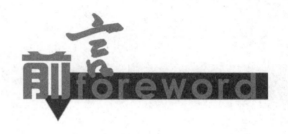
前言 foreword

　　普外科是外科系统最大的专科,是以手术为主要方法治疗肝脏、胆道、胰腺、胃肠、肛肠、甲状腺和乳房等部位疾病的临床学科。近年来,普外科疾病发病率居高不下,严重影响了人民健康和生活质量。因此,临床医师需要掌握普外科基础理论,抓好术前管理、术中管理、术后管理、麻醉管理、手术室管理和感染管理,提高疾病诊断准确率和降低手术并发症发生率。为了进一步提高医疗与科研水平,我们特组织具有多年临床经验的普外科专家、学者共同编写了《普外科常见疾病临床诊断与治疗》一书,旨在通过介绍临床诊疗经验,提高普外科医师分析、处理复杂疾病的能力。

　　本书系统地阐述了普外科疾病诊断与治疗的相关内容,涉及甲状腺、甲状旁腺、乳房、胃、十二指肠、小肠、结直肠、肛管、肝、胆、胰等部位的常见疾病;此外,还涵盖了烧伤整形外科的内容。本书以临床工作经验为基础,重视理论与实践相结合,介绍了各种疾病的病因、临床表现、实验室检查、治疗等,同时对常见普外科疾病的手术适应证、禁忌证、术前准备、麻醉与体位、手术步骤等予以详述。本书较全面地反映了普外科疾病诊断与手术的发展水平,具有较高的科学性、实用性和可操作性,适合各级普外科医师和医学院校师生学习参考。

　　由于时间仓促,普外科系统庞大,加之编者水平有限,本书可能存在疏漏之处,恳请各位读者批评指正,以便共同进步。

《普外科常见疾病临床诊断与治疗》编委会
2023 年 2 月

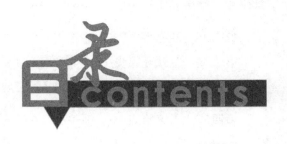

第一章

外科手术基础

第一节　外科手术基本技术

一、手术基本原则

手术是外科治疗的主要方式,它在去除病灶的同时不可避免地带来局部和全身的伤害,外科手术应遵循损害控制的基本法则。从手术操作层面应遵循以下基本原则。

(1)选择能充分显露手术野的最小切口和最短路径。

(2)使用精良器械和轻柔手法,按照解剖层次精细分离。

(3)有效及时止血,保持清晰无血的手术野,减少输血量。

(4)在根除病变的前提下尽可能保护周围健康组织,减少体内异物存留。

(5)采取合适的缝合材料和缝合方法,促进组织愈合,遗留最少的瘢痕。

(6)以简约规范的手术流程和娴熟快捷的操作技法,缩短手术时间,手术处理到位。

二、常用手术器械及用法

(一)手术刀

常规手术刀由刀片和刀柄两部分组成。刀片有圆、尖、弯等形状,并分为不同型号,大刀片适于大幅度切开,小刀片适于精细切割,尖刃刀片用于皮肤戳孔和细小管道的切开。刀片的安放应使用持针器。手术刀主要用于切割组织,刀柄可用于组织的钝性分离。

根据手术需要采用不同的执刀法(图1-1)。

1.执笔式

如同握笔写字,主要靠手指的动作完成切割,动作轻巧精细,适用于精细及小的切口,如解剖血管、神经等。这是最常用的一种执刀方式。

2.执弓式

如同拉琴弓,主要靠腕部用力,力量及动作幅度均较大,适用于较大切口的皮肤切开。

3.反挑式

执刀方法同执笔式,只是刀刃朝上,从下向上切割,可避免损伤深部组织,用于管道器官或脓肿的切开等。

4.抓持式

全手握持刀柄,主要靠肩关节活动,控刀比较稳定,用于切割范围大、组织坚厚的切开,如截肢等手术。

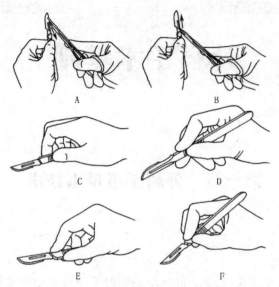

图 1-1　手术刀片的安装及执刀法
A.安刀片;B.取刀片;C.抓持式;D.反挑式;E.执弓式;F.执笔式

高频电刀:目前高频电刀使用广泛,工作原理是通过电极尖端产生的高频高压电流与机体接触时产生热效应,导致组织脱水、崩解、凝结,起到切割及止血作用。常用的高频电刀有单极电刀、双极电刀、氩气刀等。双极电刀用于精细部位操作。氩气刀适用于开放手术、腔镜手术、内镜手术。电刀的潜在风险是局部烧伤、副损伤、局部坏死等,使用时应注意:①事先检查电气元件有无故障;②手术室不能有易燃物质及氧气泄漏;③安放好患者身体上的负极板,使之最靠近手术部位,且保持负极板干燥;④电凝器的功率不应超过 250 W,不能用电凝功能进行一般组织切割,不能在积血中进行电凝;⑤切割或电凝时电刀不应接触止血点以外的组织,尽量减少组织烧伤;⑥随时清除电刀上的焦痂,使之有良好的导电性;⑦重要组织或器官附近慎用或禁用电刀。

超声刀对组织的热损伤小,广泛用于肝切除手术。激光刀能量密度高、方向性强,用于皮肤、血管的手术。

其他手术刀还有骨刀、截肢刀、取皮刀等。

(二)手术剪

手术剪种类繁多,大致分为组织剪和线剪两大类(图 1-2)。组织剪尖端薄而钝,剪锋锐利,有弯直之分,用于剪开及分离组织。线剪尖端圆钝、刃厚而直,用于剪断缝线、剪开敷料及引流物等。

手术剪的执剪方式是将拇指和环指分别扣入剪刀柄的两环内,中指放在环指的剪刀柄的前方,示指压在轴节处起稳定和导向作用。剪割组织时一般用正剪法,为了增加稳定性还可用扶剪法(图 1-3)。使用时剪刀不能张开过大。

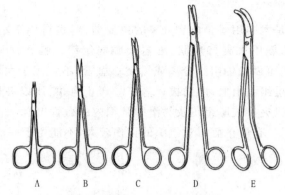

图 1-2　常用的手术剪

A.血管剪；B.外科剪；C.精细解剖剪；D.解剖剪；E.深部解剖剪

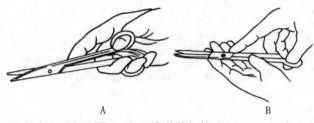

图 1-3　手术剪的把持法

A.正剪法；B.扶剪法

（三）手术镊

手术镊用于夹持和提起组织，协助另一器械的操作，如分离、剪开、缝合等。手术镊分为有齿、无齿两类，有齿镊用于夹持较坚韧的组织，对组织有一定的损伤作用。无齿镊用于夹持较脆弱的组织，对组织损伤较轻。正确的持镊方法是用拇指对示指、中指，拿住镊子中部（图 1-4）。在分离及缝合皮肤时最好不用镊子直接夹持皮肤，用镊子的推挡作用有助于顺利缝合（图 1-5）。

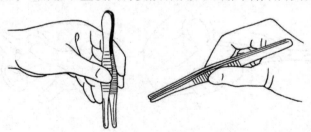

图 1-4　持镊法

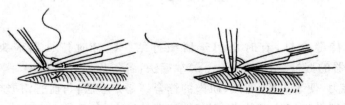

图 1-5　手术镊的使用方法

(四)血管钳

血管钳又称止血钳,是术中用于止血和分离的主要器械,也可用于牵引缝线、拔出缝针或代镊使用,但普通血管钳不能用来夹持皮肤、脏器及脆弱组织。临床常见的止血钳有以下几种(图1-6)。①蚊式止血钳:可做微细组织分离或钳夹小血管,不宜用于大块组织的夹持。②直止血钳:用以夹持皮下及浅层组织出血,协助拔针等。③弯止血钳:用以夹持深部组织或内脏血管出血。④有齿止血钳:用以夹持较厚组织及易滑脱组织内的血管出血,如肠系膜、大网膜等,也可用于切除组织的夹持牵引。有齿止血钳对组织的损伤较大,不能用于一般的止血夹持。

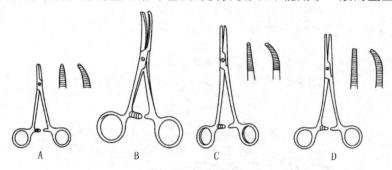

图1-6　各种血管钳
A.弯血管钳;B.直血管钳;C.有齿血管钳;D.蚊氏血管钳

正确的执钳方法同手术剪,也可用掌握法。右手松钳时拇指与环指相对捏紧挤压即可松开,左手松钳时拇指及示指捏住一环柄、中指及环指顶挤另一环柄即可松开(图1-7)。

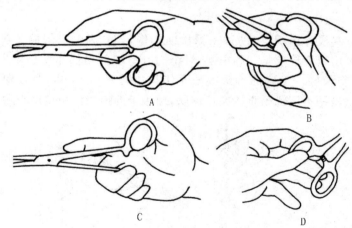

图1-7　血管钳执钳及松钳法
A.一般执法;B.一般执法松钳法;C.掌握法;D.掌握法松钳法

(五)持针器

持针器用于夹持缝合针,有时也用于器械打结。缝合时持针器应夹持缝合针的中后1/3(图1-8)。持针器的握持方法有3种。①掌握法:各指均不在环柄中,满手握住持针器灵活方便,缝合时快速有力,便于皮肤、筋膜、肌肉的缝合。②指套法:与血管钳握持方法一样,这种方法运针稳健准确,对缝合组织的牵扯小,用于较精细的缝合,是最常用方法。③掌拇法:拇指套入钳环内,示指压在钳的前半部作支撑,其余三指握钳环,靠拇指上下活动开闭持针器(图1-9)。

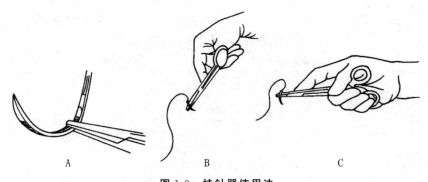

图 1-8 持针器使用法
A.夹持缝合针;B.掌拇法缝合;C.掌握法缝合

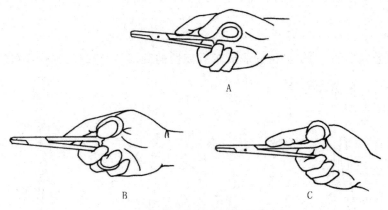

图 1-9 持针器的握持方法
A.掌握法;B.指套法;C.掌指法

(六)缝合针及缝线

缝合针的针尖形状分为圆针和三角针,圆针对组织损伤小,可用于软组织、血管、神经、内脏的各种缝合。三角针针尖侧锋锐利,容易穿透组织,对组织的损伤大,用于缝合皮肤及坚韧的瘢痕等。直针适用于宽敞或浅部操作时的缝合,如皮肤或胃肠道的缝合,但目前已较少使用。目前临床上几乎所有的组织或器官均使用弯针进行缝合。针线一体的无损伤缝合针,其针线粗细相同,连为一体,对组织造成的损伤小,缝合时不必担心线针脱落,可节省手术时间。

缝线应基本具备:抗张强度大,柔韧性强,打结牢靠。平滑穿越组织,对组织损伤小。组织反应轻微,或组织愈合后能被吸收。目前缝线大致分为两类。①非吸收线:由蚕丝编织而成的丝线,以及人工合成的聚丙烯线、尼龙线、聚酯线。②可吸收线:天然肠线及人工合成的聚糖乳酸线、聚糖乙内酰酯线等。选择缝线最重要的是遵循促进伤口愈合的原则。

(七)拉钩

拉钩又称牵开器,有手动拉钩和固定牵开器两种,在手术中用于牵开组织,显露术野,便于手术操作。拉钩分为有齿和无齿两类,有齿拉钩不易滑脱,适于牵开紧密坚韧的组织。无齿拉钩对组织损伤小,术中大多数情况下使用无齿拉钩。拉钩一般由助手把握,根据手术需要随时调整方向、深浅和力量,需要助手和术者的协调配合。在不太需要频繁变换显露状况的情况下,使用相应的固定牵开器,省时省力,保持显露的稳定(图 1-10)。

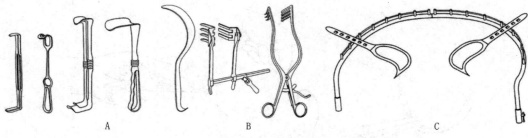

图 1-10 常见拉钩

A.各种手动拉钩;B.自动拉钩;C.框架拉钩

(八)巾钳

巾钳主要用于固定覆盖皮肤的敷布,也可用于牵引及临时固定组织。巾钳的握持方法同血管钳(图 1-11)。

(九)组织钳

组织钳又称爱立斯钳,用于夹持皮肤或较有韧性的脏器,对组织的损伤小(图 1-12)。

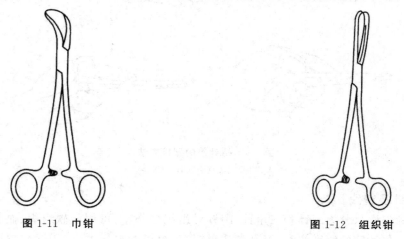

图 1-11 巾钳   图 1-12 组织钳

(十)卵圆钳

卵圆钳用于夹持纱布球进行皮肤消毒或提拉肠管等。

三、外科手术基本操作

外科手术从操作本身来说,都必须用刀、剪、钳、镊、针、线等这些必不可缺少的基本器械,来进行切开、止血、结扎、分离、暴露、缝合等这些基本操作,这些是外科医师必须掌握的基本技术。外科手术操作是技巧性很高的技术。良好的外科医师应具有鹰眼、狮心和女性的手。

(一)切口

理想的手术切口最基本的要求:①接近病变部位、显露充分、便于操作、根据术中需要延长及扩大切口方便。②不损伤重要的解剖结构,术后对功能恢复有利。③兼顾美观的要求。切口选择应根据病情需要决定,切口过大则组织损伤大,切口过小则可能影响显露。

(二)切开

切开是手术的第一步,根据手术的部位选择适当的手术刀及执刀方法。切开时最好是一刀完成,切口平齐,深浅合适,避免拉锯式。在手术操作过程中根据需灵活应用手术刀的各个部分,刀刃是最锋利最主要的部分,用于切开切断时。刀尖在挑刀、刺穿和锐性剥离时用,刀柄用作钝性剥离。

皮肤切开时应将皮肤绷紧,有单手法、双手指压法、双手掌压法(图 1-13),这样使皮肤切开容易,有利于控制切口的平直,控制切口的长度和深度,也便于止血。切开时刀片与皮肤垂直不偏斜,先垂直下刀,然后刀柄与皮肤成 45°走行,再垂直出刀(图 1-14)。尽可能将皮肤和皮下组织在同一深度全层切开,使切缘整齐。皮肤切口的大小应以方便手术操作为原则。

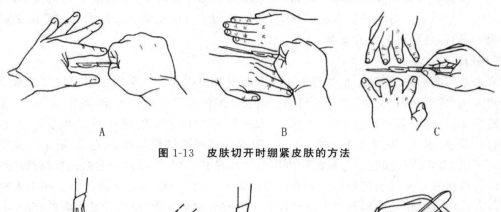

图 1-13　皮肤切开时绷紧皮肤的方法

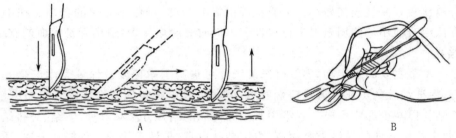

图 1-14　皮肤切开时的运刀

筋膜和腱膜组织可直接用刀切开,也可先用刀切一个小口,然后用组织剪深入筋膜下进行分离后剪开,切开操作时应防止损伤深部组织器官(图 1-15)。作胃、肠、胆管和输尿管等空腔切开时,需用纱布保护准备切开脏器或组织的四周,在拟做切口的两侧各缝一牵引线并保持张力,逐层切开。

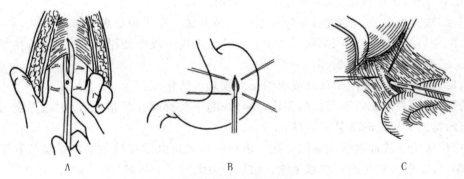

图 1-15　腹膜及管腔的切开

A.腹膜的切开;B.胃的切开;C.胆管的切开

高频电刀具有良好的止血功能,可用于皮肤、神经、胆管等以外组织的切割和游离。要先用手术刀切开皮肤,擦去血液后用电刀切割,较大的小血管可先在预定要切割的两边组织电凝后再切断。

（三）显露

良好的显露是手术质量的前提,涉及患者体位、麻醉效果、照明、牵开器及手术切口的选择。合适的体位有助于深部手术野的良好显露,根据手术路径、病变部位、手术的性质选择合适体位。麻醉要求镇痛完善和良好的肌松。手术野的照明有利于显露,空间狭小的手术应选用头灯或冷光源照明。拉钩和自动牵开器要有效显露术野,拉钩的动作要轻柔,手心向上把持拉钩,根据手术进展及时调整位置。将附近组织或脏器牵开时,拉钩下方应垫湿盐水纱布。充分的显露使手术在直视下进行,能保证手术的安全。

（四）分离

分离是显露和切除的基础,是外科手术技术的重要组成部分。手术中根据病灶及解剖特点选择分离方法,达到显露、游离、切除的目的。疏松组织间隙可用血管钳、纱布球、剥离器、手指等进行钝性分离,钝性分离损伤较大(图1-16)。致密坚韧组织使用刀、剪进行锐性分离,锐性分离对组织损伤较小,需在直视下进行(图1-17)。锐性分离时必须认清解剖关系,确定刀或剪所达到的组织层次,防止意外损伤。分离时辨别解剖结构极其重要,在组织间隙或疏松结缔组织层内进行钝性分离比较容易且损伤较小。分离范围以需要为度,避免不必要的分离。在手术中往往两种分离方法组合使用。使用电刀进行锐性分离同时有凝血作用,适用于易出血的软组织切割。

（五）结扎

结扎是手术最主要的基本功,熟练可靠的结扎可提高手术速度及保证手术安全。打结应在直视下进行,保证结扎的可靠。剪线残端要尽可能短,以不松脱为原则。皮下组织尽量少结扎,或钳夹后不结扎以减少异物反应。手术中常用和可靠的结扎方法有3种:方结、外科结、三重结。①方结:由两个相反方向的单结重叠而成,方结结扎可靠,是最常用的一种结扎方法,适用于较少的组织、较小的血管及各种缝合的结扎。②外科结:在做第一个结时结扎线绕两次以增加线间的摩擦力,再做第二个结时不易松脱,适用于结扎较大血管或有张力的缝合。③三重结:在方结的基础上再重复第一个单结,使结扣更加牢固,三重结用于较大血管结扎或尼龙线等易松脱线的结扎。④滑结:类似方结,但在打结时拉线用力不均,一紧一松,此结操作快,但易松脱(图1-18)。

打结法有3种:单手打结法、双手打结法、器械打结法。

单手打结法操作简便,速度快,是最常用的一种方法。左手捏住缝合线的一端,右手捏住另一端,双手配合打结。打结时两端线成180°,手指在靠线结较近处用力拉紧,使结扎紧而牢固,不容易把组织撕脱,也不易断线(图1-19)。

双手打结法牢靠,主要用于深部或组织张力较大的结扎(图1-20)。

深部打结时的关键在右手示指的压线,要将线的一头缠绕在环指上,以中指固定,这样使夹线牢固,当示指向下压线时不易滑脱(图1-21)。

器械打结法用于浅部组织或精细结扎。用持针器或止血钳打结主要优点是节省线,节省护士递线操作,可以省人省时间。缺点是缝合组织张力大时不易扎紧(图1-22)。

无论用何种方法打结,相邻两个单结的方向不能相同,否则成假结而松脱。打结时两手用力点和结扎点应成一条直线,如果三点形成夹角,则用力拉紧时易断线。打结时两手用力要均匀,否则易形成滑结。

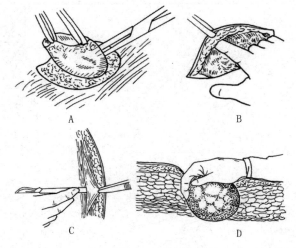

图 1-16 钝性分离

A.血管钳分离;B.手指分离;C.刀柄分离;D.手指钝性分离

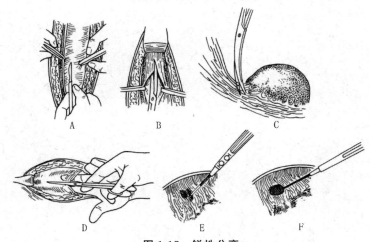

图 1-17 锐性分离

A.手术刀分离;B.剪刀分离;C.辨认解剖结构;D.分离时保护组织结构;E.F.使用电刀分离

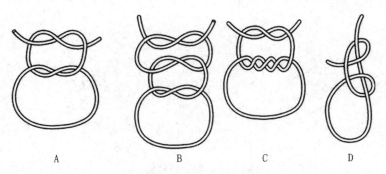

图 1-18 常见的几种结

A.方结;B.三重结;C.外科结;D.滑结

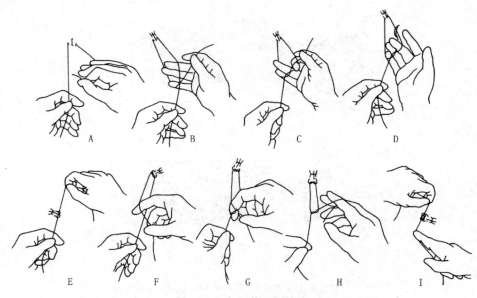

图 1-19 右手单手打结法

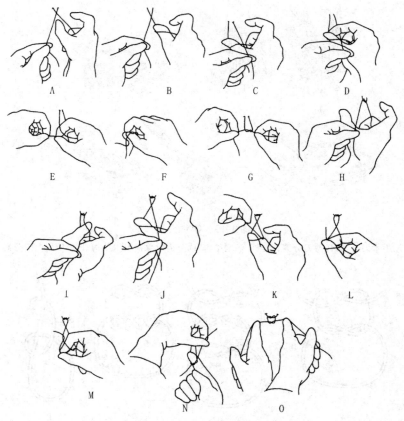

图 1-20 双手打结法

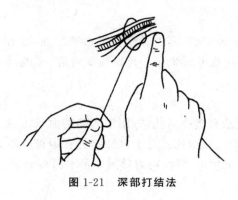

图 1-21　深部打结法

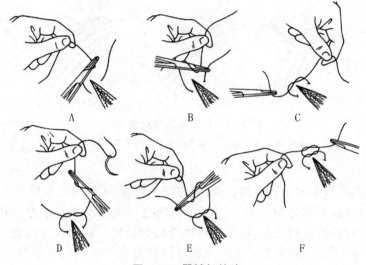

图 1-22　器械打结法

(六)止血

在外科手术中止血是重要的基本操作,完善的止血可防止血液丢失,使术野清晰,保证手术安全及有利切口愈合。

1.压迫止血法

压迫止血法是手术中最常用的止血方法,常用于皮肤、皮下组织及组织分离中创面的小血管出血或渗血的止血,可单纯用手指压迫或用纱布压迫。压迫止血时须有适当压力,压力不足则纱布形成引流不起止血作用。

创面渗血的可用干纱布压迫止血,也可用过氧化氢喷洒创面止血,温盐水纱布可较快控制创面渗血。

手术中发生的意外大出血最快捷有效的方法是紧急压迫止血,在可视范围内用手指捏住出血部位,起到临时止血作用,为进一步彻底止血创造有利条件。在出血部位看不清又无法手捏止血的情况下,可临时填塞纱布压迫止血,数小时或数天后酌情取出。在指压及纱布压迫无效的情况下,可用拳头压迫止血。紧急压迫止血是为临时措施,在出血得到初步控制情况下制订方案,充分显露寻找出血部位进行彻底止血。

2.钳夹止血法

钳夹止血法是最主要的止血方法,用于明显的小血管出血,止血准确、可靠。一般钳夹数分钟后可奏效,若无效可加做结扎或电凝止血。止血钳要看清、夹准,钳夹组织不宜过多,钳夹位置方便打结。

3.结扎止血法

结扎止血法包括单纯结扎法和缝合结扎法,用于明确的血管出血止血。结扎时用血管钳夹住出血点,将血管及周围少许组织一并结扎。对于单纯结扎有困难或粗大血管还应同时或单独进行缝合结扎。结扎重要手术脏器的供应动脉,可有效减少手术出血量,便于手术操作(图1-23)。

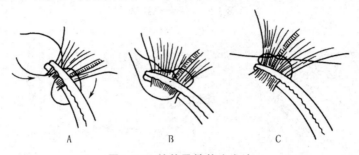

图 1-23　结扎及缝扎止血法

A.结扎止血;B.单纯缝扎止血;C."8"字缝扎止血

4.电凝止血法

用于切开及游离过程中细小血管的止血,具有止血可靠、术野清晰的特点。可先用血管钳将出血点夹住,电刀通过血管钳通电止血。也可直接用电刀接触出血点止血。在空腔脏器、大血管、神经和皮肤附近应慎用电凝止血,以免损伤重要组织结构。较大血管出血、创面深部的出血及凝血功能障碍者,电凝止血效果差。电凝止血包括普通电刀及双极电凝器。对于较大范围的创面渗血可使用氩气刀止血(图1-24)。

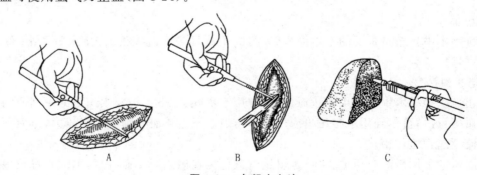

图 1-24　电凝止血法

A.直接电凝止血;B.间接电凝止血;C.氩气喷凝止血

5.药物止血法

主要用于广泛渗血的创面,有生物蛋白胶、吸收性明胶海绵等。

6.止血带止血法

用于四肢的手术,止血范围大,包括整个术野处于无血状态。无血术野无疑使手术更方便,但术野内组织处于缺血状态也带来风险,止血时间应严格掌握。首次止血时间不应超过

90分钟,若手术需要继续,则需松开止血带5～10分钟使组织供血,然后再重新上止血带,但再次止血不应超过60分钟。使用充气式止血带时,先驱血后充气,但肢体感染、肿瘤等不驱血。根据肢体粗细选择合适压力。使用橡皮止血带时,应注意压力适中。

7.其他止血法

银夹止血法用于脑组织止血,骨蜡压迫止血法用于骨创面出血。

(七)缝合

缝合是促进组织修复的主要方法,缝合的根本目的是良好的愈合与吻合。缝合时既要保证组织足够的拉力,又要减少异物反应,故应该尽量少缝、少用粗线、少用连续缝合。缝合过紧将影响血运。良好的缝合应达到:①使组织对合,并保持足够的张力强度。②组织能顺利修复直至愈合。③缝合处愈合后不影响功能。

缝合的基本方法有间断缝合与连续缝合两类,每类又有单纯缝合、外翻缝合、内翻缝合3种。

1.间断缝合法

利用多根缝线闭合切口,每根缝线分别结扎。此种缝合牢固可靠,即使有的缝线断裂,其他缝线仍能维持组织的对合。单纯间断缝合法最常用,可用于各种组织的缝合,皮肤、皮下组织、筋膜、肌肉等一般用单纯缝合法。间断内翻缝合法常用于胃肠道的吻合。间断外翻缝合法常用于血管吻合、松弛皮肤的缝合、腹壁的减张缝合(图1-25)。

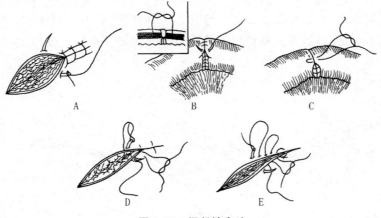

图1-25　间断缝合法

2.连续缝合法

连续缝合法是用一根线做同一层次的全部缝合,缝线在其两端打结。连续缝合法具有组织对合严密、止血好、缝合快的特点,常用于腹膜、筋膜的关闭及消化道、血管的吻合及闭合。单纯连续缝合法用于血管、胃肠、胆管的吻合及闭合以及筋膜的缝合。褥式缝合法适用于皮下组织少的松弛皮肤及腹膜的缝合。"8"形缝合法常用于止血、关闭腹膜及某些组织容易撕开的缝合。减张缝合法用于张力较大的组织缝合。荷包缝合法是围绕管腔所作缝合,主要用于包埋阑尾残端、固定消化道或膀胱的造瘘管。皮内缝合法从切口的一端进针,然后交替地经过两侧切口边缘的皮内穿过,一直缝到切口的另一端穿出,然后抽紧,皮肤则能对合,此方法主要优点是切口瘢痕小(图1-26)。

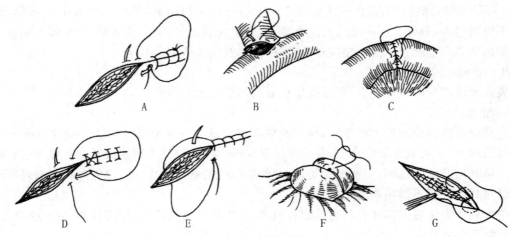

图 1-26 连续缝合法

一般伤口缝合的层次是深筋膜、肌膜、腱膜、皮下组织和皮肤。缝合进针时应注意针体前部与组织垂直,靠腕部及前臂旋转力量进针,旋力是进针的技巧。出针时可用手术镊夹针的前部外拔,持针器从针后部前推,顺针弧度迅速拔出,当针要完全拔出时,可松开持针器,单用镊子夹持针前部将针继续外拔,用持针器再夹针的后 1/3 将针完全拔出。或由助手协助拔针。缝合时要注意认清组织,按层次缝合,组织对合良好。缝合方法选择恰当,不留无效腔。针距、边距适当。缝线选择合理,松紧合适,缝线与皮肤切口纵轴垂直。浅层缝合不能超越已缝合的深层,以免损伤深部组织(图 1-27)。

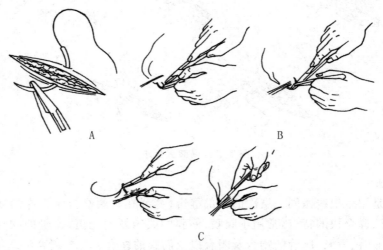

图 1-27 缝合时的进针与出针

目前有各种类型的皮肤和内部组织缝合器用于外科缝合,其所用缝合材料主要是钛合金。缝合器具有组织对合整齐、组织反应轻微、节省手术时间等特点,用于消化管、皮肤及其他组织器官的缝合。

皮肤黏合剂使用最广泛的是纤维蛋白黏合剂,主要用于强化消化道吻合口,预防吻合口漏。用于封闭组织创面,控制创面渗血渗液,促进伤口愈合。氰基丙烯酸聚合物具有较好的强度,用于低张力创缘可替代缝线。使用黏合剂时伤口必须彻底清创和止血,创缘及附近皮肤必须干燥。

（八）剪线及拆线

手术中剪线必须在直视下进行,剪刀开口不要太大,剪刀钝头在下,以免损伤周围组织。线头长度应适当,剪线时将剪刀沿缝线下滑至线结,再侧翻转 15°～30°剪断,线头长度随翻转角度而异,皮下结扎止血应尽量剪短,以不剪断线结为准(图 1-28)。血管结扎要留 0.2～0.3 cm,皮肤缝线应以 0.5 cm 为宜。

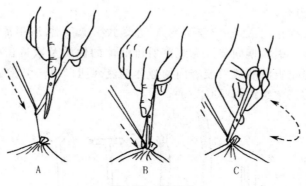

图 1-28　剪线法

皮肤切口拆线时间根据切口位置、切口性质、组织愈合情况等决定,一般头颈部术后 4～5 天拆线,躯干部 7 天左右拆线,四肢 10～14 天拆线。年老体弱者可适当延长拆线时间,切口感染时应随时拆除缝线。拆线时应遵守无菌原则,不能将暴露在皮外的线段拉进皮内。拆线时用镊子提起线结,使埋入皮内的线段部分露出,用剪刀贴皮肤将露出的皮下线段剪断,然后向切口中线方向抽出(图 1-29)。

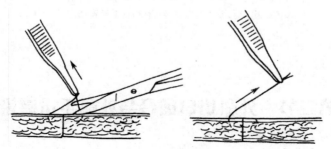

图 1-29　拆线法

（九）引流

外科引流是指将组织间或体腔内积聚的液体引流至体外的方法,引流的目的是有效地排除积聚物。因此,引流的基本原则是通畅、彻底、损伤小。影响通畅的因素包括引流切口的大小、引流口的位置、体位等,在做引流时必须考虑。较大或较深在的病灶有时存在分隔,使引流不彻底,引流时需注意切开分隔,并采用对口引流、多管引流、负压引流等方法,对不断出现的继发性坏死灶可多次引流。切开引流口时要避免损伤重要血管、神经、关节腔及脏器。应该认识到并不是所有手术都需要引流,引流可以预防感染,引流也可引起继发感染。

流气体则应放在高位。引流管不经过手术切口而另戳口引出,以保切口一期愈合。引流管应用丝线固定在皮肤上以防脱落。引流孔径应与引流管径粗细相当,防止漏液或引流管受压变形。引流管应剪侧孔以利引流。引流物不应直接放在吻合口或修补缝合处,以防使缝合或吻合处破裂。较硬的管状引流物不可放在大血管、神经或肠管旁,以防损伤组织。

引流物放置的时间应视引流的特征、引流液性质和量、有无异物存留和患者的全身情况而定。对于治疗性引流,当出血停止、感染控制、漏口愈合、积液清除即应拔除。对于预防性引流,术后出血或渗漏的主要危险已经解除后即应拔除引流物。若引流量很少或已无引流液,引流管可在放置后 24～48 小时拔出。若仍有一定的引流量根据需要可放置更长时间。引流管放置时间越长,引流口越不易愈合。

常用的引流材料有纱布引流条、橡胶引流条、卷烟式引流条、橡胶引流管及特制引流管等,用于不同需要的引流病灶。引流期间要注意观察引流液体的性质及数量,判断引流效果及出现的问题并及时处理。要防止引流瓶或引流袋内的液体倒流入切口内。引流管内口的侧孔应置于创腔内而非引流管行经的正常组织内(图 1-30)。

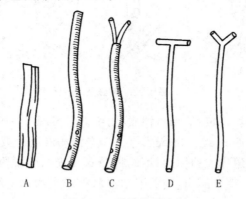

图 1-30　常见的引流物

A.乳胶片;B.橡胶引流管;C.双套管;D.T 形管;E.Y 形管

（孙建国）

第二节　外科切口愈合与外科手术感染

一、外科切口愈合

外科手术切口或创伤愈合是指手术切口或外伤过程造成组织缺损后,局部组织通过增生或再生方式来进行修补的一系列病理生理过程。本质上它是生物在长期进化过程中所获得的一种保护与更新方式的具体表现。从内容上来讲,愈合强调组织修复(愈合)发生时自身的病理生理过程,而修复的含义则更广些,还包括许多在处理创面过程中的人工技巧等,如对缺损创面采用手术方式修补的方式方法等。尽管不同组织接受手术或遭受分作后都有各自的修复特征与规律,但皮肤组织切开或创伤后的修复过程与规律则最具代表性,是目前人们研究最多的一类组织修复形式。

(一)对切口创伤修复现代认识

手术切口或创伤后组织修复过程从凝血开始,由许多细胞相互协作共同参与完成。最初,血小板、中性粒细胞和巨噬细胞大量进入切口和创伤区,以清除受损组织和污染的微生物,其中血小板和巨噬细胞还分泌一些与成成纤维细胞和内皮细胞有关的生长因子,接着成成纤维细胞和内皮细胞逐渐取代受损基质。同时,上皮细胞也从创缘向内生长,直至覆着伤口。因此,切口和创伤修复的快慢取决于上述细胞进入伤口并在此增生的速度,而细胞的进入和增生又依赖于趋化因子和生长因子的参与。

趋化因子通常是肽类、蛋白质和蛋白质片段。它可引起细胞向一定方向移动,如从低浓度向高浓度方向移动。细胞对趋化因子的反应取决于其拥有的相应生长因子的受体数目。不同细胞对不同的趋化因子有不同的反应。

生长因子也是蛋白质和肽类,它们单独或几种生长因子协同作用,诱导细胞 DNA 的合成和分裂。目前已有许多生长因子被人们所认识。如血小板源性生长因子、酸性或碱性成成纤维细胞生长因子、表皮细胞生长因子、转化生长因子、TGF-α、TGF-β、胰岛素样生长因子等。在低尝试条件下,细胞对生长因子的反应也取决于细胞上是否存在相应受体,如 PDGF 只对成成纤维细胞起作用,而 FGFs 对成成纤维细胞和内皮细胞均有作用。需要指出的是,某些生长因子也有趋化作用,这种双重作用对创伤愈合具有特别的意义。因此,有时也将它们称为分裂趋化因子。在切口和愈合早期的细胞间作用就需要这种双重作用的因子,而在后期,如 DNA 合成时,就不再需要趋化作用的存在了。

趋化因子产生于凝血过程,聚集的血小板是其主要来源。因此,有些能减少循环血小板数量的细胞毒性药物,同时也会影响到切口和创伤愈合,如抗巨噬细胞抗体。另外,巨噬细胞、成成纤维细胞和内皮细胞本身也会产生一些趋化因子和分裂因子。

在手术切口或创伤部位加入某些组织内提取的物质来促进其愈合已有相当长的历史。特别是近几年来,随着人们对生长因子研究的深入,已有许多利用生长因子促进创面愈合的报道。由于局部加入生长因子后其有效浓度难以维持,往往需要给予大剂量的生长因子。为了解决这一难题,目前可以采用转基因方法解决这一问题。至今未见大剂量应用生长因子后产生全身毒副反应和某些局部不良反应的报道。虽然生长因子水平的升高是增生性瘢痕形成的原因之一,但未见有注射了生长因子后形成增生性瘢痕的报告。

手术切口或创伤后,瘢痕张力大小取决于胶原的合成和沉积。而后者与成成纤维细胞数量有关,还与切口氧张力、维生素水平和营养状况有关。而生长因子通过增强细胞分裂来促进胶原的合成。大多数生长因子同时还促进胶原酶的产生,从而使胶原降解加强。相反,TGF-β 虽然也促进胶原合成,但它同时又抵制胶原降解。因此,人们认为 TGF-β 虽然也促进胶原合成,但它同时又抑制胶原降解。因此,人们认为 TGF-β 可能与某些纤维化疾病的发生有关。

(二)切口或创伤愈合病理生理过程

现代高新生物技术的发展已从细胞、分子甚至基因水平揭示了创伤修复的许多奥秘,但传统上人们在描述组织修复的病理生理过程时仍局限在病理学领域。尽管在切口和创面愈合的分期上不同学者有不同的区分方法,但一般来讲比较公认的分期法仍习惯将切口和创伤愈合的基本病理生理过程大致分成创伤后早期炎症反应、肉芽组织增生和瘢痕形成 3 个阶段,当然它们之间并无截然的分界线,既相互联系,又各具特征。

1.炎症反应期

手术切口或创伤后的炎症反应期从时间上来讲主要发生于伤后即刻至 48 小时。在此期间,组织变化的特征是炎症反应,受创组织出现水肿、变性、坏死、溶解及清除等。最新的研究表明,

17

炎症反应期的本质与核心是生长因子的调控及其结果。组织受伤后,出血与凝血等过程可释放出包括 PDGF、FGF 以及 TGF 等在内的多种生长因子,这些生长因子在炎症反应期可以发挥如下作用:①聚集的白细胞能吞噬和清除异物与细胞碎片;②局部渗出物能稀释存在于局部的毒素与刺激物;③血浆中的抗体能特异性中和毒素;④渗出的纤维蛋白凝固后形成局部屏障;⑤激活的巨噬细胞等不仅释放多种生长因子,能进一步调控炎症反应,同时也影响后期肉芽组织中胶原的形成。这一阶段的变化是为后期的修复打下基础。

2.肉芽组织增生期

约在手术切开或伤后第 3 天,随着炎症反应的消退和组织修复细胞的逐渐增生,创面出现以肉芽组织增生和表皮细胞增生移行为主的病理生理过程。此时组织形态学的特征为毛细血管胚芽形成和成成纤维细胞增生,并产生大量的细胞外基质。通常,增生的成成纤维细胞可以来自受创部位,即"就地"增生,也可以通过炎症反应的趋化,来自创面邻近组织。而新生的毛细血管则主要以"发芽"方式形成。首先,多种生长因子作用于创面底部或邻近处于"休眠"状态的血管内皮细胞(特别是静脉的血管内皮细胞),使其"活化"并生成毛细血管胚芽,在形成毛细血管胚芽后呈祥状长入创区,最后相互连接形成毛细血管网。细胞外基质主要由透明质酸、硫酸软骨素、胶原以及酸性黏多糖等组成,其主要成分来自成成纤维细胞。肉芽组织形成的意义在于填充切口创面缺损,保护创面防止细菌感染,减少出血,机化血块坏死组织和其他异物,为新生上皮提供养料,为再上皮化创造进一步的条件。

3.瘢痕形成期

切口和瘢痕的形成是软组织创伤修复的最终结局之一。对创面缺损少、对合整齐、无感染的创面(清洁的手术切口),伤后 2～3 周即可完成修复(愈合),此时的瘢痕如划线样,不明显,对功能无影响。而对缺损大、对合不整齐或伴有感染的创面,常需要 4～5 周时间才能形成瘢痕,且瘢痕形成较广,有碍观瞻,甚至对功能产生影响。瘢痕的形态学特征为大量的成成纤维细胞与胶原纤维的沉积,其生化与分子生物学特征为成成纤维细胞产生胶原代谢异常所致。有研究表明,异常瘢痕成成纤维细胞中的 I、Ⅲ型胶原前体 mRNA 之比高达 22：1,而正常皮肤仅为 5：1,表明 I 型胶原前体 mRNA 转录选择性增强,而这种基因学的改变又与局部创面生长因子(TGF、TNF)、局部免疫(IgG、IgA、IgM)改变有关。瘢痕的形成与消退常取决于胶原纤维合成与分解代谢之间的平衡。在切口和创面愈合初期或纤维增生期,由于合成作用占优势,局部的胶原纤维会不断增加。当合成与分解代谢平衡时,则瘢痕大小无变化。当胶原酶对胶原的分解与吸收占优势时,瘢痕会逐渐变软、缩小,其时间视瘢痕的大小而异,通常需数月之久。

(三)切口和创伤愈合基本类型

切口和创伤愈合的基本类型取决于创伤本身及治疗方法等多种因素。过去 Galen。主要将其分成一期愈合与二期愈合两类。但现代医学的发展,又出现了一些更细的分类法。以皮肤切开和创伤愈合为例,其修复的基本类型有一期愈合、二期愈合及痂下愈合 3 类。

1.一期愈合

一期愈合是最简单的伤口愈合类型,也是组织的直接结合所致。这类愈合主要发生于组织缺损少、创缘整齐、无感染,经过缝合或黏合的手术切口。基本过程:在组织损伤后,血液在创面形成血凝块,使断端两侧连接,并有保护创面作用。伤后早期(24 小时以内),创面的变化主要是炎症反应,渗出以及血凝块的溶解等。之后,创面浸润的巨噬细胞能清除创面残留的纤维蛋白、红细胞和细胞碎片。从伤后第 3 天开始,可见毛细血管每天以 2 mm 的速度从伤口边缘和底部长入,形成新的血液循环。同时,邻近的成成纤维细胞增生并移行进入伤口,产生基质和胶原。伤后1周,胶原纤维可跨过伤口,将伤口连接。之后伤口内的胶原继续增加并进行改造,使伤口张力增加。过去曾长期认为此类愈合是两侧新生的表皮细胞、毛细血管内皮细胞和结缔组织在短时间内越过(长过)伤口所致,无肉芽组织形成。近来的研究表明,这一过程同样也有肉芽组织参与,其过程与其他软组织损伤修复类似,只是由于创缘损伤轻,炎症反应弱,所产生的肉芽组织量少,在修复后仅留一条线状瘢痕而已。

2.二期愈合

二期愈合又称间接愈合,它指切口边缘分离、创面未能严密对合的开放性伤口所经历的愈合过程。人们一般认为,由于创面缺损较大,且常伴有感染,因而愈合过程通常先由肉芽组织填充创面,继而再由新生的表皮将创面覆盖,从而完成修复过程。这种理论把创面肉芽填充与再上皮化过程看成是同步进行的。但也有学者的观点认为此类创面的修复首先为表皮细胞的再生,继之再刺激肉芽组织的形成,最终使创面得以修复,这种理论即所谓的"两步"法。尽管目前人们对二期愈合中创面再上皮化与肉芽组织生成的先后顺序存在争议,但对肉芽组织中新生血管的形成却有相对一致的看法。这一过程首先来自多种生长因子(TGF/FGF)刺激创面底部或创缘"休眠"的血管内皮细胞,使之激活,再通过"发芽"方式产生的新毛细血管胚芽,经相互沟通而形成新生肉芽组织中的毛细血管网。与一期愈合相比,二期愈合的特点:由于创面缺损较大,且坏死组织较多,通常伴有感染,因而上皮开始再生的时间推迟;由于创面大,肉芽组织多,因而形成的瘢痕较大,常给外观带来一定影响;由于伤口大、感染等因素的影响,常导致愈合时间较长,通常需要4~5周。

3.痂下愈合

痂下愈合是一种在特殊条件下的伤口修复愈合方式。主要指伤口表面由渗出液、血液及坏死脱落的物质干燥后形成一层黑褐色硬痂下所进行的二期愈合方式。如小面积深二度烧伤创面的愈合过程便属此类。其愈合过程首先也是创缘的表皮基底细胞增生,在痂下生长的同时向创面中心移行,同时创面肉芽组织也发生增生。痂下愈合的速度较无痂皮创面愈合慢,时间长。硬痂的形成一方面有保护创面的作用,同时也阻碍创面渗出液的流出,易诱发感染,延迟愈合。因而临床上常需采用"切痂"或"削痂"手术,以暴露创面,利于修复。

(四)影响切口或创伤愈合因素

影响切口或创伤愈合的因素众多,主要有全身与局部因素两方面。

1.全身因素

患者营养缺乏,严重贫血,年老或患有全身性疾病,如糖尿病、动脉粥样硬化等,不仅延缓愈合过程,而且某些疾病还会成为局部慢性难愈合创面形成的真正谢罪,如糖尿病诱发的溃疡。过去有关药物对修复抑制效应的研究以类固醇类为主,这类药物主要通过抑制炎症反应和促进蛋白质分解来抑制修复过程。近来,随肿瘤治疗的进展,高剂量射线照射和一些抗肿瘤药物如阿霉素类应用后对修复的影响也已引起人们高度的重视。据研究,阿霉素类药物抑制修复是通过影响组织修复细胞周期来实现的。从预防角度来讲,人们推荐以手术后2周放射治疗(以下简称放疗)为佳。而对于由放疗或化学治疗(以下简称化疗)造成的溃疡,有报告外源性应用生长因子类制剂有很好的促修复作用。此外,创伤后神经内分泌失调和免疫功能紊乱对修复的不利影响也是人们关注的重点。

(1)年龄因素:衰老是影响创伤愈合的主要全身因素。老年人由于各种组织细胞本身的再生能力减弱,加之血管老化导致血供减少,因而创伤后修复显著延迟。儿童和青年人代谢旺盛,组织再生力强,伤口愈合上皮再生时间均比老年人短。

(2)低血容量休克或严重贫血:严重创伤后低血容量休克或容量复苏不完全的患者,为保证心脑等生命器官功能,机体首先代偿性减少皮肤和软组织的血液供应。严重贫血的患者,氧供不能满足组织代谢旺盛的要求,这些因素都影响创伤愈合。容量复苏充分与否,可通过皮温、皮肤颜色、血压、脉率和尿量加以判定。贫血患者可以补充新鲜血液和吸氧。低血容量和贫血患者全身抵抗力较低,术后易于发生局部或全身感染,应予警惕。水、钠补充要适量,过量则容易造成血液稀释,影响创伤愈合。

(3)全身疾病。

糖尿病:糖尿病患者易发生创伤感染。当血糖>200 mg/dL 时,白细胞吞噬细菌的功能受到抑制,在创伤愈合过程中必须控制糖尿病患者的血糖水平。

动脉粥样硬化:动脉粥样硬化影响创面的供血不全和对局部感染的抵抗能力。

细胞毒性药物和放疗:多数细胞毒性药物能抑制成纤维细胞生长、分化和胶原合成,从理论上讲有延迟伤口愈合的作用,但在临床实践上未能得到充分证实。放疗也干扰成纤维细胞的生长和分化。任何种类的照射(包括γ射线、X线、α及β线、电子束等)一方面能直接造成难愈合的皮肤溃疡,另一方面也能妨碍其他原因引起创面的愈合过程。其机制在于射线损伤小血管,抑制成成纤维细胞增生和胶原蛋白的合成与分泌等。由于高剂量照射能显著延迟愈合伤口抗张力强度的增加,因此人们推荐以术后 2 周放疗比较安全。

非甾体抗炎药物:炎症是创伤愈合的先导,没有炎症就不会有纤维组织增生和血管生成。抗炎药物是临床应用得最普遍的一种抗炎药物,有明显的抑制创伤愈合的作用。其主要机制是抑制炎症过程和促进蛋白质分解。临床证明,术前或术中使用类固醇的病例,其并发症明显增高,全身使用维生素 A 可拮抗非甾体抗炎药对炎症的抑制效应。近来也有研究表明,掌握好创伤后非甾体抗炎药的应用时间与用量,对创伤修复有时也有促进作用。其他抗炎药物对创伤愈合影响较小,但超过药理剂量的阿司匹林有延缓创伤愈合的作用。

神经内分泌和免疫反应:任何致伤因子作用于机体只要达到足够的时间和强度均可激起全身非特异性反应,产生一系列神经内分泌和免疫功能的改变,如糖皮质激素的增加,导致那些依赖胰岛素的组织(骨骼肌)糖利用障碍,蛋白质分解增强;交感神经兴奋能明显抑制全身免疫反应。非致伤因子如社会因素,职业的不稳定和精神情绪焦虑,通过对神经内分泌免疫功能的影响而间接影响正常的创伤愈合过程。

2.局部因素

(1)切口内异物:在影响创伤愈合的局部因素中,首当其冲的是切口创面或伤道内异物存留对修复的影响。通常较大的异物肉眼可以看见或通过 X 线透视可以发现,但毫米级以下的异物肉眼很难发现。异物对创面愈合的影响主要来自以下方面:①异物本身带有大量细菌,容易引起局部创面感染;②有些异物,如火药微粒、磷粒、铅粒等,本身具有一定的组织毒性,可对周围组织造成直接损伤;③异物刺激周围组织,加重急性炎症期的反应过程。因此,对外伤造成的创面,清创时应将异物尽量摘除。深部组织内的异物,如果不影响生理功能,也不必勉强摘取,以免造成较大的组织损伤。紧邻神经、血管外侧的锐性异物一般均应及时摘除。游离的较大骨碎片亦应摘除。手术时,结扎线和缝合线也都是异物,保留得越短、越少则越好,以减轻局部炎症反应。

(2)切口内坏死、失活组织和凝血块:高速投射物伤或大面积组织挫伤的切口内都积存有大量凝血块、坏死组织碎片,切口周围也有较大范围的组织挫伤区。特别在高速投射物致伤时,大量能量传递给组织,故伤道周围的组织在反复脉动和震荡后更易造成小血管堵塞,微循环障碍。在人体的防御功能达不到的地方,坏死组织也无法被清除掉。外科处理时可通过组织的颜色、紧张度、收缩性和毛细血管出血来判定是否为失活组织,凡是失活组织在清创时均应尽可能切除。同时,清除切口内的失活组织、凝血块也是预防伤口感染等的必要措施。

(3)局部感染:对切口修复过程不会产生重大的影响。当切口发生感染时,切口内微生物在生命活动过程中和在破坏时分泌出来的外毒素,如金黄色葡萄球菌 α 毒素不仅引起红细胞及血小板的破坏,而且还促使小血管平滑肌收缩、痉挛,导致毛细血管阻滞和局部组织缺血坏死。葡萄球菌的杀白细胞素通过作用于靶细胞膜上的溶细胞效应,使之溶解死亡并丧失吞噬细菌的能力。同时巨噬细胞破坏后,处理抗原及传递抗原信息的能力受到极大限制,故在葡萄球菌感染中,常不能建立有效的特异性免疫。同时能产生杀白细胞素的菌株具有抗吞噬能力,并在吞噬细胞中增殖,以致造成易感部位的反复感染。

近年来发现从人体内分离出来的大肠埃希菌的部分纯化制品,能溶解红细胞,导致细胞内铁离子的释放。铁离子一方面能助长大肠埃希菌的生长而加重感染程度,另一方面在体外对人类白细胞及成纤维细胞也具有细胞毒作用,进一步使组织修复延缓。

绿脓杆菌对组织修复的影响与菌体外分泌的代谢产物有关。绿脓杆菌外毒素 A 不仅对巨噬细胞吞噬功能有明显的抑制作用(细胞毒作用),也使易感细胞蛋白质合成受阻。绿脓杆菌分泌的溶解弹性蛋白层发生溶解而导致坏死性血管炎。临床分离的菌株,约 85% 出现弹性蛋白酶和蛋白酶阳性,动物肌内注射后可引起皮肤溶解和出血性坏死,滴入角膜可引起角膜溃疡和穿孔。

切口感染后大量细菌外毒素、内毒素和蛋白水解酶的综合作用,并通过它们的细胞毒作用引起细胞因子的生物学效应及自由基损伤,造成组织消肿、出血、脓性分泌物数量增多,蛋白质由创面大量丧失和电解质急剧增加,化脓性伤口的肉芽组织中蛋白质大量水解,细菌大量侵入周围组织,使肉芽组织生长缓慢或因肉芽的过度增生严重影响上皮形成,影响了切口修复的速度。

(4)血肿和无效腔:血肿和无效腔都有增加感染的趋势,将直接或间接影响切伤愈合。无污染的手术切口,在关闭切口时应彻底止血,分层缝合不留无效腔。对有污染的伤口,清创时应尽可能少用结扎的方法止血,电灼或压迫止血应列为首选。关闭切口时应放置引流条,视情况在伤后 48～72 小时取出。

(5)局部血液供应障碍:切口周围局部缺血既有全身性原因也有局部因素。局部因素中既有血管本身因素的影响,也有血管外组织出血消肿压迫血管壁造成的缺血。在致伤因子作用上,局部出现不同程度的细胞和组织损伤,启动了炎症过程,微动脉出现一过性的挛缩,时间约数秒至数分钟不等,紧接着出现血流动力学和流变学改变的 3 个时相:高流动相→低流动相→血流淤滞相。如果损伤因子过于强烈或持久,则低流动相延长,血浆外渗增多,血液黏度增加,血流淤滞。另外,白细胞自血管游出,在损伤区大量聚集,吞噬坏死组织和异物,氧耗量显著增加,代谢活动增强,这样,在损伤区可导致血液供应的相对不足。切口周围组织内出血、水肿、张力增加,压迫血管,也是伤口周围组织缺血的另一主要原因。创伤修复必须要有充分的血流,一方面是向创伤区提供充足的氧和必要的营养物质,另一方面要将局部产生的毒性产物、代谢废物、细菌和异物运出损伤区。

另外,切口缝合(特别是连续缝合)时张力要适度,缝合时张力过大,加之术后切口出血、水肿势必压迫血管,造成供血不全,影响切口愈合。

(6)局部固定不良:邻近关节的切口,伤后早期应该制动。过早活动容易加重炎症过程中的渗出反应,加重局部肿胀,影响供血。新生的肉芽组织非常脆弱,牵扯易于损伤出血,影响成纤维细胞的分化和瘢痕组织的形成。骨折部分过早活动也容易出现骨不连接和假关节形成。

(7)局部用药:在清创过程中,有些医师为了减少创面出血,在局麻药中加进了缩血管类药物和肾上腺素,这一举措的弊端在于加重了局部组织缺血和继发性伤口内出血。

(8)创面局部外环境:相对于保持创面干燥而言,采用保温敷料使局部创面保持潮湿将有利于形成一个局部低氧环境,从而刺激成成纤维细胞生长与毛细血管胚芽形成。在这种潮湿、低氧与微酸环境中,坏死组织的溶解增强,与组织修复密切相关的多种生长因子释放增多,且不增加感染率并能明显减轻创面疼痛。大量临床研究表明,采用保湿敷料对许多慢性难愈合的切口创面,如糖尿病溃疡、下肢动静脉疾病所致溃疡及压疮等已取得明显效果。

二、外科手术感染

外科感染是指单独使用抗菌药物解决不了而需外科治疗的及与外科手术和操作相关的感染。其主要特点是皮肤或黏膜屏障破损,多种致病微生物从破损部位入侵致病。

目前,手术患者获得性感染率将近 $2\%\sim3\%$,其中择期手术患者 1.09% 发展为术后脓毒症,0.52% 出现严重脓毒症,而非择期手术患者分别为 4.24% 和 2.28%。院内发生的外科感染最常见的是外科切口部位感染(SSI),以及发生在外科患者中的导管相关血循感染(CRBSI),肺炎和泌尿系统感染。这也反映了近年来外科感染中,院内感染已多于社区感染,内源性感染已超出外源性感染。

(一)外科感染发病机制

1.引起外科感染的危险因素

造成外科感染的高危因素中,不合理使用抗生素是重要原因,滥用抗生素使许多病原菌对抗生素的耐药性增加,耐药菌株感染日益增多。免疫抑制剂的使用,也增加患者对细菌的易感性。麻醉药物会作用于患者机体的免疫系统,影响围术期的免疫机制。手术操作所致的应激反应能增加外科感染的危险。此外手术室和病房的环境、空气污染情况;创口有无血肿、异物、无效腔和坏死无生机组织;患者原有疾病和营养免疫状态;手术的时间等,也都是重要的危险因素。

2.全身炎症反应综合征(SIRS)

在宿主抗感染防御机制方面,手术创伤引起的炎症反应,宿主免疫防御会进一步放大天然和获得性免疫系统的作用,产生炎症反应。而这种炎症刺激造成的"第二次打击"是重要的机体损伤模式,它所致的全身炎症反应综合征(SIRS),可造成机体免疫监控丧失,引起免疫应答障碍,使炎症加剧,细菌更易入侵致外科感染。从临床角度看,当以下各指标有两项时即为 SIRS:①体温 $>38\ ^{\circ}\mathrm{C}$ 或 $<36\ ^{\circ}\mathrm{C}$;②wbc $>12\ 000/\mathrm{nm}^3$;或 $<4\ 000/\mathrm{nm}^3$,杆状核 $>10\%$;③脉搏 $>90/\mathrm{m}$;④呼吸增快 $>20/\mathrm{m}$,或 $\mathrm{PaCO_2}<4.3\ \mathrm{kPa}(32\ \mathrm{mmHg})$。如 SIRS 合并致病细菌入侵,即发展为脓毒症,加剧者进一步发展为严重脓毒症、脓毒性休克甚至 MODS,约有 26% 的 SIRS 发展为 sepsis,7% 死亡。

3.脓毒症

外科手术后由于细菌感染、出血、输血或麻醉可使机体产生全身性炎症反应,发生严重免疫抑制,促进脓毒症的发生与发展。外科脓毒症占所有脓毒症近30%。脓毒症会伴有显著的天然和获得性免疫功能紊乱,脓毒症所致的死亡常发生在长期的免疫抑制状态,而不是在亢进的炎症反应阶段。在脓毒症后期,宿主的免疫功能严重受抑,手术表现为T细胞的无反应性和进行性免疫细胞的丢失。创伤或烧伤患者血中T细胞数量下降,而存活的T细胞也呈现无反应状态,即在特异性抗原刺激下,不能有效增殖或分泌细胞因子。同时,T细胞和B细胞数量由于凋亡而明显减少,单核细胞和滤泡样树突状细胞(DC)功能发生免疫麻痹,淋巴细胞和DC的减少对免疫抑制尤为重要,因为这两种细胞的减少常发生在机体遭受致命性感染时。DC是体内抗原提呈能力最强的免疫调节细胞,在介导宿主对微生物的天然和获得性免疫反应中起重要作用。脓毒症早期血中DC减少,脾脏DC凋亡增加,并与疾病的严重程度和死亡率升高有关;此外,血中DC和单核细胞(MDSC)出现持续性、功能性障碍,也造成脓毒症时宿主防御能力的降低。此外,小鼠髓系抑制细胞作为髓样前体细胞的代表,可被内源性或外源性因子激活,导致免疫反应的抑制。MDSC在脓毒症中的作用逐渐引起关注。脓毒症能引起骨髓、脾脏和淋巴结中MDSC大量扩增,表达IL-10、TNF-α和其他细胞因子。在这种情况下MDSC通过对IFN-γ的抑制作用,使CD8、T细胞耐受,诱发脓毒症逐渐加重。

4.宿主抗感染防御机制

(1)神经内分泌应激反应:外科手术能激活机体神经内分泌应激反应,涉及下丘脑-垂体-肾上腺皮质(HPA)轴和交感神经系统。大手术是激活HPA轴,促进皮质醇分泌的最强的诱发因素之一,手术开始后几分钟血浆皮质醇水平即显著升高。皮质醇具有显著的抗炎作用,能抑制巨噬细胞和中性粒细胞聚集到炎症部位,干扰炎性介质的合成。而交感神经系统的激活,还能促进肾上腺髓质和突触前神经末梢分泌去甲肾上腺素,从而产生促炎效应。

(2)细胞介导免疫反应:免疫防御在宿主抗感染中发挥重要作用。组织损伤能引起天然的和获得性免疫反应,天然免疫系统产生最初的免疫应答,涉及巨噬细胞、自然杀伤细胞和中性粒细胞;而获得性免疫系统可由于外源性抗原提呈给CD4$^+$T和CD8$^+$T细胞而被激活。激活的CD4$^+$T细胞能分泌两种截然不同的、相互拮抗的细胞因子,一类为促炎细胞因子,包括肿瘤坏死因子和白介素;另一类是抗炎性细胞因子,如IL-4和IL-10。激活的CD4$^+$T细胞可产生大量细胞因子,进一步放大天然和获得性免疫反应,产生炎症反应。免疫系统对任何损伤,包括手术创伤,都能迅速产生促炎细胞因子和其他炎性递质。在最初的炎症反应之后,接着发生代偿性的抗炎反应,这些抗炎细胞因子也具有强烈的免疫抑制作用。因此,外科感染会出现不同程度的细胞免疫反应下调,引起术后感染并发症。

5.外科手术感染的炎症和免疫病理机制

(1)二次打击学说:炎症刺激的"二次打击学说"是目前普遍接受的应激损伤模式。原发性损伤,如疼痛、外科手术、组织损伤或病原菌侵入,能使宿主免疫系统致敏,继而对随后即使相对较轻的打击也能产生非常强烈的宿主炎症及免疫反应,进一步发展为多器官衰竭甚至死亡。

对第一次打击的反应:SIRS是应激引起的全身炎症反应,是外科大手术感染患者共同的临床表现。如果持续时间过长,会出现促炎反应状态,包括凝血系统和补体级联反应的激活,以及中性粒细胞和内皮细胞的激活。

对第二次打击的反应:长期应激和感染的共同作用,会导致患者出现各种不同的临床表型和转归。持续性促炎反应表现为凝血系统的广泛激活,以及天然和获得性免疫防御能力的改变。

SIRS 能引起获得性免疫监控的丧失,从而提高机体对病原微生物感染的敏感性;而继发性感染可能激发免疫细胞特征性基因表达,从而引起宿主的免疫应答发生障碍。

(2)免疫平衡失调:外科感染后机体获得性免疫反应发生改变,主要影响 T 辅助细胞。Ⅰ 型 T 辅助细胞(Th1)型细胞因子介导的通路暂时受抑,而 Th2 型细胞因子反应不受影响,导致外科大手术后 Th1/Th2 比值失衡。不同的病情可造成不同的 T 细胞反应,从而影响手术后感染的发病率。如肿瘤患者在手术前免疫系统即已受损,如食管癌患者 Th2 产生 IL-4 减少。此外,长期饮酒患者,术前 Th1/Th2 比值即已变化,与手术后感染增加有关。严重外科感染时抗炎细胞因子水平显著升高,T 细胞从 Th1 向 Th2 漂移,从而导致脓毒症的免疫失调。Th1 反应受抑,表现为 IL-1、IFN-γ 和 IL-12 水平下降,Th1 反应增强则以 IL-10 和 IL-4 水平升高为特征。

(3)影响机体免疫反应的因素。①年龄:一半以上的重症监护病房患者年龄超过 65 岁,年龄的增长显然与感染发病率及病死率增加有关。②性别:对感染性别差异的认识一直存在不同看法。有研究证实,性别能影响早期免疫应答及对损伤的风险预测,但是临床观察中还没有一致的报道。③所患疾病和治疗措施:如近期手术、抗生素治疗、既往是否有心源性休克或复苏等。全身炎症反应状态可能使机体对感染的敏感性增强,是大手术患者术后感染并发症风险增加的主要原因。④遗传因素:人类因感染性疾病死亡存在明显的遗传倾向,在单卵双胞胎,细胞因子的产生和遗传因素有着密切的关系。通过基因操纵使动物免疫反应过程中的主要基因发生缺失,则能够显著影响全身免疫反应。

(二)外科切口部位感染

外科切口部位感染(SSI)是最常见的一种外科手术感染,是近年美国疾病控制中心(CDC)提出和发展的一种概念,它包括了任何一种发生在手术部位的感染。主要分为 3 类:①浅表 SSI,发生在切口皮肤和皮下组织,最常见,占 47%;②深层 SSI,感染扩展到肌肉和筋膜,占 23%;③器官/间隙 SSI,如腹腔脓肿、脓胸、关节间隙感染,占 32%。对 SSI 的诊断并非易事,仅有 46% 的在住院期诊断出;16% 在出院时诊出;还有 38% 在再入院或随诊时做出诊断。SSI 的发生与外科切口种类密切相关,按照手术过程中创口可能被致病细菌污染的机会和情况,手术切口可分为Ⅰ(清洁)、Ⅱ(清洁-污染)、Ⅲ(污染)和Ⅳ(污秽)4 类,这种分类可粗略估计出不同切口发生感染危险性的概率,4 类切口的感染率分别约为 2.1%、3.3%、6.4% 和 7.1%(表 1-1)。

表 1-1　外科切口的种类

分类	定义
清洁	一个未感染的手术创口,它没有炎症记录,呼吸系、消化系、生殖系和感染的泌尿系统均未记录。此外,清洁创口是原发闭合的,如需要也是闭式引流的
清洁-污染	一个手术创口,它的呼吸、消化、生殖或泌尿道是在控制的情况下
污染	开放的、新鲜的、偶发的创口,手术时有较大的破损,在无菌技术下的大的胃肠道裂开,切口是急性、非化脓性炎症
污秽	陈旧的创伤创口,有失去生机的组织,已有临床感染或脏器穿孔

不同种类的外科切口有着不同的感染危险指数,如表 1-2 所示。

表 1-2　切口分类与 NNIS 系统对 SSIN 危险估计比较

创口分类	NNIS 危险指数				
	0	1	2	3	全部
清洁	1.0	2.3	5.4	—	2.1
清洁-污染	2.1	4.0	9.5	—	3.3
污染	—	3.4	6.8	13.2	6.4
污秽	—	3.1	8.1	12.8	7.1
全部	1.5	2.9	6.8	13.0	2.8
最大比值	2.1	1.7	1.8	1.0	

注：NNIS(National Nosocomial Infection Surveillance System)。

对于 SSI 的预防可从 3 个方面着手，一是患者本身，在术前将宿主的抵抗力提高到最佳境地；二是手术操作要轻柔细致，减少操作，降低病原菌入侵机会；三是加强围术期处理，包括预防性抗生素、防止异物和无生机组织残留、缩短手术时间、减少输血、合理准备消毒切口、术中维持患者巨噬细胞的功能、禁烟及做好手术室环境管理等。

（三）导管相关血液循环感染

在围术期，中心静脉(CVC)导管的功用十分重要，它可进行血流动力学监测、补液、输注药物、输血、给予肠外营养(TPN)等，这些都是周围静脉导管不能替代的。但 CVC 也会带来 15% 的各种并发症，包括置入和取出时的机械性损害（穿破动静脉、血肿、血胸、气胸等）、栓塞、感染等。其中最常见的感染并发症是导管相关血流感染(CRBSI)，这种院内感染与外科切口感染、肺炎及泌尿系统感染一并成为外科危重患者的 4 种最常见感染。在过去的 20 年中，CRBSI 的发生率增加 3～5 倍，死亡率也高达 10% 左右，且延长患者住院和 ICU 停留时间，增加医疗开支，是一个值得重视的临床问题。

1.定义

发生 CRBSI 前，先有导管的菌株定植，其定义是导管的尖端、皮下段或中间段内，产生了多于 15 个菌落形成单位；而 CRBSI 的定义是指在 48 小时内，同时发生了导管菌株定植和至少 1 次的周围静脉血内同一菌株培养阳性。CDC 对 CRBSI 定义，除菌株培养阳性外，还包括临床特点，如发热、畏寒和/或低血压，但无其他原因的菌血症；而对凝固酶阳性金黄色葡萄球菌的培养需 2 次阳性。更为严格的定义是美国传染病协会(IDSA)所制定的，认为有以下几种情况的一项者即为 CRBSI：①导管半定量或定量培养导管菌落阳性；②从中心静脉和周围静脉按 5：1 比例取血样半定量培养菌株阳性或培养菌株计数呈大幅度增加；③在不同时间内中心静脉和周围静脉血样两者同时培养均阳性。

2.流行病学

许多类型的导管装置均可导致菌株定植和 CRBSI，其中周围血管导管感染率为 0.5/1 000 导管日，动脉导管为 1.7/1 000 导管日，周围血管透析导管为 2.4/1 000 导管日，长期外科插入血管装置为 0.1～1.6/1 000 导管日，但其中以 CVC 最为常见，占到全部 CRBSI 的 90% 以上。据统计，美国各医院的 ICU 中，每年有 1 500 人行 CVC 插管，其中有 25 万人发生 CRBSI。一般在 CVC 插管患者中有 25% 会发生菌株定植，平均在 8 天后会发生 CRBSI；ICU 的外科危重患者几乎有一半都行 CVC 插管，所以发生 CRBSI 的概率达 2.9%～12.8%。最近的研究还显示，

CRBSI 的死亡率增加了 3 倍以上;Maki 等对一组在 ICU 停留 14 天的患者的观察结果显示,行 CVC 插管 121 例,发生 CRBSI 的比率为 6/1 000 导管日,而周围静脉插管为 2.2/1 000 导管日,结论是周围静脉插管更为可行。

3.危险因素和发病机制

引发 CRBSI 的各种危险因素中,医师、护士的操作经验不足是最主要的,其他还包括 ICU 中护士接触患者次数多、在插管过程中使用全消毒屏障失败、插管部位选择不合宜、插入导管后有严重污染发生、导管放置时间超过 7 天等。另外的危险因素还包括插管时患者所处位置(门诊、住院部或 ICU)、插管类型、插管数量、患者每天接受操作的次数、使用 TPN 插管等。在外科病房常见的 CRBSI 危险因素:插管数量多,超过 3 个;插管时间过长等。Johns Hopkins 大学外科的一组临床试验研究结果显示,若组织专业团组执行严格的导管插管规则,使用单一通道和仔细护理,结果比一般输液和输注药物的插管导管发生 CRBSI 的概率减少 5 倍。最近还发现,若患者导管留置时间超过 14 天,发生 CRBSI 的概率会增加 5 倍。此外,肥胖也是一项危险因素,最近一组 2 037 例 ICU 患者的研究,在 1 538 例次发生 CRBSI 的分析中,发现肥胖也是一项独立危险因素。

4.防范措施

近年许多学者致力于探讨各种防范 CRBSI 的策略和措施,其中 CDC 发表的 CRBSI 预防指南比较详尽地阐述了预防 CRBSI 的具体措施,其主要内容包括一般干预和 CVC 插管维护两个主要方面。一般干预包括加强医护人员培训、学习指南、ICU 加强专护力量、严格把握 CVC 插管指征等;在 CVC 插管维护中有严格遵守肥皂和酒精洗手的规定,在插管时保持无菌操作原则,选好穿刺部位(最好是锁骨下静脉),操作时戴无菌手套,用双氯苯双胍乙烷(洗必泰)液处理患者皮肤,一般不使用全身预防性和局部用抗生素,培训精通专业团组,及时取除不需要的导管,插管时间最好勿超过 72 小时,尽量不使用导丝等。现将最为重要的几项措施分别叙述如下。

(1)手的卫生:保持医护人员手部清洁是非常重要的预防措施。最近的研究指出,保持洗手和手部卫生,与降低 CRBSI 的危险直接相关。除继续教育外,应严格执行操作前洗手的常规。

(2)插管时保持完整的无菌屏障:执行无菌插管操作十分重要,如操作前戴帽子、口罩、手术衣等。研究显示,使用完整无菌屏障可使肺动脉导管插管感染率下降 2 倍以上;如果严格执行完整的无菌屏障,可使每 270 例次插管患者中减少 7 例 CRBSI 发生和 1 例死亡。

(3)使用洗必泰:插管部位的皮肤消毒可有效避免菌株定植和 CRBSI 的发生。全球各地最常使用的消毒剂是聚维酮碘,但更多的研究显示 2% 的洗必泰消毒皮肤会更好些。一组荟萃分析显示,相比于碘,使用洗必泰消毒皮肤可降低 50% 的 CRBSI 发生率。

(4)使用抗感染封闭导管:使用抗感染封闭导管抗感染封闭导管是一种预防 CRBSI 的有效措施,抗感染导管用洗必泰醋酸盐与磺胺嘧啶进行导管涂层,并采用肝素＋头孢唑啉(或其他抗生素)联合封闭导管,这样可有效预防 G^+ 细菌所致的 CRBSI。

(5)导管的插管部位 CRBSI 发生的危险因素还包括插管部位处皮肤的菌落数量。研究发现,颈内静脉和股静脉插管的 DRBSI 发生率要比锁骨下静脉插管高 2~3 倍;特别更易于发生在 IUC 内行呼吸机换气的患者中。

(四)腹腔内感染

腹腔感染是常见、多发的疾病和手术并发症,临床上尽快地明确诊断和采取有效的治疗措施是外科医师必须重视的问题。

1.分类

腹腔感染包括原发性腹腔感染和继发性腹腔感染。原发性腹腔感染是指腹腔内无原发病灶,病原体来自腹腔以外的部位,通过血行播散、腹腔外脏器和组织感染的直接扩散或透壁性扩散等引起的腹腔感染。继发性腹腔感染是指感染的病原菌来自腹腔内,多为急性腹腔内脏器的坏死、破裂、穿孔或炎性病变的直接扩散而引起腹膜腔和邻近脏器的感染。腹腔感染还可分为外科性和内科性腹腔感染。

2.特点

外科性腹腔感染主要有以下特点:①大部分感染是由几种细菌的混合感染;②大多有明显的局部症状和体征;③常引起化脓、坏死等器质性病变,致使组织结构破坏;④常需手术引流或穿刺引流等治疗。

复杂性腹腔感染:①弥漫性或局限性化脓性腹膜炎;②急性胰腺炎伴坏死感染;③阑尾穿孔或阑尾周围脓肿;④胃十二指肠穿孔;⑤外伤性和非外伤性小肠结肠穿孔;⑥腹腔脓肿;⑦腹部手术后腹腔内感染等。

3.发病机制

腹腔感染的致病菌种均为人体肠道的正常菌种。致病菌可以是外源性的,也可以是内源性的。腹腔感染常常是需氧菌和厌氧菌的混合感染。需氧菌从所处的环境中摄取了氧,为厌氧菌的生长繁殖创造了缺氧环境;而厌氧菌释放出一些酶、生长因子、宿主反应抑制因子等,则有利于需氧菌的繁殖。所以两者具有协同作用,增强了其毒力和致病性。病原菌中前5位分别为大肠埃希菌、肺炎克雷伯菌、铜绿假单胞菌、屎肠球菌和金黄色葡萄球菌。

真菌感染也是当前常见腹腔感染之一,其中念珠菌属感染是所有真菌感染的首位病原菌。深部真菌感染的诊断及治疗问题日益严峻。

4.诊断

症状明显及全身性中毒症状的腹腔感染一般不难诊断,某些部位深在的局限性感染,则诊断有时较为困难。因此,临床上早期诊断、正确定位对预后至关重要。临床上腹部症状持续者应警惕腹腔感染的可能。诊断的要点:①结合手术情况,如有腹膜炎者及术中肠管间有脓苔粘连或有炎性大网膜存在者,则术后残余感染机会较多。②需排除切口部位感染。③注意腹部有无固定压痛部位或包块,盆腔脓肿时肛门指检常会提示腹膜炎。④膈下脓肿病例的X线检查常会提示胸膜炎性改变。⑤超声检查对腹腔脓肿诊断和定位灵敏度较高,是一种较好的诊断手段。对可疑的感染还可在超声或CT指引下进行诊断性穿刺。穿刺如抽得脓液不仅可明确诊断,还可进行细菌培养,有助于明确病原菌的种类和选择合适的抗菌药物。用评分方法评估腹腔感染的严重程度,不仅有助于准确、客观地判断病情和预测预后,还有助于治疗方式的选择和不同单位的资料交流和对比。腹腔感染的评分系统和分级系统多种多样,临床上应用最多的是APACHE Ⅱ评分。APACHE评分不仅能较为准确地预测腹腔感染患者的术后死亡率,还可指导腹腔感染的手术治疗。HE Ⅲ评分在预测死亡率的精确性方面优于APACHE Ⅱ评分,对创伤患者的预测价值优于APACHE Ⅱ评分。另外,还有Goris评分、腹膜炎严重度评分、腹部再手术预测指数、简化的腹膜炎评分等,各有其优缺点。

5.治疗

(1)抗生素治疗:抗菌药物治疗是治疗外科性腹腔感染不可缺少的重要措施。复杂性腹腔感染时,选择恰当的抗菌药物作为起始治疗具有重要意义。一项针对继发性腹腔感染患者的回顾性队列研究显示,不恰当的起始治疗可导致严重腹腔感染患者更高的临床治疗失败率,对患者的预后产生不利影响。另一项针对社区获得性腹腔感染患者的前瞻性研究显示,恰当的起始治疗可显著提高临床治疗成功率。同时,腹腔感染药物治疗的标准是抗菌谱能够覆盖腹腔感染最常见的病原菌,同时掌握恰当的用药时机和用药剂量,贯彻"全面覆盖、重拳出击、一步到位"的方针,不宜常规逐步升级。在药物选择上,要考虑药物的药效学和药代动力学特点,以及我国当前细菌的耐药情况,从而经验性选择抗菌药物。细菌培养及药物敏感性报告后,便应重新评估原有用药方案。但是在进行抗生素针对性治疗时,决不能简单地按照细菌培养和药物敏感性报告结果对号入座,而要根据病情和患者的特点,对照实验室报告,进行综合分析,抓住重点,选定用药方案。

(2)手术治疗:外科处理腹腔感染的常用方法是剖腹手术。剖腹手术治疗腹腔感染的目的是控制感染源、清创与充分引流。在清创时,希望清除所有坏死组织。但外科处理腹腔感染往往会导致腹腔污染的面积进一步扩大,腹腔受细菌毒素污染的时间更长。这将引起细菌与毒素大量入血,损害呼吸与循环系统,严重者可致脓毒症和脓毒症休克。故临床清创时,要密切监测全身生命体征,适当而止。在治疗严重腹腔感染的过程中,一条珍贵的经验教训:不能满足于一个感染源的发现,还应积极防止与处理残余感染的发生。对于常规外科处理不能控制的腹腔感染,腹腔开放是治疗腹腔感染的撒手锏,多能最终控制住腹腔与全身的感染症状。外科处理急性腹膜炎多于术中用大量生理盐水冲洗腹腔,而对于腹腔感染较重、全身情况差的患者,满意地去除感染源,清理腹腔内的污染物并非易事。故开腹探查手术时应放置腹腔灌洗管,术后不断行腹腔灌洗。

(3)微创治疗包括以下几项。

腹腔镜治疗:常见的腹腔感染大多数通过临床常规手段可以得到正确诊断和及时治疗,但仍有部分病例因多种因素而未能确立诊断。当患者的症状、体征及辅助检查不能提供有价值的诊断依据时,腹腔镜技术则可解决这一难题。对于术前无法明确诊断的病例,直接进行腹腔镜检查,一方面可以达到诊断病因的目的,同时进行有效的治疗;另一方面,还可以避免一些可能造成过度治疗的开腹探查。目前,腹腔镜技术已取代了过去的常规开腹,如消化性溃疡穿孔、急性胆囊炎、急性阑尾炎、肠憩室炎、肠坏死、妇科急腹症等,都已经可以采用腹腔镜方式治疗。另外,当发生感染性积液或脓肿时,也可通过腹腔镜进行脓肿引流或坏死组织清创术,腹腔镜技术在腹部外伤和腹腔感染治疗中已广泛应用。

穿刺置管引流:随着医学的发展,外科感染引流的概念在不断地发生改变。传统的观点是"哪里有脓液,就应该引流哪里",现在认为对腹腔感染需常规引流的概念须加以改变。穿刺引流是微创和能达到良好引流效果的治疗手段,腹腔穿刺引流的理论依据为外科引流将被感染的腹水放出,可以减少对腹膜的炎性刺激和毒素吸收。但实践证明,全腹膜炎甚或是局限性腹膜炎常规引流是无效,甚至是有害的。

为达充分引流目的,外科感染的引流应遵循以下原则:①建立有效的引流通道,引流管的放置应尽可能顺应解剖生理的要求,引流距离要短而直接,避免引流管扭曲、受压。②避免引流管周围组织的损伤,引流管勿直接压迫肠管等。③尽可能避免逆行性感染,多选用封闭式引流。④与腹腔隔绝又有便捷入路的脓肿或感染性积液,尽量选择腹膜外径路。

(4)血液净化治疗:持续血液净化逐渐用于治疗严重腹腔感染,可有助于控制感染。血液净化治疗可调节感染所致的免疫功能失常,在清除部分炎性因子的同时还能改善单核细胞和内皮细胞的功能,有助于重建机体的免疫内稳定状态。每天血液透析能显著降低腹腔感染患者的死亡率。

（五）外科感染抗生素防治

使用各种抗生素防治外科感染是一种重要手段,对它的评价可从临床介绍青霉素应用的效果加以认识,那就是抗生素防治是降低外科感染最有希望的措施之一。但对它的使用经历了一个逐渐加深认识的过程,早在 20 世纪 60 年代,多在手术后才开始使用抗生素,显然是无效的;接着,又将一些抗生素用于有特殊感染危险概率的患者,结果发生感染的机会反而增多;后来通过大量动物试验和患者试验发现只有在创口发生污染前(手术切口前)给予抗生素才会降低外科感染,特别是 SSI;进一步深入发现预防性抗生素的理想给药时间是手术开始前不久,这样才会使手术时血内和组织内抗生素浓度达到最高值,起到预防性作用。所以目前推荐的给药时间是手术开始前半小时内,至完成手术后 24 小时停药。给药的办法是一次静脉滴入。如手术时间过长、患者体重超重还要重复给药。

预防抗生素的适应证为Ⅱ、Ⅲ类切口,对于Ⅰ类切口的使用仍有争议。有人认为清洁创口使用抗生素也可能降低感染率,但这类患者的感染率底线也是低的,再加上经济上的负担和出现耐药菌株及药物不良反应,相比之下并不合算。但也有一些Ⅰ类手术如发生感染后果严重,如心脏开放手术、关节置换、血管置换和开颅手术等,宜应用预防性抗生素。对于Ⅱ类手术可考虑使用,Ⅲ类切口则必须使用。

所选择的抗生素必须对熟知的病源菌有作用,如下消化道手术就需要对抗革兰阴性菌和厌氧细菌的抗生素。此外,应注意预防性抗生素与第一线治疗性抗生素有所不同,如亚胺培南对革兰阴性菌和厌氧菌有治疗效用,但不能推荐作为预防用药。一般来说,选择一代头孢菌素用于非厌氧菌污染手术的预防,而二代头孢菌素用于可能被厌氧菌污染的手术。

如何正确把握围术期抗生素的合理应用也是一重要问题,必须从学术和管理两个方面认真把握好抗生素的合理应用,加强围术期抗生素应用的管理,及时纠正其中存在的问题。对于病例的选择:围术期抗生素的使用需要考虑很多的因素,依据患者的疾病是感染性、非感染性或者存在潜在感染的危险,可分为治疗性与预防性;依据疾病与手术的种类,如胆道结石比单纯的肝胆肿瘤更有感染的危险,肠道手术比胆道手术更容易发生感染;患者的机体状况、手术的大小、创伤的严重程度和手术的时机(急诊、择期)都是围术期抗生素使用必须考虑的因素。但是精细的手术操作、严格的无菌观念常常可以降低感染的危险,从而减少抗生素的应用。

围术期抗生素的选择还受到多方面的影响,不同地区、医院、科室和主管医师都有其用药习惯。对于治疗感染性疾病的抗生素应用,更要关注抗生素的有效性,在选用国产与进口抗生素时,重要的是质量把关。在未获得病原菌检验依据前,不得不靠医师的以往经验进行选择。抗生素的使用时间,在严格把握基本原则的前提下,还必须注意个体差异。同时应注意患者术后的综合处理。

重视外科病灶的妥善处理,外科引流是外科感染的最佳治疗方式,有效的外科引流比单独使用抗生素疗效更好;术后发热的处理并不应立即使用抗生素,及时的换药可发现有无切口感染,必要的腹部超声等影像学检查可了解有无和积液或感染病灶,有效的感染切口引流和处理残余病灶是正确的术后处理方式。成功的外科手术不能忽略围术期的相关处理,合理的抗生素应用预防感染对手术起到了保驾护航作用,术前、术中和术后的使用必须严格掌握指征。

（六）耐甲氧西林金黄色葡萄球菌感染处理

外科感染的另一重要问题是耐甲氧西林金黄色葡萄球菌(MRSA)所引起的严重感染。多年来,由于抗生素尤其是广谱抗生素的滥用,MRSA 造成的院内与院外感染均呈上升趋势。中国国内主要地区 12 所教学医院 MRSA 平均检出率为 55.9%,最高为 77.5%,是 MRSA 感染的严重国家之一。目前 MRSA 感染已与 HBV/AIDS 并列世界范围内三大最难解决的感染性疾病。MRSA 具有多重耐药性,病死率较高,治疗极为棘手,MRSA 严重的耐药性是导致它广泛传播的主要因素。它几乎对所有正在使用的 β-内酰胺类抗生素耐药,通过从某些肠球菌处获得质粒来扩大其耐药谱或增强其耐药性。

所幸截至 2008 年,国内 CHINET 细菌耐药监测尚未发现对万古霉素、替考拉宁的耐药株。决定 MRSA 的高度耐药是其染色体上存在一段 DNA 序列($mecA$ 基因),除了能产生正常的青霉素结合蛋白(PBPs)外,还编码一种特殊的替代性青霉素结合蛋白(PBP2α)。它与 β-内酰胺类抗生素的亲和力低,而正常 PBPs 与 β-内酰胺类抗生素的亲和力高。但当细菌表面 PBPs 分子皆被抗生素抑制时,PBP2α 可替代 4 种 PBPs 的功能,作为替代酶完成细胞壁的合成,从而导致耐药。

此外,MRSA 的广泛传播是由其接触传播的途径和耐药基因的转移传播途径决定的。如果住院患者大量使用抗生素,以及放化疗法、机体毒性药物、原发疾病、有创诊断和治疗措施使得机体抵抗力极其低下,MRSA 可经患者→医护人员→患者的途径传播,临床特点:有手术、深部动静脉导管装置、气管切开机械辅助通气、ICU 入住或继往 ICU 入住史,且患者病情危重、病程长、免疫力低下,多伴有长期的基础疾病史,具备这些因素的患者极易 MRSA 感染。

对 MRSA 感染的治疗:应根据感染程度制订个体化治疗方案,及早、足程、足量选用抗 MRSA 感染药物,并积极增强患者的免疫功能,以提高患者的生存率。对 MRSA 的治疗应当采取防治结合的综合策略,包括合理使用抗生素、监测 MRSA 环境污染和医院内人员携带情况、加强对物体表面和手的消毒;对明确为 MRSA 感染的患者,应当隔离并在药敏试验的基础上治疗 MRSA 感染等。

无论 MRSA 菌株对 β-内酰胺类抗菌药物体外药敏试验结果是否敏感,均视为耐药。因此,在临床治疗 MRSA 时,应注意:①不应选用 β-内酰胺类抗生素,包括青霉素类、头孢菌素、单环菌素类、碳青霉烯类等药物。②抗生素轮流使用:这使细菌在一定时间内与一部分抗生素脱离接触,使耐药菌恢复为敏感菌。③联合用药:万古霉素与利福平或小剂量庆大霉素(2 mg/kg)联用治疗深部组织 MRSA 感染效果良好;MRSA 感染用夫西地酸和利福平与阿米卡星或奈替米星联合用药,发生耐药的可能性明显减少。

对于疑似 MRSA 感染患者,若一味等药敏结果报告后再选药,而没有及时经验用药,可使患者病情加重,错过最佳抢救时机。因此,对于 MRSA 感染高发区域患者或易感人群,早期可经验性试用利福平、复方新诺明、利奈唑胺等药。对于疑似 MRSA 重度感染患者,则建议试用万古霉素、替考拉宁、阿贝卡星等药。若后续的药敏试验证实不是 MRSSA 感染,再果断停用上述药物。早期经验性应用万古霉素、利奈唑胺治疗 MRSA 感染,可避免重度感染所致的长期住院或死亡的严重后果。

对确认为严重 MRSA 感染的患者,肾功能正常的患者,首选万古霉素治疗,发挥时间依赖性杀菌作用。对需要联合用药的 MRSA 感染患者,应尽量合理搭配使用抗生素,如万古霉素和利福平或庆大霉素联合使用可以提高疗效。对肾功不全者,则选用利奈唑胺或者在严密监测肾功能、血药浓度的情况下应用万古霉素等。

外科手术患者一般不考虑 MRSA 感染的预防用药。对于以往有 MRSA 定植或感染史但未知是否清除,却需要接受手术的患者,则需接受糖苷肽类抗生素的预防用药,或联合应用对其他病原菌有效的抗生素。如果患者有重新出现 MRSA 带菌的危险或患者来自 MRSA 高度流行的机构,也建议使用糖苷肽类抗生素。

(谢世富)

第二章

普外科常见手术操作

第一节　甲状腺腺瘤切除术

一、适应证

甲状腺腺瘤或囊肿一般都是单发结节,有完整的包膜。它与甲状腺正常组织有明显分界。

甲状腺单发结节需与甲状腺癌相鉴别者,在施行甲状腺手术前应先做细针穿刺细胞学检查,为计划手术方案提供依据。

二、术前准备

一般的甲状腺囊肿不需特殊的术前准备。大型腺瘤患者术前1周可应用复方碘溶液。术前2周应停止吸烟。

三、麻醉与体位

局部浸润麻醉。

颈部的感觉神经主要来自第1~4颈神经。这些神经均与交感神经系沟通。经胸锁乳突肌的后缘中点有颈浅神经丛穿行向前,在此处做筋膜下和皮下封闭,可达到颈部麻醉的目的。

手术台头端抬高约呈15°斜坡,将薄枕放于肩下,使头部伸直。适当地调整枕头以充分地显露颈部,而又不致使颈肌紧张(图2-1)。

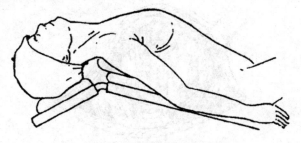

图 2-1　甲状腺腺癌切除术的体位

31

四、手术步骤

(1)局部麻醉后,取胸骨颈静脉切迹上2横指相应的皮肤皱纹处做切口可减轻术后的瘢痕(图2-2)。

(2)切口的长度应以能获得最佳显露为原则。位于峡部,体积较小的腺瘤可取2～3 cm的小切口,位于甲状腺侧叶的肿瘤手术切口不宜过小。切开皮肤、皮下组织、颈阔肌,结扎、切断颈前静脉,游离上下皮瓣使位于上极或下极的肿瘤能在直视下切除。纵行切开颈白线(图2-3)。

(3)钝性分离颈前肌与甲状腺包膜间隙后,将一侧肌肉牵开即可显露肿瘤。肿瘤较大时,应横断部分或一侧舌骨下肌群方能满意地显露一侧腺叶(图2-4)。

(4)甲状腺浅表的囊肿在充分显露后常可用手指将其剥出(图2-5)。

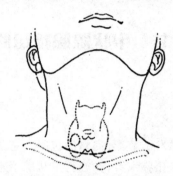

图 2-2　胸骨颈静脉切迹上2横指皮肤皱纹处做切口

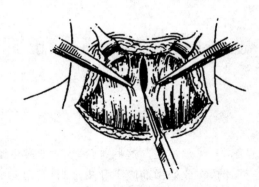

图 2-3　纵行切开颈白线

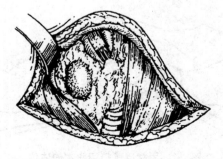

图 2-4　分离颈前肌与甲状腺包膜间隙,牵开一侧肌肉,显露肿瘤

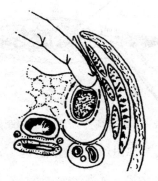

图 2-5 甲状腺浅表囊肿可用手指剥出

（5）甲状腺实质内的肿瘤与正常组织间的界面不甚清楚时，用小弯血管钳夹住肿瘤周围的甲状腺血管，切开肿瘤包膜，由浅入深地分离，在切除肿瘤的过程中，先钳夹再切断，出血较少（图 2-6）。

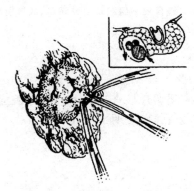

图 2-6 甲状腺实质内的肿瘤，先钳夹再切断

（6）分离到达腺瘤基底部后，用弯血管钳夹住蒂部后切断，结扎止血，将甲状腺瘤连同周围一层腺组织完整切除（图 2-7）。

（7）仔细止血后，清除手术野中的积血，残留组织碎片，间断缝合甲状腺的残腔，若残腔较大可用细不吸收线在包膜层面处将创缘内翻缝合，使局部不留粗糙面也避免有残腔（图 2-8）。

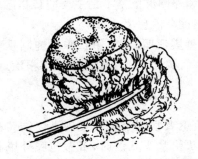

图 2-7 将甲状腺瘤连同周围一层腺组织完整切除

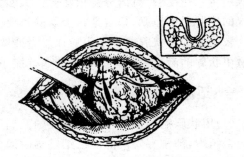

图 2-8 缝合甲状腺的残腔

（8）用不吸收线缝合横断的颈前肌，用 2-0 线缝合颈白线、颈阔肌（图 2-9）。

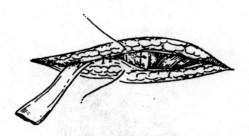

图 2-9　缝合颈前肌、颈白线和颈阔肌

(9)缝合皮下组织及皮肤切口,颈部组织较松弛,血运丰富,术后创口常有渗液,一般应放置引流物(图 2-10)。

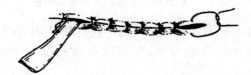

图 2-10　缝合皮下组织及皮肤切口,放置引流物

五、术后处理

术后 24～48 小时将引流条去除。4～5 天拆线。

甲状腺腺瘤切除后应立即送病理切片检查。有条件的医院应做快速切片检查,如发现有癌性病变,应按甲状腺癌的外科治疗原则,做一期手术处理。

(董　飞)

第二节　甲状腺癌根治性切除术

甲状腺癌(常为乳头状癌)在何种情况下需要做根治性切除术仍没有明确的结论。主要的原因是这类癌肿的组织学改变和转移特点及临床表现和致死性与其他癌肿有其特殊性。甲状腺乳头状癌生长速度慢,有内分泌依赖性。大多数甲状腺癌,颈外侧淋巴结不是主要的转移区域。按传统的癌肿手术原则,盲目地扩大切除重要的组织并不能提高治愈率。

较早期的甲状腺癌手术不应以患者残毁作为代价。事实证明,给予甲状腺素抑制垂体分泌刺激甲状腺的激素可使乳头状癌的病灶缩小或消失。因此,扩大切除组织范围以求根治应慎重。

一、适应证

(1)甲状腺癌腺体内多发性病灶的发病率高。大多数患者临床上虽未发现淋巴结转移而切除的组织中,却常有隐匿的淋巴结转移。因此,证实为甲状腺乳头状癌时,可做包膜外甲状腺全切除,再切除两侧颈内静脉间内侧至甲状腺包膜间的蜂窝组织及淋巴脂肪组织。目的是清除在癌肿近处可见或隐匿的淋巴结。

(2)有颈淋巴结肿大的患者,手术中淋巴结活检证实有转移者,多采取积极的清除术。

（3）已有远处转移，但局部还可以全部切除的腺癌，应将患叶的腺体全部切除，清除患侧的颈部淋巴结并同时切除对侧叶的全部腺体，以防止因原发癌的发展而引起气管压迫症状。腺癌有远处转移者需同时切除整个甲状腺后，采用放射性碘治疗，远处的转移才能摄取放射性 ^{131}I，控制病变的发展。

二、禁忌证

（1）甲状腺滤泡状腺癌，发生颈部淋巴结转移，预示已有远处转移，颈淋巴结清除往往不能提高手术治疗效果。

（2）晚期甲状腺癌侵及甲状腺内层包膜，向外侵入邻近的气管、血管、神经者不宜施行手术治疗。应做放射性碘治疗，给予甲状腺制剂，有严重呼吸困难的患者，做气管切开术。

三、术前准备

全面体格检查，应包括心、肺、肝、肾等主要器官功能检查。术前声带检查对于一切甲状腺手术均有意义。甲状腺癌术后声带麻痹的发生率较高。胸部 X 线检查注意有无远处转移。酌情备血。术前未确诊者应做好术中冷冻病理检查的准备。

四、麻醉与体位

多采用高位硬脊膜外麻醉。甲状腺肿瘤大，在气管受压移位者，宜做气管内插管静脉复合全身麻醉。

患者的体位采用仰卧位，肩部垫高，头偏向健侧，头颈部用布枕固定稳妥。

五、手术步骤

（1）甲状腺癌手术切口要求广泛显露颈部重要组织和器官，并能整块地切除病变组织。纵向切口可沿胸锁乳突肌，横向切口应能显露颌下区乳突、锁骨上区和气管前区（图 2-11）。

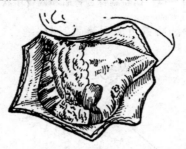

图 2-11 显露颌下区乳突、锁骨上区和气管前区

（2）经切口后下方开始，切断胸锁乳突肌肩胛舌骨肌及气管前、颈前肌群，在锁骨上水平切断颈内静脉。沿甲状腺外缘向上分离，在直视下钳夹、切断甲状腺中静脉和甲状腺下极血管。喉返神经受肿瘤浸润难以解剖时，做钝性分离尽量保留神经表面的薄层组织（图 2-12）。

（3）游离甲状腺下极显露并保护喉返神经。完全游离下极后，将组织块翻向对侧，在气管壁表面做锐性解剖，将腺体游离至对侧叶包括峡部甲状腺的整块切除（图 2-13）。

（4）在甲状软骨和舌骨水平切断胸骨舌骨肌和胸骨甲状肌（图 2-14）。

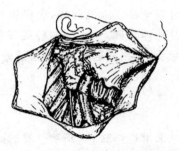

图 2-12　钝性分离受侵神经表面的薄层组织

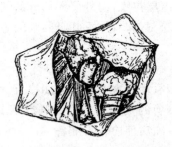

图 2-13　将病变侧甲状腺及甲状腺峡部切除

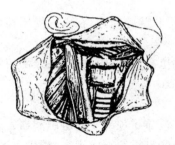

图 2-14　切断胸骨舌骨肌和胸骨甲状肌

（5）检查切口内有无出血,冲洗后置负压引流管,逐层缝合(图 2-15)。

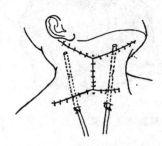

图 2-15　缝合刀口并放置引流

（6）分化较好的甲状腺癌侵犯气管外膜时可试将粘连处剥离后切除,在气管鞘内分离保留膜部的血运,电灼气管浅层创面。如癌肿侵犯气管全层,往往不超过气管周围的侧壁,可酌情做全气管壁或部分气管壁切除术(图 2-16)。

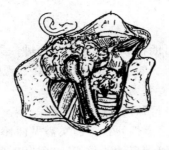

图 2-16　全气管壁或部分气管壁切除

（7）切除甲状腺误伤气管后应防止血液流入呼吸道引起阻塞，如损伤的部位在第 3 软骨或第 4 软骨环处，则可在此处置入气管切开套管。在其他位置，气管损伤的范围在 1 cm 左右，可缝合气管环上的软组织。为保证安全，经修补后仍需做正规气管切开术（图 2-17）。

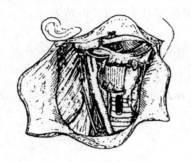

图 2-17　气管切开

（8）上端气管受损时可用甲状软骨直接与气管缝合，再复以周围的软组织。对较大的气管缺损在锁骨上切取一片骨膜与胸锁乳突肌腱的附着处，做成胸锁乳突肌骨膜板，然后转移到缺损处修复缺损。也有应用甲状软骨板移植补入气管缺损者。软骨板有一定坚韧性，切取方便，可根据缺损大小，将气管修复后可无凹陷，同时因保留了甲状软骨板基底的软组织，使少量的血液循环仍能进入被游离的甲状软骨板，然后将其转移向下填补气管缺损，用间断缝合法固定之。

自体颈部皮瓣做气管修复即做颈部 I 形切口，然后将两端皮瓣转移植入气管缺损部位。根据气管缺损情况，在适当位置处戳孔，做局部气管造口，待日后自行愈合或再做修复手术将其封闭（图 2-18）。

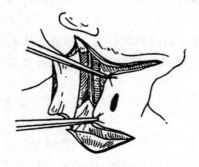

图 2-18　局部气管造口

六、术中注意要点

(1)癌肿与食管粘连,手术中可能将部分食管误与癌肿一并切除。若在术前留置胃管,有利于预防这种损伤。为达到清除癌组织的目的,有的医师在发现癌肿侵犯纵行肌时,将受累及的软组织切除,如侵犯黏膜则酌情施行食管局部切除吻合术。

(2)癌肿侵犯一侧颈内静脉,可行颈内静脉结扎切除。若侵犯两侧颈内静脉,又同时做双侧结扎,少数患者可引起颅内高压乃至急性死亡。确实需做两侧同时结扎时,应做一侧静脉移植。如侵犯动脉,应尽量将肿瘤从血管壁剥离做动脉切除,阻断时间应在 15 分钟左右。需要延长阻断时间时,应先行血管内外转流,再做血管移植术。

(3)应尽量保留喉返神经。神经完全被肿瘤包裹,需切断神经时,切断神经后争取施行喉返神经端端缝合。

(4)应逐个确认甲状腺癌侵犯甲状旁腺。肉眼鉴别甲状旁腺与淋巴结比较困难。故在术中应取 1/3 的腺组织快速检查,证实为甲状旁腺者,可将剩余部分切成碎片,埋在胸锁乳突肌或股四头肌肌肉的筋膜下。

七、主要并发症

主要有术后出血、喉上神经、喉返神经损伤、喉头水肿等。处理原则和预防见甲状腺大部切除术及根治性颈淋巴结切除术。

(董　飞)

第三节　乳腺良性肿瘤切除术

一、概述

乳腺属于复杂的内分泌靶器官。乳腺的病变与催乳激素,卵巢类固醇,精神神经内分泌因素以及在乳腺微环境中激素的代谢有关。乳腺的良性病变中,纤维腺瘤约占半数。现代研究认为,它是生理性生长和退化性的异常,并非真正的肿瘤。乳腺纤维腺瘤中有几种特殊类型:叶状囊内瘤,巨大纤维腺瘤、少女期发生的纤维腺瘤、多发性纤维腺瘤。乳腺囊肿导管扩张症、导管内乳头状瘤多发生在中老年妇女。临床上难以与乳腺癌相鉴别的乳腺良性疾病有硬化性乳腺病。

成年男子催乳素和雌激素水平增高和乳腺局部激素受体和激素代谢失常,可导致两侧或单侧乳腺肥大。此外,雄激素减少,雌激素增加,药物导致促性腺激素调节紊乱可继发男性乳腺肥大。

绝经后妇女发现乳腺结节,乳腺疼痛,有压痛、乳头有分泌物等均应警惕发生乳腺癌。

(一)适应证

诊断为乳腺纤维瘤、乳管内乳头状瘤、乳腺囊肿、乳腺小叶增生局部有腺瘤形成、乳腺内脂肪瘤、寄生虫性囊肿,或性质未明确的局限性肿块,局部无急性感染征象者均可做肿瘤切除进行活组织检查。

（二）术前准备

清洁手术野皮肤，以碘仿等消毒剂清洗皮肤，范围是同侧胸前壁、锁骨上区和腋窝区。

（三）麻醉与体位

切除小肿瘤可采用局部麻醉或肋间神经阻滞。也可在距肿块边缘2～3 cm处做皮下浸润麻醉或在切口缘做局部麻醉（图2-19）。大的肿瘤切除应采用全身麻醉。取仰卧位。乳腺肥大悬垂可在同侧肩下的胸侧放置方垫，有利于显露乳腺侧方的肿块。患侧上肢不做静脉注射。

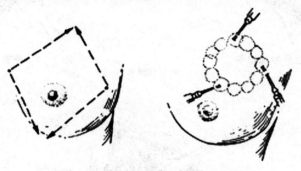

图 2-19　乳腺良性肿瘤切除术的麻醉

（四）手术步骤

（1）根据肿瘤体积大小决定切口方位和长度：①一般乳腺上半部多采用弧形切口，乳腺下半部多采用放射状切口。弧形切口的优点是显露好，处于乳腺内侧的病变采用弧形切口优于放射状切口，同时其美容效果也优于后者。②乳房下部位置深的腺瘤可在乳腺皱褶纹下做弧形切口（图2-20）。

（2）切开皮肤、皮下组织后，找到肿瘤组织（图2-21）。

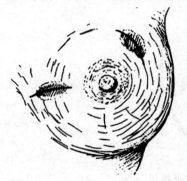

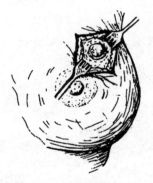

图 2-20　乳腺皱褶纹下弧形切口　　　　　　　**图 2-21　暴露肿瘤组织**

（3）用组织钳夹持肿瘤组织或用1号线缝吊实质性肿瘤，在包膜上做适当的牵拉（图2-22）。

（4）乳腺腺瘤、有明确包膜的囊肿等可在其与正常乳腺的间隙中做锐性与钝性分离。病变处与正确组织无明确界限者应将肿瘤组织及其周围0.5～1 cm内的正常组织一并切除（图2-23）。

（5）肿瘤切除后检查残腔内无活动出血后，将一条橡皮片引流管置入创口的深部（图2-24）。

（6）用"0"号不吸收线将乳腺的残面对合，尽可能避免局部出现凹陷，缝合皮下脂肪层和皮下组织，应使切口满意对合（图2-25）。

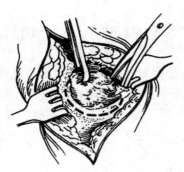

图 2-22　缝吊肿瘤组织

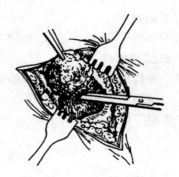

图 2-23　分离切除肿瘤组织

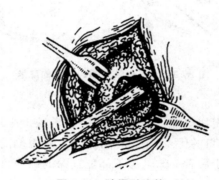

图 2-24　放置引流管

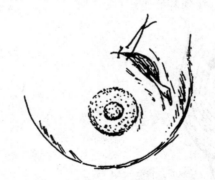

图 2-25　缝合皮下脂肪层和皮下组织

二、乳管内乳头状瘤切除术

(1)在乳头处找到血性液体溢出口,并根据乳管造影所提示的病变部位做切口(图 2-26)。

(2)用细软的探针徐缓地伸入乳管内,沿探针的方位将放射状切口延至乳晕边缘,切开脂肪及筋膜,暴露病变导管(图 2-27)。

(3)分离有病变的导管(图 2-28)。

(4)确认为溢血、有病变的导管并解剖完全后,将其边缘的腺组织楔形切除。有时需将病变导管切开。找到很小的乳头瘤,有助于检查手术的成功率(图 2-29)。

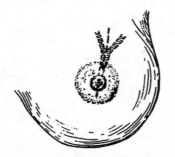

图 2-26　寻找病变部位,确定切口位置

(5)将有病变的组织切除后,用"0"号线将残腔缝闭(图 2-30)。

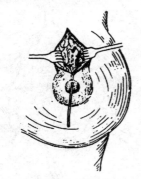

图 2-27　切开脂肪及筋膜

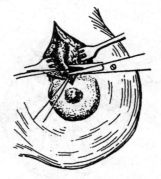

图 2-28　分离有病变的血管

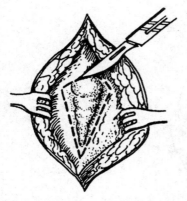

图 2-29　将有病变的腺组织做楔形切除

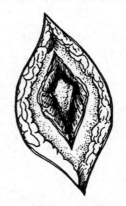

图 2-30　病变组织切除后的残腔

(6)缝合时应使乳晕边缘组织良好地对合。间断缝合皮下组织和皮肤,如无积液空隙可不置引流物(图 2-31)。

对难以准确地找到病变的导管,可将手术方式做如下改变。

(7)钝头注射针插入有血性液体溢出的导管口内,并注入亚甲蓝溶液 1～2 mL。注意压力不可过高,以无明显阻力为度。在相应部位乳晕边缘做弧形切口(图 2-32)。

(8)翻起皮瓣,显露乳晕下大部分导管组织,仔细地解剖有病变的导管及周围组织(图 2-33)。

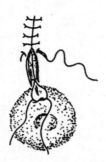

图 2-31　间断缝合皮下组织和皮肤

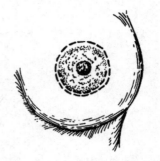

图 2-32　乳晕边缘弧形切口

（9）楔形切除该处的乳管及相邻组织和有病变的导管（图 2-34）。

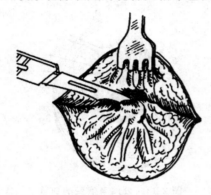

图 2-33　显露有病变的导管及周围组织

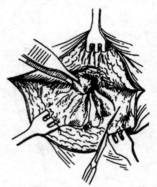

图 2-34　切除病变组织及导管

（10）切口用"0"号线按层缝合（图 2-35）。

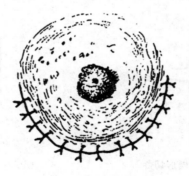

图 2-35　缝合切口

三、乳腺腺叶区段切除术

（一）适应证

局限性乳腺囊性增生，病变区限在某一区段者。

（二）手术步骤

（1）硬块位于乳腺上半部者，按病变的长轴做弧形切口或放射状切口，位于乳腺下半部者，做放射状切口或乳房下皱褶纹的弧形切口（图 2-36）。

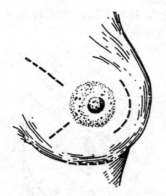

图 2-36 乳腺腺叶区段切除术的切口

(2)切开皮肤及皮下组织,潜行分离皮瓣,使肿块全部显露(图 2-37)。

(3)仔细检查确定肿块的范围后,在其中心缝置一根粗不吸收线或用鼠齿钳夹持牵引(图 2-38)。

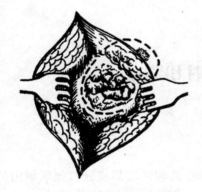

图 2-37 分离皮瓣,显露肿块

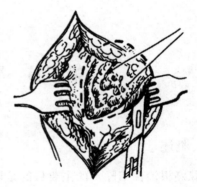

图 2-38 缝扎肿瘤组织

(4)沿肿块两侧,距病变区处 0.5～1 cm 做楔形切口,然后自胸大肌筋膜前将肿块切除(图 2-39)。

(5)严密止血后,用不吸收线间断缝合乳腺组织创口,避免出现残腔(图 2-40)。

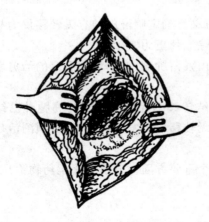

图 2-39 切除肿瘤组织

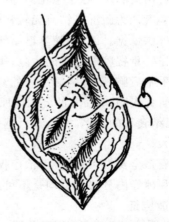

图 2-40 间断缝合乳腺组织创口

43

(6)逐层间断缝合浅筋膜、皮下组织和皮肤。如有较多渗血可放置橡皮片或橡皮管引流,加压包扎(图 2-41)。亦可放置多孔负压引流管。

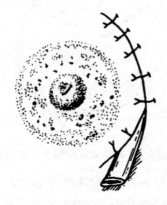

图 2-41　缝合浅筋膜、皮下组织和皮肤,并放置引流

（黑　涛）

第四节　乳腺癌根治性切除术

一、概述

乳腺癌根治性切除术的主要目的是切除原发性肿瘤,广泛切除受累皮肤及该区域内的淋巴结,要尽可能减轻手术在外形及功能方面的影响。

乳腺癌的特点是多中心性。临床发现的肿瘤只是癌肿最突出的部分。乳腺癌的病灶越大,多中心性发生率越高。乳腺癌的病期越晚,腋淋巴结转移率也越高。

传统的乳腺癌根治术是同时做淋巴结清除。研究表明区域淋巴结有免疫功能,所以是否需要做腋淋巴结清除术,各家意见尚不一致。

有些学者认为腋淋巴结有无转移仅对临床分期有意义。确定腋淋巴结有无转移仅为是否做辅助治疗提供依据。因此,腋淋巴结活检的意义似较清除癌灶更为实际。

另有作者重视腋淋巴结的清除,争取不在乳腺区域内残留肿瘤,提高早期癌症的治愈率并降低乳腺癌手术后胸、腋部区域内癌的复发率。

临床研究表明<1 cm 的乳腺内原发癌病灶的淋巴结转移率远低于更大的癌肿淋巴结转移率,腋淋巴结转移的比例越高,预后越差,同时淋巴结有无转移比原发癌的大小,对预测治疗的效果意义更大。

乳腺癌是全身性疾病,手术治疗仅是综合治疗的一个重要方面。放射和化学药物治疗、女性激素治疗和神经内分泌调节均是不可忽视的治疗手段。

(一)适应证

(1) Ⅰ、Ⅱ期(按 TNM 国际分期)乳腺癌,没有心、肺、肝脏、骨骼及脑等远处转移征者。

（2）全身情况尚好，年龄较轻，无严重的心、肺功能异常者。

（二）禁忌证

（1）有恶病质，乳房皮肤有广泛橘皮样变和多处卫星结节，癌肿与皮肤粘连，伴有癌性溃疡者。

（2）乳腺癌与胸壁粘连固定，胸骨旁和锁骨上淋巴结有转移者。

（3）癌细胞腋部转移，淋巴结粘连集合成块，侵犯腋静脉导致回流障碍，患侧上肢水肿等。

（三）术前准备

根治术前尽可能明确肿瘤的性质。目前可采取细针穿刺做细胞学检查。有经验的医师从较大的病灶中吸取组织，诊断准确性可高达 90% 以上。但对较小的病变，如细胞学检查不能判断其性质，则应在手术时先切开可疑组织行快速切片检查或将较小的肿块完全切除立即做病理学检查。切取的部位应在根治术的切除范围之内。

确定为癌肿施行根治手术时，活检所用的器械不应重复在根治术中使用，应重新消毒手术野并更换手术衣和手套。

术前还应对局部病变的范围和在肺、骨骼或内脏中是否有远处转移有正确的估计。如果原发灶较大，区域淋巴结有转移，在上述部位潜藏着癌细胞，手术后短期将会有明显的临床表现。因此，对每一例乳腺癌患者均应做十分细致的全面检查，盲目扩大手术适应证不能提高治疗质量，相反，严重的手术创伤可能损害机体的免疫机制而对患者产生不利影响。

（四）麻醉与体位

全身麻醉或有选择地酌情采用高位硬脊膜外麻醉。心、肺功能异常，全身情况差的老年患者可做胸部肋间神经阻滞。

患者取仰卧位，患侧上肢外展 90°、肩、胸侧部置薄布垫垫起，使腋后线部位显露（图 2-42）。

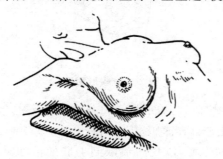

图 2-42 乳腺癌根治切除术麻醉体位

全面消毒胸部皮肤，患侧达腋后线，对侧达腋前线包括上臂和腋窝部，上界从颈根部平面开始下界达脐平面。手术野需显露锁骨、肩峰、胸骨缘、肋骨缘、侧胸部腋中线部。

（五）手术步骤

（1）切口曾有多种设计，如图所示（图 2-43）。

目前多采用梭形切口。根据肿瘤位置，乳房形态大小决定切口的方位。先距肿瘤边缘 5 cm处做标记，再以肿瘤为中心做纵向的梭形切口。切缘应尽可能远离肿瘤以避免有肿瘤浸润。纵向梭形切口的轴线可指向脐部，根据同样的原则也可做横向的梭形切口（图 2-44）。由于乳房形状和肿块部位不同，切口两边皮瓣不等，尤其是肥胖和皮肤松弛者，缝合后常在切口外侧形成"狗耳"状畸形。

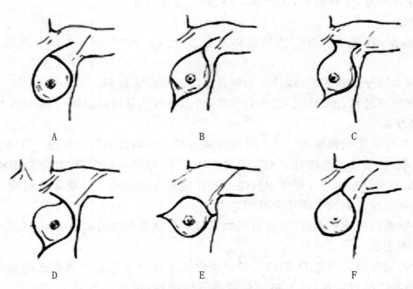

图 2-43　乳腺癌根治切除术切口设计

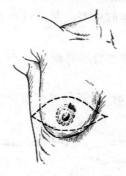

图 2-44　梭形切口

Nowacki MP 介绍"鱼形"切口,在梭形横切口外侧加两个三角形切口,使切口两边等长,切去多余的松弛皮肤。同时还能充分显露腋窝,切口缝合后,呈 T 形或 Y 形。

切口不宜切至腋窝中部和上臂,以免瘢痕限制上肢的活动。皮肤的切缘应距肿瘤不少于 5 cm,并根据腋窝显露及胸部创口对合,可调整切缘的弧度或做附加切口以便延伸,如切口的上缘长于下缘则 ab＞ac,bf＝cf;ad＝bd,ae＝ce(图 2-45)。

(2)切开皮肤后以锐利的刀片或电刀、激光刀分离皮瓣,在皮肤及浅筋膜浅层做锐性解剖,从锁骨平面,向下至腹直肌上方,皮瓣的内、外侧界分别为近胸骨正中线和背阔肌前缘,保留供应皮瓣的毛细血管层(图 2-46)。

(3)在胸锁关节处,钝性分离胸大肌,在切口上方的胸大肌三角肌沟显露头静脉(图 2-47)。

(4)沿锁骨下方显露胸大肌,距头静脉 2～3 cm 处切断胸大肌,然后钝性分离胸大肌至肱骨大结节。近肌腱处离断后沿其与锁骨和胸骨附着处,横断胸大肌。切断并结扎胸肩峰血管和胸内侧神经,将胸大肌自胸骨缘附着处切断(图 2-48)。

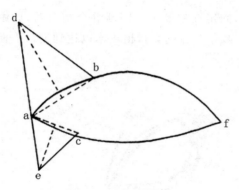

图 2-45 "鱼形"切口

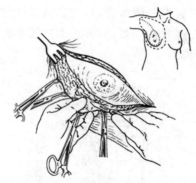

图 2-46 分离皮肤及浅筋膜

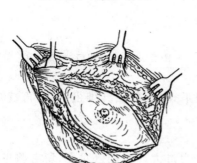

图 2-47 钝性分离胸大肌

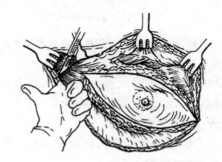

图 2-48 自胸骨缘附着处切断胸大肌

（5）分离胸小肌，切断并结扎其内缘的肌营养血管。将胸小肌肌腱在喙突附着处离断，显露腋窝。在锁骨下缘喙肱肌浅面分离胸锁筋膜。显露胸肩峰、腋动脉、腋静脉和臂丛（图 2-49）。

（6）在重要血管、神经周围清除腋窝的淋巴脂肪组织，剪开腋血管鞘，切断胸外侧及肩胛下血管和供应前锯肌的血管，将腋窝、锁骨下的淋巴和脂肪组织与胸壁分离。切下的组织包括胸大肌、胸小肌、腋窝的脂肪组织、淋巴和乳腺、癌肿组织及乳腺部的皮肤（图 2-50）。

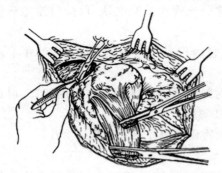

图 2-49 显露胸肩峰、腋动脉、腋静脉和臂丛

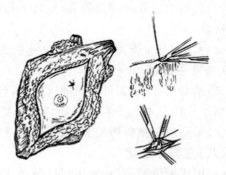

图 2-50 分离淋巴及脂肪组织，切断血供

（7）将乳腺、胸大肌、胸小肌和腋窝的淋巴组织完整切除，保留胸长神经和胸背神经（图 2-51）。

（8）检查创口内无活动性出血、清洗脱落的脂肪组织和残余血块。缝合切口时应使皮瓣在无张力的情况下对合，自创口最低处置入负压吸引管，注意消灭残腔。检查上肢位置复原后引流管顶端应不会伤及腋血管,从切口旁戳孔将引流管引出,固定在皮肤上。间断缝合切口时,如中部切口张力过大难以对合,可扩大皮瓣的游离面,有利于减张。否则宜行植皮术以达到创口Ⅰ期愈合(图2-52)。

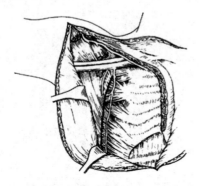
图 2-51　清除淋巴组织,保留胸长神经和胸背神经

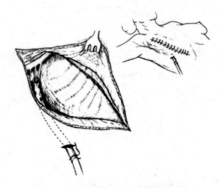
图 2-52　缝合切口,放置引流

为减少术后创面大量血浆渗出,可在创面清洗、止血后,喷洒薄层纤维蛋白胶,再缝合切口,术后创面血浆渗出量可明显减少。

(六)术中注意要点

(1)广泛切除乳腺表面的皮肤,缝合切口避免创缘张力过大。当难以对合,留有胸壁上的裸露区时应游离植皮。

(2)应切除胸大肌、胸小肌,清除腋窝淋巴结和脂肪组织。与淋巴结粘连的肩胛下血管和胸背神经亦可切除。

(七)术后处理

(1)根治术后应用有弹性的胸带适当加压包扎,在腋腔处加压应避免患侧肢体的血液循环障碍。不宜过度地使上臂内收。

(2)注意患者的呼吸情况。

(3)负压引流管应固定稳妥,使其无扭结并及时排除引流管内的凝血块,保持引流通畅使皮下无残腔。

(4)术后2~3天可去掉加压包扎的胸带。如引流管内仅有少量血清样渗液,可在手术后第3天拔除引流管。

(5)术后第5~6天可多做前臂活动,包括手、腕及肘部的活动。缝合有张力的切口,可迟至术后第10~12天拆线。拆线后可活动肩部并逐渐增加其辐度。

(6)术后应根据肿瘤的分级、分期进行化疗、放疗、生物化学治疗及女性激素治疗。

(八)主要并发症

(1)因皮瓣设计不当,发生组织缺血坏死。使用电刀切开止血,功率过大可导致大块焦痂有碍伤口愈合。

(2)第1~2肋间血管、腋动、静脉的分支与主干相近的血管,不宜使用电凝止血。用"0"号线结扎处与主干相距约1 mm。否则,可损伤主要血管。

(3)腋窝处淋巴组织广泛切除会导致淋巴引流障碍;腋窝解剖过程中,对腋静脉有粗暴的机械刺激,导致内膜损伤或形成血栓;静脉周围组织大块结扎或修复时缝合处遗有缩窄处压迫静脉都可导致上肢水肿。

（4）在肋间肌肉较薄处应用血管钳钳夹穿支血管时，血管钳垂直插入肋间软组织可导致气胸，发现后应及时修补，必要时还应抽吸气胸。

二、改良式乳腺癌根治切除术

目前国际上有以改良根治术取代根治术之势。它可能成为治疗原发性早期乳腺癌的标准手术。

解剖学研究认为深筋膜淋巴不是癌肿转移的重要途径，所以在早期乳腺癌应可保留胸肌，仅切除乳房和腋窝淋巴结。

切除胸小肌、清除腋窝淋巴结的技术与根治术相仿。但保留胸小肌致使锁骨下区和胸大肌、胸小肌间的淋巴结难以清除，达不到清除胸小肌内侧缘的腋窝上群淋巴结的要求。

所以对Ⅰ、Ⅱ期的患者，腋窝淋巴结无转移者施行改良根治术是合理的。但对腋区淋巴结已有转移，采取保留胸小肌的术式未得到公认。

（一）适应证

（1）非浸润性导管内癌，浸润性导管癌＜1 cm者。

（2）乳腺癌位于乳房外侧方，无腋淋巴结转移征者。

（3）湿疹样乳腺癌，乳房内未能触及明确肿块者。

（4）黏液癌、髓样癌、乳管内乳头状癌、叶状囊肉瘤等，腋淋巴结转移较晚者。

（二）术式

改良根治术有两种术式，即保留胸大肌手术和保留胸大肌、胸小肌的改良根治术。

（三）手术步骤

（1）纵式或横式切口均可，切缘应距肿瘤边缘约5 cm。如日后再行整形手术，可采用横式切口（图2-53）。

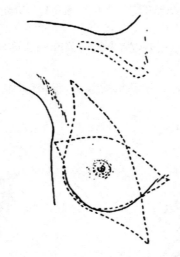

图 2-53　切口设计

（2）在皮肤与浅筋膜间做皮瓣分离，皮瓣下可酌情保留稍厚的皮下脂肪层，上界为锁骨下缘，下界达肋弓处，内侧界近胸骨，外侧界为背阔肌前缘，将乳腺从胸大肌筋膜浅面分离（图2-54）。

（3）将胸大肌、胸小肌分离，保留胸肩峰动脉胸肌支和胸前神经外侧支，切断其内侧支（图2-55）。

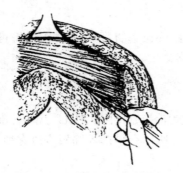

图 2-54　分离胸大肌筋膜浅面

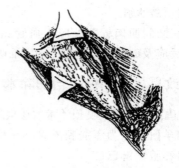

图 2-55　分离胸大肌、胸小肌

（4）在喙突处切断胸小肌止点，在胸小肌深面解剖腋静脉，清除腋血管周围的淋巴组织。保留胸长神经、胸背神经及肩胛下血管支（图 2-56）。

（5）切断胸小肌与肋骨的附着处，分离前锯肌、肩胛下肌和背阔肌的筋膜组织，将其与腋部淋巴结、脂肪组织、胸小肌和整个乳房成块地切除（图 2-57）。

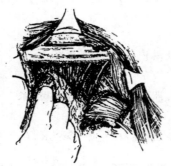

图 2-56　清除腋血管周围淋巴组织

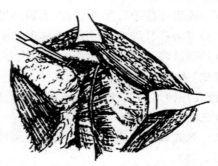

图 2-57　切除腋部淋巴结、脂肪组织、胸小肌和整个乳房

（6）如保留胸大肌和胸小肌，在清除胸小肌筋膜和胸肌间淋巴结时，需将乳房向外侧牵拉，将淋巴脂肪组织切除（图 2-58）。

（7）乳腺、胸肌间淋巴结、腋淋巴结整块切除后，保留胸大肌、胸小肌、胸前神经分支及胸长和胸背神经（图 2-59）。

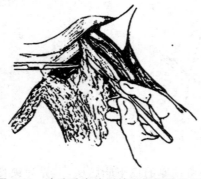

图 2-58　清除乳房外侧的淋巴脂肪组织

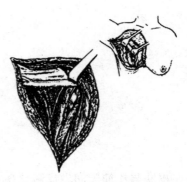

图 2-59　将乳腺、胸肌间淋巴结、腋淋巴结整块切除

（8）放置负压引流管和缝合切口的原则与"乳腺癌根治术"相同。

（四）术后处理

同"乳腺癌根治术"。

（五）主要并发症

同"乳腺癌根治术"。

三、乳腺癌扩大根治切除术

腋窝淋巴结和内乳淋巴结都是乳腺癌早期直接转移的途径。在传统根治术的基础上再做胸骨旁的内乳淋巴结清除，是为乳腺癌扩大根治切除术。

内乳淋巴结位于胸骨缘的内乳血管脂肪组织中，淋巴结主要分布在上方的肋间处。第1、第2肋间处内乳淋巴结的位置在胸内筋膜的表面。

内乳淋巴结的转移发生率与原发癌病灶的位置和病期有关，位于内象限者淋巴结转移率高于乳腺外侧的癌种。原发肿瘤大的，其内乳淋巴结的转移率高于较小的癌肿。

扩大根治术对Ⅱ、Ⅲ期的患者，远期疗效比根治术为好。手术清除内乳淋巴结比放射治疗彻底。对位于乳房中区和内侧的癌肿，有腋淋巴结转移时，行扩大根治术，术后5年生存率较根治术高。

胸膜外扩大根治术清除内乳淋巴结，术后胸部畸形不明显。用病理学方法确定内乳淋巴结有否转移可以辅助选择术后的治疗方案，提高手术治疗效果。

当前，乳腺癌早期诊断率提高，且有综合治疗。除有明确的适应证外，乳腺癌扩大根治切除术创伤大，术后患者的生活质量差，不宜扩大其适应证。

（一）胸膜外乳腺癌扩大根治术

1.手术步骤

（1）切口及显露范围同根治术。内侧皮瓣分离需超过胸骨缘，切断肱骨头上胸大肌止点，并分离锁骨和胸肋部的肌肉附着处，达第2肋软骨的下方，切断胸小肌在喙突的止端然后按根治术的手术步骤切断胸肩峰血管、肩胛下血管和胸外侧血管，显露腋窝（图2-60）。

（2）剪开腋血管鞘分离腋静脉上下方组织，分离腋动脉和腋静脉以及臂丛周围的脂肪和淋巴组织（图2-61）。

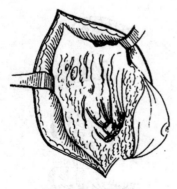

图 2-60 显露腋窝

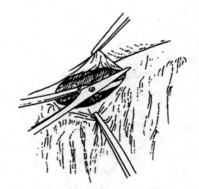

图 2-61 剪开腋血管鞘

（3）分别切断结扎胸短静脉、胸长静脉、肩胛下静脉、胸外侧动脉、肩胛下动脉，使腋窝的内容易于被清除。胸长神经位于胸外侧动脉后方，胸背神经在胸长神经外侧，应注意保护（图2-62）。

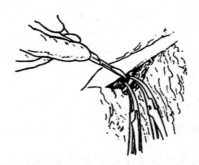

图 2-62　切断结扎胸短静脉、胸长静脉、肩胛下静脉、胸外侧动脉、肩胛下动脉

　　(4)沿背阔肌前缘锐性解剖,切除脂肪和淋巴组织,切断胸大肌和胸小肌的起端,结扎、切断胸廓内动脉的肋间穿支即可将切离的乳腺及胸大肌、胸小肌、腋窝淋巴组织等整块组织向内翻转(图 2-63)。

　　(5)在第 1 肋水平切开肋间肌。在近胸骨缘内侧 1 cm 处,分离脂肪组织,在胸内筋膜浅面显露内乳血管,离断后结扎其近、远端(图 2-64)。

　　(6)于第 4 肋间切断肋间肌(内肌层和外肌层),在胸横肌浅面钝性分离,将第 4 肋软骨在胸肋关节外侧切断,向内侧提起断端,即可分离内乳血管,将其结扎后切断(图 2-65)。

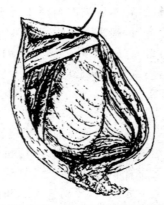

图 2-63　将切离的乳腺及胸大肌、胸小肌、腋窝淋巴组织等整块组织向内翻转

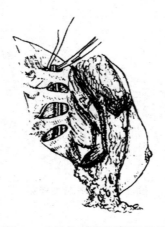

图 2-64　结扎内乳血管近、远端

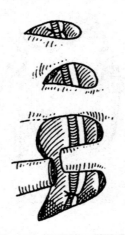

图 2-65　切断第 4 肋软骨

(7)在肋软骨后方用手指自下而上地推开胸膜,再切断第2和第3肋软骨(图2-66)。

(8)然后切断胸大肌的胸骨附着部,即可将肋软骨与上述已切断的组织块全部切除(图2-67)。

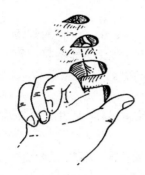

图 2-66　分离肋软骨后方的筋膜

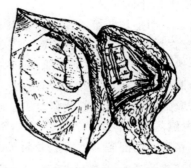

图 2-67　切断胸大肌的胸骨附着部

2.术中注意要点

第2肋以上胸横肌延伸变薄为胸内膜,分离时如果损伤了胸膜、应做辅助呼吸,加压给氧,并及时修补,较大的胸膜损伤,应按气胸处理。手术后做闭式引流。

胸壁缺损无须特殊修补,将内侧皮瓣与创缘固定,防止明显的反常呼吸。如胸壁缺损较大,亦可自患者的大腿部切取阔筋膜,或用人工合成材料如涤纶布修补。其他与根治术相同。

(二)胸膜内胸骨旁淋巴结清除术

手术的特点是:切除第2~5肋软骨,清除内乳淋巴结,不保留胸膜。胸壁缺损应用阔筋膜或人造织物补片修补。

1.适应证

位于乳腺内侧的癌肿,侵及胸骨旁淋巴结者。患者的年龄较轻,无肺、肝、骨骼及其他远处转移者(图2-68)。

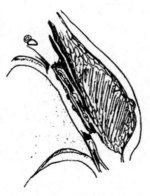

图 2-68　乳腺内侧癌肿侵及胸骨旁淋巴结

2.麻醉

全身麻醉,气管内插管。

3.手术步骤

(1)按胸膜外扩大根治术做切口,皮瓣分离的范围、胸大肌、胸小肌离断的部位以及腋窝淋巴结的清除与胸膜外扩大根治术相同。

胸壁切除的范围包括胸骨边缘。在第 1 肋骨下方,胸骨旁切开肋间肌,进入胸膜腔,伸入手指探知内乳动脉并游离,然后结扎、切断。再于第 4 肋间处,切开肋间肌及胸膜,分离内乳血管后将其结扎切断(图 2-69)。

(2)自下而上切断第 4、第 5 肋软骨后,在胸骨缘稍内侧 0.5～1 cm 处,将胸骨缴行切开,自内向外翻起胸骨肋软骨瓣,并切除附着于深面的内乳血管和淋巴结以及局部胸膜(图 2-70)。

(3)然后将全部乳腺、胸大肌、胸小肌、腋窝淋巴、脂肪组织切除。

(4)严密止血后,将胸膜缘与周围组织缝合。

(5)取阔筋膜或人造织物修复胸壁缺损。缺损处经封闭后,局部应无明显的反常呼吸,浅面可覆以内侧皮瓣(图 2-71)。

(6)在第 6 肋间腋后线置胸腔闭式引流管。清洗创口,放置负压引流管及缝合方法与乳腺癌根治术同(图 2-72)。

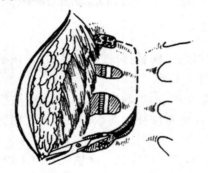

图 2-69　于第 4 肋间处,切开肋间肌及胸膜

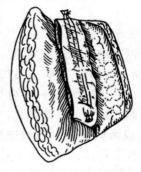

图 2-70　切除内乳血管和淋巴结以及局部胸膜

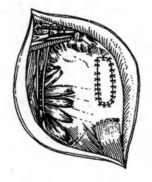

图 2-71　封闭胸壁破损

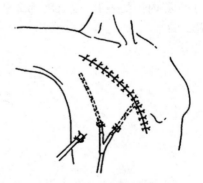

图 2-72　缝合切口并放置负压引流

4.术后处理

除按一般乳腺癌根治术手术后处理外,应每天检查胸部情况,创口部有无积液、积血、肺部膨胀情况是否满意。

拔除胸腔引流管前应做胸部透视或胸部 X 线检查,明确胸腔积液已基本排尽,方可去除胸腔闭式引流管。

术后应考虑化疗、放射、生物治疗及雌性激素治疗。

5.主要并发症

扩大根治术的主要并发症为胸腔积液、肺不张、肺部感染、胸膜肋骨感染,创面出血和纵隔气肿等。均应在手术中重视清除胸壁缺损处的残腔。若有皮瓣缺血坏死,需及时处理。可以应用抗生素控制感染,促进创面的肉芽生长或适时植皮。

四、乳腺癌切除术后即刻乳房再造——横腹直肌肌皮瓣移植乳房再造

乳腺癌切除术后的乳房再造可即刻施行,也可在第1次手术后进行二期乳房再造,即完成化疗后再进行。如果是乳腺癌手术后需要放射治疗的患者,则宜在停止放疗后6～12个月进行。

(一)TRAM 皮瓣的应用解剖

TRAM 皮瓣的血供来自腹壁上动脉及腹壁下动脉的吻合支。腹壁上动脉的胸廓内动脉的延续,腹壁下动脉来自髂外动脉,腹壁上、下动脉有 2 条伴行的静脉,动脉及静脉的外径均在 2 mm 以上,在腹直肌下两血管形成不同的吻合形式(图 2-73)。

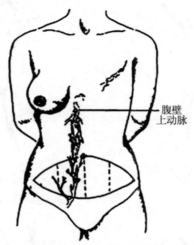

图 2-73　TRAM 皮瓣的应用解剖

(二)适应证

同"改良式乳腺癌根治术"。

(三)禁忌证

(1)季肋区已行横腹部切口手术,或下腹横部切口手术。

(2)下腹部正中切口或旁正中切口术后。

(3)术前放射治疗,胸壁动静脉已被损毁。

(四)术前准备

(1)同"乳腺癌根治术"。

(2)所需组织测量。测量时应让患者取立位或坐位,测量内容如下:①锁骨中点到乳头的距离;②乳头至乳房下皱襞中点的距离;③胸骨中线至乳头的距离;④乳头至腋前线的距离。

(五)麻醉与体位

同"乳腺癌根治切除术"。

(六)手术步骤

(1)常规行乳腺癌改良根治术。

（2）设计 TRAM 皮瓣：TRAM 皮瓣一般纺锤形，左右两端以两侧髂前上棘为界，上缘位于脐上0.5～1 cm，下缘位于阴毛的上缘（图 2-74）。

（3）切开 TRAM 皮瓣上缘处皮肤、皮下组织达腹直肌前鞘和腹外斜肌腱膜，将皮肤的两翼在两侧腹外斜肌腱膜表面掀起，直达腹直肌前鞘的外缘 2.5～3 cm（图 2-75）。

（4）切开 TRAM 皮瓣下缘处皮肤，达腹直肌前鞘、腹外斜肌腱膜。在健侧腹直肌前鞘做 L 形切口，于腹直肌深层、腹直肌后鞘可查及腹壁下动、静脉的存在，向下解剖腹壁动、静脉的起始段，切断结扎（图 2-76）。

（5）在腹直肌前鞘外缘，切开腹直肌前鞘边线，将脐下对侧腹直肌前鞘及部分同侧前鞘，连同腹直肌一并包括在皮瓣内，保护肌皮血管穿支，制成皮瓣，保护好上部的肌肉，以供移植（图 2-77）。

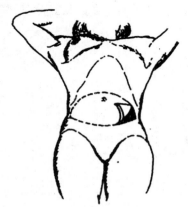

图 2-74　TRAM 皮瓣的设计

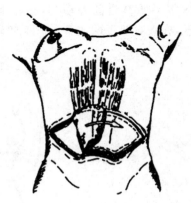

图 2-75　切开 TRAM 皮瓣上缘

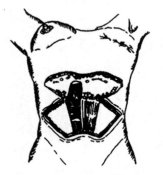

图 2-76　保留 TRAM 皮蒂

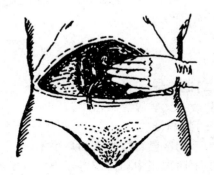

图 2-77　腹直肌前鞘边线

（6）在上腹部做隧道，与胸部切口相连，容 TRAM 皮瓣能够顺利进入胸部切口内（图 2-78）。

（7）根据受区需要，修整肌皮瓣的大小及形态，部分区域支上皮，做乳房形体塑型（图 2-79）。

（8）为了避免皮瓣转移时肌肉蒂过度扭转影响皮瓣的血供，一般选择对侧腹直肌的肌肉蒂，也可选择同侧腹直肌的肌肉蒂（图 2-80）。

（9）将上腹部皮肤、皮下组织广泛游离到季肋处，使其向下拉向耻骨上皱襞区切口缘，做腹壁整形。做腹直肌前鞘修补，做脐孔再造，完成腹壁整形（图 2-81）。

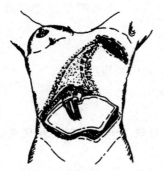

图 2-78 制作隧道,皮瓣转移至腹部切口

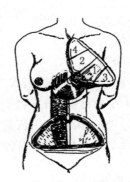

图 2-79 修整肌皮瓣的大小及形态

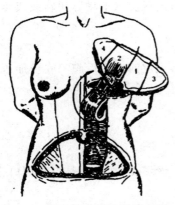

图 2-80 同侧腹直肌的肌肉蒂

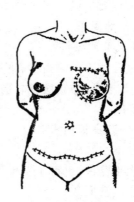

图 2-81 完成腹壁整形

(10)也可做双侧腹直肌及其下方的腹壁上动、静脉为蒂的皮瓣移植,为一安全的术式(图2-82)。由于有双侧的腹壁上动、静脉为蒂,手术成功率得到提高。其手术方法同单蒂TRAM皮瓣乳房再造。

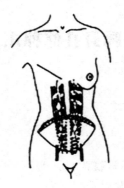

图 2-82 双侧腹直肌皮瓣移植

(11)在胸部和下腹部切口内置负压引流。

(七)术中注意要点

下腹部取肌皮瓣时应尽可能保留肌瓣端的血管长度,并防止损伤,必要时可行血管吻合。为

57

了保护腹壁的强度,保留 25％～30％的外侧腹直肌前鞘及腹直肌,使内侧的腹直肌前鞘及腹直肌包括在皮瓣内。

(八)术后处理

(1)手术后 3 天密切观察造成皮瓣的血供,及时处理皮瓣血供障碍的原因。

(2)保持大小便通畅,防止由于腹内压过高导致腹壁疝发生。

(3)手术后 4～5 天拔除引流管。

(4)手术后 1 个月内用腹带包扎腹部手术后 3 个月可行乳头再造,完成乳房再造的整个过程。

(九)主要并发症

1.皮瓣坏死

单肌肉蒂皮瓣血供不足导致组织缺血坏死,皮瓣转移时造成腹壁上动脉扭转或成角,术后加压包扎,造成蒂部受压。

2.腹壁软弱和腹壁疝

手术中过分注意皮瓣血供,将整条腹直肌及其前鞘都带入皮瓣。术后腹部妥善加压包扎,穿弹力腹带 3～6 个月,防止腹壁软弱和腹壁疝的发生。

3.脂肪液化

见"乳腺癌改良根治术"。

4.切口裂开

既可发生于受区,也可于发生供区。发生原因是皮瓣边缘坏死,在供区是由于切口张力过大引起切口愈合不良所致。

5.再造乳房形态不良

主要表现为乳房两侧不对称,再造乳房过小或缺乏正常的乳房正常结构。发生的原因是由于胸部组织缺损过多,而皮肤提供的组织量较少;皮瓣放置方向不对,造成乳房形态不良。

（黑　涛）

第五节　胃十二指肠溃疡穿孔修补术

一、适应证

(1)胃十二指肠溃疡穿孔,穿孔时间长,腹腔污染重。

(2)年迈体弱,腹腔渗液多,而又无条件实行胃大部切除者。

(3)年轻患者,病史短,症状轻,无梗阻及出血等并发症。

(4)穿孔较小,边缘柔软及瘢痕不多者。

二、术前准备

放置胃管,抽净胃内容物,切忌洗胃,抗休克,静脉补液支持,纠正水电解紊乱,给予抗生素。

三、麻醉

连续硬膜外麻醉或全麻。

四、体位

仰卧位,头部略高。

五、手术步骤

(1)采用上腹正中、右上腹旁正中或经右腹直肌切口,尽量吸净腹腔渗液,术中取液作腹腔细菌培养,(图 2-83)在胃十二指肠前壁和小弯寻找穿孔。穿孔处多水肿严重,质硬,黏液多,有时由于纤维蛋白的形成和邻近组织的粘连可致穿孔处堵塞或愈着,此时需分开网膜、肠曲、胆囊或肝叶后方能找到穿孔部位。若前壁未见溃疡穿孔,可以切开胃结肠韧带在胃厚壁寻找穿孔,如怀疑溃疡恶变所致穿孔应取活检。

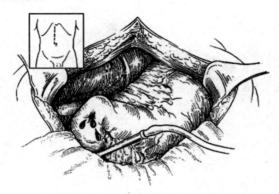

图 2-83　打开腹腔,吸出积液

(2)若穿孔小,坚硬范围不大,距穿孔边缘约 0.5 cm 用可吸收线或丝线缝合,缝线与胃纵轴一致,穿孔处上、中、下各缝一针即可(图 2-84)。若穿孔边缘瘢痕不广,亦可选比较柔软处做浆肌层间断缝合(图 2-85)。

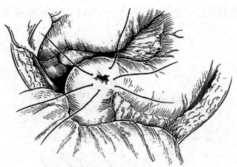

图 2-84　在穿孔处(上、中、下)全层缝合

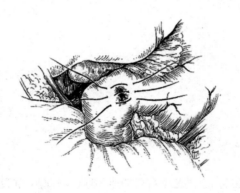

图 2-85　在穿孔处(上、中、下)浆肌层缝合

(3)在助手协助下,轻轻将缝线结扎闭合穿孔,暂可不剪断缝线。

(4)采用一块大网膜盖穿孔处,将缝线松松地结扎,以免阻断网膜血液循环发生坏死(图 2-86)。

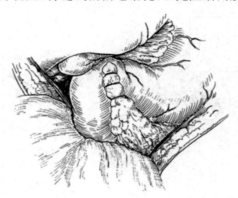

图 2-86　大网膜覆盖、结扎

(5)若十二指肠穿孔较大,穿孔周围组织较硬,采用中号丝线贯穿穿孔两侧肠壁全层,缝线缝向与胃十二指肠纵轴平行,将大网膜塞入穿孔处,依次结扎缝线(图 2-87),吸净腹腔渗液,采用温生理盐水冲洗,右下腹部放置引流管于坐骨直肠凹处,如患者原有幽门梗阻,可作胃空肠吻合,吸净腹腔冲洗液,逐层关腹。

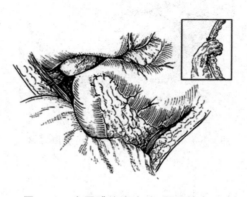

图 2-87　大网膜堵塞穿孔,周围缝合固定

六、术后处理

(1)注意生命体征变化。

(2)应用抗生素预防感染。

(3)输液支持治疗并持续胃肠减压。

(4)患者血压平稳,麻醉清醒后采用半坐位。

（谢世富）

第六节　胃部分切除术

胃部分切除术包括胃窦部切除术、半胃切除术等。胃窦部切除术是沿胃小弯幽门切迹以上2～3 cm处至大弯的垂线,切除约30%的胃远段。半胃切除术是从胃小弯侧胃左动脉第2分支起始处以下至胃大弯侧胃网膜左、右动脉交界处,切除50%的胃远段。胃次全切除术是从胃小弯侧胃左动脉第2分支起始处以下至大弯侧脾下极平面(切断胃网膜左动脉远端2～3支分支,通常切除70%～75%的胃远段)(图2-88)。

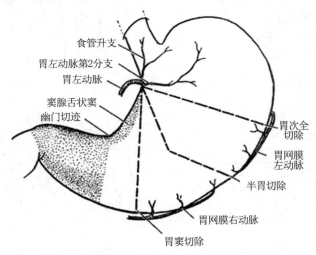

食管升支
胃左动脉第2分支
胃左动脉
窦腺舌状窦
幽门切迹
胃次全切除
胃网膜左动脉
半胃切除
胃网膜右动脉
胃窦切除

图 2-88　各种胃部分切除术的范围

食管升支胃左动脉第2分支胃左动脉窦腺舌状窦幽门切迹胃次全切除胃网膜上动脉半胃切除胃网膜右动脉胃窦切除

胃部分切除术后,胃肠道重建及吻合的术式很多,归纳起来不外为毕(Billroth)Ⅰ式、毕Ⅱ式及这两种术式的各种改良方法(图2-89、图2-90)。毕Ⅰ式是将胃与十二指肠直接吻合,多用于胃溃疡行胃部分切断术或十二指肠溃疡行迷走神经切断术加胃部分切除后(胃窦部切除术或半胃切除术);毕Ⅱ式是将胃与空肠吻合,多用于十二指肠溃疡行胃次全切除后。

手术方式可分为两大类,即胃次全切除术和胃部分切除术,胃引流术加迷走神经干切断术或附加胃迷走神经切断术以及高选择性迷走神经切断术。胃次全切除术至今仍为国内外普遍公认的治疗溃疡病的基本手术,这种手术的术式虽然也有很多演变,但基本术式仍以毕Ⅰ、Ⅱ式为基础。在临床应用时,既要重视溃疡病外科治疗的理论依据,也要结合本单位和术者个人经验及患者的具体情况加以选择。

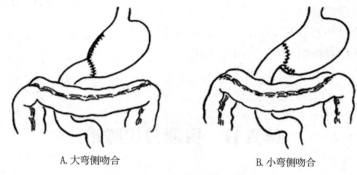

A. 大弯侧吻合   B. 小弯侧吻合

图 2-89　毕Ⅰ式(BillrothⅠ)

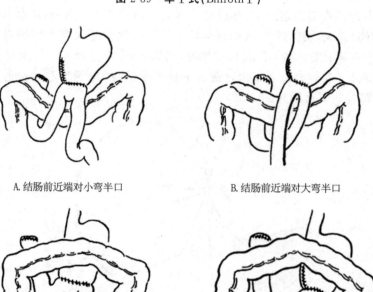

A. 结肠前近端对小弯半口   B. 结肠前近端对大弯半口

C. 结肠后近端对小弯全口   D. 结肠后近端对小弯半口

图 2-90　毕Ⅱ式(BillrothⅡ)

本节介绍的胃次全切除术的基本操作步骤,对患者术后近期和远期疗效均较满意,基本可以达到溃疡病手术的下列要求:①解除溃疡及其并发症的症状;②切除溃疡病灶或促进溃疡愈合;③由于减少了胃液的分泌,增加了对胃酸的中和作用和缩短了食物在胃内停留的时间,这就为促进不能清除的溃疡病灶的愈合和预防溃疡的复发,提供了有利条件。

一、适应证

胃十二指肠溃疡大多可以经中西医非手术疗法治愈,仅在发生以下各种情况时,才考虑手术治疗。

(1)溃疡病大量或反复出血经保守及内镜治疗情况不佳。

(2)瘢痕性幽门梗阻者。

(3)急性穿孔,不适于非手术治疗,一般情况又能耐受胃切除术者。

(4)胃溃疡并有恶性变者。

(5)顽固性溃疡,经内科合理治疗无效者。

二、术前准备

(1)无幽门梗阻时,术前1天改为流质饮食;有轻度幽门梗阻时,术前2～3天即改为流质饮食,术前1天中午以后开始禁食;严重幽门梗阻时,术前2～3天即应禁食,但可饮少量水。

(2)严重的幽门梗阻,胃内容物有潴留者,术前2～3天,放置胃管吸尽胃内潴留物,每晚应以温生理盐水洗胃。

(3)幽门梗阻呕吐频繁者,应检查血钠、钾、氯及二氧化碳结合力。如不正常,应先纠正。

(4)术前禁食患者,应静脉输液供给能量,纠正脱水和电解质平衡失调。

(5)术前1天晚用肥皂水灌肠。

(6)术晨下胃管,抽空胃液后留置胃内。

三、麻醉

硬膜外麻醉或全麻。

四、手术术式

(一)胃次全切除胃十二指肠吻合术(毕Ⅰ式)

1.手术步骤

(1)体位:仰卧位。

(2)切口:上腹正中切口、左上经腹直肌或左正中旁切口,长12～14 cm。

(3)探查腹腔:剖开腹壁,探查证实诊断,适合作胃部分切除术者,即可分离胃部。

(4)分离胃大弯:助手把胃提起,在胃大弯中部胃网膜血管弓下缘的胃结肠韧带上,选择无血管区(这里胃结肠韧带与横结肠系膜之间一般无粘连),用止血钳把胃结肠韧带先分开一个洞,伸入手指提起胃结肠韧带,然后沿大弯侧胃网膜血管弓下缘,向左侧分次将韧带在两把钳夹的止血钳之间切断,并用丝线结扎。分离至胃网膜左、右动脉交界处后(如半胃切除术,分离至此即可),再紧贴胃壁继续进行分离,直至切断胃网膜左动脉2～3支分支为止。切断的血管用丝线作双重结扎。再反向沿胃大弯向右分离。在大弯下缘的右侧,胃结肠韧带和胃后壁与横结肠系膜和胰头部包膜是经常紧贴或粘在一起的,不宜像左侧那样大块钳夹切断,应先剪开胃结肠韧带前层,伸入手指或小纱布球,将胃结肠韧带前层与后层钝性分开。注意识别和保护结肠中动脉,将它与后层一起向后推开。在幽门附近,应紧贴胃壁分离出胃网膜右血管近段,加以切断、结扎(近侧残端应双重结扎或加缝扎)。然后,继续紧贴胃十二指肠下缘分离,达幽门下1 cm,切断来自胰十二指肠上动脉的小分支。

(5)分离胃小弯:在胃小弯选择小网膜(肝胃韧带)无血管区,先穿一洞,于幽门上缘分离胃右动脉,加以切断、结扎。继续沿小弯向左分离小网膜,在胃左动脉第2分支以远切断胃左动脉,并作结扎加缝扎。

(6)切断十二指肠:胃大、小弯网膜的分离必须超过幽门以远1 cm。在幽门近、远侧并排夹两把十二指肠钳,用纱布垫在幽门后以免污染。在两钳之间切断十二指肠。十二指肠残端暂不处理,用纱布包盖,待胃切断后再进行吻合。也可在结扎处理胃右动脉之后先切断十二指肠,用纱布保护十二指肠残端,再把胃残端向上方翻起,分离胃左动脉,在第2分支以远切断后结扎加缝扎。

(7)切除胃体:在胃体拟定切线以远2 cm处夹一把胃钳(Payr),再在胃钳近端的大弯侧,用一把十二指肠钳呈水平位夹住胃体宽度的一半,在十二指肠钳远端0.5 cm处与钳平行切断大弯侧胃体。为了彻底切除窦部及小弯侧舌状突出,小弯侧切口应斜向贲门部。在胃左动脉第2分支以远夹一把大弯钳,沿钳远端切断,将胃远段切除。

(8)缝合胃小弯断端:为了避免吻合口过大,无论毕Ⅰ、Ⅱ式,都可采用闭合胃小弯侧一半切口的方法。先用1号肠线由切口下端环绕弯钳缝一排全层连续缝合4~5针;然后抽掉弯钳,拉紧肠线两端。为了使止血可靠,再把上端肠线返回缝合,从贲门端向下,对准第1排缝线间隙缝第2排连续缝合,在切口下端会合后,将肠线两头打结。然后,将两侧浆肌层进行间断缝合加固,并包埋残端粗糙面。

(9)胃十二指肠吻合:把胃和十二指肠两残端的2把钳合拢。如有张力,可沿十二指肠外缘切开后腹膜,分离十二指肠;也可把胃残端后壁与胰腺前的后腹膜缝合数针加以固定。如无张力,可直接做胃十二指肠吻合。先将后壁浆肌层进行间断缝合,两端各留一根线头牵引,然后切除钳夹过的胃和十二指肠残留边缘。十二指肠残端血运不丰富,切除后多不需止血处理。胃残端则血运丰富,应先在钳上缘依次剪开胃前后壁浆肌层,把黏膜下层血管缝扎,然后切掉胃残端钳夹部位。用1-0号肠线将吻合口进行全层锁边缝合,并用同一根肠线绕至前壁行全层连续内翻褥式缝合。为了避免吻合口缩小,也可用中号丝线行前壁全层间断内翻缝合,再将前壁浆肌层用丝线间断缝合。最后,在吻合口上角加一小荷包缝合加固。

2.术中注意事项

(1)如胃十二指肠溃疡病史较久,或系穿透性溃疡,小网膜腔右侧粘连严重而闭锁,宜先剪开胃结肠韧带前层,用手指靠胃大弯推压,分离粘连,把横结肠系膜及其中的结肠中动脉向后下方推开,再紧靠胃大弯向幽门下分离。只有看清结肠中动脉后,才能将胃网膜右动脉根部切断,并用丝线缝扎。

(2)术后近期吻合口出血,多来自胃肠吻合口胃的一侧,也可因小弯侧一半胃壁的肠线缝合针距太大和收得不紧而出血。缝合小弯侧时,除针距不要超过0.8 cm并尽量收紧肠线外,还应用肠线加作第2排全层连续缝合,每针穿过第1排连续缝合的两针间的中点,边缝边拉紧。大弯侧胃吻合口前、后壁,则应作黏膜下血管缝扎。

(3)毕Ⅰ式吻合,必须注意避免吻合口有张力。十二指肠活动度小,对术前伴有幽门梗阻的患者,在吻合时可能不感觉有张力,但术后梗阻解除、胃壁恢复张力后,吻合口两端的胃肠壁收缩牵扯,即可影响吻合口愈合,或导致吻合口狭窄。因此,进行毕Ⅰ式吻合时,最好把十二指肠外侧的后腹膜切开,使十二指肠和胰头松解左移,同时吻合口后浆肌层缝线应穿过胰腺前后的腹膜,以防胃肠端回缩。

(4)估计吻合口欠大时,可先将十二指肠断端切开一小段(1~1.5 cm)再作吻合,即可扩大吻合口(图2-91)。

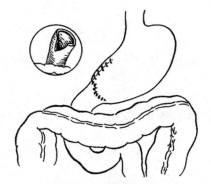

图 2-91　扩大吻合口胃十二指肠吻合术

3.术后处理

(1)术后平卧,麻醉清醒后改为半坐位。

(2)保持胃肠减压管通畅,并观察抽出液的颜色和引流量。在最初的 12 小时内,需注意有无新鲜血吸出;如 12 小时内引流量超过 500 mL,说明有吻合口出血或渗血的可能,应给予止血药物,并做好手术止血准备,必要时进行手术。如 24 小时内抽出液颜色逐渐变浅、变黄,引流量不超过 1 000 mL,患者无腹胀感觉,说明胃内液体已通过,向下运行,可于 48 小时后拔除胃管。拔管前,先由胃管注入一剂理气攻下的中药或液状石蜡,以促进胃肠功能早期恢复。

(3)在胃肠减压、禁食期间,应适量输液以补充营养及维持水、电解质平衡。

(4)拔除胃管后,即可开始少量多次口服液体;术后 3～5 天进流质饮食;6～7 天后进半流质饮食;10 天后可进软食;2 周出院后仍按多次少量原则酌情调节饮食。

(5)术后鼓励患者咳嗽,并帮助患者咳痰。拔除胃管后即可下床活动。

(二)胃次全切除结肠前半口水平位胃空肠吻合术(毕Ⅱ式)

1.手术步骤

手术步骤如图 2-92。

(1)体位、切口、切除胃体:同胃次全切除胃十二指肠吻合术。

(2)缝闭十二指肠残端:切断十二指肠后,首先处理十二指肠残端。用 0 号肠线环绕止血钳作连续缝合后,抽掉止血钳,拉紧缝线两端,暂不要打结和剪断,继续用同一缝线的两端分别在上、下角作一半荷包缝合,包埋两角,然后向中间做浆肌层连续内翻褥式缝合。两线头在中间会合后打结。最后进行一排浆肌层间断缝合。

(3)选择空肠上段及关闭系膜间隙:第一助手提起横结肠,将其系膜扩展拉紧,术者用第2、3 指沿横结肠系膜滑到其根部,找到第 1 腰椎体左侧下方的十二指肠悬韧带,证实确是空肠起始部后,由此往下选择一段空肠,在距十二指肠悬韧带 15 cm 和 25 cm 的两点处各缝一牵引线作为标志,备胃肠吻合时用。如果施行结肠前胃空肠吻合,需先将横结肠系膜与选定备用的空肠段系膜间隙用 1-0 号丝线间断缝合 3～5 针闭合,以防止术后小肠通过,形成内疝。当空肠起始段部位正常时,多需采用空肠近端对胃大弯的吻合,才能关闭系膜间隙。

(4)缝合吻合口后壁外层:将预先选定的空肠段绕过横结肠前面上提,靠拢胃残端,准备吻合。向上方翻卷胃残端直钳,显露后壁,将钳近端 0.5 cm 处胃壁与空肠壁做一排浆肌层间断缝合,拆除作为标志的牵引线。

A. 绕钳连续全层缝合十二指肠残端

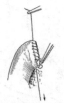

B. 拉紧缝线

C. 上角作半荷包浆肌层缝合包埋

D. 下角作半荷包浆肌层缝合包埋

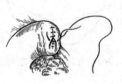

E. 外层加浆肌层间断缝合

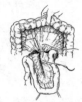

F. 选定吻合用空肠段，闭合横结肠、空肠系膜间隙

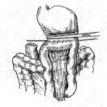

G. 结肠前近端对大弯上提空肠，与胃残端后壁作浆肌层缝合（外层）

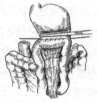

H. 切开胃后浆肌层，缝扎黏膜下血管 I. 缝扎胃前壁血管

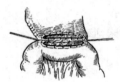

J. 缝扎空肠管血管后切开胃和空肠，切除胃残端，吸尽胃、肠内容物

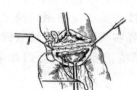

K. 全层缝合吻合口后壁小弯侧角

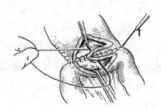

L. 锁边缝合吻合口后壁（内层）

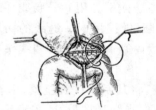

M. 全层连续内翻褥式缝合吻合口后壁（内层）

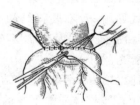

N. 浆肌层间断缝合前壁

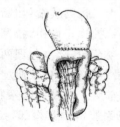

O. 完成吻合

图 2-92　胃次全切除结肠前半口水平位胃空肠吻合术（毕Ⅱ式）

（5）切开胃壁与空肠壁：在距浆肌层缝合（后壁外层缝合）的两侧各 0.5 cm 处，先切开胃后壁浆肌层，缝扎胃壁黏膜下血管的近侧端。每针都要对准血管旁边，从黏膜下层穿入，跨过血管，在胃近端浆肌层边缘穿出。这样贯穿一点浆肌层组织，可以在剪除钳夹过的残端后，避免黏膜层过多的外翻。按同法缝扎胃前壁黏膜下血管。然后，切开空肠浆肌层，于切缘的两侧分别缝扎黏膜下血管。最后，剪除钳夹过的胃壁残缘，并剪开空肠黏膜，吸尽胃、空肠内容物。

(6)完成胃空肠吻合:用0号和1号肠线先从胃小弯侧角开始,由肠腔进针,穿过胃、肠两后壁全层至胃腔,再返回从胃腔进针到空肠肠腔,在腔内打结固定,线头暂不剪去。用同一肠线在胃空肠吻合口后壁进行全层锁边缝合,边距0.5 cm,针距0.8 cm,直达胃大弯侧角,并使胃大弯侧角内翻。再由大弯侧角绕到吻合口前壁,将前壁全层连续内翻褥式缝合至小弯侧角,与保留的肠线线头打结。最后,用丝线在前壁加作浆肌层间断缝合。至此,胃次全切除结肠前胃空肠吻合术即告完成。检查吻合口通畅,腹腔内无出血和遗留物后,逐层缝合腹壁切口。

2.术中注意事项

(1)如果十二指肠溃疡有广泛的瘢痕粘连,切除有困难,或估计在十二指肠切断后残端内翻缝合有困难时,不要勉强切除溃疡,可用十二指肠旷置术来处理。此术保留一部分窦部胃壁,借以妥善地缝合十二指肠残端,但窦部黏膜需要完全剥除,以免溃疡复发。如溃疡虽已勉强切除,但十二指肠残端缝合不够满意,可于残端处插一导管造瘘减压较为安全。待残端愈合,无破漏现象(一般需观察10天)后,再拔除导管。

十二指肠溃疡旷置术的操作步骤如下(图2-93):将幽门部大小弯网膜分离至幽门近端3 cm,以保证残端血运,在该处夹一把胃钳,于钳的远端把胃窦前后壁浆肌层进行环形切开,达黏膜下层。用剪刀和纱布球分离浆肌层直达幽门环。在环部从外面将黏膜做一荷包缝合收紧缝线后,在荷包缝合近端切断黏膜。将分离面充分止血后,用丝线做几针浆肌层间断缝合,使两壁创面合拢,包埋黏膜残端,避免积液。最后,再加做一排间断缝合。

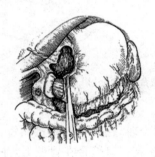

A. 环形切开胃窦部浆肌层,分离浆肌层达幽门环

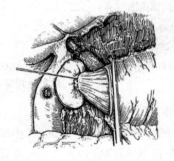

B. 荷包缝合黏膜

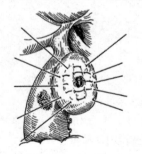

C. 切断黏膜,缝合创面

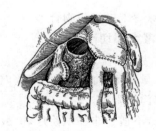

D. 外层间断缝合

图2-93 十二指肠溃疡旷置术

(2)进行毕Ⅱ式吻合时,必须看到十二指肠悬韧带,提起空肠起始端证实韧带处肠管是固定的,确定为空肠上段后才能进行吻合,以免把回肠误当空肠进行吻合,造成严重后果。

(3)毕Ⅱ式吻合,无论全口或半口,对排空关系不大。但吻合口必须保持水平位,输入袢和输出袢的两角应成直角,以免影响排空或造成梗阻。

(4)结肠前胃空肠吻合时,结肠系膜与空肠系膜间隙必须常规闭合,避免小肠疝入。

(5)关腹前,将残存于横结肠上的大网膜提起,展放在十二指肠残端,一则可以覆盖保护残端防止渗漏;二则可以防止大网膜与胃空肠吻合口粘连,造成输入或输出袢梗阻。

3.术后处理

同胃次全切除胃十二指肠吻合术。

(三)胃次全切除结肠后胃空肠吻合术(Polya法)

1.手术步骤

此术是把横结肠系膜在结肠中动脉左侧无血管区剪开一孔,取距十二指肠悬韧带5~10 cm处的一段空肠,经横结肠系膜开孔处向上提出,与胃残端全口吻合(小弯侧胃残端不缝合,和大弯侧一起与空肠吻合)。最后将横结肠系膜切口与胃壁缝合固定。缝合方法与"胃次全切除结肠前胃空肠吻合术"相同(图2-94)。

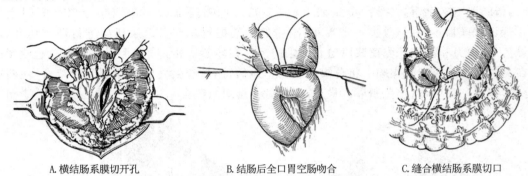

A.横结肠系膜切开孔　　　　B.结肠后全口胃空肠吻合　　　　C.缝合横结肠系膜切口

图2-94　胃次全切除结肠后胃空肠吻合术(Polya)

2.术中注意事项

结肠后胃空肠吻合术可作全口(也可作半口)吻合。吻合时,输入袢应尽量缩短,结肠系膜下不遗留空隙,在距胃-空肠吻合口上2 cm胃壁处把横结肠系膜切口缝合在胃壁上,并关闭结肠系膜切口,避免小肠疝入。

3.术后处理

同胃次全切除胃十二指肠吻合术。

(四)腹腔镜胃大部切除术

1.适应证

(1)溃疡病大量或反复出血经保守及内镜治疗无效者。

(2)瘢痕性幽门梗阻者。

(3)急性穿孔,不适于非手术治疗,一般情况又能耐受胃切除术者。

(4)早期胃癌或晚期胃癌姑息性切除。

(5)顽固性溃疡,经内科合理治疗无效者。

2.手术步骤

(1)体位仰卧位,两腿分开平放在脚架上,两臂伸开平放在两侧支架上。头高脚低位,约20°。术者站在患者两腿之间,助手站在患者两侧。

(2)穿刺套管的位置因人而异,取决于患者的体格和所采用的术式。毕Ⅱ式腹腔镜胃切除术一般需要 5 个穿刺套管。第一个放入腹腔镜的穿刺套管在脐孔处,用开放式技术插入。其他 4 个都是 6～12 mm 穿刺套管,分别在腹壁 4 个象限(图 2-95)。

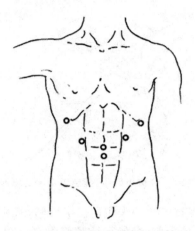

图 2-95 腹腔镜下胃切除的穿刺套管位置

(3)探查腹腔并找到溃疡部位,如无法从外表找到溃疡或癌症病灶,可于术前在胃镜下亚甲蓝标记或术中胃镜检查定位。

(4)分离胃大弯从两侧季肋部穿刺套管插入两把抓钳,抓住胃大弯并向前提起,用超声刀游离胃远侧 2/3 胃大弯,封闭离断 5 mm 以下血管。较大的血管分支可腔内结扎离断,或施夹器夹闭后切断。注意识别和保护结肠中动脉。然后,继续沿胃十二指肠下缘分离至幽门下 1 cm。注意保证此处十二指肠的血运。避免在十二指肠切断线上使用过多钛夹,影响内镜钉合器的切割缝合(图 2-96)。

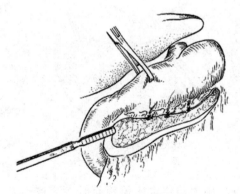

图 2-96 分离胃大网膜

(5)分离胃小弯采用游离胃大弯的方法在肝胃之间的无血管区游离胃小弯。于幽门上缘分离胃右动脉,钛夹夹闭后切断。沿小弯侧向左分离小网膜,在胃左动脉第 2 分支以远夹闭或结扎后切断胃左动脉。胃左动脉较粗大,也可以用装有血管钉仓的内镜钉合器切断。

(6)横断十二指肠充分游离十二指肠球部,于幽门以远 1 cm 外用内镜钉合切割器横断十二指肠,用三排钉针封闭断端。

(7)横断胃先在断胃处用电凝钩在胃前壁浅浅地烫出一条切断线。从右下腹穿刺套管插入抓钳,靠近切断线的右侧抓住胃大弯,向下牵拉以便于安放内镜钉合切割器。钉合切割器从左季肋部的穿刺套管伸入腹腔,从胃大弯向胃小弯分次切割钉合,将胃横断(图 2-97)。胃标本切下后装入标本袋中,放在肝右叶上方。

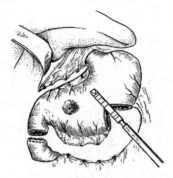

图 2-97 分离小网膜,离断胃及十二指肠

(8)胃空肠吻合患者取头低脚高位。向头侧牵拉横结肠,找到 Treitz 韧带,将 Treitz 韧带以远 15 cm 左右的近端空肠拉到横结肠前,准备行结肠前胃空肠吻合。从右季肋部穿刺套管插入 Babcock 钳将空肠袢提起并靠近残胃,调整肠袢的位置在无张力无扭转的情况下行胃空肠吻合。吻合可以是顺蠕动的(输入袢对胃大弯)。采用逆蠕动式吻合(输入袢对胃小弯)有可能减少吻合口输出袢狭窄。缝合两针将胃和空肠固定在一起,用电剪做两个切口,一个在胃前壁小弯侧近切缘处,另一个在空肠对系膜处。钉合器从右季肋部穿刺套管进入腹腔,从小弯侧向大弯侧将两个钉合爪经两个小切口分别插入胃和空肠内(图,击发钉合切割器。原来胃和空肠的两个切口变为一个,再用钉合器横向将其钉合。(图 2-98)

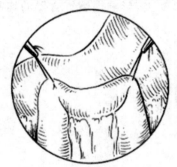
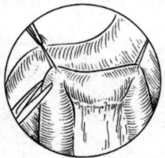
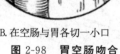
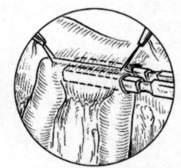

A. 将空肠与胃靠拢   B. 在空肠与胃各切一小口   C. 将直线闭合器置入胃、空肠腔内吻合

图 2-98 胃空肠吻合

(9)检查吻合口吻合完成后,用上消化道内镜检查是否有吻合口漏,并确认吻合口通畅。将吻合口浸在注入的生理盐水中,而后经内镜注气将胃膨胀起来,检查是否有气泡出现,以确定是否有吻合口漏。吻合口输入袢和输出袢的通畅性也用内镜检查。

(10)取出标本垂直切开腹壁,将脐部穿刺套管切口扩大。将标本袋的颈部从脐部切口拉出,抓住标本袋内的标本将其拉出或将其剪成片状取出。但是,将标本剪成片状会影响病理医师确认肿瘤的边界。两层缝合关闭所有穿刺套管切口。

(11)腹腔镜辅助的胃切除术胃十二指肠的分离和切断都在腹腔镜下完成,步骤同前。然后,在上腹部准备做吻合的部位切一小口,将肠袢和残胃取出,在腹壁外行胃空肠吻合。吻合可用与剖腹手术相同的手工或吻合器缝合。在手术费用和手术时间上,这种术式具有优越性。

3.术中注意事项

同胃次全切除结肠前半口水平位胃空肠吻合术(毕Ⅱ式)。

4.术后处理

同胃次全切除胃十二指肠吻合术。

(谢世富)

第七节 胃癌根治术

一、腹腔镜辅助早期胃癌 D2 根治术(远端胃切除术)

(一)适应证

早期胃癌,包括 TNM Ⅰ期、Ⅱ期。要求肿瘤大小不超过 T_2 期,未穿透浆膜,无远隔转移。

(二)麻醉、体位及切口设计

常规采用全麻,取仰卧剪刀体位,头高足低 $15°\sim20°$。术者站于患者左侧,扶镜手站于患者两腿之间,第一助手站于患者右侧。取脐下或脐旁作为腹腔镜观察孔;术者操作孔:左上腹肋缘下腋前线处取 10 mm 切口,左锁骨中线平脐偏上处取 5 mm 操作孔。第一助手操作孔:右肋缘下腋前线 5 mm 切口及左锁骨中线平脐偏上处取 5 mm 作为辅助操作孔。

(三)手术步骤

(1)建立气腹,置入穿刺套管和腹腔镜器械。于脐下缘或脐旁 10 mm 切口穿刺建立气腹,穿刺置入套管和腹腔镜。

(2)探查腹腔首先对腹腔、盆腔进行仔细探查,有无腹水、腹膜种植转移、肝脏有无结节等,最后探查胃部病变,包括病变的位置、形态,与周围器官组织如胰腺、胆囊、胆道、门静脉等有无粘连。根据术中情况来确定诊断和手术方式。

(3)切除大网膜及横结肠系膜前叶第一助手提起大网膜,术者提横结肠,自横结肠肝曲开始,以超声刀沿横结肠边缘逐层游离大网膜,从右向左逐步游离。游离时沿结肠边缘大网膜附着处进行,注意避免损伤结肠壁。继续向上在横结肠系膜右半部前叶间隙中游离横结肠系膜前叶(图 2-99)。

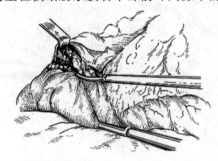

图 2-99 沿横结肠缘离断大网膜及向上游离横结肠系膜前叶

(4)游离并切断胃网膜左血管向左切断胃结肠韧带游离至脾脏下极内侧,胰尾前方,游离胃网膜左血管,根部离断胃网膜左动静脉,同时清除第 4sb 组淋巴结(图 2-100)。

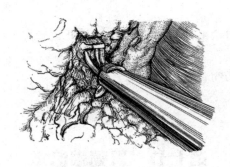

图 2-100　根部离断胃网膜左动静脉,清除第 4sb 组淋巴结

(5)游离胃网膜右血管并清除幽门下淋巴结向上游离横结肠系膜前后叶的右半部,显露游离胃网膜右静脉,于其汇入右结肠静脉根部上可吸收夹夹闭离断,清除第 6 组淋巴结。因胃网膜右动静脉并非伴行,并且在动静脉之间常有淋巴结,因此需将胃网膜右动、静脉单独结扎(图 2-101)。

(6)清除肝十二指肠韧带内的淋巴结及幽门上淋巴结于胃小弯侧的小网膜无血管区切开,超声刀清理胃小弯侧第 3 组淋巴结、脂肪组织及第 1、2 组淋巴结,沿胃小弯继续向胃幽门侧游离(图 2-102),直至肝十二指肠韧带左缘。游离十二指肠上部同时清除第 12 组和第 5 组淋巴结(图 2-103)。

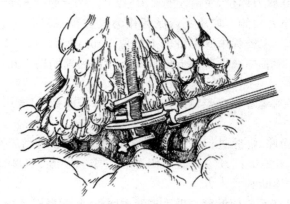

图 2-101　分别游离胃网膜右静、动脉,清除第 6 组淋巴结

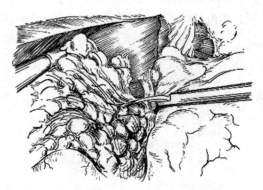

图 2-102　切开小网膜,清除第 3 组淋巴结及脂肪组织

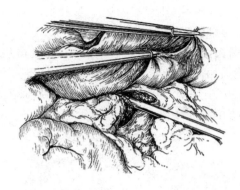

图 2-103 游离十二指肠上部,同时清除第 5、第 12 组淋巴结

(7)清除肝总动静脉干淋巴结并切断胃左动静脉,手术步骤:①第一助手将胃向上挑起,于胰腺前方进入胰腺前间隙,打开胰包膜,在胰腺上缘分离显露肝总动脉,沿肝总动脉继续显露肝固有动脉、胃右动脉和胃十二指肠动脉。显露胃胰皱襞,进而显露腹腔干及分支——肝总动脉、脾动脉、胃左动脉,沿肝总动脉上缘清除第 8 组淋巴结,同时向左清扫第 9、第 11p 组淋巴结。②于胃左动脉根部上可吸收夹夹闭离断,清除第 7 组淋巴结。③于胃右动脉根部上可吸收夹夹闭离断,清除第 5 组淋巴结(图 2-104)。

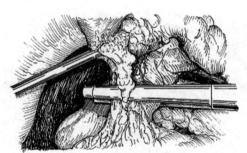

图 2-104 根部离断胃右动脉,清除第 5 组淋巴结

(8)病灶切除及胃十二指肠吻合(体外法,Billroth I 式):①排出二氧化碳气腹,撤除腹腔镜器械。上腹正中 3～4 cm 纵向切口,用电刀逐层切开入腹,将已经游离完毕的远侧胃经切口提出体外。②寻及游离完毕的十二指肠起始部,于幽门轮远端约 2 cm 处上荷包钳,夹闭十二指肠,经荷包钳穿过荷包缝线,完成十二指肠断端的荷包缝合。③于荷包钳的近端上直角钳,夹闭胃的幽门端,在荷包钳和直角钳之间切断十二指肠,断端消毒。④敞开十二指肠断端,放入圆形吻合器的抵钉器,收紧荷包缝线并结扎固定,留备吻合。⑤胃十二指肠吻合:于拟切除的胃体前壁行纵向切口,消毒后放入吻合器,经胃后壁偏大弯侧旋出螺钉与十二指肠内的抵钉座对合。对合完全后,旋转吻合器手柄使十二指肠与胃后壁逐渐靠近,并在两者逐步对合过程中,注意胃及肠道有无扭转和夹带周围脏器组织,击发,完成胃后壁与十二指肠的吻合。退出吻合器经腹壁切口取出,检查吻合器内胃肠的环状切除组织是否完整,以确保吻合确实。注意吻合口有无出血、扭转、吻合口有无张力。⑥远端胃切除:在吻合口远端 2 cm 处,以切割闭合器切除远端胃组织,胃大小弯侧的淋巴和网膜组织一并切除。检查胃标本,再次判断切除范围是否足够,防止病灶残留。以可吸收线缝合加固胃残端。将胃还纳至腹腔,缝合腹壁切口。

(9)腹腔引流彻底止血并冲洗腹腔,注意清除膈下及肝下间隙等处积存的液体,于吻合口旁肝下留置引流管1根,经腹壁切口引出。

寻及游离完毕的十二指肠起始部,于幽门轮远端约2 cm处应用腹腔镜下切割闭合器,离断十二指肠(图2-105)。腹腔镜用切割闭合器切除离断胃组织,胃大小弯侧的淋巴和网膜组织一并切除(图2-106)。于上腹正中小切口(切口长度3 cm左右)取出标本,缝合腹壁。检查胃标本,判断切除范围是否足够,防止病灶残留。

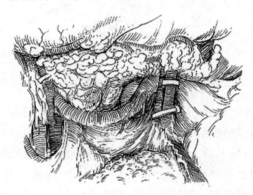

图 2-105　腔镜用切割闭合器离断十二指肠

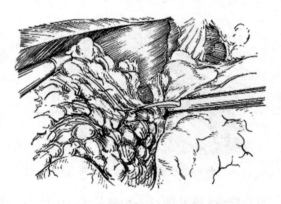

图 2-106　腔镜用切割闭合器离断骨

距离空肠起始部8~10 cm提起空肠,于肠壁对系膜侧及胃后壁大弯侧戳孔,将闭合器两端通过戳孔分别置入空肠及胃后壁,两边对拢后激发,完成吻合。将空肠及胃之戳孔处提起,闭合器离断,闭合肠腔(图2-107)。

(四)术后并发症及术中注意事项

腹腔镜胃癌根治术后并发症除了腹腔镜手术特有的并发症(皮下气肿,穿刺并发的血管和胃肠管损伤等)以外,与开腹手术基本相同。本部分仅讨论与开腹手术不同的。

(1)吻合口漏:多数文献报道腹腔镜胃手术并未增加吻合口漏的风险。为减少吻合口漏的发生,腹腔镜下吻合完毕后可在胃或肠内注入空气,腹腔内注水,观察有无气泡逸出。

(2)十二指肠残端漏:多数报道腹腔镜胃手术后十二指肠残端漏发生率稍高,原因:①切割时,十二指肠上提张力过大;②超声刀对十二指肠壁的热损伤;③小切口吻合条件下,输入袢长度及吻合方向不如开腹满意;④残端未包埋。

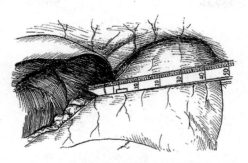

图 2-107 腔镜用切割闭合器,行胃空肠吻合

(3)术后出血:腹腔镜胃手术消化道出血与开腹手术的发生率基本一致,腹腔内出血的发生及预防主要有以下几点:①血管断端钛夹松动脱落;②超声刀处理主干血管时要适当远离动脉主干切断血管。

(4)肠粘连、肠梗阻:多数文献报道腹腔镜胃手术可减少术后肠粘连与肠梗阻的发生。

(5)切口感染:腹腔镜小切口术后感染机会小于开腹手术。

(6)膈下积液术毕冲洗后应彻底引流腹水。拔出引流管前应常规检查腹水淀粉酶,淀粉酶高于正常应延缓拔管时间。

(7)术后内疝嵌顿。

二、保留幽门的胃部分切除术

胃癌伴随淋巴结廓清的胃大部切除手术后,由于大范围的切除和淋巴结廓清所致的神经损伤常导致术后一系列的并发症。对于早期胃癌的治疗,在保证根治性的前提下,以改善生活质量为目的的缩小手术被广泛应用。缩小手术除胃切除的范围和淋巴结廓清范围的缩小,还要考虑保存器官的功能。缩小手术中的保留迷走神经、幽门胃部分切除手术作为保存功能的手术逐渐应用于临床,由于幽门和迷走神经得以保留,从而减少了倾倒综合征和胆石的发生率,同时也能满足 D2 淋巴结廓清程度的需要,淋巴结廓清的范围和质量并不因为手术本身而改变和降低了根治性的要求,但是手术适应证必须严格掌握。

(一)适应证

早期胃癌位于 M 区和 L 区,病灶边缘应距幽门为 4.5 cm 以上,其中黏膜内癌(M)公认为是 PPG 适应证,黏膜下癌(SM)要求第 1、第 5 组淋巴结无转移。

(二)术前准备

同根治性远端胃切除术。

(三)麻醉

全身麻醉辅以连续硬膜外麻醉。

(四)手术步骤

1.开腹

切口选择上腹正中切开(从剑突至脐上的切口可满足手术需要,肥胖患者除外,图 2-108)。

2.开腹后探查

确认原发灶的浸润、波及程度、肝转移、腹膜转移及胃周围淋巴结转移状况。脾脏后垫纱布,向前托起脾脏。

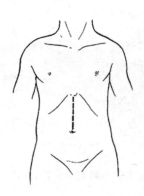

图 2-108　切口选择

3.胃切除范围和保留幽门

胃的近端切除线以距离肿瘤边缘 5 cm,远端切除线以距幽门括约肌远侧缘 3 cm 的胃部(图 2-109)。

4.淋巴结廓清及迷走神经保留

第 5 组淋巴结清除应从胃右动、静脉内侧进行,为了不损伤迷走神经幽门支,常采取不完全廓清或不廓清,在胃右动脉第一分支发出后切断胃右动脉(图 2-110)。

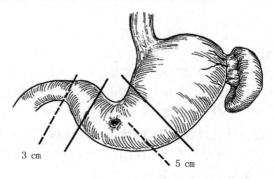

图 2-109　PPG 胃切除范围

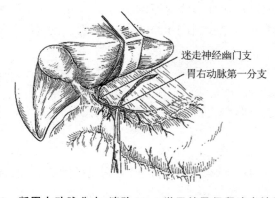

图 2-110　断胃右动脉分支、清除 No.5 淋巴结及保留迷走神经幽门支

清扫 No.6 淋巴结,要切除右侧部分横结肠系膜前叶,尽量保留幽门下动脉(图 2-111)。

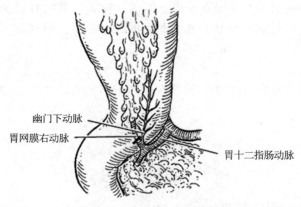

图 2-111　断胃右动脉分支、清除 No.6 淋巴结及保留幽门下动脉

迷走神经的前干在贲门部分为肝支、胃支,肝支沿肝和小网膜之间走行,在清除 No.1 前应确认肝支后再进行(图 2-112)。

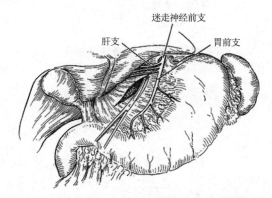

图 2-112　清除第 1、3 组淋巴结及保留迷走神经肝支

腹腔支在贲门的后方,由后干发出后在胃胰皱襞内向胃左动脉根部方向走行,并有一段并行,锐性清除 No.7、No.8a、No.9 时应将腹腔支游离出来,胃左动脉的处理应在胃左动脉干的末梢侧(图 2-113)。

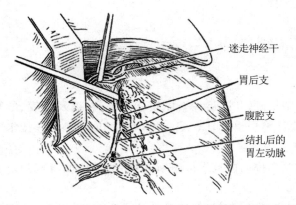

图 2-113　清除 No.7、No.8a、No.9 淋巴结及保留迷走神经腹腔支

肝、脾动脉周围神经丛的保护,关键在于淋巴结清除时找到其与神经丛之间的层次,紧贴淋巴结用双极电凝剥离、凝切,清除神经丛上方的和周围的淋巴结。根据需要,淋巴结廓清的范围可以是 D1+α、D1+β、D2。

5.胃-胃吻合

胃切除线距幽门 3 cm,胃切除后的胃-胃吻合线到幽门距离以 2.5 cm 为宜(图 2-114)。

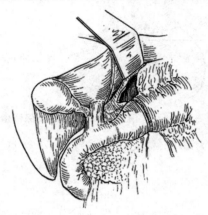

图 2-114　远、近端胃端端吻合

6.留置引流

生理盐水冲洗腹腔,右肝下吻合口周围放置引流,术毕。

三、远端胃切除术

(一)适应证

胃癌局限于胃下部或者胃中部者。

(二)术前准备

(1)无幽门梗阻时,术前 1 天进流食;轻度幽门梗阻时,术前 2～3 天应禁食,少量饮水;幽门梗阻伴有胃内容物潴留,术前 2～3 天置胃肠减压并每晚行温盐水洗胃。

(2)纠正贫血(血红蛋白含量＞8 g)、水电解质紊乱,改善营养(血浆清蛋白含量＞3 g)。

(3)术前夜清洁灌肠。

(三)麻醉

连续硬膜外辅以全身麻醉。

(四)手术步骤

(1)开腹。

(2)切口选择上腹正中切开,开腹后探查原发灶的浸润、波及程度、肝转移、腹膜转移及胃周围淋巴结转移状况。浆膜面癌浸出时,Douglas 窝应用 200 mL 生理盐水注入后取出,脱落细胞学检查。

(3)血行阻断对于重要部位的血流予以阻断,阻断的部位如胃网膜左、右动静脉,胃左、右动静脉(图 2-115)。

(4)胰头十二指肠的游离切开十二指肠降部相连的后腹膜,将十二指肠向内侧翻转,将胰头十二指肠从后腹膜腔游离,该剥离目标范围是内侧为腹主动脉的左侧缘,上方为左肾静脉上缘,肝总动脉、肝十二指肠韧带,下方十二指肠第Ⅳ部的后面,该操作的目的:①确认腹主动脉周围的淋巴结转移的有无和清扫;②清除 13、14v、12p、8p 淋巴结;③便于十二指肠切除及吻合(图 2-116)。

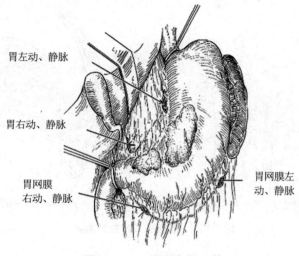

胃左动、静脉

胃右动、静脉

胃网膜
右动、静脉

胃网膜左
动、静脉

图 2-115 阻断的部位血管

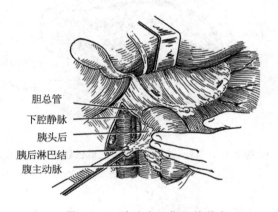

胆总管
下腔静脉
胰头后
胰后淋巴结
腹主动脉

图 2-116 胰头十二指肠的游离

(5)横结肠系膜前叶的剥离接续 Kochers 游离之后,沿着十二指肠降部的后腹膜及相连的横结肠系膜前叶与十二指肠、胰头部之间的疏松的结缔组织间隙分离、锐性、钝性剥离,由此将胰头前面显露出来;继续向左侧剥离后,右结肠静脉、中结肠静脉及汇入肠系膜上静脉的胃结肠静脉干均显现出来,在横结肠的左侧的剥离较为困难,两叶间强烈愈着,在结肠脾曲处易于剥离,同时也易于由此进入胰后间隙(图 2-117)。

(6)胃网膜右动静脉区域的淋巴结清除剥离的横结肠系膜前叶和大网膜向头侧翻转,将胰头、胰体及下缘显露出来,沿着胃网膜右静脉,紧贴着血管剥离、清除 6 组淋巴结至胃结肠静脉干,继续沿着胃结肠静脉干和胰颈下缘清除 14v 组淋巴结,在胃网膜右静脉的根部结扎、切断,在胰下缘将其被膜向上缘剥离后,幽门、十二指肠及后方的胃十二指肠动脉和由此发生的胃网膜右动脉的根部很清晰地展现,于起始部位结扎、切断(图 2-118)。

(7)胃网膜左动静脉区域的淋巴结清除处理胃网膜左动静脉或脾门时,脾脏的系膜及脾被膜易撕裂出血,往往造成手术操作的困难,故脾后方的后腹膜切开、脾翻转或脾托起来可改善上述状况,胰下缘剥离胰被膜至胰尾,将脾门血管露出,清除周围脂肪,在胃网膜左动静脉的起始部结扎、切断,4sb 同时被清除(图 2-119)。

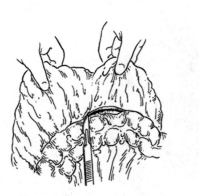

A. 切开横结肠浆膜与大网膜连接处   B. 分离横结肠系膜前叶

图 2-117　横结肠系膜前叶游离

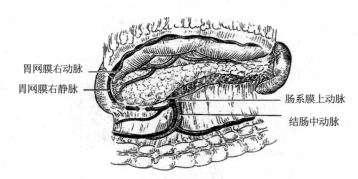

图 2-118　胃网膜右动、静脉的淋巴结清除

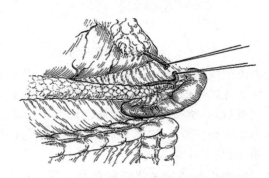

图 2-119　胃网膜左动、静脉的淋巴结清除

(8)肝十二指肠韧带内的淋巴结清除首先由胆总管侧入路,分离、清除 12b,沿胆囊管、胆总管剥离,间隙清晰,并由此进入门静脉的右侧缘,后壁的 12p、12b 与 13a 的淋巴结时有相连,可以将 12b、12p、13a 一起整块清除。胰腺的小血管易出血,要仔细止血,相继在肝十二指肠韧带的前方及左侧清除 12a、12p,切开肝十二指肠韧带前方腹膜和左侧的小网膜,显露肝固有动脉及胃右动脉根部,将其结扎,左侧清除 12p 后,门静脉显露,沿此路径过渡到 8a 的清除(图 2-120)。

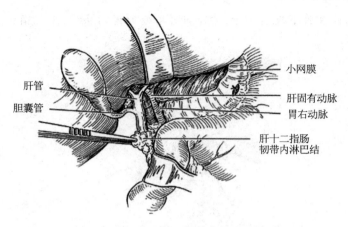

图 2-120 肝十二指肠韧带内的淋巴结清除

（9）肝总动脉周围的淋巴结清除在胰腺上缘和肝固有动脉两个方向剥离 8a，由右向腹腔动脉周围进展，8a 清除后，肝总动脉全长尽显露出来，清除 8a、8p 时，由胰腺至淋巴结存在小的无名血管，应予以结扎或充分电凝止血（图 2-121）。

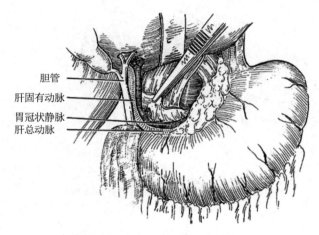

图 2-121 胰头十二指肠的游离

（10）腹腔动脉周围的淋巴结清除肝总动脉周围的淋巴结清除后腹腔动脉移行的过程，将脾动脉根部露出，同时，胃左静脉一并显现出来，腹腔动脉周围清除时，以胃左动脉、静脉为中心的双侧同步分离较为安全。另外，迷走神经后干的腹腔支与胃左动脉有段并行，胃左动脉在根部结扎、切断时，易将此神经完全离断，故在保留腹腔支手术时，应在胃左动脉的末梢侧结扎、切断（图 2-122）。

（11）脾动脉干淋巴结的清除脾动脉干的周围淋巴结以胃后动脉为界分为 11p、11d。胃的下部癌时，仅清除胃后动脉的右侧脾动脉周围淋巴结，如为胃上部癌时，应将 11d 同时清除（图 2-123）。

（12）贲门部小弯侧前后壁的剥离及第 1 组淋巴结清除腹腔动脉周围淋巴结处理完毕后，沿后腹膜向上方剥离时，膈肌脚及下部食管显露出来，食管裂孔右侧的腹膜和小网膜的肝附着部切断后，食管壁露出，将其右侧的第 1 组淋巴结清除（图 2-124）。

（13）胃切除与消化道重建远端胃切除时，胃十二指肠的切除线的确定：小弯侧是在食管、胃接合部下 3 cm,大弯侧在脾下极、胃短动脉处的对角线为胃切除线,十二指肠是以幽门环下 2～3 cm部位(图 2-125)。

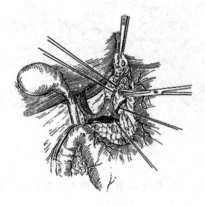

图 2-122 腹腔动脉周围的淋巴结清除

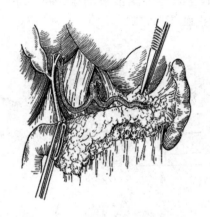

图 2-123 脾动脉干淋巴结的清除

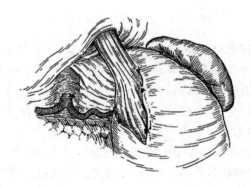

图 2-124 贲门部淋巴结的清除

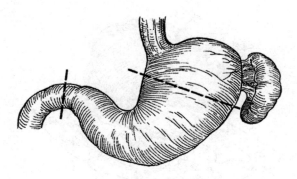

图 2-125　胃切除

（五）消化道的重建方式

消化道的重建方式为 Billroth Ⅰ 法、Billroth Ⅱ 法和 Roux-en-Y 法。

1.Billroth Ⅰ 式的重建

后壁的 Lembert 缝合：胃断端的大小弯后壁与十二指肠后壁断端对齐，小弯对小弯，大弯对大弯，缝合支持线固定（4-0 号丝线），后壁缝合 Lembert（浆肌层）、然后全层缝合（3-0 号吸收线）连续缝合，或者间断结节缝合。

前壁缝合采用全层缝合（3-0 号吸收线）连续或者间断缝合，然后前壁浆肌层间断结节或连续缝合（前壁的 Albert 缝合）（图 2-126）。

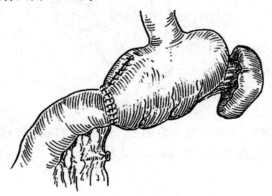

图 2-126　Billroth Ⅰ 式吻合

2.Billroth Ⅱ 式的重建

Billroth Ⅱ 式时，十二指肠切断与关闭，可用直线切割闭合器进行，切断后的断端，4-0 号丝线间断或连续浆肌层缝合。

Billroth Ⅱ 式的结肠后吻合法：在横结肠系膜的中央，无血管区部位，电刀切开 5～6 cm，利用此裂孔将用于吻合的空肠拉上来，近侧输入袢长度 10～15 cm。近端对大弯侧，水平位置，残胃后壁与空肠 Albert-Lembert 缝合，前壁也采用相同处理方式，吻合完毕之后，将胃壁与结肠系膜裂孔缝合固定（图 2-127）。

Billroth Ⅱ 式的结肠前吻合法：将距 Treitz 韧带 30～40 cm 的近侧端空肠，于结肠前提起，与残胃近端对大弯侧水平位置吻合，后壁浆肌层 4-0 号线连续缝合，吻合口长 5 cm，然后胃后壁与空肠后壁连续 4-0 号线缝合，前壁间断全层缝合加浆肌层间断结节缝合（图 2-128）。

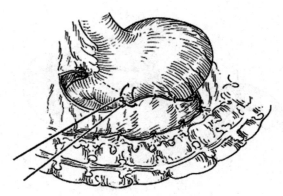

图 2-127　Billroth Ⅱ 式吻合

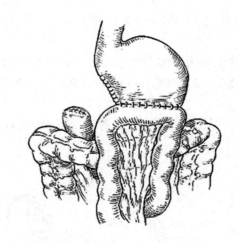

图 2-128　结肠前吻合

　　空肠之间追加 Braun 吻合：距胃空肠吻合部 10 cm，吻合口长约 5 cm，与胃空肠吻合同样，全层 4-0 号线连续缝合以及浆肌层的 4-0 号线间断、结节缝合。

四、近端胃切除术

　　近端胃切除术主要是针对局限于胃上部的胃癌，手术是胃左动脉根部离断，伴随幽门淋巴结清除的 D2 手术，胃切除范围为近端胃的 2/3 以上，手术操作要点与全胃切除手术基本相同，消化道的重建方式：①食管胃吻合法；②食管胃间置空肠法；③Doubletract 法；④Roux-Y 法（残胃关闭）。

（一）术中注意事项

（1）无瘤观念原则下的腹腔探查。

（2）吻合时注意不要有张力。

（3）系膜间的间隙予以关闭，防止内疝。

（二）术后处理

与其他腹部手术相同。

（1）注意术后麻醉管理，稳定循环。

（2）各种引流管的管理。

（3）胃肠术后饮食管理。

（三）术后并发症

（1）吻合口漏。

（2）吻合口狭窄。

（3）反流性食管炎。

（4）营养不良、贫血。

五、全胃切除术

（一）适应证

全胃癌、中下部胃癌波及上部胃、胃上部癌伴幽门上下淋巴结转移。

（二）术前准备

同前胃部分切除。

（三）麻醉

同前胃癌根治术。

（四）手术步骤

（1）切口选择上腹正中切口、上腹部山形横切口、胸腹联合斜切口。

（2）开腹探查探查程序、血行阻断、Kosher游离、腹主动脉周围淋巴结探查、横结肠系膜前叶剥离、大网膜切除与远端胃切除相同。

（3）食管裂孔的处理与食管的游离将肝左外叶用钩拉起或将左侧肝三角韧带切断，使游离的肝左外叶折曲，从而显露食管裂孔部位，首先将食管裂孔周围膈肌与胃表面覆盖的腹膜切开，向左移行切开至左侧膈肌脚，将左膈动脉结扎、切断，向右将小网膜切开，沿膈肌脚切开后腹膜，将食管游离出来，食管前后壁附着的迷走神经应予以切断和结扎，食管能在腹腔内充分游离（图2-129）。

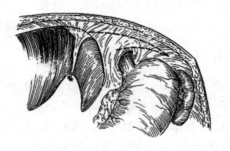

图 2-129　左肝三角韧带的分离

（4）胰体尾、脾游离翻转全胃切除手术时，胰体尾、脾的游离是简化手术程序和提高安全性的重要方法。将胰尾、脾固定于后腹膜腔的腹膜，脾肾韧带、脾膈韧带切断，将其从Toldt筋膜广泛剥离后，使其翻转，向上托起，内侧可游离至腹腔动脉和肠系膜动脉的根部，注意剥离层次的准确（图2-130）。

（5）腹腔动脉周围的淋巴结清除由上述操作向下方游离达腹腔动脉根部，胃左动脉、脾动脉、肝总动脉的根部显现，此时可以结扎、切断胃左动脉（图2-131）。

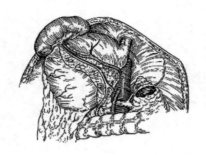

图 2-130　胰体尾、脾的分离

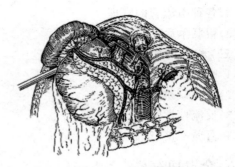

图 2-131　腹腔动脉周围的淋巴结清除

（6）脾动脉、脾门淋巴结清除脾门淋巴结疑有转移存在时，脾切除是可靠的。肿瘤进展程度低，淋巴结转移低时，保存脾、胰体尾的脾门、脾动脉干淋巴结清除是必要的（图 2-132）。

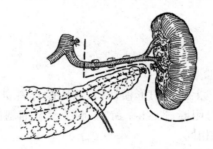

图 2-132　脾动脉、脾门淋巴结清除

（7）其他部位的淋巴结的清除同远端胃切除手术的操作。

（8）十二指肠离断于幽门环下方十二指肠侧切断。

（9）食管离断食管离断后应做切缘的术中冷冻病理学检查。

（10）消化道重建：Billroth Ⅱ法、Roux-en-Y 法、Doubletract 法、间置空肠方法。

六、左上腹脏器全切除术

随着胃癌诊断与手术技术的不断提高与完善，联合脏器切除的范围也在扩大。对胃上、中部癌，在施行全胃切除合并胰体尾和脾切除的基础上，再联合切除肝、横结肠，即基本形成左上腹内脏全切除术式。本手术开创仅十余年，我国对此手术的经验尚不充分，而且尚需进一步观察、评价其应用价值。当前，对施行此手术，一定要掌握好适应证。

（一）适应证

适应于上、中部胃癌的下列情况。

（1）肿瘤广泛浸润，如 Borrmann4 型胃癌。

（2）肿瘤直接浸至周围脏器。

（3）胃周淋巴性（包括淋巴结与淋巴管）癌侵袭胃周脏器。

（4）大、小网膜与横结肠系膜有少数播散性癌结节。

（二）麻醉

全麻。

（三）体位

仰卧位,左肩胛下垫高。

（四）切除范围

（1）胃中部癌未侵及食管者,切除范围包括全部大网膜、横结肠及其系膜、胰、脾,有时尚合并切除左肝、左肾、左肾上腺和全胃的整块切除（图 2-133）。

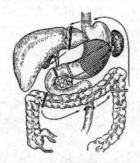

图 2-133　胃中部癌的切除范围

（2）胃上部癌已侵及食管者,除切除上述脏器外,尚需行胸腹联合切口,合并切除一段食管（图 2-134）。

（五）手术步骤

（1）切口为了获得更开阔的切口,常用下述 2 种切口:①经左第 6 或第 7 肋间上腹横斜切口,上方至腋中线或腋后线;②经左第 7 肋间上腹横斜切口,再加上腹正中切口,切口呈倒"T"形（图 2-135）。

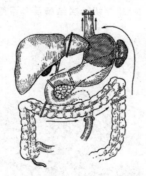

图 2-134　胃上部癌的切除范围

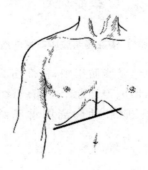

图 2-135　倒"T"切口

（2）切除横结肠及其系膜　将横结肠提起,使其系膜略呈紧张、平展状。从横结肠右侧开始,向中结肠动、静脉根部,再转向横结肠脾曲,剪开横结肠系膜,在中结动静脉干处结扎之。在血运分界线清楚处切断横结肠(图 2-136)。左、右侧结肠切断端消毒,隔离放置。

（3）清除肠系膜根部　从胰腺钩突部分离肠系膜上静脉。将中结肠动、静脉结扎、切断,从下方把胰体与肠系膜上静脉充分分离(图 2-137)。

（4）清除幽门下淋巴结,在胃网膜右动、静脉根部结扎、切断。

（5）切除小网膜,清除贲门右淋巴结　将胃向下方牵拉,从肝十二指肠韧带左侧开始,将小网膜附着于肝下缘处用电刀切断。遇有血管时,结扎、切断,上方直达贲门部。再从贲门右侧将其壁侧腹膜分开,食管腹段得以分离清楚(图 2-138)。

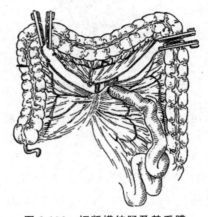

图 2-136　切断横结肠及其系膜

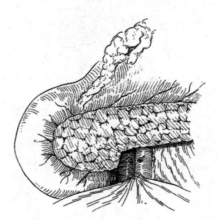

图 2-137　清除肠系膜根部淋巴结

（6）清除肝十二指肠韧带前方淋巴结及脂肪组织,根部切断胃右动脉和右静脉。

（7）切断十二指肠,在幽门轮下方,用电刀切断十二指肠(图 2-139)。

（8）清除肝总动脉干、胃左动脉干、腹腔动脉周围淋巴结。清除操作略。清除完毕状如(图 2-140)所示。

（9）切断胰体与处理胰腺切断端。

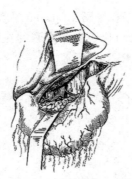

图 2-138　切除小网膜并清除贲门右淋巴结

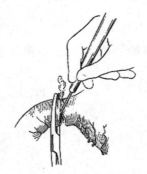

图 2-139　十二指肠

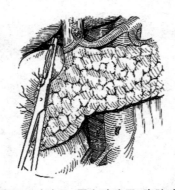

图 2-140　清除肝总动脉干、胃左动脉干、腹腔动脉周围淋巴结

　　(10)游离左肾、左肾上腺及清除主动脉周围淋巴结将切除的胰体尾和脾往右上腹翻转提起。把被覆于膈肌与左肾的腹膜,从左肾外侧与壁腹膜间用电刀做弧形切开(图 2-141),下方应达降结肠外侧。然后,术者将手指插入膈肌与左肾脂肪囊之间(图 2-142)。把左肾与肾上腺从膈肌与腰方肌分离起来,此时可直视腹后壁,几乎无出血,在左肾下极处清除干净输尿管周围的脂肪组织(图 2-143)。胰、脾、横结肠脾曲均浅置于术野。将胰体尾部和脾从结肠脾曲处分离切断。清除主动脉周围淋巴结,特别是主动脉左侧和左肾静脉上方的淋巴结。这里所说的主动脉周围淋巴结主要指分布于腹腔动脉与肠系膜上动脉根部的淋巴结(图 2-144)。上中部胃癌时,主动脉左侧与左肾静脉上方的转移率较高,故予强调。清除完毕,将左肾放回原位(图 2-145)。如果左肾上腺被癌侵及或左肾静脉周围淋巴结有明显转移,可合并切除左肾上腺或左肾。最后清除食管周围组织,切断食管,移去“整块”切除标本。

(11)消化道重建术一般多采用食管-空肠 Roux-en-Y 型重建法。唯结肠吻合应通过空肠系膜行空肠后结肠对端吻合。结肠吻合口位于空肠系膜的左侧(图 2-146)。

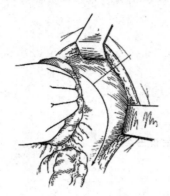

图 2-141　切开左肾、肾上腺外侧腹膜

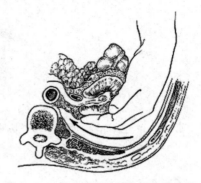

图 2-142　从左肾、肾上腺后方进行分离

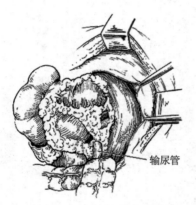

图 2-143　左肾、肾上腺已分离起来

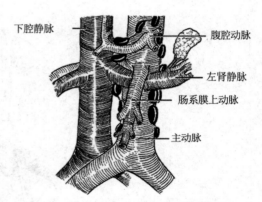

图 2-144　腹主动脉周围淋巴结的分布

下腔静脉
腹腔动脉
左肾静脉
肠系膜上动脉
主动脉

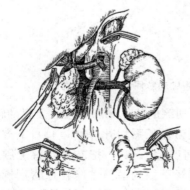

输尿管

图 2-145　淋巴结清除完毕,左肾放回原处

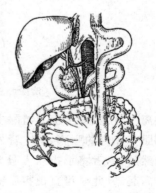

图 2-146　Roux-en-Y 型消化道重建术

（徐宏雨）

第三章

甲状腺及甲状旁腺疾病

第一节　单纯性甲状腺肿

单纯性甲状腺肿是一类仅有甲状腺肿大而无甲状腺功能改变的非炎症、非肿瘤性疾病,又称为无毒性甲状腺肿。其发病原因系体内碘含量异常或碘代谢异常所致。按其流行特点,通常可分为地方性和散发性两种。

一、病因

(一)碘缺乏

居住环境中碘缺乏是引起地方性甲状腺肿的主要原因。地方性甲状腺肿,又称缺碘性甲状腺肿,是由于居住的环境中缺碘,饮食中摄入的碘不足而使体内碘含量下降所致。

碘是合成甲状腺激素的主要原料,主要来源于饮水和膳食中。在缺碘地区,土壤、饮水和食物中碘含量很低,碘摄入量不足,使甲状腺激素合成减少,出现甲状腺功能低下。机体通过反馈机制使脑垂体促甲状腺激素(TSH)分泌增加,促使甲状腺滤泡上皮增生,甲状腺代偿性肿大,以加强其摄碘功能,甲状腺合成和分泌甲状腺激素的能力则得以提高,使血中激素的水平达到正常状态。这种代偿是由垂体-甲状腺轴系统的自身调节来实现的。此时若能供应充分的碘,甲状腺肿则会逐渐消退,甲状腺滤泡复原。如果长期缺碘,甲状腺将进一步增生,甲状腺不同部位的摄碘功能及其分泌速率出现差异,而且各滤泡的增生和复原也因不均衡而出现结节。

(二)生理因素

青春发育期、妊娠期和绝经期的妇女对甲状腺激素的需求量增加,也可发生弥漫性甲状腺肿,但程度较轻,多可自行消退。

(三)致甲状腺肿物质

流行区的食物中含有的致甲状腺肿物质,也是造成地方性甲状腺肿的原因,如萝卜、木薯、卷心菜等。如摄入过多,也可产生地方性甲状腺肿。

(四)水污染

水中的含硫物质、农药和废水污染等也可引起甲状腺肿大;饮水中锰、钙、镁、氟含量增高或钴含量缺乏时可引起甲状腺肿;钙和镁可以抑制碘的吸收;氟和碘在人体中有拮抗作用;锰可抑制碘在甲状腺中的蓄积,故上述元素均能促发甲状腺肿大。铜、铁、铝和锂也是致甲状腺肿物质,可能与抑制甲状腺激素分泌有关。

(五)药物

长期服用硫尿嘧啶、硫氰酸盐、对氨基水杨酸钠、维生素 B_1、过氯酸钾等也可能是发生甲状腺肿的原因。

(六)高碘

长期饮用含碘高的水或使用含碘高的食物可引起血碘升高,也可以出现甲状腺肿,如日本的海岸性甲状腺肿和中国沿海高碘地区的甲状腺肿。其原因一是过氧化物功能基被过多占用,影响酪氨酸氧化,使碘有机化受阻;二是甲状腺吸碘量过多,类胶质产生过多而使甲状腺滤泡增多和滤泡腔扩大。

二、病理

无论地方性或散发性甲状腺肿,其发展过程的病理变化均分为三个时相,早期为弥漫性滤泡上皮增生,中期为甲状腺滤泡内类胶质积聚,后期为滤泡间纤维化结节形成。病灶往往呈多源性,且同一甲状腺内可同时有不同时相的变化。

(一)弥漫增生性甲状腺肿

甲状腺呈弥漫性、对称性肿大,质软,饱满感,边界不清,表面光滑。镜检下见甲状腺上皮细胞由扁平变为立方形,或呈低柱形、圆形或类圆形滤泡样排列。新生的滤泡排列紧密,可见小乳头突入滤泡腔,腔内胶质少。滤泡间血管增多,纤维组织增多不明显。

(二)弥漫胶样甲状腺肿

该阶段主要是因为缺碘时间较长,代偿性增生的滤泡上皮不能持续维持增生,进而发生复旧和退化,而滤泡内胶质在上皮复退后不能吸收而潴留积聚。甲状腺弥漫性肿大更加明显,表面可有轻度隆起和粘连,切面可见腺肿区与正常甲状腺分界清晰,呈棕黄色或棕褐色,甚至为半透明胶冻样,这是胶样甲状腺肿名称的由来。腺肿滤泡高度扩大,呈细小蜂房样,有些滤泡则扩大呈囊性,囊腔内充满胶质。无明显的结节形成。镜检见滤泡普遍性扩大,滤泡腔内充满类胶质,腺上皮变得扁平;细胞核变小而深染,位于基底部;囊腔壁上可见幼稚立方上皮,有时还可见乳头样生长;间质内血管明显增多,纤维组织增生明显。

(三)结节性甲状腺肿

结节性甲状腺肿是病变继续发展的结果。扩张的滤泡相互聚集,形成大小不一的结节。这些结节进一步压迫结节间血管,使结节血供不足而发生变性、坏死、出血囊性变。肉眼观甲状腺增大呈不对称性,表面结节样。质地软硬不一,剖面上可见大小不一的结节和囊肿。结节无完整包膜,可见灰白色纤维分割带,可有钙化和骨化。显微镜下呈大小不一的结节样结构,不同结节内滤泡密度、发育成熟度、胶质含量很不一致。而同一结节内差异不大。滤泡上皮可呈立方样、扁平样或柱状,滤泡内含类胶质潴留物,有些滤泡内有出血、泡沫细胞、含铁血黄素等。滤泡腔内还可以见到小乳头结构。滤泡之间可以看到宽窄不同的纤维组织增生。除上述变化外,结节性甲状腺肿可以合并淋巴细胞性甲状腺炎,可伴有甲状腺功能亢进,还可有腺瘤形成。

三、临床表现

单纯性甲状腺肿除了甲状腺肿大及由此产生的症状外,多无甲状腺功能方面的改变。甲状腺不同程度的肿大和肿大的结节对周围器官的压迫是主要症状。国际上通常将甲状腺肿大的程度分为4度。

(1) Ⅰ度是头部正常位时可看到甲状腺肿大。

(2) Ⅱ度是颈部肿块使颈部明显变粗(脖根粗)。

(3) Ⅲ度是甲状腺失去正常形态,凸起或凹陷(颈变形),并伴结节形成。

(4) Ⅳ度是甲状腺大于本人拳头,有多个结节。

早期甲状腺为弥漫性肿大,随病情发展,可变为结节性增大。此时甲状腺表面可高低不平,可触及大小不等的结节,软硬度也不一致。结节可随吞咽动作而上下活动。囊性变的结节如果囊内出血,短期内可迅速增大。有些患者的甲状腺巨大,可如婴儿头样大小,悬垂于颈部前方;也可向胸骨后延伸,形成胸骨后甲状腺肿。过大的甲状腺压迫周围器官组织,可出现压迫症状。气管受压,可出现呼吸困难症状。胸骨后甲状腺肿更易导致压迫,长期压迫可使气管弯曲、软化、狭窄、移位;食管受压可出现吞咽困难。胸骨后甲状腺肿可以压迫颈静脉和上腔静脉,使静脉回流障碍,出现头面部及上肢淤血水肿。少数患者压迫喉返神经引起声音嘶哑,压迫颈交感神经引起霍纳氏综合征等。

四、辅助检查

(一)B超检查

对有结节样改变者,B超检查显示甲状腺两叶内有多发性结节,大小不等,数毫米至数厘米不等,结节呈实质性、囊性和混合性,可有钙化。血管阻力指数(RI)可无明显变化。

(二)CT检查

CT检查可见甲状腺外形增大变形,其内有多个大小不等的低密度结节病灶,增强扫描无强化。病灶为实质性、囊性和混合性。可有钙化或骨化。严重患者可以看到气管受压、推移、狭窄。还可看到胸骨后甲状腺肿以及异位甲状腺肿。有一例胸骨后甲状腺肿,远离甲状腺下极,经CT检查发现,后经手术证实。

(三)核素扫描检查

核素扫描示甲状腺增大、变形,甲状腺内有多个大小不等、功能状况不一的结节。在诊断时除与其他甲状腺疾病如甲状腺腺瘤、甲状腺癌、淋巴细胞性甲状腺炎鉴别外,还要注意与上述疾病合并存在的可能。

(四)穿刺细胞学检查

甲状腺结节细针穿刺细胞学检查对甲状腺肿的诊断价值可能不是很大,但对于排除其他疾病则有实际意义。

五、防治

(一)预防

流行地区的居民长期补充碘剂能预防地方性甲状腺肿的发生。一般可采取以下两种方法。

(1)补充加碘的盐,每10~20 kg食盐中加入碘化钾或碘化钠1 g,可满足每天需求量。

(2)肌内注射碘油。碘油吸收缓慢,在体内形成一个碘库,可以根据身体需碘情况随时调节,一般每3~5年肌内注射1 mL。但对碘过敏者应列为禁忌,操作时碘油不能注射到血管内。

(二)治疗

1.药物治疗

已经诊断为甲状腺肿的患者应根据病因采取不同的治疗方法。对于生理性的甲状腺肿大,可以多食含碘丰富的食物,如海带、紫菜等。对于青少年单纯甲状腺肿、成人的弥漫性甲状腺肿以及无并发症的结节性甲状腺肿可以口服甲状腺制剂,以抑制腺垂体 TSH 的分泌,减少其对甲状腺的刺激作用。常用药物为甲状腺干燥片,每天 $40\sim80$ mg。另一常用药物为左甲状腺素片,每天口服 $50\sim100$ μg。治疗期间定期复查甲状腺功能,根据 T_3、T_4 和 TSH 的浓度调整用药剂量。对于因摄入过多致甲状腺肿物质、药物、膳食、高碘饮食的患者应限制其摄入量。

2.手术治疗

对于结节性甲状腺肿出现下列情况时应列为手术适应证:①伴有气管、食管或喉返神经压迫症状;②胸骨后甲状腺肿;③巨大的甲状腺肿影响生活、工作和美观;④继发甲状腺功能亢进;⑤疑为恶性或已经证实为恶性病变。

手术患者要做好充分术前准备,尤其是合并甲状腺功能亢进者更应按要求进行准备。至于采取何种手术方式,目前并无统一模式,每种方式都有其优势和不足。根据不同情况可以选择下列手术方式。

(1)两叶大部切除术:该术式由于保留了甲状腺背侧部分,因此喉返神经损伤和甲状旁腺功能低下的并发症较少。但对于保留多少甲状腺很难掌握,切除过多容易造成甲状腺功能低下,切除过少又容易造成结节残留。将来一旦复发,再手术致喉返神经损伤和甲状旁腺功能低下的机会大大增加。

(2)单侧腺叶切除和对侧大部切除:由于单侧腺体切除,杜绝了本侧病灶残留的机会和复发的机会。对侧部分腺体保留,有利于保护甲状旁腺,从而减少了甲状旁腺全切的可能。手术中先行双侧叶探查,将病变较严重的一侧腺叶切除,保留对侧相对正常的甲状腺。

(3)甲状腺全切或近全切术:本术式的优点是治疗的彻底性和不存在将来复发的可能。但喉返神经损伤,尤其是甲状旁腺功能低下的发生率较高。因此该术式仅在特定情况下采用,操作时应仔细解剖,正确辨认甲状旁腺并对其确切保护十分重要。术中如发现甲状旁腺血供不良应先将其切除,然后切成细小颗粒状,种植到同侧胸锁乳突肌内。切除的甲状腺应当被仔细检查,如有甲状旁腺被误切,也应按前述方法处理。

选择保留部分甲状腺的术式时,切除的标本应当送冷冻切片检查,以排除恶性病变。一旦证实为恶性,应切除残留的甲状腺并按甲状腺癌的治疗原则处理。

对于甲状腺全切的患者,尤其是巨大甲状腺肿,应注意是否有气管软化,必要时做预防性气管切开,以免发生术后窒息。

对于术后出现暂时性手脚和口唇麻木甚至抽搐的患者,应及时补充维生素 D 和钙剂,并监测血钙浓度和甲状旁腺激素浓度。多数患者在 $1\sim2$ 周症状缓解。不能缓解者需终身服用维生素 D 和钙剂。甲状旁腺移植是最好的解决方法。

(孙崇镨)

第二节 结节性甲状腺肿

一、概述

由于甲状腺非炎性和肿瘤性原因阻碍甲状腺激素合成,而导致垂体前叶分泌多量促甲状腺激素,使甲状腺代偿性肿大,称为单纯性甲状腺肿。甲状腺可呈对称性或多结节性肿大,女性多见。也可呈地方性分布,常因缺碘所致,又称地方性甲状腺肿。当病灶持续存在或反复恶化及缓解时,甲状腺不规则增生或再生,逐渐形成结节,则称为结节性甲状腺肿,为甲状腺外科的常见疾病。

二、临床表现

(1)甲状腺肿大,开始呈弥漫性、对称性,后出现单个或多个大小不等、质地不一的结节,呈不对称性。

(2)甲状腺结节可发生囊性变、坏死、出血、纤维化或钙化,囊内出血或囊性变可在短期内迅速增大,出现疼痛。

(3)结节生长缓慢,可随吞咽上下移动。随腺体增大和结节增多,可出现压迫症状。①气管压迫:出现堵塞感,呼吸不畅,甚至呼吸困难。气管可狭窄、弯曲移位或软化。②食管压迫:巨大甲状腺肿可伸入气管和食管之间,造成吞咽困难。③喉返神经压迫:出现声音嘶哑。④颈交感神经压迫:可出现 Horner 综合征(眼球下陷,瞳孔变小,眼睑下垂)。⑤上腔静脉压迫:上腔静脉综合征(单侧面部、颈部或上肢水肿),往往由于胸骨后甲状腺肿压迫所致。

(4)部分患者可合并甲状腺功能亢进(毒性多结节性甲状腺肿),可出现甲状腺功能亢进症状,但比 Graves 病症状轻。

(5)部分病例的结节可恶变,出现质硬结节,甚至颈部淋巴结肿大。

三、诊断要点

(1)多见于地方性甲状腺肿流行区,病程长,可数年或十数年。多见于成年女性。

(2)甲状腺内可扪及单个或多个大小不等、质地不一的结节,甲状腺肿结节巨大者可伴有压迫症状,如气管压迫、声嘶、Horner 综合征等。

(3)少数可发生癌变,表现为近期肿块迅速增长,并出现恶性变体征。

(4)合并甲状腺功能亢进病例可表现为甲状腺功能亢进症状。

(5)甲状腺功能基本正常,合并甲状腺功能亢进病例可出现 T_3、T_4 增高,^{131}I吸收率增高。

(6)尿碘排泄减少,一般低于 100 ng/L,血浆蛋白结合碘(PBI)降低。

(7)甲状腺球蛋白(Tg)升高,为衡量碘缺乏的敏感指征。

(8)B 超检查可确定甲状腺的结节大小,证实甲状腺内囊性、实性或混合性多发结节的存在。B 超引导下细针穿刺细胞学检查,诊断准确性更高。

(9)放射性核素扫描可评估甲状腺功能状态,多数结节性甲状腺肿表现为温结节和凉结节。

如出现热结节,表示该结节有自主功能。如发生冷结节,则应警惕恶性结节的存在。

(10)CT、MRI检查有利于胸骨后甲状腺肿或纵隔甲状腺肿的诊断。

四、治疗方案及原则

(1)青春发育期或妊娠期的生理性甲状腺肿,可以不给予药物治疗,也无须手术治疗。应多食含碘丰富的食物。

(2)25岁以前年轻人弥漫性单纯性甲状腺肿者,可给予少量甲状腺素,以抑制垂体前叶促甲状腺激素的分泌。常用剂量为左甲状腺素 50~100 μg/d 或甲状腺素片 60~120 mg/d,连服 3~6个月。

(3)手术指征:①结节性甲状腺肿并有坏死、囊性变、出血、钙化者;②腺叶过于肿大,压迫气管、食管、喉返神经或交感神经节而引起临床症状者;③胸骨后甲状腺肿;④巨大甲状腺肿,影响工作、生活者;⑤结节性甲状腺肿继发甲状腺功能亢进者,应按甲状腺功能亢进术前严格准备后再行手术;⑥结节性甲状腺肿疑有恶变者;⑦为美观要求,患者迫切要求手术。

手术方式应根据结节多少、大小、分布而决定。一般可行甲状腺叶次全切除术或全切除术,也可行近全甲状腺切除术。如术中对可疑结节行冰冻切片检查证实为恶性,应行甲状腺全切除。

(孙崇镨)

第三节　甲状腺功能亢进症

甲状腺功能亢进症(简称甲亢)指多种疾病导致甲状腺合成和分泌甲状腺激素过多,致血液循环中甲状腺激素水平升高,临床常表现为怕热多汗,多食易饥而体重下降,大便次数增多,心悸乏力等。甲状腺毒症指血液循环中甲状腺激素水平升高出现甲亢类似的症状,但除甲亢外,尚包括其他原因导致的血液循环中甲状腺激素水平升高,如外源性甲状腺激素摄入不当、各种甲状腺炎破坏使甲状腺滤泡中激素释放入血过多而甲状腺本身合成激素减少等。

其中Graves病又称弥漫性甲状腺肿伴甲亢,约占甲亢的85%,本节予以重点讨论。另简单阐述毒性结节性甲状腺肿和甲状腺高功能腺瘤。

一、弥漫性甲状腺肿伴甲亢

弥漫性甲状腺肿伴甲亢又称Graves病(Graves disease,GD)。1835年Robert Graves首先描述了该综合征,包括高代谢、弥漫性甲状腺肿、突眼和皮肤局部的黏液性水肿等。

(一)病因及发病机制

该病的确切病因尚不全清楚,目前认为在一定的遗传易感性基础上,环境因素如感染、应激、性别、性激素、妊娠、药物和辐射等诱发人体免疫功能异常,使抑制性T细胞功能降低和辅助性T细胞不适当增敏,使B细胞产生针对自身甲状腺成分的抗体,主要为TSH受体抗体(TRAb),故疾病本质为甲状腺器官特异性自身免疫性疾病。TRAb为多克隆抗体,与甲状腺滤泡上皮细胞膜上的TSH受体结合后,激活信号复合体,发挥不同作用。根据结合方式和作用的不同,抗体可进一步分类。

（1）甲状腺刺激性抗体（TSAb）：刺激甲状腺组织增生、合成和释放甲状腺激素过多，而血液循环升高的甲状腺激素反馈抑制垂体分泌 TSH，表现为血清 TSH 水平显著降低。

（2）甲状腺阻断型或拮抗型抗体（TBAb），阻断 TSH 的作用。

（3）中性抗体，生物活性呈中性，既不刺激受体，也不阻断 TSH 作用。不同患者或同一患者在不同时期占主导地位的抗体亚型可发生变化，从而导致甲状腺功能的变化。

多数 GD 患者 TSAb 占主导地位，故表现为甲状腺肿大伴功能亢进。小部分患者表现为甲状腺功能正常甚至甲状腺功能减退。目前认为甲状腺本身通过腺体内浸润的 β 细胞成为甲状腺自身抗体合成的场所。

Graves 病患者发生突眼和常见于胫前的黏液性水肿与眶后、胫前局部皮肤的成纤维细胞和脂肪细胞高表达 TSH 受体有关。局部高表达 TSH 受体在高浓度血清 TRAb 情况下，发生免疫应答，导致局部细胞因子释放、淋巴细胞浸润和成纤维细胞释放葡糖胺聚糖增加和积聚，进一步导致水肿和细胞功能损伤。

（二）病理解剖与病理生理

GD 患者的甲状腺呈弥漫性肿大，血管丰富、扩张。滤泡上皮细胞增生呈柱状，有弥漫性淋巴细胞浸润。浸润性突眼患者其球后结缔组织增加、眼外肌增粗水肿，含有较多黏多糖、透明质酸沉积和淋巴细胞及浆细胞浸润。骨骼肌和心肌也有类似表现。垂体无明显改变。少数患者下肢有胫前对称性黏液性水肿。

甲状腺激素有促进产热作用，并与儿茶酚胺有相互作用，从而引起基础代谢率升高和营养物质、肌肉组织的过度消耗，加强对神经、心血管和胃肠道的兴奋。

（三）临床表现

GD 在女性更为多见，患者男女之比为 1：（7～10）；高发年龄为 21～50 岁。该病起病缓慢，典型者高代谢症候群、眼征和甲状腺肿大表现明显。

1.甲状腺毒症的临床表现

各种病因所致的甲状腺毒症的症状和体征相似，可累及全身各个系统（表 3-1）。临床表现与患者年龄、甲状腺毒症的严重性、持续时间、个体对过多甲状腺激素的易感性等相关。老年患者的症状可较隐匿，仅表现为乏力、体重下降，称淡漠型甲状腺功能亢进症。亚洲男性可表现为发作性低钾麻痹。其中 GD 甲亢患者往往缓慢隐匿起病，逐步加重，病程常长于 3 个月。而其他原因所致一过性甲状腺毒症患者如亚急性甲状腺炎等往往病情先重后轻，且病程较短。

表 3-1 甲状腺毒症的症状与体征（按发生率从高到低排序）

症状	体征
多动、兴奋、焦虑	心动过速、老年患者心房颤动
怕热和多汗	震颤
心悸	甲状腺肿大
疲乏和无力	皮肤温暖、湿润
食欲亢进但体重下降	肌无力、近端肌病
大便次数增多	眼睑挛缩
多尿	男性乳房发育
月经稀少、性欲低下	

2.甲状腺肿大

甲状腺肿大为 GD 的主要临床表现或就诊时的主诉。双侧对称性甲状腺呈弥漫肿大,质软,无明显结节感。少数(约 10%)肿大不明显或不对称。在甲状腺上下特别是上部可扪及血管震颤并闻及血管杂音。

3.眼征

眼睑挛缩、眼裂增大、眼球内聚不佳、下视时上眼睑不随眼球下降、上视时前额皮肤不能皱起等症状可见于所有甲状腺毒症患者,主要机制是高甲状腺激素水平时交感神经兴奋使眼外肌和上睑肌张力增高。

GD 相关眼症为浸润性突眼,为 GD 所特有,又称 Graves 眼病,独立于甲状腺毒症,可与甲亢同时出现,也可早于或晚于甲亢发生;可以是单侧也可以是双侧眼病。临床表现轻者为异物感、易流泪;眶周、眼睑、结膜等水肿,结膜充血、眼球突出、复视、眼球运动障碍;严重者眼睑不能闭合致角膜暴露继发溃疡、视力下降、视野缺损等。

4.黏液性水肿

黏液性水肿为 GD 特有的病变,见于不到 5% 的 GD 患者,常合并浸润性突眼。表现局灶性的皮肤隆起,呈橘皮样或结节样非凹陷性硬肿,初期为粉红色或紫色,后期为色素沉着,呈褐色。与周围皮肤有一定的边界。常见于胫前,但也可见于其他任何部位。

5.其他

GD 患者长期甲状腺毒症未得到控制时可表现出杵状指。

(四)诊断与鉴别诊断

对于有上述临床症状与体征者应做进一步甲状腺相关检查。诊断步骤:①明确是否存在甲状腺毒症;②明确是否为甲亢;③明确甲亢病因为 Graves 病。对表现为典型浸润性突眼和/或局部皮肤黏液性水肿的甲亢患者基本上可确诊为 GD。

1.检测血清甲状腺激素水平

有任何临床疑似甲状腺毒症症状的患者或甲状腺肿大等患者应进行包括 TT_3、TT_4、FT_3 和 FT_4 在内的血清甲状腺激素水平检测。如果血清 TT_3、TT_4、FT_3 和 FT_4 升高,即可确认为甲状腺毒症。

2.吸碘率测定

甲亢患者表现为甲状腺功能活跃,除碘甲亢外,吸碘率升高。但并非所有的甲状腺毒症患者均需进行该测试。建议在病程短于 3 个月,病情较轻或伴有其他发热、甲状腺痛等症状的患者中进行。GD 患者吸碘率升高。

3.TSH 测定

GD 甲亢患者 TSH 明显降低,为最敏感的指标,其变化早于甲状腺激素水平的升高。通过 TSH 测定可鉴别 TSH 瘤、中枢性甲状腺激素抵抗综合征所致甲亢,后两者 TSH 正常或升高。

4.甲状腺自身抗体的检测

甲状腺自身抗体的检测包括 TRAb、甲状腺过氧化物酶抗体和甲状腺球蛋白抗体,阳性者提示甲状腺自身免疫性疾病,有助于诊断 GD,特别是 TRAb。而高功能腺瘤、结节性甲状腺肿伴甲亢患者常为阴性。

5.其他

碘甲亢患者,通过确认碘摄入病史即可鉴别。甲状腺超声检查可帮助判断甲状腺的结构和功能,显示甲状腺大小、是否存在结节,上动脉流速的测定可部分反映甲状腺的功能状况。GD甲亢患者往往为弥漫性肿大伴上动脉流速增加,部分患者可合并结节;高功能腺瘤可见单一性结节;结节性甲状腺肿伴甲亢患者则甲状腺明显肿大伴多发结节。甲状腺核素显像也可有效判断甲状腺的摄碘或摄锝功能,GD患者表现为弥漫性摄取功能亢进,而高功能腺瘤表现为孤立性热结节,结节性甲状腺肿伴甲亢患者可为多发热结节。而其他一过性甲状腺毒血症患者显示摄碘或锝功能低下。

(五)治疗

GD甲亢的治疗包括一般治疗和针对甲状腺激素过多合成的治疗。一般治疗包括注意休息、适当营养、β受体阻滞剂减慢心率改善心悸症状等。针对甲状腺素过多合成和分泌的治疗方法包括抗甲状腺药物、^{131}I核素治疗和手术治疗。每种治疗方法不同,各有利弊(表3-2),临床上适合不同的患者。

表3-2　不同GD甲亢治疗方法的利和弊

治疗方法	利	弊
ATDs	非甲状腺破坏性治疗,疗效确切;药物性甲状腺功能减退可逆;避免手术风险和辐射暴露	治疗时间长,治疗期间需密切监测调整剂量;可能因药物不良反应而停药;停药后复发率高
^{131}I	确切控制甲亢;时间较短;避免手术风险;避免ATDs可能的不良反应	甲状腺破坏性治疗,不可逆性甲状腺功能减退风险;可能加重GD眼病
手术	迅速确切控制甲状腺毒症;避免辐射暴露;避免ATDs可能的不良反应	手术准备工作复杂;手术并发症,如喉返神经损伤、甲状旁腺功能减退等;甲亢不缓解或甲状腺功能减退可能;甲状腺危象风险

GD甲亢特殊情况如甲状腺危象、合并妊娠等特殊情况,浸润性突眼和黏液性水肿的治疗不包括在本节内。

1.抗甲状腺药物治疗(ATDs)

国内可选药物包括甲巯咪唑和丙硫氧嘧啶。两者作用机制基本相同,通过抑制甲状腺内过氧化物酶的作用而使碘离子转化为活性碘受抑,从而妨碍甲状腺激素的合成,但无法抑制已合成激素的释放。ATDs治疗可用于所有没有禁忌证的GD甲亢患者。

2.^{131}I治疗

甲状腺具有高度选择性聚^{131}I能力,^{131}I衰变时放出γ和β射线,其中占99%的β射线在组织内射程仅2mm,破坏甲状腺滤泡上皮细胞的同时不影响周围组织,从而达到治疗目的。

^{131}I治疗可作为成人GD甲亢的首选治疗方法之一,尤其适用于下述情形:对ATDs过敏或出现其他不良反应;ATDs疗效差或多次复发;有手术禁忌证或手术风险高;有颈部手术或外照射史;病程较长;老年患者(特别是有心血管疾病高危因素者);合并肝功能损伤;合并白细胞或血小板计数减少;合并心脏病等。

禁忌证:妊娠、哺乳;GD患者确诊或临床怀疑甲状腺癌(此时首选手术治疗);不能遵循放射性治疗安全指导;在未来6个月内计划妊娠的女性。育龄期女性在^{131}I治疗前应注意排除妊娠。甲亢伴中度、重度活动性Graves眼病或威胁视力的活动性Graves眼病患者,建议选用ATDs或手术治疗。

3.手术治疗

甲亢手术治疗的病死率＜0.1％,并发症少,复发率约3％,可迅速和持久达到甲状腺功能正常,并有避免放射性碘及抗甲状腺药物带来的长期并发症和获得病理组织学证据等独特优点,手术能快速有效地控制并治愈甲亢;但仍有一定的复发率和并发症,所以应掌握其适应证和禁忌证。

(1)手术适应证:甲状腺肿大明显或伴有压迫症状者;中至重度以上甲亢症(有甲状腺危象者可考虑紧急手术);抗甲状腺药物无效、停药后复发、有不良反应而不能耐受或不能坚持长期服药者;胸骨后甲状腺肿伴甲亢者;中期妊娠又不适合用抗甲状腺药物者。若甲状腺巨大、伴有结节的甲亢妊娠妇女(或近期有妊娠计划)常需大剂量抗甲状腺药物才有作用,所以宁可采用手术,但妊娠早期和后期尽量避免,而选择在妊娠中期。超声检查提示有恶性占位者。

(2)手术禁忌证:青少年(＜20岁),轻度肿大,症状不明显者;严重突眼者手术后突眼可能加重,手术应不予以考虑;年老体弱有严重心、肝和肾等并发症不能耐受手术者;术后复发因粘连而使再次手术并发症增加、切除腺体体积难以估计而不作为首选。但对药物无效又不愿意接受放射治疗者有再次手术的报道,术前用超声检查了解两侧腺体残留的大小,此次手术腺叶各留2 g左右。

(3)手术方法:切除甲状腺的范围即保留多少甲状腺体积尚无一致的看法。若行次全切除即每侧保留6～8 g甲状腺组织,术后复发率为23.8％;而扩大切除即保留约4 g的复发率为9.4％;近全切除即保留＜2 g者的复发率为0。各组之间复发时间无差异。但切除范围越大发生甲状腺功能减退即术后需长期服用甲状腺片替代的概率越大。如甲状腺共保留7.3 g或若双侧甲状腺下动脉均结扎者保留9.8 g者可不需长期替代。考虑到甲状腺手术不仅可以迅速控制其功能,还能使自身抗体水平下降,而且甲状腺功能减退的治疗远比甲亢复发容易处理,所以建议切除范围适当扩大即次全切除还不够,每侧应保留5 g以下。当然也应考虑甲亢的严重程度、甲状腺的体积和患者的年龄。巨大而严重的甲亢切除比例应该大一些,年轻患者考虑适当多保留甲状腺组织以适应发育期的需要。对极少数或个别Graves病突眼显著者,选用甲状腺全切除术,其好处是可降低TSH受体自身抗体和其他甲状腺抗体,减轻眶后脂肪结缔组织浸润,防止眼病加剧以致牵拉视神经而导致萎缩,引起失明、重度突眼及角膜长期显露而受损导致的失明。当然也防止了甲亢复发,但需终身服用甲状腺素片。毕竟个别患者选用本手术,要详细向患者和家属说明,取得同意。术前检查血清抗甲状腺微粒体抗体,阳性者术后发生甲状腺功能减退的病例增多。因此,此类患者术中应适当多保留甲状腺组织。

(4)甲状腺危象防治:甲状腺危象指甲亢的病理生理发生了致命性加重,大量甲状腺素进入血液循环,增强了儿茶酚胺的作用,而机体却对这种变化缺乏适应能力。近年来由于强调充分做好手术前的准备工作,术后发生的甲状腺危象已大为减少。手术引起的甲状腺危象大多发生于术后12～48小时内,典型的临床症状为39 ℃以上的高热,心率快达160次/分,脉搏弱,大汗,躁动不安、谵妄以至昏迷,常伴有呕吐、水泻症状。如不积极治疗,患者往往迅速死亡。死亡原因多为高热虚脱,心力衰竭,肺水肿和水、电解质紊乱。还有少数患者主要表现为神志淡漠、嗜睡、无力、体温低、心率慢,最后昏迷死亡,称为淡漠型甲状腺危象。此种严重并发症的发病机制迄今仍不很明确,但与术前准备不足,甲亢未能很好控制密切相关。

治疗包括两个方面:①降低循环中的甲状腺素水平,但现已经很少主张使用;②降低外周组织对儿茶酚胺的反应性。

二、毒性结节性甲状腺肿

本病又称 Plummer 病,在多年非毒性结节性甲状腺肿的基础上,隐匿缓慢出现功能亢进。该病特点:随时间演变的结构和功能的异质性、功能的自主性。具体发病机制不详。碘摄入增加是可能诱因之一。

（一）临床表现

该病多见于中老年人,女性多见;有多年结节性甲状腺肿的病史;甲状腺毒症症状较轻或不明显,老年患者心血管表现可较为突出,包括心房颤动、心力衰竭等。本病不伴浸润性突眼和黏液性水肿。触诊甲状腺多数肿大,伴结节感;部分患者肿大不明显,但可触及结节。血清甲状腺激素水平检测可见 TSH 水平降低,T_4 水平正常或略微升高,T_3 的升高幅度通常超过 T_4。超声可见甲状腺肿大伴多发结节。甲状腺核素显像显示甲状腺肿伴多区域的摄取值不等（升高及降低）,24 小时吸碘率不一定升高。

（二）治疗

毒性结节性甲状腺肿可选择手术治疗。手术治疗前须用 ATDs 将甲状腺激素水平控制基本正常。

三、毒性甲状腺腺瘤

毒性甲状腺腺瘤亦称高功能腺瘤,指甲状腺体内有单个（少见多发）的不受脑垂体控制的自主性高功能腺瘤,而其周围甲状腺组织则因 TSH 受反馈抑制呈相对萎缩状态。

（一）发病机制

主要与 TSH 受体基因发生体细胞突变相关。发病年龄多为中年以后,甲亢症状一般较轻,某些仅有心动过速、消瘦、乏力和腹泻。不伴浸润性突眼。

（二）辅助检查

实验室检查显示 TSH 降低伴或不伴 T_3、T_4、FT_3 和 FT_4 升高;TRAb、TSAb 多为阴性;甲状腺超声多显示单结节;核素扫描可见热结节,周围组织仅部分显示或不显示。

（三）治疗

可选择[131]I 治疗或手术治疗。手术治疗前须用 ATDs 将甲状腺激素水平控制基本正常,术前不需要碘准备。

（孙崇错）

第四节　甲状旁腺功能亢进症

甲状旁腺功能亢进症（以下简称甲旁亢）可分为原发性、继发性和三发性 3 种。原发性甲旁亢是由于甲状旁腺本身病变引起的甲状旁腺激素（PTH）合成、分泌过多。继发性甲旁亢是由于各种原因所致的低钙血症,刺激甲状旁腺增生肥大,分泌过多的 PTH。三发性甲旁亢是在继发性甲旁亢的基础上,由于腺体受到持久和强烈的刺激,部分增生组织转变为功能自主的增生或腺瘤,自主分泌过多的 PTH 所致。原发性甲旁亢在欧美国家多见,是一种仅次于糖尿病和甲状腺功能亢进症的常见的内分泌疾病，自 20 世纪70 年代以来，随着血钙水平筛查的普及，约 80% 的患者被检出时无症状。本病在我国少见，被诊断时大多有明显的症状。随着血清钙检测和甲状腺超声检查等普查工作的逐步开展，无意中发现血清钙升高和超声检出甲状旁腺病灶而无临床症状的甲旁亢病例也逐渐增多。

一、解剖和生理

甲状旁腺位于甲状腺左右两叶的背面，一般为上下两对 4 枚。少数人只有 3 枚，或可多于 4 枚甲状旁腺。上位甲状旁腺的位置比较恒定，多数位于甲状腺侧叶后缘上、中 1/3 交界处，相当于环状软骨下缘水平；下位甲状旁腺的位置变异较大，半数以上位于甲状腺侧叶后缘中、下 1/3 交界处以下至下极的后方。上位甲状旁腺与甲状腺共同起源于第 4 对咽囊，而下位甲状旁腺与胸腺共同起源于第 3 对咽囊，在下降过程中，下位甲状旁腺胚原基可中途停止或随胸腺胚原基继续下降至纵隔。即使发生位置变异，上位甲状旁腺总是位于甲状腺的邻近，下位甲状旁腺可位于甲状腺内、胸腺内、纵隔内或甲状腺下极下方的疏松组织内。正常的甲状旁腺可呈卵圆、盘状、叶片或球形，约 0.5 cm×0.3 cm×0.3 cm(0.2 cm×0.2 cm×0.1 cm～1.2 cm×0.3 cm×0.3 cm)，单枚重为 30～50 mg，呈棕黄色或棕红色，质地柔软。

绝大多数甲状旁腺血供来自甲状腺下动脉，仅少数上位甲状旁腺的血供来自甲状腺上动脉后支或甲状腺上、下动脉的吻合支，但下降至纵隔的下位甲状旁腺可由胸廓内动脉或主动脉分支供血。

甲状旁腺分泌 PTH，其主要功能是调节人体钙的代谢和维持体内钙、磷的平衡：①促进近侧肾小管对钙的重吸收，减少尿钙而增加血钙；抑制近侧肾小管对磷的吸收，增加尿磷而减少血磷，使之钙、磷体内平衡。②促进破骨细胞的脱钙作用，使磷酸钙从骨质中脱出，提高血钙。③通过维生素 D 的羟化作用生成 1,25-二羟 D_3 而促进肠道对钙的吸收。PTH 与血钙之间呈负反馈关系，即血钙过低可刺激 PTH 的合成和释放，使血钙上升；血钙过高则抑制 PTH 的合成和释放，使血钙下降。

二、病因

分原发性、继发性和三发性甲旁亢，以原发性最多见。

(一)原发性甲旁亢

原发性甲旁亢主要由甲状旁腺腺瘤(80%～90%)和增生(10%～15%)引起，0.5%～5% 可由甲状旁腺癌引起。可自主性分泌过多的 PTH，后者不受血钙的反馈作用而致血钙持续升高。部分甲状旁腺腺瘤和腺癌是由于甲状旁腺细胞中的原癌基因和/或抑癌基因发生改变所致。

原发性甲旁亢中，有少部分是多发性内分泌肿瘤(MEN)所致，属家族性常染色体显性遗传疾病，多为单基因病变，由抑癌基因失活或原癌基因激活引起，其中 MEN-Ⅰ型主要累及甲状旁腺、腺垂体和胰腺内分泌系统，MEN-Ⅱ型累及甲状腺 C 细胞、肾上腺嗜铬细胞和甲状旁腺。约 90% 的 MEN-Ⅰ型病例有甲旁亢症状，且常是首发表现，患者多属 20～40 岁，其表现与散发的原发性甲旁亢相似。MEN-Ⅱ型中甲旁亢的发病率较低，占 20%～30%，症状也轻，发病年龄较 MEN-Ⅰ型为晚。常累及多个甲状旁腺，其病理多为甲状旁腺增生，少数为腺瘤。

(二)继发性甲旁亢

继发性甲旁亢多由于体内存在刺激甲状旁腺的因素，特别是血钙、血镁过低和血磷过高，腺体受刺激后不断增生和肥大,由此分泌过多的 PTH。本症多见于慢性肾病、维生素 D 缺乏(包括胃肠、肝胆胰系统疾病的维生素吸收不良)、骨软化症、长期低磷血症等。慢性肾衰竭是继发性甲旁亢的主要原因,尿毒症患者肾脏排泄磷障碍导致的高磷血症,合成障碍引起的 1,25-二羟 D_3 减少和低钙血症是引起肾性继发性甲旁亢发病的 3 个主要因素。目前我国慢性肾衰竭患者只有极少数人能接受肾移植手术,绝大多数患者只能依赖透析进行肾替代治疗。随着血液透析技术的不断发展及其广泛应用,这些患者的生存期明显延长,继发性甲旁亢的发病率也随之升高。

(三)三发性甲旁亢

三发性甲旁亢是在继发性甲旁亢的基础上发展起来的,甲状旁腺对各种刺激因素反应过度或受到持续刺激而不断增生肥大,其中一两个腺体可转变为功能自主的增生或腺瘤,出现自主性分泌,当刺激因素消除后,甲旁亢现象仍存在。主要见于慢性肾衰竭和肾脏移植后。

三、病理

正常的甲状旁腺组织含有主细胞、嗜酸细胞和透明细胞。主细胞呈圆形或多边形,直径为 $6\sim8\ \mu m$,细胞质多含有脂肪,正常时仅 20% 处于活动状态。PTH 由主细胞合成分泌。嗜酸细胞存在于主细胞之间,胞体较大,细胞质中含有大量的嗜酸性颗粒,嗜酸细胞从青春期前后开始逐渐增加。透明细胞的细胞质多,不着色,由于含过量的糖原,正常时数量少,增生时增多。在主细胞发生代谢改变时出现形态变异,主细胞的细胞质内充满嗜酸性颗粒时便成为嗜酸细胞,含过量糖原时即成为透明细胞。

(一)甲状旁腺腺瘤

一般为单个,仅 10% 为多个,多位于下位甲状旁腺。Hodback 分析 896 例甲状旁腺腺瘤,平均重 1.30 g(0.075～18.3 g),腺瘤的重量与患者的病死率呈正相关($P<0.001$)。腺瘤有完整包膜,包膜外一圈有正常的甲状旁腺组织,这是与增生的主要区别。肿瘤较大时,可见出血、囊性变、坏死、纤维化或钙化;肿瘤较小时,周围绕有一层棕黄色的正常组织,此时需与增生仔细鉴别。镜下分成主细胞型、透明细胞型和嗜酸细胞型,后者少见,多属无功能性腺瘤。Rasbach 将肿瘤直径<6 mm 的定为微小腺瘤,细胞活跃,一旦漏诊,是顽固性高钙血症的原因。由于胚胎发育异常,腺瘤偶可见于纵隔、甲状腺内或食管后的异位甲状旁腺,约占全部病例的 4%。

(二)甲状旁腺增生

常累及 4 个腺体,病变弥漫,无包膜。有的腺体仅比正常略大,有时 1 个增生特别明显。外形不规则,重达 0.15～20 g。由于增生区周围有压缩的组织而形成假包膜,勿误为腺瘤。镜下以主细胞增生居多,透明细胞增生罕见。

(三)其他罕见病变

甲旁亢中甲状旁腺癌仅占 0.5%～5%,甲状旁腺癌的病理特点:一般体积较腺瘤大,侵犯包膜或血管,与周围组织粘连,有纤维包膜并可伸入肿瘤内形成小梁,核分裂象较多,以及玫瑰花样细胞结构的特点。甲状旁腺癌的症状一般较重,1/3 患者有颈淋巴结或远处转移,远处转移以肺部最为常见,其次为肝脏和骨骼。甲状旁腺囊肿(伴甲旁亢时囊液呈血性)、脂肪腺瘤(又名错构瘤)更为少见。

四、临床表现和初步诊断

甲旁亢包括症状型及无症状型两类。

症状型甲旁亢的临床表现又可分为骨骼系统、泌尿系统症状和高血钙综合征三大类,可单独出现或合并存在。按症状可将甲旁亢分为 3 型:Ⅰ型以骨病为主,Ⅱ型以肾结石为主,Ⅲ型为两者兼有。

骨骼系统主要表现为骨关节的疼痛,伴明显压痛。起初为腰腿痛,逐渐发展为全身骨及关节难以忍受的疼痛,严重时活动受限,不能触碰。易发生病理性骨折和骨畸形。患者可有身高变矮。可表现为纤维囊性骨炎、囊肿形成,囊样改变的骨骼常呈局限性膨隆并有压痛,好发于颌骨、肋骨、锁骨外 1/3 端及长骨。

泌尿系统主要表现为烦渴、多饮、多尿,可反复发生尿路结石,表现为肾绞痛、尿路感染、血尿乃至肾衰竭。

高血钙综合征由血钙增高引起,可影响多个系统。常见的症状有淡漠、烦躁、消沉、疲劳、衰弱、无力、抑郁、反应迟钝、记忆丧失、性格改变、食欲丧失、腹胀、恶心、呕吐、便秘、腹痛和瘙痒,胃十二指肠溃疡、胰腺炎,心悸、心律失常、心力衰竭和高血压等。

甲旁亢临床表现呈多样性,早期常被误诊而延误治疗。对凡有高钙血症伴肾绞痛、骨痛、关节痛或溃疡病等胃肠道症状者,要考虑甲旁亢的可能,对慢性肾功能不全患者尤要注意。应作血清钙、无机磷和 PTH 测定。

血清钙正常值为 2.20~2.58 mmol/L,重复 3 次均高于 2.60 mmol/L 方有诊断价值。PTH只影响游离钙,临床测定值还包括清蛋白结合钙部分,应同时测定血清蛋白,只有后者在正常的情况下,血清钙水平升高才有诊断意义。血清蛋白浓度低于 40 g/L(4 g/dL)时,会引起血钙水平降低,判断血钙水平时应使用清蛋白水平校正。计算公式:校正血钙(mg/dL)=实测血钙(mg/dL)+0.8×[4-实测血清蛋白(g/dL)]。血清游离钙的测定不受清蛋白水平的影响,较血清总钙测定更可靠,但因设备尚不普及,不作为常规检查项目。

血清无机磷正常值为 0.80~1.60 mmol/L,原发性甲旁亢时血清无机磷降低,在持续低于0.80 mmol/L时才有诊断意义,当然还要看血钙水平。血清无机磷浓度还受血糖的影响,故应同时测定血糖。慢性肾病继发甲旁亢时血清无机磷值升高或在正常范围。

血清全段甲状旁腺激素(iPTH)正常参考范围为 12~65 pg/mL,甲旁亢时高于正常值。

上述测定符合甲旁亢可能时再做进一步定位检查。

五、定位诊断

术前均需作定位诊断,其方法包括超声检查、核素扫描、CT 和 MRI 检查等。

(一)超声检查

超声检查是甲旁亢术前定位诊断的有效手段。定位诊断的正确性、特异性和敏感性均在90%以上,但是还有一定的阴性率和误诊率。超声检查能检出大多数直径在 1 cm 以上的甲状旁腺病变,而经验丰富的超声医师则能检出更小的病灶。甲状旁腺有异位于甲状腺实质内的可能,另外甲状腺癌发病率有上升的趋势,术前应重视甲状腺癌的筛查,应常规行甲状腺超声检查。

超声引导细针穿刺抽吸液 PTH 测定及细针穿刺细胞学检查有助于确定病灶是否来源于甲状旁腺,可用于术前影像学定位不清及甲旁亢复发需再次明确手术病灶者的术前定位诊断。

(二)放射性核素检查

放射性核素甲状旁腺显像定位诊断的阳性率和敏感性均较高,^{99m}Tc-MIBI 检查可发现最小为 80 mg 的腺瘤,对原发性甲旁亢的定位诊断准确率可达 90%以上,尤其对异位甲状旁腺病变有良好的定位诊断价值。

超声检查和核素扫描联合应用,是甲旁亢定位诊断常规的检查方法,可提高定位诊断准确率。

(三)CT 和 MRI 检查

目前 CT 和 MRI 检查并不作为甲旁亢首选的影像学检查方法。主要用于判断甲状旁腺病变的具体位置,尤其是用于显示纵隔等处异位甲状旁腺病变的形态特征以及病变与周围结构之间的关系。当怀疑甲状旁腺癌或合并甲状腺癌时,也应行增强 CT 检查,它对原发灶及颈部淋巴结有无转移的诊断有很好的参考价值。

(四)术中 PTH 监测

可作为甲状旁腺切除术的辅助检查,快速的 PTH 测定方法,使整个测定时间缩短为 15 分钟,更适于术中应用,对于原发性甲旁亢,如切除了病灶,术后 10 分钟时 PTH 可下降 50%以上。

六、治疗

(一)原发性甲旁亢

手术是首选的治疗方法,我国的《原发性甲状旁腺功能亢进症诊疗指南》推荐,原发性甲旁亢的手术指征为如下。

(1)有症状的原发性甲旁亢患者。

(2)无症状的原发性甲旁亢患者合并以下任一情况:①高钙血症,血钙高于正常上限 0.25 mmol/L(1 mg/dL);②肾脏损害,肌酐清除率低于 60 mL/min;③任何部位骨密度值低于峰值骨量 2.5 个标准差($T<-2.5$),和/或出现脆性骨折;④年龄<50 岁;⑤患者不能接受常规随访。

(3)无手术禁忌证,病变定位明确者。

不论是肿瘤或增生引起的原发性甲旁亢均以手术切除为主。甲状旁腺腺瘤切除后效果良好。原发性甲旁亢中单发腺瘤约占 90%,且术前 B 超检查、核素扫描定位诊断准确率高,目前多数主张采用单侧探查术,由于少数腺瘤可以是多发的,仍有主张以双侧探查为宜,以免遗漏病变,但过多的盲目探查,可能造成甲状旁腺血供受损,加重术后甲状旁腺功能不足造成的低钙血症。甲状旁腺增生者应切除 3 个半甲状旁腺,留下半个甲状旁腺以防功能低下(甲状旁腺功能减退症),留多了易致症状复发。也可将增生甲状旁腺全切除,同时取部分甲状旁腺组织切成小粒作自体移植,可移植于胸锁乳突肌或前臂肌肉内。在 MEN-Ⅱ型的嗜铬细胞瘤所致的高血压症状严重甚或出现危象者,以先行肾上腺手术为宜。

近年来随着微创外科技术的发展,微创甲状旁腺切除术已逐渐进入了临床应用。1996 年 Gagner 成功地进行了第一例内镜下甲状旁腺切除术。目前甲状旁腺微创手术可分为放射性引导小切口甲状旁腺切除术和内镜下微创甲状旁腺切除术两类。现主要适用于术前有 B 超、核素扫描准确定位的单个甲状旁腺腺瘤。手术成功率接近常规开放性手术,疗效满意。放射性引导小切口甲状旁腺切除术就是在将开始手术时静脉内注射放射性核素,术中利用一个核素探测器定位病变腺体,直接在病变所在部位做一小切口,就能切除腺瘤。有条件单位可同时应用术中快速 PTH 测定,若下降 50%以上,可进一步保证肿瘤切除的彻底性。手术可在局麻下进行,创伤小,并发症少。随着内镜技术逐渐成熟,在不少国家内镜下微创甲状旁腺切除术占甲状旁腺单发腺瘤手术的比例在逐渐增加。甲状旁腺微创手术将逐渐成为治疗甲状旁腺单发腺瘤的主要手术方式。

甲状旁腺癌早期应做根治性切除术。切除范围应包括患侧甲状旁腺及癌肿切除、患侧甲状腺腺叶及峡部切除及患侧中央组淋巴结清扫。对于首次手术仅单纯切除病变的甲状旁腺,而后石蜡确诊为甲状旁腺癌的患者,应尽快二次补充行根治性切除术,以降低复发率。

对于一般情况不好而无法进行手术或不接受手术者,可试用内科药物治疗以暂时缓解症状,应鼓励患者多饮水,以利于钙排出体外,避免高钙饮食,尽量避免使用锂剂和噻嗪类利尿剂。治疗药物包括双膦酸盐、雌激素和拟钙剂等。双膦酸盐为抑制骨吸收药物,可以降低血钙。雌激素可以拮抗 PTH 介导的骨吸收,尤对绝经后妇女患者更为理想。拟钙剂西那卡塞能激活甲状旁腺上的钙敏感受体,抑制 PTH 分泌,降低血钙。

(二)继发性甲旁亢

继发性甲旁亢早期以内科治疗为主,若患者能及时去除血钙、血镁过低和血磷过高等原发因素后,病情多可控制。慢性肾衰竭引起磷排泄减少,导致高磷血症和血钙浓度下降,虽经口服磷结合剂、补充活性维生素 D 及其类似物等治疗措施,仍有 5%~10%患者的甲旁亢症状持续存在,内科治疗无效,发展为难治性继发性甲旁亢,需外科手术治疗。

我国《慢性肾脏病矿物质和骨异常诊治指导》推荐,肾性继发性甲旁亢手术指征如下。

(1)慢性肾脏病(CKD)3~5D 期(CKD5D 是指 CKD5 期接受透析治疗的患者)合并药物治疗无效的严重甲状腺功能亢进,建议行甲状旁腺切除术。

(2)当出现下列情况,建议择期行甲状旁腺切除术:①血 iPTH 持续>800 pg/mL(正常值16~62 pg/mL);②药物治疗无效的持续性高钙和/或高磷血症;③具有至少一枚甲状旁腺增大的影像学证据,如高频彩色超声显示甲状旁腺增大,直径>1 cm,并且有丰富的血流;④以往对活性维生素 D 及其类似物治疗抵抗。

国外近几年随着拟钙剂西那卡塞的应用,手术比例有所下降,但甲状旁腺切除术与药物治疗相比具有更经济、更快速起效的优势,对具有手术指征的患者,仍应积极采取手术治疗。我国开展此类手术的单位不多,接受手术的患者病情都已很严重。

手术方式有 3 种:①甲状旁腺次全切除术,此方法较早被采用,但保留多少甲状旁腺组织的量合适,较难掌握,术后复发率较高,且复发后在颈部再次手术难度较大;②甲状旁腺全切除术,此方法复发率低,但术后会发生顽固性低钙血症。近来有研究发现,在甲状旁腺全切除术后的部分患者血中还能检测到微量的 PTH,而且术后需进行常规血透,通过透析液的调整,术后低钙血症可以纠正,也无代谢性骨病等严重并发症发生,故现也有学者主张选用此术式;③甲状旁腺全切除+自体移植术,此手术方法安全、有效,复发率低,若复发后在前臂做二次手术切除,手术也较简便。

任何一种甲状旁腺切除术的手术方式都可以有效的治疗难治性继发性甲旁亢,术后短期内骨痛、肌无力、瘙痒等临床症状,PTH、血钙、血磷等实验室指标及患者的生活质量都得到迅速的改善。经验丰富的外科医师手术总体成功率可达 97%。

目前没有针对 3 种手术方式的前瞻性随机对照研究,尚没有足够的证据显示哪一种方式更好。甲状旁腺全切除+自体移植术较为合理,是目前手术治疗难治性继发性甲旁亢常见的推荐术式。手术相关的要点有:①无论采用何种术式,在第一次手术中要找到所有甲状旁腺腺体是保证手术成功的关键。超声检查和核素扫描联合应用,可提高定位诊断准确率。病例资料显示超声检查有较高的检出率,可达 96.2%,手术医师术前参与超声检查定位,能使术中寻找病灶更为简便、准确。核素扫描对发现异位甲状旁腺病灶有帮助。术中仔细探查也非常重要,能检出定位诊断遗漏的病灶。有条件单位可同时应用术中快速 PTH 测定,可进一步保证做到甲状旁腺全切除;②术中找到的甲状旁腺数目小于 4 枚者,切除后不需自体移植;③应选取弥漫性增生的甲状旁腺组织作为移植物,结节状增生的组织更易致功能亢进。移植物的量可选取 10～30 枚约 1 mm×1 mm×1 mm 大小的甲状旁腺组织。移植部位选择在前臂肌肉内,术后一旦复发,再次手术较简便;④甲状腺占位性病变,应同时切除,术中冷冻病理检查,既能发现甲状腺内甲状旁腺病灶,又能检出可能存在的甲状腺癌,同时做相应的手术;⑤甲状旁腺全切除术后可发生"骨饥饿"综合征,表现为严重的低钙血症和抽搐,术后要严密监测血钙并及时补钙,以避免该综合征的发生。术后应常规静脉补钙,术后每天的补钙量根据切除的甲状旁腺组织的总重量推算,每 1 g 甲状旁腺组织约补 1 g 元素钙,1 g 元素钙相当于补葡萄糖酸钙 11 g。术后每 4 小时监测一次血钙,根据血钙水平,调整补钙用量。血钙水平稳定可延长监测间隔,并可逐渐过渡到口服补钙。

对药物治疗失败,又不能耐受甲状旁腺切除手术者,可采用超声引导下甲状旁腺内酒精或 1,25-二羟 D_3 溶液注射治疗,也能取得一定的疗效。

(三)三发性甲旁亢

三发性甲旁亢患者,在肾功能恢复或肾移植后甲状旁腺增生或腺瘤样增生的腺体基本上不可能恢复,甲旁亢依然存在,治疗应以手术为主。可考虑行甲状旁腺次全切除术或甲状旁腺全切除＋自体移植术。

(黑 涛)

第五节 甲 状 腺 炎

甲状腺炎在临床上并不是单一的疾病,而是由多种病因引起的甲状腺炎症性疾病的统称,临床上并不少见。通常把甲状腺炎分为三大类,即急性甲状腺炎、亚急性甲状腺炎和慢性甲状腺炎。它们的病因各异,并具有不同的临床特征和病理变化,应充分认识各自的特点,以防误诊、误治的发生。把甲状腺炎当作肿瘤而行不必要的甲状腺切除手术是临床上常犯的错误。

一、急性化脓性甲状腺炎

由于甲状腺血流丰富,且自身含碘量丰富,因此具有很强的抵御感染的能力,临床上急性化脓性甲状腺炎相当罕见。然而一旦发生,往往病程非常凶险,甚至危及生命。此病儿童多于成人,感染源多数是由颈部的其他感染病灶直接扩展而来,如持续存在的下咽部梨状窝瘘可使儿童甲状腺对感染的易感性增加,少数可能是细菌经由血行途径进入甲状腺而形成脓肿。致病菌一般为金黄色葡萄球菌、溶血性链球菌或肺炎球菌。感染可发生在正常甲状腺,呈现出弥漫性的特征,也可发生在甲状腺原有结节内,形成局限性炎症。炎症如未能控制而继续发展,可使组织坏死并形成脓肿。脓肿可穿破到周围组织中,一旦向后方破入纵隔或气管,可导致死亡。

本病起病急骤,全身表现为高热、寒战,局部可出现颈前区皮肤红肿、皮温升高等炎症表现,并出现颈部疼痛,头部转动或后仰时疼痛加重。如脓肿较大,可使气管受压,患者出现气急、吸气性呼吸困难。体检可扪及甲状腺肿大,触痛明显。实验室检查常见血白细胞和中性粒细胞比例升高。脓肿形成后,超声检查可显示甲状腺增大、腺内可见蜂窝状强回声区和无回声区相混合的肿块,肿块内透声差。可见弱回声点漂浮,亦可见甲状腺内无回声区,内有絮状、点状回声,边界不清,甲状腺周围可见边界不清的低密度带。CT检查可显示甲状腺肿大,其内有单发或者多发液性暗区,甲状腺外侧有广泛的低密度影。如病灶较大,可使气管明显偏向健侧。核素扫描甲状腺区可出现放射性分布稀疏的图像或"冷结节"。甲状腺功能多数正常,感染严重者降低。

因该病罕见,临床上对其认识不足,故时有误诊。做出正确诊断的关键在于提高对本病的认识。本病需与颈部其他炎症性病变鉴别,如急性咽喉炎、化脓性扁桃体炎、急性腮腺炎、颈椎前间隙脓肿等,还需与亚急性甲状腺炎进行鉴别。超声引导下对甲状腺内的液性病灶进行穿刺,抽出脓液则可明确诊断。

对本病的治疗原则:一是早期、足量应用抗生素,有可能使炎症消退;二是如有脓肿形成,应及时引流。引流首选介入超声穿刺引流,有时可多点穿刺。如穿刺引流效果不佳,应及时手术切开引流。手术应在全麻下进行,多采取常规甲状腺手术切口,显露甲状腺后先穿刺抽脓,确定脓肿的位置后可用电刀切开表面的甲状腺组织,将脓液吸出。妥善止血后,置T管或乳胶管引流。如果脓肿已经穿破到周围组织中,应将组织间隙的脓液清洗干净,伤口开放引流,待感染完全控制后行Ⅱ期伤口缝合。由梨状窝瘘引起的感染应在感染控制3个月后再次手术,切除瘘管,否则感染易复发。

二、亚急性甲状腺炎

与急性化脓性甲状腺炎不同,亚急性甲状腺炎是一种非化脓性甲状腺炎性疾病,又称肉芽肿性、巨细胞性甲状腺炎。该症1904年首先由De Quervain描述,故又称为De Quervain病。多见于20～50岁女性,女性发病是男性的4倍以上。

(一)病因

本病的发病原因至今尚未完全确定,因常继发于流行性感冒、扁桃体炎和病毒性腮腺炎,故一般认为其病因可能与病毒感染或变态反应有关。患者血中可检出病毒抗体,最常见的是柯萨奇病毒抗体,其次是腺病毒、流感病毒及腮腺炎病毒抗体。一些合并流行性腮腺炎的亚急性甲状腺炎患者的甲状腺组织内可以培养出流行性腮腺炎病毒,说明某些亚急性甲状腺炎是由流行性腮腺炎病毒感染所致。另外,有报道认为亚急性甲状腺炎与人白细胞抗原HLA-Bw35有关,提示对病毒的易感染性具有遗传因素。

(二)病理

巨检标本可见甲状腺明显肿大,组织充血和水肿、质地较实。双叶可不对称,常以一叶肿大为主,但以后往往会累及另一侧腺叶,故本病又称为"匍行性"甲状腺炎。感染使甲状腺滤泡破坏,释放出的胶体可引起甲状腺组织内的异物样反应。切面上可见透明的胶质,其中有散在的灰色病灶。显微镜下见甲状腺实质组织退化和纤维组织增生,有大量慢性炎症细胞、组织细胞和吞有胶性颗粒的巨细胞,在退化的甲状腺滤泡周围见有肉芽组织形成。这种病变与结核结节相似,故本病又称为巨细胞性、肉芽肿性或假结核性甲状腺炎。

(三)临床表现

亚急性甲状腺炎按其自然病程可分为四期,即急性期(甲亢期)、缓解早期(甲状腺功能正常期)、缓解期(甲状腺功能减退期)、恢复期(甲状腺体功能正常期)。病程一般持续2～3个月。由于患者就诊时处于疾病的不同时期,临床表现可有很大不同,有些患者可有典型症状,而有些病例症状不明显,易被误诊。常见的临床表现包括下列几方面。

1.上呼吸道感染或流感症状

如咽痛、发热、肌肉酸痛等。

2.甲亢症状

可出现烦躁不安、心悸、多汗、怕热等症状。该症状是由于甲状腺滤泡破坏,甲状腺激素释放入血而致。

3.甲状腺病变的局部表现

表现为颈前区肿痛,疼痛向颌下、耳后放射,咀嚼和吞咽时疼痛加剧。体检可发现甲状腺一侧叶或双侧叶肿大,质坚韧、压痛明显、表面高低不平,与周围组织无粘连,甲状腺可随吞咽而上下活动。周围淋巴结不肿大。

4.眼征

有些患者可出现眼征,如眼眶疼痛、突眼、上眼睑收缩等。

5.实验室检查

检查结果可见血沉增快,基础代谢率升高,血清蛋白结合碘值升高,^{131}I 摄取率降低,T_3、T_4 值升高,TSH 值降低。这种血清蛋白结合碘升高和 ^{131}I 吸收率降低的分离现象是亚急性甲状腺炎急性期的重要特征之一。

6.B超检查

检查结果显示甲状腺体积增大,呈低回声改变,可无明显结节样回声,甲状腺边界模糊。血流信号可无改变,CT 与 MRI 检查可发现甲状腺肿大,增强后组织呈不均匀改变。

7.甲状腺核素影像特征

甲状腺核素影像特征为甲状腺不显影或轻度显影,影像有时会模糊不清、形态失常、放射性分布稀疏不均匀等;也可表现为"冷结节",这是由于局灶放射性核素不吸收所致。有研究发现,核素扫描时唾液腺部位的放射性分布相对增强,唾液腺/甲状腺吸收率比值明显增高,该比值可作为一项有用的指标,对诊断有一定的意义。

当患者出现诸如上呼吸道感染和甲亢高代谢症状,甲状腺部位疼痛并向周围放射,触有结节、血清蛋白结合碘值升高而 ^{131}I 摄取率明显下降等典型症状和体征时,应考虑此病。少数病例临床表现不典型,可以仅表现为甲状腺肿大或结节形成,或仅有轻度甲亢症状,甲状腺不肿大或轻度肿大,也无疼痛。但如果血清蛋白结合碘值升高,^{131}I 摄取率降低,T_3、T_4 值升高,TSH 值降低,也可诊断为此病。该病早期应与咽喉炎、扁桃体炎、上呼吸道感染、急性化脓性甲状腺炎鉴别;病程中期需与慢性淋巴细胞性甲状腺炎鉴别,后者一般没有发热,血清甲状腺过氧化物酶(TPO)、抗甲状腺球蛋白抗体(TGA)升高,细针穿刺可见大量淋巴细胞;病程后期应与甲状腺癌相鉴别,后者无甲亢表现,细针穿刺可见到恶性肿瘤细胞。

(四)治疗

本病有自限性,可自发地缓解消失,但多数仍需药物治疗,临床多采用类固醇药物和甲状腺制剂治疗。

1.常用的类固醇药物为泼尼松

每天 20～40 mg,分次口服,持续 2～4 周,症状缓解后减量维持 1～2 个月。亦可先用氢化可的松,每天 100～200 mg,静脉滴注,1～2 天后改用口服泼尼松,2 周后逐渐减少药量,维持用药 1～2 个月。

2.甲状腺片

每天 40～120 mg,或甲状腺素片每天 50～100 μg,症状缓解后减量,维持 1～2 个月。

3.本病多不需要手术治疗

对伴有甲状腺肿瘤者,需切除病变的甲状腺。

4.本病本身并不需要抗生素治疗

但如果合并其他细菌性感染者,可根据情况选用敏感抗生素。

三、慢性甲状腺炎

慢性甲状腺炎主要分两种,一是慢性淋巴细胞性甲状腺炎,二是硬化性甲状腺炎,予以分别叙述。

(一)慢性淋巴细胞性甲状腺炎

慢性淋巴细胞性甲状腺炎由日本人桥本根据组织学特征首先报道,故又称为桥本甲状腺炎。

1.病因

慢性淋巴细胞性甲状腺炎是一种自身免疫性疾病,发病机制可能为机体的免疫耐受遭受破坏,从而产生了针对自体甲状腺的免疫应答反应。在多数患者的血清和甲状腺组织内含有针对甲状腺抗原的抗体,如抗甲状腺球蛋白抗体(anti-TGAb)、抗甲状腺微粒体抗体(TMA-Ab)和抗甲状腺过氧化物酶抗体(TPO-Ab)等。遗传因素在本病的发病过程中也可能存在一定的作用,因为同一家族中发病的情况很多见。研究发现,其遗传因子为人类白细胞抗原 HLA 基因复合体,位于第 6 号染色体短臂,编码产物为 HLA Ⅰ类分子和 HLA Ⅱ类分子,两者可刺激 T 细胞产生细胞毒作用和产生各种细胞因子。此外,该病可能与环境因素有一些关系,比如过量摄入碘可使自身免疫性甲状腺炎恶化。流行病学发现,高碘地区的居民血清中抗甲状腺球蛋白抗体的浓度较高。由于本病以女性多见,有人认为可能与雌激素也有关系。

2.病理

巨检标本可见甲状腺多呈弥漫性肿大,表面光滑或呈细结节状。质地坚韧,包膜完整,无粘连。切面上呈灰白或灰黄色,无光泽。镜下病变主要表现为三个方面:①滤泡破坏、萎缩,滤泡腔内胶质含量减少,滤泡上皮细胞胞质呈明显的嗜酸染色反应,称为 Hurthle 嗜酸性细胞;②细胞间质内淋巴细胞和浆细胞浸润,进而在甲状腺内形成具有生发中心的淋巴滤泡;③间质内有纤维组织增生,并形成间隔。根据病变中淋巴细胞浸润和纤维组织增生比例的不同,可分为 3 种病理类型。淋巴样型:以淋巴细胞浸润为主,纤维组织增生不明显;纤维型:以纤维结缔组织增生为主,淋巴细胞浸润不十分明显;纤维-淋巴样型:淋巴组织和纤维结缔组织均有增生。

3.临床表现

本病主要见于 40 岁左右的中年妇女,男性少见,男女之比约为 1∶20。本病病变演变缓慢,起病后少数患者可无任何症状。多数患者往往有下列表现。

(1)颈部非特异症状:可有颈前区不适,局部有疼痛和压痛,严重者可有压迫症状,出现呼吸或吞咽困难。多是肿大的甲状腺压迫气管或食管所致。极少压迫喉返神经,故无声音嘶哑。

(2)大多数患者有甲状腺肿大,多呈弥漫性,但也有表现为结节样不对称性。病变常累及双侧腺体,但部分患者为单侧肿大,可能为发病的早期。甲状腺质较硬,如橡皮样,表面一般是平坦的,但也可呈结节样改变。与周围组织无粘连,可随吞咽上下移动。

(3)多数患者有甲状腺功能方面的变化,在病程早期可有轻度甲亢表现,而到病程后期则出现甲状腺功能减退的表现。约60%的患者以甲状腺功能减退为首发症状。

4.辅助检查

(1)血清抗甲状腺球蛋白抗体(TG-Ab)的测定是诊断的主要手段,其阳性率可达60%左右。而抗甲状腺过氧化物酶抗体(TPO-Ab)的阳性率更高。两者之一升高即可基本诊断。

(2)甲状腺功能检查:在疾病的不同阶段,检查的结果可有不同,早期 T_3、T_4 值升高,TSH 值降低,而后期则可能相反。部分患者可伴血沉增快、抗核抗体滴度增高。

(3)影像学检查:超声多显示甲状腺弥漫性病变。CT、MRI 检查无特征性表现,无助于本病的诊断,仅可作为病变范围及疗效的评估。

(4)核素扫描:甲状腺放射性分布往往不均匀,有片状稀疏区。

(5)穿刺细胞学及病理检查:可见甲状腺间质内多量的淋巴细胞和浆细胞浸润。

5.诊断和鉴别诊断

本病的诊断要结合临床表现、实验室检查和细胞病理学检查三个方面的情况来决定,仅有临床症状而无实验室和细胞病理学方面的依据则不能做出诊断,其中细胞病理学检查是确诊的依据。对于临床上考虑为本病者,应行实验室检查,如果放免法测定的 TG-Ab 和 TPO-Ab 值均≥50%便有诊断意义。若临床表现不典型,两者结果≥60%也可确诊。近来,TG-Ab 的临床意义已大大逊于 TMA-Ab 及 TPO-Ab。多数认为后两者,甚至只要 TPO-Ab 的滴度增高便有诊断意义。进一步行细针穿刺细胞学检查,若间质内见到多量淋巴细胞和浆细胞浸润则可确定诊断。细针穿刺细胞学检查是诊断慢性甲状腺炎简便、有效的方法。但必须满足以下3个条件:①标本量足够;②由经验丰富的细胞学专家读片;③穿刺到所指定的病变部位,否则常可误诊或漏诊。该病应与甲状腺癌进行鉴别。慢性淋巴细胞性甲状腺炎与甲状腺癌可以同时存在,两者之间的关系尚不明确。但在两者的病灶内发现 PI3K/Akt 高表达,提示慢性淋巴细胞性甲状腺炎与分化型甲状腺癌的发生存在某些相似的分子机制。临床上常发现,因甲状腺癌而切除的甲状腺标本癌旁组织呈慢性淋巴细胞性甲状腺炎改变。而慢性淋巴细胞性甲状腺炎患者在随访过程中有部分可以出现甲状腺癌,其发生概率是正常人的3倍。慢性淋巴细胞性甲状腺炎的甲状腺多呈双侧弥漫性增大,质地韧而不坚。而甲状腺癌的病灶多呈孤立性,质地坚硬。穿刺细胞学检查可资鉴别。如在慢性淋巴细胞性甲状腺炎的基础上出现单发结节或出现细小钙化,应警惕发生甲状腺癌的可能。

慢性淋巴细胞性甲状腺炎常常合并存在其他自身免疫性疾病,如重症肌无力、原发性胆管硬化、红斑狼疮等,在诊断时应当引起注意,以免漏诊。

6.治疗

本病发展缓慢,可以维持多年不变,少数病例自行缓解,多数患者最终将发展成甲状腺功能减退。如无临床症状,无甲状腺功能减退,TSH(或 S-TSH)也不增高可不治疗,定期随访即可。如已有甲状腺功能减退或 TSH 值增高,提示存在亚临床型甲状腺功能减退,应给予治疗。原则是长期的甲状腺激素替代疗法。目前常用的口服药物有两类,一是甲状腺干燥制剂,是牛和猪的甲状腺提取物,各种制剂中甲状腺激素含量可能不同。二是合成的 T_4 制剂,即左甲状腺素片,剂量恒定,半衰期长。应用时先从小剂量开始,甲状腺干燥制剂每天 20 mg,左甲状腺素片 25 μg,以后逐渐加量,使 TSH 值维持在正常水平的低限,使 T_3 和 T_4 值维持在正常范围。确定维持量后,一般每3～6个月复查甲状腺功能,并根据甲状腺功能情况调整药物剂量。一般不建议应用类固醇药物,当单独应用甲状腺制剂后甲状腺缩小不明显,疼痛和压迫症状未改善时可考虑合并使用。类固醇激素可使甲状腺缩小,硬度减轻,甲状腺抗体效价下降,一般用量为泼尼松 30~40 mg/d,1 个月后减量到 5~10 mg/d,病情稳定后即可停用。

单纯性慢性淋巴细胞性甲状腺炎不采用手术治疗,因手术切除甲状腺可使原有的甲状腺功能减退进一步加重。但有下列情况可考虑手术治疗:①口服甲状腺制剂后甲状腺不缩小,仍有压迫症状;②有可疑结节、癌变或伴随其他肿瘤;③肿块过大、影响生活和外观;④肿块短期内增大明显。术前了解有无甲状腺功能减退,然后决定处理方案。仅有压迫症状,以解除压迫为目的,仅需作峡部切除或部分腺叶切除。疑有甲状腺癌或其他恶性肿瘤时,应做术中活检,一旦证实为癌时,按甲状腺癌选择术式。如不能排除恶性肿瘤或肿块过大时,也可考虑做腺叶切除或腺叶大部切除术。

已有桥本甲状腺炎的基础上,肿块突然增大,此时很可能已转化为恶性淋巴瘤,建议毫不犹豫手术;理论上细针或粗针穿刺可能获得诊断,但如果因此延误,肿块发展很快会短期内致气管压迫、呼吸困难。此种患者手术难度极大,建议行单侧腺叶+峡部切除,既可获得诊断、又可解除气管的压迫。

因诊断为其他甲状腺结节而手术时,如果从大体病理上怀疑为慢性淋巴细胞性甲状腺炎时,应切取峡部做冷冻切片,并详细探查双侧甲状腺有无其他病变及可疑结节,一旦确诊为无伴随病的慢性淋巴细胞性甲状腺炎时,只作峡部切除,以免术后甲状腺功能减退。

(二)硬化性甲状腺炎

本病极为罕见,是以甲状腺实质组织的萎缩和广泛纤维化及常累及邻近组织为特征的疾病。首先由 Riedel 描述,所以又称为 Riedel 甲状腺炎,还有其他的一些名称,如纤维性甲状腺炎、慢性木样甲状腺炎和侵袭性甲状腺炎等。本病原因不明确,有人提出是其他甲状腺炎的终末表现;也有人认为本病属原发性,可能是一组被称为炎性纤维性硬化疾病的一种表现形式。常合并存在其他纤维性硬化疾病,如纵隔和腹膜纤维化、硬化性胆管炎等。病变常累及甲状腺的两叶,滤泡和上皮细胞明显萎缩;滤泡结构大量破坏、被广泛玻璃样变性的纤维组织替代;在大量增生的纤维组织中仅见若干分散的、小的萎缩滤泡;血管周围有淋巴细胞和浆细胞浸润,常出现纤维组织包裹的静脉管壁炎。病变常累及周围的筋膜、肌肉、脂肪和神经组织。本病多见于中、老年女性。起病缓慢,无特殊症状。主要表现为甲状腺肿块,质地坚硬,边界不清,甲状腺因与周围组织有致密粘连而固定,局部很少有明显的疼痛或压痛。常出现压迫症状,引起吞咽困难、声音嘶哑和呼吸困难,严重时可以出现重度通气障碍。甲状腺肿大的程度和压迫症状的程度常不对称,腺体肿大不明显而其压迫症状较为突出的特点有助于诊断。附近淋巴结不肿大。甲状腺功能一般正常,严重者可有甲状腺功能减退。抗甲状腺抗体效价多数在正常范围,少数病例可出现一过性滴度升高。碘摄取率降低,核素扫描病变区可出现"冷"结节。本病应与甲状腺癌和慢性淋巴细胞性甲状腺炎相鉴别。慢性淋巴细胞性甲状腺炎虽累及整个甲状腺,但不侵犯周围组织,且甲状腺破坏程度轻,甲状腺内有多量淋巴细胞浸润和淋巴滤泡形成。根据这些特点可资鉴别。

本病治疗应给予口服甲状腺制剂。尚可考虑应用类固醇药物,有助于减轻压迫症状。有人推荐使用他莫昔芬,40 mg/d,分两次口服,1~2 周后可望甲状腺变软,压迫症状随之减轻。3 个月内甲状腺缩小,1 年后虽被压迫的喉返神经麻痹不能恢复,发声却可改善。如药物不良反应明显,可减量维持使用。如气管压迫症状明显,可切除或切开甲状腺峡部以缓解症状。不能排除甲状腺癌时,应做活检。

(黑 涛)

第六节　甲状腺结节

一、病因

甲状腺癌常以甲状腺结节为其明显表现,因此,区别结节性质的良、恶性有重要意义。引起甲状腺结节的常见病,如下。

(一)单纯性甲状腺肿

病史一般较长,往往在不知不觉中渐渐长大,而于检查时偶然被发现。结节是腺体在增生和代偿过程中发展而成的,大多数呈多结节性甲状腺肿,少数为单个结节性。大部分结节为胶性,其中有因发生出血、坏死而形成囊肿;久病者部分区域内可有较多纤维化或钙化,甚至骨化,由于结节的病理性质不同,它们的大小、坚度、外形不一。甲状腺出血往往有骤发肿痛史,腺内有囊肿样肿块;有胶性结节者,质地较硬;有钙化及骨化者,质地坚硬。

(二)甲状腺炎

1.亚急性甲状腺炎

结节的大小视病变范围而定。质地常较硬。有典型的病史,包括起病较急,有发热、咽痛及显著甲状腺区疼痛和压痛等表现。急性期,甲状腺摄^{131}I率降低,显像多呈“冷结节”,血清 T_3 和 T_4 升高,呈“分离”现象,有助于诊断。

2.慢性淋巴细胞性甲状腺炎

慢性淋巴细胞性甲状腺炎为对称弥漫性甲状腺肿,无结节;有时由于肿大不对称和表面有分叶,可状似结节,硬如橡皮,无压痛。此病起病缓慢,呈慢性发展过程,但与甲状腺癌可同时并发,临床上不易做出鉴别,须引起注意。抗甲状腺球蛋白和微粒体抗体滴度常升高。甲状腺细针穿吸细胞学检查有助诊断。

3.侵袭性纤维性甲状腺炎

结节坚硬且与腺体外邻近组织粘着固定。起病和发展过程缓慢,可有局部隐痛和压痛,伴以明显压迫症状,其临床表现如甲状腺癌,但局部淋巴结不大,摄^{131}I率正常或偏低。

(三)甲状腺腺瘤

由甲状腺腺瘤或多发的胶性结节所致。单个或多个,可与甲状腺肿同时并存或单独出现。腺瘤一般呈圆或椭圆形,直径常在 3cm 以内,质地大多比周围的甲状腺组织为硬,无压痛。在扫描图上示摄^{131}I功能为正常、增加或减低;甲状腺摄^{131}I率可正常或偏高。腺瘤发展慢,临床上大多无症状,但部分患者发生功能亢进症状。

(四)甲状腺囊肿

囊肿内含血液或清澈液体,与周围甲状腺组织分界清楚,可相当坚硬,直径很少>3 cm。一般无压痛,无摄^{131}I能力,故在扫描图上系一种“冷”的结节,B型超声波检查常有助诊断。临床上除甲状腺肿大和结节外,大多无功能方面的改变。

(五)甲状腺癌

甲状腺癌可见于任何年龄(从婴儿直至老年人),高峰出现于 49～69 岁的年龄阶段,女性发病数比男性高约3倍,恶性程度高的甲状腺癌少见于<40岁的人,但年龄>40岁后,甲状腺癌发生转移和死亡数上升。其病理分型为以下几种。

1.乳头状癌

乳头状癌见于各种年龄,为低度恶性癌,生长慢。患者多因肿大的颈淋巴结(转移性癌)前来就诊,该时甲状腺内的原发性癌肿可不显著。

2.滤泡细胞癌

滤泡细胞癌多见于中、老年者,趋向于经血流转移,故多见远处转移,而颈淋巴结转移不多见。其恶性程度低,其在甲状腺内的癌可相似于一般的腺瘤,历10~20年而不发生转移。

3.未分化癌

未分化癌主要见于老年。常为一侧甲状腺块物,无压痛,表面不规则,坚硬,并且固定不动,边界不清楚。恶性程度高,生长快,常浸润至邻近颈部结构。并向颈淋巴结、肺、骨等处转移。

4.髓样癌

髓样癌起源于甲状腺组织内的 C 细胞。见于各种年龄(5~80岁),较小的肿瘤几乎总是位于一叶的上后部分。此癌好发生钙化,其他甲状腺肿瘤如发生钙化,往往在 X 线片上显影浅淡,但均匀,髓样癌的钙化与之不同,则以浓密和不均匀分布为特征。此外,测到血清降钙素升高,有助诊断。

二、区别结节良恶性的原则

结节性质有各种各样,在临床上区别结节为良、恶性,有时相当困难。由于癌的发病数在单个结节性甲状腺肿远比多结节性甲状腺肿为高。有报告多达约10%的单个结节为癌,因而,有人主张凡是单个结节,应一概行预防性手术切除,以避免漏诊或延迟对甲状腺癌的诊断。也有相反的意见,认为既然良性结节远比恶性结节多见,应当先给予抑制量的甲状腺激素治疗,经过若干时间,如结节不明显缩小,或继续长大者,则做手术切除。大多数学者认为这样简单化的处理是不妥当的,应根据患者的具体情况,具体地分析,而后分情况给予不同的处理,例如,结节坚硬、不规则、生长快、明显为癌的表现,应予及早手术切除;单个"冷结节",癌的发生率较高,若结节质地坚硬、固定或经甲状腺制剂抑制治疗无缩小,反而增大,宜予手术治疗;单个"热结节",一般良性,宜先作内科处理。临床上,区别结节的良、恶时,以下几点可供参考:

(1)年龄和性别:甲状腺癌可发生于任何年龄,但多见于年龄大的人,发病数以女比男多见。

(2)甲状腺癌的发病数:单个结节远比多结节性甲状腺肿多见。

(3)一个质地较软,光滑,可活动的结节,大多为良性(未分化癌如有坏死或出血,可相当软)。一个坚硬、固定、不痛的结节,当以恶性的机会大(但有例外)。

(4)钙化的结节,癌的可能性小。

(5)生长快的结节提示为癌肿,但急骤长大伴疼痛的甲状腺肿是腺瘤内出血或急性甲状腺炎,而非癌肿。

(6)甲状腺肿,而同时邻近颈淋巴结肿大者,应考虑为癌。

(7)经足量甲状腺激素抑制治疗2~4个月,结节无明显缩小或反而增大者,应考虑为癌。

(8)甲状腺结节引起显著压迫症状或声音嘶哑者,应作手术治疗。

(9)甲状腺扫描示单个"热结节",常为良性伴功能亢进;"温结节"多见于良性肿瘤,但由于受显像仪器分辨率的影响或其表面有正常甲状腺组织的覆盖。一个很小的、无摄^{131}I 功能的"冷结节"，在显像图上有时会显示"温结节"，造成假象，分析结果时，宜加注意。单个"冷结节"，有癌的可能，但不一定是癌。如结节内发生出血、囊肿性等改变，也可为"冷结节"。甲状腺癌一般不像正常甲状腺组织那样能浓集^{131}I，因而在甲状腺扫描图上常呈现为低或无功能的"温"或"冷"结节，但极个别由于甲状腺癌可发生于高功能性的结节中，因此，存在高功能的结节，并不能完全除外恶性的可能性。

（10）其他特殊检查：血清降钙素升高，常见于髓样癌；抗甲状腺球蛋白和抗微粒体抗体滴度升高有利于诊断慢性淋巴细胞性甲状腺炎，具有相对特异性。其他尚有超声波显像、甲状腺癌阳性显像（如^{201}Tl）等；血清甲状腺球蛋白 RIA 对诊断甲状腺癌转移有重要参考价值。

（11）甲状腺细针抽吸细胞学检查有助于单发甲状腺结节良、恶性的鉴别，对慢性淋巴细胞甲状腺炎尤有帮助。

（黑　涛）

第七节　甲状腺腺瘤

甲状腺腺瘤是起源于甲状腺滤泡细胞的良性肿瘤，目前认为本病多为单克隆性，是由与甲状腺癌相似的刺激所致。临床分滤泡状和乳头状实性腺瘤两种，前者多见。常为甲状腺囊内单个边界清楚的结节，有完整的包膜。

一、病因及发病机制

甲状腺腺瘤的病因未明，可能与性别、遗传因素、射线照射、TSH 过度刺激有关，也可能与地方性甲状腺肿疾病有关。

（一）性别
甲状腺腺瘤在女性的发病率为男性的 5～6 倍，提示可能性别因素与发病有关，但目前没有发现雌激素刺激肿瘤细胞生长的证据。

（二）癌基因
甲状腺腺瘤中可发现癌基因 $c-myc$ 的表达。腺瘤中还可发现癌基因 $H-ras$ 第 12、13、61 密码子的活化突变和过度表达。高功能腺瘤中还可发现 TSH-G 蛋白腺嘌呤环化酶信号传导通路所涉及蛋白的突变，包括 TSH 受体跨膜功能区的胞外和跨膜段的突变和刺激型 GTP 结合蛋白的突变。上述发现均表明腺瘤的发病可能与癌基因有关，但上述基因突变仅见于少部分腺瘤中。

（三）家族性肿瘤
甲状腺腺瘤可见于一些家族性肿瘤综合征中，包括 Cowden 病和 Catney 联合体病等。

（四）外部射线照射
幼年时期头、颈、胸部曾经进行过 X 线照射治疗的人群，其甲状腺癌发病率约增高 100 倍，而甲状腺腺瘤的发病率也明显增高。

（五）TSH 过度刺激
在部分甲状腺腺瘤患者可发现其血 TSH 水平增高，可能与其发病有关。试验发现，TSH 可刺激正常甲状腺细胞表达前癌基因 $c-myc$，从而促使细胞增生。

二、病理类型

(一)滤泡状腺瘤

滤泡状腺瘤是最常见的一种甲状腺良性肿瘤,根据其腺瘤实质组织的构成分为以下几种。

1.胚胎型腺瘤

由实体性细胞巢和细胞条索构成,无明显的滤泡和胶体形成。瘤细胞多为立方形,体积不大,细胞大小一致。胞质少,嗜碱性,边界不甚清;胞核大,染色质多,位于细胞中央。间质很少,多有水肿。包膜和血管不受侵犯。

2.胎儿型腺瘤

主要由体积较小而均匀一致的小滤泡构成。滤泡可含或不含胶质。滤泡细胞较小,呈立方形,胞核染色深,其形态、大小和染色可有变异。滤泡分散于疏松水肿的结缔组织中,间质内有丰富的薄壁血管,常见出血和囊性变。

3.胶性腺瘤

又称巨滤泡性腺瘤,最多见,瘤组织由成熟滤泡构成,其细胞形态和胶质含量皆和正常甲状腺相似。但滤泡大小悬殊,排列紧密,亦可融合成囊。

4.单纯性腺瘤

滤泡形态和胶质含量与正常甲状腺相似。但滤泡排列较紧密,呈多角形,间质很少。

5.嗜酸性腺瘤

又称 Hurthle 细胞瘤。瘤细胞大,呈多角形,胞质内含嗜酸颗粒,排列成条或成簇,偶成滤泡或乳头状。

(二)乳头状腺瘤

良性乳头状腺瘤少见,多呈囊性,故又称乳头状囊腺病。甲状腺腺瘤中,具有乳头状结构者有较大的恶性倾向,良性乳头状腺瘤少见,多呈囊性,故又称乳头状囊腺瘤。乳头由单层立方或低柱状细胞覆于血管及结缔组织来构成,细胞形态和正常静止期的甲状腺上皮相似,乳头较短,分支较少,有时见乳头中含有胶质细胞。乳头突入大小不等的囊腔内,腔内有丰富的胶质。瘤细胞较小,形态一致,无明显多形性和核分裂象。甲状腺腺瘤中,具有乳头状结构者有较大的恶性倾向。

(三)不典型腺瘤

比较少见,腺瘤包膜完整,质地坚韧,切面细腻而无胶质光泽。镜下细胞丰富,密集,常呈片块状、巢状排列,结构不规则,多不形成滤泡。间质甚少。细胞具有明显的异形性,形状、大小不一致,可呈长方形、梭形;胞核也不规则,染色较深,亦可见有丝分裂象,故常疑为癌变,但无包膜、血管及淋巴管浸润。

(四)甲状腺囊肿

根据内容物不同可分为胶性囊肿、浆液性囊肿、坏死性囊肿、出血性囊肿。

(五)功能自主性甲状腺腺瘤

瘤实质区可见陈旧性出血、坏死、囊性变、玻璃样变、纤维化、钙化。瘤组织边界清楚,周围甲状腺组织常萎缩。

三、临床表现

甲状腺腺瘤可发生于任何年龄,但以青年女性多见;多数无自觉症状,往往在无意中发现颈前区肿块;大多为单个,无痛;包膜感明显,可随吞咽移动。肿瘤增长缓慢,一旦肿瘤内出血或囊变,体积可突然增大,且伴有疼痛和压痛,但过一时期又会缩小,甚至消失。少数增大的肿瘤逐渐压迫周围组织,引起气管移位,但气管狭窄罕见;患者会感到呼吸不畅,特别是平卧时为甚。胸骨后的甲状腺腺瘤压迫气管和大血管后可引起呼吸困难和上腔静脉压迫症。少数腺瘤可因钙化斑块使瘤体变得坚硬。典型的甲状腺腺瘤很容易作出临床诊断,甲状腺功能检查一般正常;核素扫描常显示温结节,但如有囊变或出血就显示冷结节。自主性高功能甲状腺腺瘤可表现不同程度的甲亢症状。

四、实验室及相关辅助检查

(一)甲状腺功能检查

血清 TT_3、FT_3、TT_4、FT_4、TSH 值均正常。自主性高功能甲状腺腺瘤患者血清 TT_3、FT_3、TT_4、FT_4值增高,TSH 值降低。

(二)X 线检查

如腺瘤较大,颈胸部 X 线检查可见气管受压移位,部分患者可见瘤体内钙化等。

(三)核素扫描

90%的腺瘤不能聚集放射性锝或碘,核素扫描多显示为"冷结节",少数腺瘤有聚集放射性碘的能力,核素扫描示"温结节";自主性高功能腺瘤表现为放射性浓聚的"热结节";腺瘤发生出血、坏死等囊性变时则均呈"冷结节"。

(四)B 超检查

对诊断甲状腺腺瘤有较大价值,超声显示腺瘤和周围组织有明显界限,有助于辨别单发或多发,囊性或实性。

(五)甲状腺穿刺活检

有助于诊断,特别在区分良恶性病变时有较大价值,但属创伤性检查,不易常规进行。

五、诊断与鉴别诊断

甲状腺腺瘤的诊断可参考以下要点:①颈前单发结节,少数亦可为多发的圆形或椭圆形结节,表面光滑、质韧,随吞咽活动,多无自觉症状;②甲状腺功能检查正常;③颈部淋巴结无肿大;④服用甲状腺激素3～6 个月后,肿块不缩小或更明显突出。

甲状腺腺瘤需要与以下疾病相鉴别。

(1)结节性甲状腺肿:甲状腺腺瘤主要与结节性甲状腺肿相鉴别。后者虽有单发结节,但甲状腺多呈普遍肿大,在此情况下易于鉴别。一般来说,腺瘤的单发结节长期病程之间仍属单发,而结节性甲状腺肿经长期病程之后多成为多发结节。另外,甲状腺肿流行地区多诊断为结节性甲状腺肿,非流行地区多诊断为甲状腺腺瘤。在病理上,甲状腺腺瘤的单发结节有完整包膜,界限清楚。而结节性甲状腺肿的单发结节无完整包膜,界限也不清楚。

(2)甲状腺癌:甲状腺腺瘤还应与甲状腺癌相鉴别,后者可表现为甲状腺质硬,结节表面凹凸不平,边界不清,颈淋巴结肿大,并可伴有声嘶、霍纳综合征等。

六、治疗

(一)甲状腺激素治疗

能抑制垂体 TSH 的分泌,减少 TSH 对甲状腺腺瘤的刺激,从而使腺瘤逐渐缩小,甚至消失。从小剂量开始,逐渐加量。可用左甲状腺素 50～150 μg/d 或干甲状腺片 40～120 mg/d,治疗 3～4 个月。适于多发性结节或温结节、热结节等单结节患者。如效果不佳,应考虑手术治疗。

(二)手术治疗

甲状腺腺瘤有癌变可能的患者或引起甲亢者,应行手术切除腺瘤。伴有甲亢的高功能腺瘤,需要先用抗甲状腺药物控制甲亢,待甲状腺功能正常后,行腺瘤切除术,可使甲亢得到治愈。

对于甲状腺腺瘤,手术切除是最有效的治疗方法,无论肿瘤大小,目前多主张做患侧腺叶切除或腺叶次全切除而不宜行腺瘤摘除术。其原因是临床上甲状腺腺瘤和某些甲状腺癌特别是早期甲状腺癌难以区别。另外约 25% 的甲状腺腺瘤为多发,临床上往往仅能查到较大的腺瘤,单纯腺瘤摘除会遗留小的腺瘤,日后造成复发。因甲状腺腺瘤有引起甲亢(发生率约为 20%)和恶变(发生率约为 10%)的可能,故应早期行包括腺瘤的患侧,甲状腺大部或部分(腺瘤小)切除。切除标本必须立即行冷冻切片检查,以判定有无恶变。

(焦　德)

第八节　甲状腺癌

甲状腺恶性肿瘤是最常见的内分泌恶性肿瘤。按照组织学特征,起源于甲状腺滤泡细胞可以分为分化型甲状腺癌和未分化甲状腺癌,占所有甲状腺癌的 95% 以上。分化型甲状腺癌包括乳头状甲状腺癌和滤泡型甲状腺癌,这类甲状腺癌通常是可治愈的。相反,未分化甲状腺癌来势凶猛,预后很差。近年来,甲状腺癌发病率逐年上升。年龄是一个影响甲状腺癌的重要因素,>45 岁的患者预后较差。甲状腺癌多见于女性,但男性患者预后较差。另外的危险因素包括颈部放疗史,直径>4 cm 的肿瘤,原发灶外侵,淋巴结及远处转移。

起源于甲状腺滤泡旁 C 细胞的恶性肿瘤称为甲状腺髓样癌,占所有甲状腺癌的 3% 左右,其分为散发性髓样癌、家族性髓样癌、MEN 综合征。

一、概述

(一)甲状腺癌分期

2010 年甲状腺癌 UICC 分期如下。

1.TNM 分期

(1)T 分期。

T_x:无法对原发肿瘤做出估计。

T_0:未发现原发肿瘤。

T_1:原发肿瘤≤2 cm,局限于甲状腺内。

T_2：2 cm＜原发肿瘤≤4 cm，局限于甲状腺内。

T_3：肿瘤＞4 cm，肿瘤局限在甲状腺内或有少量延伸到甲状腺外。

T_{4a}：肿瘤蔓延至甲状腺包膜以外，并侵犯皮下软组织、喉、气管、食管或喉返神经。

T_{4b}：肿瘤侵犯椎前筋膜、或包绕颈动脉或纵隔血管。

未分化癌均为 T_4。

T_{4a}：未分化癌，肿瘤限于甲状腺内，尚可外科切除。

T_{4b}：未分化癌，肿瘤已侵出包膜，外科难以切除。

（2）N 分期。

N_0：无淋巴结转移。

N_{1a}：肿瘤转移至Ⅵ区（气管前、气管旁和喉前淋巴结）。

N_{1b}：肿瘤转移至单侧、双侧、对侧颈部或上纵隔淋巴结。

（3）M 分期。

M_0：无远处转移。

M_1：远处有转移。

2.甲状腺乳头状腺癌或滤泡状腺癌分期（45 岁以下）

Ⅰ期：任何 T，任何 NM_0。

Ⅱ期：任何 T，任何 NM_1。

3.甲状腺乳头状腺癌或滤泡状腺癌（45 岁以上）

髓样癌（任何年龄）。

Ⅰ期：$T_1 N_0 M_0$。

Ⅱ期：$T_2 N_0 M_0$。

Ⅲ期：$T_3 N_0 M_0$，$T_{1\sim3} N_{1a} M_0$。

ⅣA 期：$T_{1\sim3} N_{1b} M_0$，$T_{4a} N_{0\sim1} M_0$。

ⅣB 期：T_{4b}任何 NM 0。

ⅣC 期：任何 T 任何 NM 1。

4.未分化癌（全部归Ⅳ期）

ⅣA 期：T_{4a}任何 NM_0。

ⅣB 期：T_{4b}任何 NM_0。

ⅣC 期：任何 T 任何 NM_1。

（二）甲状腺癌危险因素

放射接触史，碘的不适当摄入，淋巴性甲状腺炎，激素原因和家族史都是可能引起甲状腺癌的危险因素。

1.放射接触史

放射接触史能够增加甲状腺乳头状癌的发生。这一现象，在广岛和长崎的原子弹爆炸，马绍尔群岛和内华达的核试验失误及切尔诺贝利核泄漏后被观察及证实。尤其在切尔诺贝利核泄漏后，受到核辐射的儿童发生了更多的乳头状甲状腺癌，这可能与儿童甲状腺更易受放射线影响，或者儿童食用了更多受核污染的牛奶有关。儿童时期因头颈部肿瘤接受过放射治疗，也会导致乳头状甲状腺癌发生风险的增加。

2.缺碘

碘是合成甲状腺激素的必需原料。缺碘引起甲状腺滤泡细胞代偿性增生,导致甲状腺肿。在缺碘地区,甲状腺滤泡性肿瘤发病率升高;而在碘摄入过多的地区,乳头状甲状腺癌则更易发生。在动物试验中,碘的过量摄入,能导致甲状腺癌由滤泡型向乳头状表型转换。但是碘的不适量摄入如何导致甲状腺癌发生依旧不明。

3.免疫因素

乳头状甲状腺癌中通常可见淋巴细胞浸润,这一现象可能提示免疫因子可能参与恶性肿瘤的发生发展。分子生物学分析提示淋巴细胞甲状腺炎可能是甲状腺恶性肿瘤的早期表现。但其确切机制依旧不明。

4.年龄因素

大多数分化型甲状腺癌发生于 20～50 岁患者,女性患者为男性患者的 2～4 倍。这一现象可能提示女性激素可能参与甲状腺癌的发生。并且,雌激素受体在甲状腺滤泡细胞膜上表达,雌激素可导致滤泡细胞的增殖。同样并没有明确的动物模型能够复制,甲状腺癌与妊娠或外源性雌激素使用的关系。

5.遗传因素

遗传性因素对于甲状腺癌的发生也是同样重要的。若父母患有甲状腺癌,则患肿瘤风险增加 3.2 倍;若同胞兄妹患有甲状腺癌,则患肿瘤风险增加 6.2 倍。非家族性髓样癌发生率为 3.5%～6.2%。

二、乳头状甲状腺癌

乳头状甲状腺癌(PTC)是最常见的甲状腺癌,占所有甲状腺癌的 70%～90%。乳头状癌有着其特征的组织学表现:"砂粒体"和"营养不良性钙化"。甲状腺乳头状癌以淋巴结转移为主,常以颈部肿大淋巴结为首发症状。

(一)临床表现

患者以女性为多,男与女之比为 1∶2.7,年龄 6～72 岁,20 岁以后明显增多,31～40 岁组患病最多,占 30%,50 岁以后明显减少。乳头状癌淋巴结转移机会多,临床触不到淋巴结的患者,经选择性颈清扫术后,病理检查结果有 46%～72% 的病例有淋巴结转移。有些患者以颈部淋巴结肿大来就诊,甲状腺内肿物可能已经数月或数年。因甲状腺内肿物发展较慢,且无特殊体征,常被误诊为良性,肿物可以很小,仅 0.5～1.0 cm。晚期可以明显肿大,直径可达 10 cm 以上。呈囊性或部分呈囊性,侵犯气管或其他周围器官时肿物固定。侵犯喉返神经出现声音嘶哑,压迫气管移位或肿瘤侵入气管内出现呼吸困难。淋巴结转移多至颈深中组及颈深下组,晚期可转移至上纵隔。血行转移较少,有 4%～8%,多见于肺或骨。

(二)辅助检查

1.原发病变的诊断

无淋巴结转移的情况下,对甲状腺肿物的性质难以判断,在治疗前应进行如下的检查以明确病变的范围、与周围器官的关系、甲状腺功能的损伤程度、TSH 的分泌状况等。

(1)甲状腺核素扫描:大多数滤泡型腺癌和乳头状腺癌有吸碘功能,以往为术前主要手段,目前随着其他临床检查的发展已少用。

(2)B 超检查:可发现甲状腺内肿物是多发或单发、有否囊性变、颈部有否淋巴结转移、颈部血管受侵情况等。

（3）CT 检查：显示甲状腺内肿瘤的位置、内部结构情况、钙化情况，无包膜恶性可能性大。虽不能做出定性诊断但对医师手术操作很有帮助，CT 检查能显示肿物距大血管的远近，距喉返神经、甲状旁腺、颈段食管的远近，肿瘤是否侵犯气管壁及侵入气管内、向胸骨后及上纵隔延伸情况，纵隔内淋巴转移情况。使外科医师术前心中有数，减少盲目性。

（4）磁共振成像（MRI）检查：在无碘过敏患者中，不推荐使用。

（5）PET/CT 检查：可判断肿瘤代谢情况，主要判断远处转移情况。

（6）针吸细胞学检查：近年来由于针吸细胞学诊断的进步，广泛应用于临床，但应用于甲状腺肿物的诊断有一定限度。

2.颈淋巴结转移的诊断

（1）临床触不到淋巴结而甲状腺内肿物高度怀疑癌，此为 N_0 病例，这类患者不一定没有淋巴结转移，应做 B 超或 CT 检查以发现手摸不到的肿大淋巴结。因有些患者脂肪厚，肌肉发达，淋巴结虽已很大且呈串也不易触及，如 B 超及 CT 检查怀疑转移，且甲状腺内肿物证实为癌应按联合根治术准备。

（2）甲状腺肿物合并颈淋巴结肿大时，淋巴结位于中、下颈深较多，位于胸锁乳突肌前缘或被覆盖，活动或固定，大致可判断为甲状腺癌颈转移，以乳头状癌为多见。如针吸细胞学阳性则可确诊。

（三）治疗

1.放射治疗

分化型甲状腺癌对放射治疗敏感性差，以手术治疗为主要手段，单纯体外放射治疗对甲状腺癌的治疗并无好处。^{131}I 治疗用于手术不能切除的分化型甲状腺癌或远处转移的甲状腺癌。

2.手术治疗

（1）原发癌的处理：①一侧腺叶切除加峡部切除加Ⅵ区淋巴结清扫为单侧甲状腺癌治疗的最小手术方式。②全甲状腺切除当病变涉及两侧腺叶时行全甲状腺切除术。考虑到甲状腺多灶性癌的存在，应注意同侧腺叶多灶肿瘤，易出现对侧甲状腺内微小病灶的发生。③高分化侵袭性甲状腺癌，应积极地予以手术治疗，治疗越早，预后越好。④微小癌的治疗，目前甲状腺乳头状微小癌的治疗方式尚不统一。

（2）淋巴结转移癌的处理：不论是传统式的颈清扫术还是保留功能的改良根治术都应将各区淋巴结不论大小彻底切除。

三、甲状腺滤泡型腺癌

滤泡型癌较乳头状癌发病率低，占甲状腺癌的 10%～15%，较乳头状癌发病年龄大，常见于中年人，平均年龄 45～50 岁，男女之比为 1∶3。其恶性程度介于乳头状癌和未分化癌之间，易出现血行转移，如肺、骨、肝、脑等处。很少出现淋巴结转移。转移的组织，很像正常甲状腺，因此有人称为"异位甲状腺"。

临床表现大多数是单发的，少数也可是多发的。容易误诊为甲状腺腺瘤。预后较乳头状癌差。影响预后的决定因素是远处转移，不是甲状腺包膜的侵犯。

四、甲状腺未分化癌

甲状腺未分化癌(ATC)在甲状腺癌中比例较少,占 3%～8%。

(一)临床表现

本病发病年龄较高,男性发病较高。病情发展较快,出现颈部肿物后增长迅速,1～2 周肿物固定,声音嘶哑,呼吸困难。有 1/3 的患者颈部肿物多年,近几个月来迅速增大,因此有学者认为此部分病例是在原有分化型甲状腺癌或良性肿物基础上的恶变。

(二)辅助检查

CT 及颈部 X 线检查常见气管受压,或前后径变窄或左右径变窄,或气管受压移位,偏于一侧,椎前软组织增厚,表明肿瘤从食管后椎前包绕了气管、食管。常有颈淋巴结转移,有时颈部转移淋巴结和甲状腺的原发灶融合在一起。根据肿物形态及硬度常可确诊。

(三)治疗

大多数患者来诊较晚,失去根治性治疗机会。有时手术目的是为了解决呼吸道梗阻,仅做气管切开。对少部分原发肿瘤较小的病例,尽量给予切除,然后行气管切开或气管造瘘,术后给予放疗及化疗,有的患者有一定疗效,有 40% 的患者可获完全缓解。

五、甲状腺髓样癌

甲状腺髓样癌(MTC)起源于甲状腺滤泡旁细胞或称 C 细胞。癌细胞可分泌多种胺类和多肽类激素,降钙素等,此外还有 5-羟色胺、组胺、前列腺素及 ACTH 样物质,导致部分患者出现顽固性腹泻,多为水样泄,但肠吸收障碍不严重,常伴有面部潮红。当肿瘤切除后腹泻即可消失,癌复发或转移时腹泻又可出现。

甲状腺髓样癌可分为散发性及家族性两种,前者约占 80%,不伴有其他内分泌腺部位的肿瘤,没有特殊的临床表现,后者占 20%,有明显家族史,分为两种类型:一类叫多发内分泌肿瘤ⅡA 型,此型包括甲状腺髓样癌、嗜铬细胞瘤和甲状旁腺功能亢进,因是 30 年前 Sipple 首先描述,被称为 Sipple 综合征;另一类叫多发内分泌肿瘤ⅡB 型,此型包括甲状腺髓样癌、嗜铬细胞瘤及伴有多发性黏膜神经瘤,并有特征性的面部表现(嘴唇肥厚、宽鼻梁、脸外翻等)。

(一)临床表现

甲状腺髓样癌占甲状腺恶性肿瘤的 6%～8%。除少数合并内分泌综合征外,大多数与其他类型的甲状腺癌相似,主要是甲状腺区肿块,有时有淋巴结肿大,可出现双侧颈转移,多数生长缓慢,病程长达 10～20 年,大多数 1 年左右。

(二)辅助检查

血清降钙素升高伴甲状腺结节患者,首先考虑甲状腺髓样癌,若无其他内分泌综合征及肿瘤可确诊。部分甲状腺髓样癌患者可有血清 CEA 升高。

(三)治疗

手术是治疗的有效手段。有淋巴结转移时行颈清扫手术,对于是否行预防性颈清扫术,目前有一定争议。目前有靶向药物针对甲状腺髓样癌,但疗效不明确。

六、甲状腺其他恶性肿瘤

甲状腺还有其他恶性肿瘤,如血管肉瘤、纤维肉瘤、癌肉瘤、骨肉瘤、恶性纤维组织细胞瘤等,均少见。其中值得注意的是恶性淋巴瘤,近年来文献报道有增多趋势。

恶性淋巴瘤少见,占所有甲状腺恶性肿瘤的 0.6%～5%,占所有淋巴瘤的2.2%～2.5%。文献报道甲状腺恶性淋巴瘤合并慢性淋巴细胞性甲状腺炎高达 95%～100%。可疑者应做诊断性探查手术,术中制冷冻切片检查,确诊后根据情况行峡部切除或一叶切除,以免将来病变进一步发展压迫气管造成呼吸困难。

甲状腺恶性淋巴瘤是以放疗为主的综合治疗,配合以化疗。有低度恶性及高度恶性两种。其治疗效果优于甲状腺未分癌。

(焦　德)

第四章

乳 房 疾 病

第一节 乳 头 炎

乳头由致密结缔组织构成,被复层鳞状上皮覆盖。乳头的表面皮肤对雌激素非常敏感,当雌激素缺乏时,乳头皮肤就会萎缩变薄,分娩后体内雌激素水平骤然下降,乳头皮肤也因而变薄,容易受损,哺乳时会产生一种灼痛感,因此乳头炎多见于哺乳期妇女。

一、病因

(1)抵抗力低下的产妇生产时体力消耗较大,因产后哺乳、照顾婴儿,休息较差,身体不易很快恢复,抗病力较低。另外,糖尿病患者身体免疫功能低下,也是容易患病的内因。

(2)乳头破损和婴儿吸吮的机械性刺激、咬伤或局部病变引起的乳头皲裂。

(3)细菌侵入并藏于乳房皮肤表面,当乳头损伤或皲裂后,便可从乳头破损处乘虚而入,引起感染。

二、临床表现

乳头炎可为单侧,亦可为双侧。主要表现为乳头红、肿及皲裂,多为放射状小裂口,裂口可深可浅,深时可出血。裂口的干性分泌物可结成黄色痂皮,并发生干燥性疼痛,往往影响哺乳。婴儿吸吮时,剧痛难忍。患者多无发热、寒战等全身中毒症状,但极易发展为急性乳腺炎而使病情加重。

三、诊断

(一)哺乳期妇女
有婴儿咬伤史。

(二)局部症状
乳房红、肿、热、痛,严重者可见乳头皲裂,患侧腋窝淋巴结可有肿大。

(三)全身症状
寒战、高热、烦躁、乏力等。

（四）化验检查

白细胞计数升高，特别是中性粒细胞数明显增加。

四、治疗

主要为局部治疗，重者可口服抗生素，停止直接向小儿授乳，用吸奶器将乳汁吸出喂养婴儿，也可将玻璃罩橡皮乳头放在乳头周围皮肤上哺乳。如炎症轻者，可在哺乳后局部敷药，哺乳前将药擦去。乳头皲裂处可用温盐水清洗，然后涂以抗生素软膏或食用油使皲裂处软化，使疼痛减轻，易于治愈，同时应避免进食刺激性食物。

五、预防与护理

（1）孕期要经常用温水清洗乳头，以增强皮肤的韧性。

（2）哺乳时，应将全部乳头塞入小儿口中，以免咬破乳头，不要让小儿含着乳头睡觉。

（3）授乳后应用清水洗净乳头，并用细软布衬于乳头前的乳罩内以免擦破乳头。

（孙崇锴）

第二节　急性乳腺炎

一般来讲，急性乳腺炎病程较短，预后良好，但若治疗不当，也会使病程迁延，甚至可并发全身性化脓性感染。急性乳腺炎绝大多数发生于初产妇，约25：1，常发病于产后2～4周。

一、病因

发生急性乳腺炎的主要原因有两个：①乳汁淤积；②细菌感染。首先，这是因为初产妇缺乏哺乳经验和授乳不得法造成的。其次，初产妇的乳头皮肤较嫩，抵抗力较弱，容易被婴儿的吸吮造成破损，给细菌入侵打开了通道。由于乳头的破损，使哺乳时产生疼痛而影响产妇正常哺乳甚至造成积乳。乳汁是细菌的很好培养基质，细菌很容易在积乳处繁殖发病。

二、临床表现

急性乳腺炎在开始时患侧乳房胀满、疼痛，哺乳时尤甚，乳汁分泌不畅，乳房结块，全身症状可不明显，或伴有全身不适、食欲欠佳等。然后，局部乳房变硬，肿块逐渐增大，此时可伴有明显的全身症状，如高烧、寒战、全身无力等。常可在4～5天内形成脓肿，可出现乳房搏动性疼痛，局部皮肤红肿、透亮。形成脓肿时中央变软，按之有波动感。若为乳房深部脓肿，可出现全乳房肿胀、疼痛、高热，但局部皮肤红肿及波动不明显，需经穿刺方可明确诊断。有时脓肿可有数个，或先后不同时期形成，可穿破皮肤，或穿入乳管，使脓液从乳头溢出。破溃出脓后，脓液引流通畅，可消减肿痛而愈。若治疗不善，脓肿就有可能穿破胸大肌筋膜前的疏松结缔组织，形成乳房后脓肿，或乳汁自创口处溢出而形成乳漏，严重者可发生脓毒症。急性乳腺炎常伴有患侧腋窝淋巴结肿大，有触痛，白细胞总数和中性粒细胞数增加。

三、诊断

(1)患者多为哺乳期妇女,尤其以初产妇为多见,发病前多有乳头皲裂破损史及乳汁淤积不畅史。

(2)局部症状:乳房红、肿、热、痛及化脓,患侧腋窝淋巴结可有肿大。

(3)全身症状:寒战、高热、烦躁、乏力等。

(4)化验检查:白细胞计数升高,特别是中性粒细胞数明显增加,化脓时局部穿刺可有脓性分泌物。

四、鉴别诊断

炎性乳癌又称弥漫性乳癌,是一种比较少见的乳腺癌。其主要临床特征为乳房红肿,疼痛亦很明显,但一般局部没有肿块可扪及。肿瘤发展迅速,常累及整个乳房。由于其恶性程度高,病理切片见癌细胞呈弥漫性,乳房和乳房淋巴管内充满大量癌细胞。炎性乳癌亦好发于妊娠或哺乳期女性,由于其来势凶猛,转移出现早且广泛,患者常于1～3年内死亡。急性乳腺炎与炎性乳癌的主要鉴别点为:

(1)两者均可见乳房部的红、肿、热、痛等炎症表现,但患急性乳腺炎时皮肤红肿较局限,亦可较广泛,颜色为鲜红;而患炎性乳癌时皮肤改变广泛,往往累及整个乳房,其颜色为暗红色或紫红色。患急性乳腺炎时皮肤呈一般的凹陷性水肿,而炎性乳癌的皮肤水肿则呈"橘皮样"。

(2)两者均可见到腋下淋巴结肿大,但急性乳腺炎的腋下淋巴结相对比较柔软,与周围组织无粘连,活动性好;而炎性乳癌的腋下淋巴结肿大而质硬,与皮肤及周围组织粘连,活动性差。

(3)从全身症状来看,急性乳腺炎常有寒战、高热等明显的全身性炎症反应;而炎性乳癌通常无明显的全身炎症反应,如伴有发热,则为低热或中等热度。

(4)从病程来看,急性乳腺炎病程短,可在短期内化脓,抗感染治疗有效,预后好;而炎性乳癌则病情凶险,一般无化脓,不发生皮肤溃破,却可延及同侧乳房以外的颈部及手臂,甚至可侵及对侧乳房,抗感染治疗无效,预后差。炎性乳癌和急性乳腺炎在初期比较难鉴别,随着病情的发展其不同点就越来越明显了。

五、治疗

急性乳腺炎炎症期的治疗是比较关键的阶段。因为此阶段若治疗及时,方法恰当,炎症可以吸收而治愈,否则超过5～6天,则必然形成脓肿。

(1)疏通阻塞的乳腺管在初发病已有乳腺肿块而无炎症时最为重要,即便是炎症初期(2～4天)同样也需要设法疏通阻塞的导管。因为任何药物治疗,若在严重的乳汁淤积情况下,是很难控制其炎症的发展的。其方法如下。①热敷加排乳:用热毛巾湿敷,每2～4小时1次。热敷后用吸奶器将淤积的乳汁吸出,也可让婴儿或亲人用嘴吸吮。②热敷加按摩:热敷后,用手掌根部将肿块适当用力按压在胸壁上,按顺时针方向和逆时针方向反复按揉,迫使阻塞的导管疏通,直到肿块变软消失为止。肿块经按揉消散后,每隔2～4小时需重复按揉1次。因病变的导管尚未完全恢复正常排乳,几小时后可能再次发生淤积。此种按揉方法对急性乳腺炎的早期治疗效果是非常好的。③局部用硫酸镁热敷:用25%硫酸镁加热后外敷局部肿块,2～4小时1次,对消肿有效,但仍要及时按摩和排空乳汁。

(2)局部封闭疗法:用青霉素 160 万单位加等渗盐水 20 mL 或庆大霉素 8 万单位加入20 mL 生理盐水中,注入肿块周围,4～6 小时可重复注射 1 次。

(3)全身治疗:①在肿块未出现急性炎症前,可给予适当的抗生素口服或肌内注射,以预防感染的发生,如肌内注射青霉素 80 万单位,每 8～12 小时 1 次,共 3 天,或口服抗生素片。②若已出现急性炎症改变,则需要选择有效、足量的抗生素静脉滴注,如青霉素、氨苄西林、头孢菌素类及甲硝唑等。经局部及全身治疗,急性乳腺炎大多在此期可治愈。若未能控制,则必将形成乳腺脓肿。

六、预防

预防产后急性乳腺炎,关键在于避免乳汁淤积,同时防止乳头损伤,保持乳房卫生。具体的预防措施如下。

(1)在妊娠后期,要经常用温水或 75％乙醇擦洗乳房、乳头,每 2～3 天 1 次,尤其是初产孕妇要养成习惯,以增强乳头皮肤的抵抗力。

(2)有乳头内陷的孕妇,应该用手指挤捏、提拉乳头加以矫正。

(3)养成定时授乳的习惯,注意乳头清洁。每次哺乳应将乳汁吸空,并两乳交替哺乳。如有积乳,可用手挤压按摩,或用吸奶器帮助吸出乳汁,使乳汁排尽,防止积乳。

(4)如果乳头有破损或皲裂,应予治疗,不应让婴儿含着乳头睡眠。

(5)断奶时应先减少哺乳次数,然后再行断奶。断奶前服煎麦芽,以减少乳汁分泌。

(孙崇错)

第三节 乳腺结核

结核杆菌感染乳房,在乳腺形成结核病灶,称乳腺结核。它是乳房不常见的感染性疾病,无特殊好发年龄段,但成年人多见,男性也可以发生。它在一些结核病高发地区发生率略高。

乳腺结核的感染途径主要有 4 条:①血行感染,其原发灶在肺、肾、骨等。②直接接触感染,结核杆菌经乳腺部皮肤破损处或乳头逆行感染。③邻近组织器官的结核病灶蔓延而来,如原发病灶在局部肋骨、胸膜、肩关节的都可能对乳房构成威胁。④淋巴系统的逆行感染,同侧腋下淋巴结、颈、锁骨上淋巴或内乳淋巴结的结核,可沿淋巴管逆行至乳房造成感染。

大体可见病灶呈结节形,边界不清,有的在向周边扩散后,在其附近已形成新的结节,结节形病灶之间趋于融合,而形成更大的肿块,肿块中央常有液化,可见如豆腐渣样的干酪样坏死物流出,这种冷脓肿常自行破溃形成结核性窦道,时间长久以后,结核病灶在乳房中使乳腺组织破坏严重。显微镜下可见包括干酪样变性、上皮细胞和朗格汉斯细胞的结核肉芽肿。

一、临床表现

乳腺结核发展缓慢,病程由数月到一两年不等,其临床表现主要以局部体征为主,部分伴发结核病全身症状。多单个发生,双乳出现者实为非常罕见。许多患者可能既往有结核病史,或者正患身体其他部位的结核,或者在患者的家庭中有结核病患者。

（一）早期

逐渐缓慢增长的乳房肿块,不痛,质硬。肿块在 2 cm 左右时,往往呈球形,活动度较大,边界较清楚,与乳腺的某些良性肿瘤很相似。全身症状不明显。

（二）中期

肿块长大,形状变得不规则,边界不清楚,趋于固定,胸壁和皮肤可以受累,有触痛,局部皮肤水肿,颜色可以发生少许改变。如未得到及时诊治,可以有冷脓肿形成,扪之有波动感,继而发生溃破形成窦道,脓液清稀,其中含白色豆腐渣样物质。如果肿块发生在离乳头较近的部位,可能影响乳头而引起乳头内陷。可有同侧腋下淋巴结肿大,轻微触痛。

这时可能出现午后或晚间低热、潮热盗汗、体重减轻、食欲下降等结核感染全身症状。

（三）后期

后期局部潜形性空腔,溃口难以愈合。严重的病例,腋下淋巴结可以受累而出现腋下淋巴结结核。全身结核症状变得明显。若有混合感染发生,病情进展会明显加快,脓液也会变得浑浊。

二、相关检查

由于结核病灶形成冷脓肿的特点,乳腺结核在有窦道有溃口的时候诊断不难,只要取少许脓液做涂片查找结核杆菌,或者夹下少许脓腔壁组织送病理检查即可。

对于未溃破的乳腺结核,针吸细胞学检查和涂片查找结核杆菌是诊断乳腺结核的最好方法。当在肿块的中心抽吸到这种冷脓肿物质时,临床诊断就可以基本确定。

血沉加快常常是活动期结核的表现,乳腺结核也不例外。当有混合感染时,白细胞总数和中性粒细胞计数会升高。

乳腺结核在乳腺 X 线摄影图像上,呈密度增高的肿块影,边界不太清楚,形态不甚规则,有时可见皮下脂肪失去透明带和皮肤增厚,或者多个结节影。

乳腺结核的 B 超图像,常显示一个混合的回声病灶,或者难以定义的低回声灶。

被怀疑乳腺结核的患者,有必要接受胸部 X 线检查,以了解胸部情况。

三、鉴别诊断

乳腺结核在中后期,有它特殊的表现形式,冷脓肿形成和慢性窦道,鉴别诊断容易,但当它在早期阶段时,容易与许多乳腺疾病混淆。

（一）乳腺癌

早期在乳腺结核还是一个实质性肿块时,它和早期的乳腺癌难以鉴别,通过有无结核病史、发病的年龄等可帮助进行推断,然后依靠穿刺活检确定。虽然乳腺癌晚期也发生溃疡,但常呈菜花样,流出血水,恶臭。

（二）浆细胞性乳腺炎

浆细胞性乳腺炎乳头常常可以挤出粉刺样有臭味的物质,若有溃口,窦道的开口常常在乳晕内,可以见到少许白色脓样物质排除,呈破溃－愈合－再破溃－再愈合,反复发生的状况和乳腺结核的冷脓肿不一样。它在急性期的表现有局部红肿热痛,也和乳腺结核不同。

（三）慢性乳腺炎

慢性乳腺炎一般曾有一个急性乳腺炎的过程,经大量使用抗生素或苦寒的中药而形成,可能会逐渐缓慢地消退,或者呈反复发作状态,抗生素治疗有效。

（四）乳腺纤维腺瘤

乳腺纤维腺瘤为缓慢生长的或停滞不变的乳腺良性肿瘤,它不会化脓,更不会破溃,但早期临床鉴别难,乳腺 X 线检查有些帮助,乳腺纤维腺瘤呈边界清楚的圆形块影。在 B 超声像图中,乳腺纤维腺瘤呈实性,边界光滑清楚。针吸细胞学活检将帮助鉴别。

（五）乳腺囊肿疾病

乳腺的囊肿也常为球形质地较硬的肿块,早期的乳腺结核与它们之间的鉴别需要用 B 超进行,或者用细针穿刺获得囊内液后,乳腺疾病涂片检查常能帮助诊断。

四、药物治疗

现代乳腺结核的治疗和普通结核病的治疗一样,采用适量、联合、正规、全程的抗结核治疗。

(1)链霉素、异烟肼和利福平联合治疗半个月(治疗期间注意链霉素的不良反应,一旦有听力损害应立即停用),一般在治疗半个月后,乳房的肿块就开始变小,停止链霉素治疗。

(2)异烟肼和利福平继续治疗五个半月,窦道愈合,肿块将逐渐缩小消失,结核病全身症状会消退。

(3)注意治疗中监测肝功能。

五、手术治疗

乳腺结核窦道的治疗,以手术切除治疗为主,药物治疗为辅,加强营养,增强患者抵抗力为基础。因为,单纯用抗结核药物治愈乳腺结核,既浪费时间和金钱,又不可能。尤其是病变较大的患者,有溃疡、窦道的患者,手术切除又可不误乳癌的治疗。

（一）病变局部切除

适用于 5 cm 以下肿块。手术要求:切除干净,止血彻底,切口一期缝合,不置引流条,进行加压包扎,术后继续抗结核药物治疗 2～3 个月。

（二）单纯乳房切除

适应于病变超过乳房一个象限,或超过 1/3 的乳房,或合并溃疡、窦道者。这种患者,虽也可做局部病灶切除,但易复发,应做单纯乳腺切除为彻底。若有肋骨结核、胸壁结核,应同时清除,术后继续抗结核治疗,即肌内注射链霉素 0.5 g 一天 2 次,共 3 个月,口服异烟肼 200 mg,3 次/天,共 6～12 个月。

六、预防

乳腺结核的预防方式主要是积极治疗原发结核病灶。

（魏　琪）

第四节 乳 腺 腺 病

一、病因

乳腺腺病可能与卵巢功能紊乱雌激素刺激乳腺致使乳腺组织增生,但其确切病因仍不十分清楚。

二、病理

(一)病理分期

(1)早期:小叶增生期。

(2)中期:纤维腺病期。

(3)晚期:纤维化期。

(二)大体所见

标本为灰白色较坚硬的肿块,无包膜与周边乳腺组织分界不清,与乳腺癌病理标本很难鉴别。

(三)镜下所见

(1)早期:乳腺小叶内导管及腺泡均增生、数目增多,小叶体积增大,但乳腺小叶及小叶间纤维组织增生不明显,小叶间界限仍保持清楚,乳腺小叶结构仍存在。

(2)中期:除乳腺小叶内导管和滤泡的增生进一步加重外,乳腺小叶内及小叶间的纤维组织增生更加明显,肿块质地更加硬韧,小叶内导管腺泡继续增生,使小叶结构紊乱形态消失。

(3)后期:小叶导管及腺泡受压变形逐渐萎缩呈现所谓硬化性腺病改变。再进一步发展,镜下可见实质性增生被纤维组织包裹,此时酷似浸润性乳腺癌。此种改变称为乳腺腺病瘤。这种晚期(纤维化期)病理特点是乳腺腺病早、中期病理表现已经消失。小叶完全失去了原有的结构和形态,被大量增生的纤维组织代替,致使管泡萎缩消失。

三、临床表现

乳腺腺病多发于 20～50 岁育龄期妇女,早期可出现一侧或双侧乳腺局限性肿块,伴有疼痛,但疼痛与月经周期无明确的关系。肿块一般在 1～3 cm,质地较韧活动度不好,与周围腺体境界不清,多位于外上象限,可单发也可多发。部分患者伴有浆液性或血性乳头溢液。病变继续发展,肿块可以进一步增大,此时肿块很少伴有疼痛,质地也更加硬韧,活动度不佳。临床上极易和乳腺癌混淆。应认真鉴别。

四、治疗

乳腺腺病的治疗主要是外科手术,首先行肿块局部切除或乳腺区段切除,术中可做冰冻切片,如有恶变应按乳腺癌处理。如病变范围较广累及乳腺大部可考虑行乳腺单侧切除术。

（魏　琪）

第五节 乳房畸形

乳房畸形的记载可以追溯到很古老的时代,在圣经里也有描述。乳房是女性的性征标志,无论是外形还是心理上乳房在女性的生活中都占有非常重要的地位。乳房的发育异常,会给女性尤其是青春期女性带来负面影响。她们会因乳房小或缺失,表现为缺乏自信,感到羞愧、压抑,喜欢独居。由于乳房的畸形,在将来的哺乳功能方面同样也会产生障碍。

乳房和胸壁畸形的分类:①乳头、乳晕复合体的畸形,包括多乳头、乳头内陷、乳头肥大;②副乳腺;③不对称畸形,包括无乳房畸形,乳腺发育不全,乳腺萎缩;④乳房形状畸形,如管状乳房畸形;⑤胸壁的畸形,如 Poland 综合征,前胸壁发育不全。

一、乳头、乳晕复合体的畸形

(一)多乳头畸形

多乳头畸形多发生于胚胎期,胚胎期自腋窝至腹股沟连线上,由外胚层的上皮组织发生 6~8 对乳头状局部增厚,即为乳房始基。出生时除胸前一对外均退化,未退化或退化不全即出现多乳头和多乳房畸形。占总人口 1%~5% 会出现副乳头畸形。副乳头一般都沿乳头垂直线生长,90% 都在乳房下皱襞水平(见图 4-1)。它可以是单侧,也可双侧,在某些病例副乳头周围有乳晕。有证据表明,多乳头畸形可能有家族遗传性,可以同时伴有泌尿系统的畸形、睾丸癌和肾癌。在匈牙利和以色列有至少两篇报道在儿童中发生肾的排泌系统发生阻塞性异常,分别为 23% 和 40%。但是,也有未发现两者联系的报道。因此,有泌尿专家提出,当出现多乳头畸形时,应检查是否有泌尿系统畸形的发生。但是由于泌尿系统畸形的表现明显,但发病率低,而多乳头畸形很常见,故临床实践中并没有采用该方案。多乳头畸形一般无须特殊治疗,若由于外形明显造成相关影响可做手术切除。

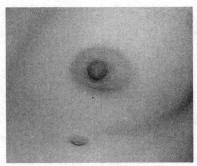

图 4-1 副乳头

(二)乳头内陷

乳头内陷(图 4-2)是指乳头凹陷于乳晕之中,轻者乳头无法凸起,重者乳头外观缺失,完全陷入乳晕水平下,似火山口样畸形。多由先天性引起,也可能因外伤、炎症、肿瘤等原因造成。占总人口的 2%,50% 的患者有家族史。胎儿在发育过程中,由于乳腺导管和纤维束及乳头乳晕下平滑肌的发育不良,引起乳头形成过短,造成乳头内陷的形成。乳头内陷可以发生于一侧,可以发生于双侧。由于乳头内陷，导致乳孔及乳管发育不良，从而影响部分妇女的哺乳。但亦有部分妇女在产前通过外提乳头等，使乳头外翻，可以进行哺乳。也有部分患者，由于乳头内陷，造成乳管堵塞，引起乳腺的反复感染。近年来，经研究乳头内陷与浆细胞性乳腺炎有明显相关性，故部分学者认为应该积极矫正。轻、中度乳头内陷一般可建议负压矫正器、手法外提等物理方式矫形处理，尽量使乳头外翻外露至凸起。物理矫形效果不佳和重度乳头凹陷者可行乳头内陷整形矫正手术，但应告知患者有乳头坏死、哺乳障碍及乳头感觉障碍的风险。手术需注意以下方面：松解引起乳头内陷的纤维束，必要时切断部分短缩的乳腺导管；可选用组织瓣移植填充并支撑空虚的乳头；制造乳头颈部避免填充物疝出并创造良好外形；术后做一定时间的乳头牵引以防止复发。

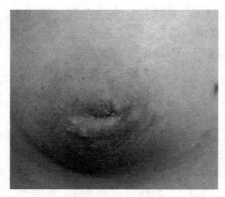

图 4-2　乳头内陷

（三）乳头肥大

女性乳头的直径为 6～8 mm，高度为 7～9 mm，超过此范围即为乳头过大或过长。乳头过大可分为原发性和继发性两类，前者多见于未婚女性，后者多见于哺乳时小儿长时间吮吸乳头所致。主要表现为乳头的周径过大和高度过长两个方面。单纯乳头肥大可为双侧或单侧，原因不明，可能与激素受体异常有关。乳头肥大也可见于男性，可与男性乳房发育症同时发生，使患者产生心理压力。手术治疗：①乳头周径过大者，采用部分楔形切除术。②乳头过长者，采用乳头根部切除一周过长的皮肤，创缘缝合。③采用 Pitanguy 的"L"形切除法矫正。

二、副乳腺

副乳腺是正常人类除乳房之外增生的乳腺组织，可出现于腋下、腋前、乳房下甚至腹壁、腹股沟等位置。副乳腺畸形的发生率为 1%～2%，女性多见，且某些有家族遗传性。1/3 的患者是双侧发生，多见于腋窝。副乳腺多于青春期和妊娠时，由于卵巢雌二醇和胎盘雌三醇激素水平的增高，开始生长，增大，一般没有症状，但在妊娠和月经前可以有不适感和疼痛，哺乳时还可以有乳汁流出。副乳腺像正常乳房一样可以有乳头，乳晕，妊娠后副乳腺可以缩小，严重者哺乳后仍可见腋窝明显隆起的副乳腺（见图 4-3）。副乳腺可以发生与正常乳房一样的乳腺疾病，包括乳腺癌、纤维腺瘤、乳腺增生乳腺炎等。副乳腺如无炎症、肿物等异常一般不需外科手术治疗。但若副乳腺疼痛较严重以及外形影响生活及心理时，可行手术切除。副乳体积较大者建议行脂肪抽吸联合副乳腺切除。手术有腋下切口感染、血清肿、术区及上臂内侧感觉异常等并发症风险。

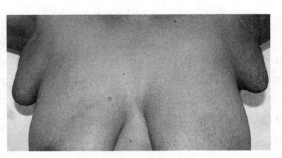

图 4-3 副乳

三、乳房不对称畸形

(一)无乳房畸形

先天性一侧或双侧乳房缺失是在临床上非常少见的畸形(见图 4-4)。Froriep 在 1839 年首先描述了这一现象。1882 年,Gilly 报道一例双侧乳房缺失,同时伴有尺骨缺失和手的尺侧缺失的 30 岁女性患者。有关先天性畸形伴双侧乳头和乳腺组织缺失的病例少见。Trier 的总结发现有右侧胸肌萎缩,右侧尺骨和尺侧手的缺失等,单侧乳房缺失比双侧更常见,并多见于女性。这种缺失病变发生是由于胚胎第六周乳腺发育不全所致。Tier 发现乳房缺失与腭裂,宽鞍鼻,胸肌、尺骨、手、足、腭,耳,生殖泌尿系统缺失有关。有时,也可呈现家族遗传性。乳房再造手术治疗首先要解决皮肤缺失,可应用软组织扩张器,使皮肤扩张增加面积;采用局部皮瓣转移修复,如上腹部逆行或旋转皮瓣、背阔肌肌皮瓣、腹直肌肌皮瓣及游离皮瓣移植等。其次在皮肤修复的同时或之后,进行乳房半球形态的塑造,应用肌皮瓣移植和乳房假体移植等。最后进行乳头乳晕的再造。仅为无功能的形态再造。乳头再造可选用局部皮瓣移植,或选取健侧乳头、小阴唇、耳垂等组织做游离复合组织瓣移植。采用植皮术做乳晕再造,可选用腹股沟或外阴皮肤,但易形成瘢痕。也可用文身方法再造乳晕。

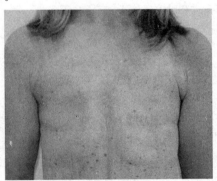

图 4-4 无乳房畸形

(二)乳腺发育不全,乳腺萎缩

乳腺发育不全,乳腺萎缩可发生于一侧或双侧,也可同时伴有胸肌的缺损。乳房双侧一定程度的不对称较常见;但是,还是以乳腺发育不全最突出。治疗主要通过将体积较小一侧行乳房假体植入或肌皮瓣移植增加容积改善外形,或者将体积较大一侧行乳房缩小术,目标是双乳对称。近年来,行脂肪移植术填充也能取得良好效果。

四、管状乳房畸形

管状乳房畸形首先由 Rees 和 Aston 于 1976 年报道。形成管状乳房的基本原因是乳腺发育不全,通常在内下和外下象限发生,是一种较罕见的乳房畸形。在形成乳晕周围的收缩性环的过程中,组织带异常粘连造成乳房基底部缩窄,下皱壁位置提高。这就造成疝样的腺体组织伸入到乳晕后间隙。这部分乳腺组织韧带松弛,缺乏阻力,因此引起乳晕过度肥大。

(一)管状乳房畸形的临床表现

临床表现为乳房形态为管状圆柱形而非半球形,乳房基底部周径窄,下皱襞位置明显高于正常;乳晕肥大且前突,其后方组织臃肿。可发生于单侧或双侧。

(二)管状乳房畸形的处理

通常采用 Rees 的方法,切除肥大乳晕过多的皮肤,皮下分离乳腺,使乳腺基底部增宽。这种手术方式可以达到乳房形状有较好的美容效果,又没有改变腺体的完整性。

对已经发育好的乳腺,可以考虑切除肥大乳晕过多的皮肤和置入假体,以期有更好的美容效果;但是对于严重畸形的患者,由于没有足够的软组织覆盖,假体置入难以实施。采用 Muti 和 Ribeiro 的方法是恰当的,即真皮层切除肥大乳晕过多的皮肤,充分皮下游离乳房下象限直到设计的新下皱襞;从乳晕开始达胸大肌分离乳腺,下部形成以下部腺体为基底的转移瓣,将该转移瓣折叠塑形放置于下部所形成的腔并固定于下皱襞。这种方法的缺点是由于中心部分已被游离瓣占据,再放置假体几乎不可能进行。

现在较流行的手术技术:首先将扩张器放置于腺体后分,然后更换假体,将假体的 2/3 放置于胸大肌后分,下 1/3 以乳腺组织覆盖。这样可以扩展乳腺的基底部,与传统的方式即将假体完全放置于胸大肌后分相比,可以得到较好的美容效果。

脂肪填充术常被用于管状乳腺发育畸形的后期处理。多用于矫正术后乳腺边缘轮廓的修复,同时可以对不对称的小乳房体积进行补充。

五、胸壁畸形(Poland 综合征)

(一)流行病学特点

1841 年,Alfred Poland 首先在 Guy 医院报道 1 例患者表现为肩胛带胸大小肌肉缺失和上肢畸形,同时还伴有外斜肌缺失和部分前锯肌的缺失。既后,又有多位学者报道类似的发现,同时还发现伴有乳头萎缩或乳头,肋软骨,肋骨 2、3、4 或 3、4、5 缺失,胸壁皮下组织萎缩和短并指(趾)畸形。这种临床发现要么全部要么部分表现。现在把一侧胸壁的萎缩,加上同侧上肢畸形统称为 Poland 综合征(见图 4-5),即是一侧肢体胚芽的第 5 周胚胎发育的第二个阶段的基因变异综合征,由于接近乳腺嵴的形成,因此这种畸形可能发生在乳腺,胸壁,胸肌,上肢和手。该综合征病发病率低,为 1∶7 000 到 1∶1 000 000,多见于男性。该病的病因不清楚,没有家族遗传性,可能因胚胎发育的 46 天,锁骨下轴的发育异常,造成锁骨下血管及其分支的血液供应阻挡,从而影响胚胎结构的发育。

(二)临床表现

Poland 综合征的临床表现各异,几乎很少在一个患者都表现出来。一般是单侧发生,常常发生于右侧。表现为乳房、乳头萎缩或缺失,胸肌缺失,胸壁畸形,上肢畸形,较常见的畸形是乳房外形的不全伴部分下分胸肌的缺损畸形。对于女性,由于部分或完全缺失胸大肌,表现为腋前皱襞的消失;这种非自然的外观要想隐藏是非常困难的。文献报道发现该综合征与黑素沉着斑有关。因为乳腺和黑素细胞都是来源于外胚层。乳腺异常萎缩和高色素沉着可能均来自于此胚芽层。表现为一侧胸壁和/或乳腺萎缩,伴有高色素沉着斑,没有恶变倾向,故患者一般不要求对高色素沉着斑治疗。

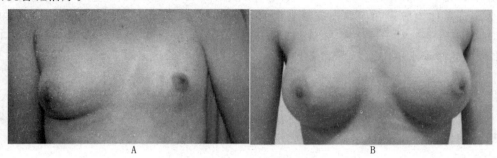

图 4-5　Poland 综合征手术修复
A.左侧胸大肌缺如,左乳萎缩(Poland 综合征);B.术后表现

尽管在 Poland 综合征的患者,乳腺发育不良,但仍然有文献报道发生乳腺癌。对于这种患者,虽然有解剖变异,但前哨淋巴结活检技术仍然可以采用。还有并发白血病的报道。

（三）治疗

由于这种疾病的表现各异,因此对这种患者的治疗往往会根据患者的不同表现采取不同的手术方式。多数患者对功能上的胸前肌肉缺乏和小乳房并不感到尴尬,只有一些严重的病例如胸廓或前肋缺失造成形态的畸形,表现为吸气时肺形成疝,呼气时胸壁形成深的凹陷腔,不论在形态和情感上都影响了患者的生活质量,才要求进行手术治疗。

手术目的包括以肌瓣覆盖的胸壁修复和乳房重建。常用的方法有假体,带蒂皮瓣和游离皮瓣,以及肌皮瓣都可以应用。

在制定手术方案中,Hurwitz 建议术前 CT 加三维重建对胸壁和乳房重建的手术方式选择有重要的帮助。

Schneider 等推荐采用一步法修复 Poland 综合征的患者。他们采用背阔肌肌皮瓣修复胸壁和乳房的缺失,较以前传统方法,有明显的优势,并发症更低,美容效果更好的优势。近年来,内镜的使用以及利用 3D 打印技术联合假体植入,亦取得突破进展及良好效果。

（王国栋）

第六节　乳房肥大

乳房的发育受下丘脑-垂体-卵巢轴的影响。它们的生理和病理变化,影响促性腺激素释放激素、卵泡刺激素、黄体生成素、雌激素孕激素的变化,从而影响乳腺的增生,激素水平的过高可诱发乳房肥大。

乳房肥大的分类:①乳房早熟;②青春期乳房肥大;③药物性乳房肥大;④妊娠性乳房肥大。

一、乳房早熟

乳房早熟是指 8 岁以下女孩在缺乏任何性成熟标志的情况下,乳房的单纯发育。关于其病因仍然存在争论。Wilkins 等推测乳房早熟与乳腺组织对雌二醇,雌酮的敏感性提高有关;也有研究认为与促黄体生成素和促卵泡雌激素的轻度增高有关,但也有研究未发现该现象,其下丘脑-垂体轴是正常的。对于该类患者,不需特殊处理,一般采取观察方法,检测其性激素水平至成年期,多数患儿激素水平可恢复正常水平。

二、青春期乳房肥大

青春期乳房肥大是青年女性青春期发育后比较常见的表现。这种临床表现是由于这种女性乳房在青春期发育后,仍继续生长。多数为双侧,也有单侧报道。

(一)病因

多数观点认为青春期乳房肥大是由于血浆雌酮或雌二醇水平增高所致,但是,通过各种催乳激素的检测,并没发现其与乳房肥大有关。有推论认为由于靶器官组织如导管上皮,胶原和基质有雌激素受体存在,对催乳激素如雌激素,孕激素高度敏感,继而促进乳房的发育。

(二)治疗

由于乳腺肥大与激素的高敏感性有关。有学者推荐使用抗雌激素药物去氢孕酮和甲羟孕酮治疗青春期乳房肥大,但效果不佳。亦有报道认为使用雌激素受体拮抗剂他莫昔芬可能更有效,但 Bromocriptine 用于治疗青春期乳房肥大,也未成功。

目前的观点认为乳房缩小整形术是青春期乳房肥大治疗的主要手段。乳房缩小整形术的适应证主要依据体格检查乳房肥大者,患者对肥大的乳房感觉不适,下垂感明显,慢性背部疼痛,颈部僵硬,乳房下皱襞反复糜烂,同时结合患者个体对美学的要求决定是否有手术指征。

1.手术前准备

(1)术前常规乳房 X 线检查、超声检查,排除乳房肿瘤性病变。

(2)整形外科医师与患者充分沟通,了解患者通过乳房缩小整形手术后,期望达到的效果,同时也要向患者介绍手术的目的,手术方式选择,手术后切口瘢痕的位置,需要多长时间恢复,手术中和手术后可能出现的风险和并发症,手术可能达到的预期效果等,使患者对本次乳房缩小整形手术有充分的理解。

(3)对于正在服用抗凝剂的患者,要求停止服用 1 周以上。

2.乳房缩小整形手术的方式

一个成功的乳房缩小整形手术应该包括以下几个方面:①重新定位乳头乳晕复合体;②乳房皮肤,脂肪,腺体组织体积减小;③缩乳术后的乳房切口瘢痕应尽量小,隐蔽,形状稳定、持久。

乳房缩小整形术有多种方式,目前应用最多的是"T"切口的乳房缩小整形术和短垂直切口乳房缩小整形术。采用何种方式与乳房体积和乳房下垂的程度,以及整形外科医师对该项技术掌握的熟练程度密切相关。一般而言,乳房肥大中度以下,切除乳房组织体积不多,乳房下垂不严重者,可以选择短垂直切口乳房缩小整形术;如果乳房肥大中度以上,乳房下垂明显者,皮肤松弛者,或需切除上组织者,建议选用"T"切口的乳房缩小整形术。

(1)短垂直切口乳房缩小整形术(Lejour 技术):外科标记→皮下注射浸润→去表皮化→吸脂→切除部分腺体,形成新的乳房。

外科标记:①要求患者站立位,标记胸骨中线和乳房下皱襞;②确定术后乳头的位置,一般据胸骨上凹 21~23 cm。注意:一定避免术后新乳头位置过高,因此在设计新乳头位置时要相对保守;③在乳房中份从乳房下皱襞垂直向下标记乳房中线;④根据缩乳的大小,标记乳晕两侧垂直线,并在乳房下皱襞上 2 cm 汇合;⑤新的乳晕周径可依据公式计算:周径=2πr,并利用 Lejour 技术在新的乳晕周围标记一个像清真寺顶的半弧形并于两侧垂直线交叉;⑥标记包括乳头、乳晕的上蒂。

皮下乳房注射浸润:全身麻醉后,取半卧位,消毒铺巾,除带蒂乳头瓣外,注射含肾上腺素的生理盐水,以利于手术剥离和减少术中出血。

去表皮化:去表皮化包括乳头晕上方和下方 5~6 cm 范围。

吸脂术:主要针对那些脂肪多的病例,通过吸脂术,可以减少乳房体积,改善乳房外形,同时有利于蒂的包裹。

切除部分腺体,形成新的乳房:外科手术切除腺体包括乳房下分和乳房后分的组织,以达到双乳对称。

(2)"T"切口的乳房缩小整形术:该手术有各种技术的带蒂保证乳头,乳晕复合体的血供,包括垂直双蒂,垂直单蒂,侧方单蒂等。垂直双蒂对乳房下垂,胸骨上凹与乳头距离大于 30 cm 以上患者更适用。多数情况下,采用上方单蒂就可达到较好的美容效果。

3.并发症

(1)近期并发症:①血肿或血清肿。血肿形成的原因:术前使用抗凝剂,如阿司匹林(建议术前 1 周要停药),手术剥离范围宽,切除组织量大,手术止血不彻底引流安置不当,致引流不畅等。血肿的表现:主要的症状是疼痛,体征为双乳房不对称,肿胀,触痛,乳房淤斑。时间超过1周者,多形成血清肿。血肿的处理:小血肿,在局部麻醉下,注射器抽吸。大的血肿,必须在手术室拆除缝线,清除血肿,止血,重新安置引流管引流。②切口裂开:发生率为 10%~15%,切口裂开的原因包括缺血、感染、皮肤张力过高、脂肪液化等。切口裂开的处理:创面换药,引流,如果是感染引起,全身和局部使用抗生素。创面小、浅,会在短期内愈合;如果创面大、深,可能换药时间长达数月。二期愈合后,瘢痕较大。③皮瓣缺血和坏死:主要与皮瓣的设计有关,手术时避免切口张力过大。如果关闭切口时,张力高,建议切除蒂部部分乳腺组织。通常外侧皮瓣由于供血距离远,更容易发生缺血。如果只是轻微的缺血,一般不需要特殊处理;皮肤的坏死多见于 T 型切口的三角部位和切口的边缘,因其张力大,距离供血最远。小的坏死,通过换药二期愈合,大的坏死则需要植皮处理。④急性蜂窝组织炎:感染致病菌多为肺炎链球菌和金黄色葡萄球菌,但也有院内感染所致的革兰阴性球菌或厌氧菌的感染。表现为红、肿、痛,发热、寒战等。如果有分泌物,应首先进行细菌培养,明确感染类型。在不能明确感染源时,使用一代或二代头孢菌素抗感染治疗。对于反复发生蜂窝组织炎患者,应注意是否有异物存在,不能通过临床体检发现者,建议做磁共振(MRI)检查,明确异物的部位,通过手术取出异物。⑤乳头乳晕复合体缺血、坏死:多数乳头乳晕复合体的缺血坏死是由于静脉回流障碍,静脉淤血造成,只有少数是由于动脉血供障碍所致。多数情况在术中就发现有静脉充血,这时应迅速松解,检查是否带蒂瓣扭转,是否蒂太厚,或是否有足够的空间容纳带蒂的瓣。通常静脉回流障碍表现为乳头乳晕复合体充血,暗红色的静脉血自切口边缘溢出,而动脉血供障碍,则表现为乳头乳晕复合体苍白,切口无出血,但这种在术中很难发现。如果发生手术后乳头乳晕复合体的坏死,就要仔细与患者沟通,告诉其可能需要的时间较长,需要多次换药,最后二期再次行乳头乳晕重建或采用文身的方式进行乳晕修复。

(2)远期并发症:①脂肪坏死:脂肪坏死常由于某一区域缺血或手术所致。表现为乳房局部硬节或块状,可于手术后数周,数月后出现。范围小的可变软,不需特殊处理。对于质地硬或范围广者,建议做超声,乳腺 X 线检查或 MRI 检查,必要时做细针穿刺活检,以排除恶性病变,消除患者疑虑心理。如果患者焦虑严重要求切除者,应尽量选用原切口手术切除,范围大可能影响乳房外观,应在手术前告诉患者,以避免医疗纠纷的发生。②双侧乳房大小,形态不对称:事实上,对所有行乳房缩小整形手术患者术后都有不同程度的大小和形态不对称。如果是轻微的,绝大多数患者都能接受,因为多数乳房肥大患者,手术前就存在不同程度的双乳不对称,相比手术前肥大乳房带来的不便,手术后的一对大小适中的乳房,以及带来的愉快心理,即使有轻度大小,形态不对称,患者还是满意的。如果双侧乳房差异较大,会给患者带来烦恼,如果是大小不对称,多数可以通过吸脂或切除组织的方式解决。如果是形态不对称,需要用手术方式校正。③乳头乳晕不对称:乳头乳晕的不对称包括大小,形态,位置和凸度,以及颜色的不对称。常见的有乳头乳晕复合体被拉长或像水滴样,这在乳房缩小手术中并不少见,还可见乳晕变大,瘢痕呈星状,增大。这主要与手术切口的选择,缝合的方式及上移乳头距离的多少等有关,一般这种情况必须等待水肿消退,术后 6 个月后再行处理。④乳头内陷:乳头内陷往往是由于乳头后方的组织太薄,不足以支撑乳头。处理的方法就是尽量保证乳头后分有足够的组织支撑。

三、药物性乳房肥大

药物诱发的乳房肥大被报道与 D 青霉素胺有关,它发生于青春期或成熟的乳房。虽然病因清楚,但发病机制不清。Desai 推测 D 青霉素胺影响性激素连接蛋白,从而使血液循环中游离雌激素水平升高,但对患者的月经功能没有影响。

Cumming 使用达那唑(具有弱孕激素、蛋白同化和抗孕激素作用)通过干扰乳腺实质的雌激素受体敏感性抑制乳腺的增长。Buckle 还将该药用于男性乳房肥大的治疗。

四、妊娠性乳房肥大

(一)病因和流行病学

妊娠性乳房肥大是一个非常少见的疾病,高加索白人妇女发病多见。目前病因不清楚,可能与激素的水平异常,组织的敏感性增高,自身免疫,恶性肿瘤等有关。文献报道认为与激素的变化有关,认为妊娠时,体内产生大量雌激素,同时,肝脏代谢功能的异常对雌激素的灭活能力下降可能是妊娠期乳房肥大的原因。

(二)临床表现

该病发生于妊娠开始的几个月,多为双侧发生,亦有单侧发生的报道。乳房的增大达正常的数倍,患者往往难以承受。乳房变硬,水肿,张力高,静脉怒张,可出现橘皮样变病征。由于乳房迅速增大,皮肤张力增高,造成血供不足,引起乳房皮肤溃疡,坏死,感染,和血肿发生。

(三)治疗

妊娠性乳房肥大是一个自限性疾病,多数不需治疗,一般在分娩后,乳房会缩小到正常乳房大小。因此建议这部分患者佩戴合适的乳罩,保持皮肤清洁。对于有严重疼痛症状,皮肤严重感染,坏死,溃疡无法控制者,可以采用缩小乳房手术或双侧乳房切除,行Ⅱ期乳房重建术。

(董　飞)

第七节 男性乳房发育症

人类乳腺发生是从胚胎第 6 周或体长达 11.5 mm 时开始,先在躯干腹面两侧由外胚叶细胞增厚形成乳腺始基,然后转向腹侧,除在胸部继续发育外,他处萎缩消失。出生后 2～10 天,受母体与胎盘激素的影响,乳腺可以出现增大,甚至有类似母亲的初乳样乳汁泌出,但 2～3 周消失,乳腺转入静止状态,在性成熟以前,男女乳腺均保持此种静止状态。在性成熟开始时期,女性乳腺开始继续发育,男子乳腺终生保持婴儿时期的状态,如果男子乳房持续发育不退,体积较正常增大,甚至达到成年妇女的乳房体积,被称为男性乳房发育症(gynecomastia,GYN),又称男性乳腺增生症或男子女性型乳房。GYN 是男性乳房常见的病变之一,可发生于任何年龄组。

一、病因

GYN 可以分为生理性乳房肥大和病理性乳房肥大,其中,生理性乳房肥大可以细分为新生儿乳房肥大、青春期乳房肥大和老年乳房发育症,它的病因不明,多数人认为与内分泌的不平衡、雌/雄激素比例失调,以及乳腺组织对雌激素的高度敏感有关。病理性乳房肥大多是因为睾丸、肾上腺皮质、脑垂体、肝脏、肾脏等部位的病变引起内分泌激素的失调或与激素有关的改变有关。但是,临床上大多数患者并无明确病因,被认为是特发性疾病。

二、临床表现及分级标准

乳房增大为其特点。根据不同的病因,发育的乳房可以呈单侧增大、双侧对称性或不对称性增大。

GYN 的分级标准最常用的为 Simon's 分级标准:Ⅰ级,轻度乳房增大,没有多余皮肤;ⅡA级,中等程度的乳房增大,没有多余皮肤;ⅡB级,中等程度的乳房增大,伴有多余皮肤;Ⅲ级,显著的乳房增大伴明显的多余皮肤,类似成年女性乳房。此外,按乳腺组织中乳腺实质与脂肪组织的比例分类,GYN 可分为以下三种:①增大的乳房以乳腺实质的增生为主;②增大的乳房以脂肪组织的增生为主,多见于肥胖的男性减肥后出现的乳房增大;③增大的乳房中乳腺实质和脂肪组织均有增生。

三、治疗

对男性乳房发育症的治疗,首先要查明原因,对症治疗。部分患者不经治疗,增大的乳房可以自行消退,如特发性男性乳房发育、青春期男性乳房肥大,无须特殊处理。由药物引起者,只要停药也可以随之消退。

(一)病因治疗

如已明确诊断,可除掉病因。营养缺乏引起者,可行补充营养的治疗。肝病引起的或各种内分泌紊乱所致者,可针对各种病因进行治疗。对肿瘤性男性乳房发育者,有效的肿瘤治疗才是关键。

(二)激素治疗

对于睾丸功能低下者可试用睾酮治疗,肌内注射丙酸睾酮,每周 2～3 次,每次 25～50 mg,或甲睾酮舌下含用,每次 10～15 mg,每天 2～3 次。但是,激素治疗对于乳房明显增大者不易使其乳房恢复原状。多数学者认为此疗法效果不肯定,而且易引起不良反应,主要是因为雄性激素在体内能够转化为雌激素,导致治疗失败,故不主张长期以此药为主的治疗。雌激素拮抗剂,如他莫昔芬对多数男性乳房肥大者有明显疗效,可以应用 10 mg,每天 1～2 次。

(三)男性乳房发育症的手术治疗

1.手术指征

多数患者通过性激素相关的药物治疗可以得到一定程度缓解,部分病例由于乳房较大、病期较长、药物治疗疗效不明显,以及肿大的乳房对患者造成了严重的心理负担,此类患者需要手术治疗。男性乳房发育症的手术指征:①乳腺直径＞4 cm,持续 24 个月不消退者;②有症状者;③可疑恶性变者;④药物治疗无效者;⑤影响美观或患者恐惧癌症要求手术者。虽然多数青春期生理性男性乳房发育可自行消退,但部分患者随着病程的延长,增生腺体可被纤维组织和玻璃样变所替代,即使病因去除或予以性激素相关药物治疗后发育乳房也不能完全消退,此类患者需要手术治疗。

2.传统手术方法

锐性切除法的切口多选择在乳晕内、乳晕周围、腋窝等瘢痕小而隐蔽的部位。但该法在手术后易出现皮下血肿、积液、乳头坏死及乳头感觉障碍等并发症。

手术切口的部位或方式:①放射状切口:在乳晕上以乳头为中心做放射状切口。②经腋窝切口:在腋顶作一长约 2 cm 的横行切口。此两种切口仅适合于乳房较小且无皮肤松弛的患者。③乳晕内半环形切口:在乳晕内设计乳头上方或乳头下方的半环形切口,具有暴露好、瘢痕小、可以去除多余皮肤等优点。④晕周(晕内)环形切口:在乳晕内或其周围作环形切口,用"剥苹果核"技术切除乳腺组织,仅在乳晕下保留一圆形乳腺组织,使乳头与胸壁相连,用剪刀同心圆修整多余的皮肤,重建乳房和胸壁外形。这种切口显露较好,去除乳腺组织彻底,较少发生乳头坏死等并发症,手术后瘢痕较小。⑤乳房双环形切口:乳房双环形切口线内环位于乳晕内,以乳头为中心作直径 2.0～3.0 cm 的环形切口;外环在乳晕外乳房皮肤上,与内环平行,内环和外环之间的距离根据乳房的大小而定,一般 1～5 cm。乳头乳晕真皮乳腺蒂位于乳头外上部,宽度为乳晕周径的 1/3～1/2,呈扇形,双环之间的部分应去表皮。术中除保留内环内的乳头、乳晕皮肤和 0.8～1.0 cm 厚的乳头乳晕外上真皮乳腺蒂外,彻底切除乳腺组织,止血后在外环切口上对称性做多个小"V"形切口,对边缝合,或荷包缝合外环,缩小外环,并与内环缝合,重建新乳晕的边缘。该方法手术切除乳腺组织彻底,术后瘢痕小,乳头乳晕的血运和感觉保存好,胸部外形恢复好,适合于中重度的 GYN 患者。

除了传统的手术切除方法以外,目前,有部分学者采用内镜辅助治疗 GYN。此外,超声辅助吸脂技术也被用于治疗大多数的 GYN,但抽吸法能否去除乳腺实质尚存有争议。抽吸加锐性切除法是近年来国外比较流行的治疗方法。具体的方法有吸脂加偏心圆切口和吸脂加乳晕半环形切口乳腺组织切除法。但事实上,单纯吸脂术去除腺体不充分,术后复发率 35%,同时合用腺体锐性切除后,复发率明显降至 10% 以下。有学者比较了腺体切除、吸脂术和吸脂术联合腺体切除三种方法,认为联合方法最有效,美容效果最好。

3.腔镜手术治疗

男性乳腺发育的标准手术为乳腺单纯切除术,该术式通常会在乳房表面遗留较为明显的瘢痕,严重影响美观;另外,如果考虑美观因素行乳晕切口,该切口势必破坏部分乳头乳晕周围血管网,影响乳头乳晕血供,增加乳头乳晕坏死概率。由于以上缺陷,使得部分患者担心手术效果甚至拒绝手术,这种矛盾的心理状况,对患者的身心势必造成严重的伤害。因此,设计一种微创且美容效果满意的手术方式对于男性乳腺发育症具有重要意义。腔镜下的乳房皮下腺体切除在溶脂吸脂的基础上建立操作空间,可应用于各种程度的男性乳房,切除腺体的同时可避免乳房表面的切口瘢痕,有良好的美容效果。

(1)手术指征:对男性乳房发育症病例行腔镜下乳房皮下腺体切除手术选择标准:①术前彩超检查发现乳房内有明确的腺体成分;②乳房最大直径>5 cm,Simon's 分级ⅡB级以上,持续1年以上者;③术前检查未发现引起乳房发育的直接原因,或行抗雌激素药物及其他药物治疗3个月以上无明显疗效;④乳房表面无手术或外伤引起的较大瘢痕。

(2)腔镜乳房皮下腺体切除术的麻醉及术前准备:术前准备无特殊要求,由于全腔镜下的乳房皮下切除需要用充气法建立操作空间,充气压力需要在 1.1 kPa(8 mmHg)以上才能形成足够的气压以维持空间需要,局麻下多数患者不能耐受。在进行良性肿瘤的切除过程中对切除腔隙的充气观察表明,多数患者在局麻下不能耐受 0.9 kPa(7 mmHg)以上的气压。因此全麻是腔镜下乳房皮下腺体切除最合适的麻醉方式。患者取仰卧位,患侧上肢外展,肩关节及肘关节各分别屈曲约 90°,并固定在头架上,调整手术台使手术侧抬高 15°~20°,可根据术中情况适当调整手术台倾斜度以利操作。

溶脂吸脂是乳房腔镜手术最重要的环节,充分的溶脂吸脂是建立足够的操作空间,完成手术的根本条件。手术开始前先用记号笔标记乳房的边界及手术入路,标出 Trocar 进入的位置。在腋窝、平乳头水平的外侧边缘及乳房外下分别取 0.5 cm 的切口 3 个,切口距乳房边缘约 2 cm,经此切口采用粗长穿刺针在乳房皮下及乳房后间隙均匀注入溶脂液 500~800 mL,良性疾病可适当按摩乳房,使溶脂液充分扩散,均匀分布。10~20 分钟后用带侧孔的金属吸引管(也可直接用刮宫用吸头)经乳房边缘外侧切口插入,接中心负压(压力为 0.03~0.08 mPa),在乳房皮下和乳房后间隙充分吸脂,皮下吸脂时要注意在乳房皮下和乳房后间隙吸脂时吸引头侧孔尽量朝向侧面或腺体方向,避免朝向皮肤和胸大肌表面,避免猛力或暴力吸刮,溶脂时间不足或过长均不利于充分抽吸脂肪。吸脂完成后可于腔镜下检查空间建立情况,如发现吸脂不够充分特别是在Trocar 进入径路上空间建立不充分,可重复吸脂操作,直至达到形成满意的操作空间。充分的溶脂、吸脂可简化手术操作。溶脂不充分时会增加手术难度,延长手术时间。但是,过分的吸脂会导致术后胸壁塌陷,不利于美观,所以,在有利于操作的前提下,尽量保留脂肪也是必须的,手术医师要在两者之间寻求平衡。

(3)腔镜乳房皮下腺体切除术的手术步骤:经前述切口分别置入 3 个 5 mm Trocar,充入二氧化碳,建立操作空间,维持充气压力在 1.1~1.3 kPa(8~10 mmHg)。腋窝 Trocar 为腔镜观察孔,其他两个为操作孔;切除外下部分腺体时为方便操作,可换乳房外下 Trocar 作为腔镜观察孔。经充分吸脂后腺体表面只有 Cooper 韧带和乳头后方的大乳管及腺体与皮肤和乳头相连,而乳腺后间隙只有 Cooper 韧带与胸大肌筋膜相连,另腺体边缘尚与周围筋膜有部分连接。

手术时先将腔镜置入皮下间隙,进行腺体前方的操作,在腔镜监视下用电凝钩切断腺体与皮肤相连的 Cooper 韧带;为避免破坏乳晕皮下的血管网,保护乳头乳晕血供,游离皮瓣到乳头乳晕后方时对于初学者可改用超声刀操作,并于乳晕处以粗线缝合一针,以该缝线垂直向上牵引乳头乳晕,以超声刀分次切断乳头后方与腺体连接的乳管及腺体,全部完成腺体与皮肤及乳头乳晕的游离;对于能熟练应用微创电钩操作技术的术者可采用电钩完成全部操作。完成皮下间隙的分离切割后,继续进行乳腺后间隙的解离,将腔镜置于乳房外下缘皮下间隙,找到吸脂时建立的后间隙入口,采用电凝钩先切断部分乳房外下缘腺体与边缘组织附着处的筋膜,扩大后间隙入口,于腔镜监视下充分游离乳房后间隙,用电凝钩切断连接腺体后方与胸大肌筋膜的 Cooper 韧带及连接腺体边缘与周围筋膜的组织,直至完成全部腺体与周围组织之间的游离。术中如遇有较大血管时用电凝或超声刀止血。容易出血的部位主要是乳房内侧腺体边缘,尤其是第二肋间常有较大的肋间血管穿支,此处时采用电凝操作时需小心止血。

切除腺体后延长腋窝切口取出腺体,在乳房残腔内皮下放置引流管一根自乳房外下切口引出并固定。对于原乳房体积较大者,因腺体切除后乳房皮肤较松弛易导致乳头偏移,术后应适当调整位置,适度包扎固定乳头以避免其偏离正常位置,并使两侧对称。敷料包扎应暴露乳头、乳晕,以利于术后观察乳头乳晕血供情况。

(4)术后观察和处理:术后 24 小时内密切观察患者生命指征;引流管持续负压吸引,保持引流管通畅,定期观察并记录引流物的性质和引流量,引流量每天<10 mL 后拔除引流管。术后适当补液并维持水、电解质和酸碱代谢平衡,根据病情需要围术期适当给予抗生素及止血药。同时注意术后不同时期双侧乳房正侧位照相并作为资料留存。

术后较常见的并发症:皮下气肿、高碳酸血症、术后出血、皮瓣和乳头、乳晕坏死、皮下积液、乳头功能障碍。当采用二氧化碳充气方式建立操作空间时,气腔压力过大可能造成手术区以外的皮下气肿,严重时皮下气肿可发展到颈部甚至发生纵隔气肿压迫静脉。动物实验和临床手术实践表明,皮下二氧化碳充气压力保持在 1.1～1.3 kPa(8～10 mmHg)是安全的。手术时应随时注意充气压力以避免压力过高造成手术区以外的皮下气肿。良好的正压通气可保证体内过多的二氧化碳排出而不至于发生高碳酸血症。但目前乳腺腔镜手术仍需选择无严重心肺疾病、心肺功能正常患者,同时术中应常规监测,保持动脉血氧分压(PaO_2)及二氧化碳分压($PaCO_2$)等血气指标在正常范围,避免出现高碳酸血症。

术后出血是任何外科手术较常见的并发症。但由于腔镜皮下腺体切除术前应用了含肾上腺素的低渗盐水进行溶脂,术中主要采用电凝或超声刀操作,术中腔镜的放大作用也可及时发现并处理出血,避免遗漏活动性出血点。因此腔镜手术的术中出血量一般均少于常规手术,并很少出现术后出血的并发症。术后注意观察引流情况,如术后引流管内持续有鲜红血液渗出,并影响患者的血压时,应果断手术止血,可在原切口打开,插入腔镜,反复冲洗清除积血,找到出血点妥善止血。术后少量的出血可通过引流管注射肾上腺素盐水、加压包扎以及止血等措施得到有效处理。

皮下全乳腺切除术后发生乳头、乳晕坏死常是因血运障碍引起。术中要特别注意保护真皮下血管网。因此对于良性疾病的腔镜皮下腺体切除时要尽量保留较厚的皮瓣,在处理乳头乳晕后方的大乳管时应避免用超声刀或电刀在高功率状态下长时间持续操作,以免引起乳头乳晕部位组织或血管网的势损伤。

单纯腔镜乳房皮下腺体切除后皮下积液少见,其发生与乳房体积过大,腺体切除后皮肤冗余形成皱褶,引流管无负压、堵塞或过早拔除,术野有小出血点持续出血等原因有关。当乳房体积过大,术后有皮肤冗余形成皱褶时,应于包扎时适当调整并固定皮肤位置,并可于皮下放置双引流管。彻底止血,术后确保引流管负压及通畅,选择适当时机拔引流管均可预防术后皮下积液。

(董　飞)

第八节 乳腺良性肿瘤

乳腺是体表器官,表面覆盖皮肤、皮下脂肪,腺体本身由导管上皮、腺上皮、小叶间纤维组织及脂肪组织构成。其中任何一种组织都可能发生良性肿瘤。如皮肤乳头状瘤、皮脂腺腺瘤、皮下脂肪及小叶间脂肪发生的脂肪瘤、乳腺导管上皮或腺上皮增生引起导管内乳头状瘤及腺瘤、上皮组织和纤维组织同时增生形成的纤维腺瘤。这些乳腺良性肿瘤均是女性常见的肿瘤,据统计乳腺良性肿瘤的发生率仅次于乳腺增生症和乳腺癌,占第3位。

一、乳腺纤维腺瘤

乳腺纤维腺瘤是由纤维组织和上皮组织异常增生所致的良性肿瘤,是青年女性中最常见的乳腺良性肿瘤,约占乳腺良性肿瘤的3/4,多发生在卵巢处于功能活跃时期的20～35岁青年女性,绝经后女性少见。

(一)病因及病理

乳腺纤维腺瘤的发生与机体雌激素水平过高及局部乳腺组织对内分泌激素(雌激素)反应过于敏感有关,故常伴有乳腺小叶的其他增生性变化。大体观察:肿瘤多呈圆形或椭圆形,有完整包膜。直径为1～3 cm,也可大于10 cm。表面光滑、结节状、中等硬度、质韧、与周围乳腺组织分界清楚。切面质地均匀,灰白或淡粉色,稍外突。当其上皮成分丰富时,切面呈淡粉红色,质地偏软;镜下观察:根据肿瘤中纤维组织和腺管结构之间的关系,一般将乳腺纤维腺瘤病理类型分为以下五型。①向管型(管内型):主要为腺管上皮下结缔组织增生形成的肿瘤,上皮下平滑肌组织也参与肿瘤的形成,但无弹性纤维成分。②围管型(管周型):病变主要为腺管周围弹力纤维层外的管周结缔组织增生,弹力纤维参与肿瘤形成,但无平滑肌成分,亦不成黏液变性。③混合型:同时存在向管型及围管型两种病变者。④囊性增生型:腺管上皮和上皮下或弹力层外结缔组织增生而形成。⑤分叶型:基本结构似向管型纤维腺瘤,上皮下纤维组织从多点突入高度扩张的管腔,但不完全充满,因此无论用肉眼观察及镜下检查均呈明显分叶状。

(二)临床表现

患者常无意中发现乳房肿块,无疼痛、压痛及乳头异常分泌物。肿块好发于乳腺外上象限。常为单发,亦有多发者。肿块多成圆形、卵圆形或扁形,表面光滑,质地坚韧,边界清楚,与表皮或胸肌无粘连,活动度大,触之有滑动感。腋下淋巴结无肿大。肿瘤增长速度很慢,数年或数十余年无变化。如果静止多年后肿瘤突然迅速增大,出现疼痛及腋窝淋巴结肿大,要高度怀疑恶变。根据肿瘤临床表现又可分为以下3种。①普通型纤维腺瘤:此型最多见,瘤体小,生长缓慢,一般在3 cm以下。可发生于乳腺各个部位,以外上象限为主。大多为单发,也可多发。②巨纤维腺瘤:此型多见于青春期和40岁以上女性。特点是生长迅速,短时间可占据整个乳房。肿块直径一般超过5 cm,最大可达20 cm,边界清,表面光滑,活动度良好,与表皮无粘连。乳房皮肤紧张,发红(见图4-6)。③青春型纤维腺瘤:临床上较少见。发病于月经初潮前,在初潮后数月及1～2年瘤体迅速增大,约1年瘤体即可占满全乳房,肿块最大径为1～13 cm。由于瘤体快速膨胀生长,使乳房皮肤高度紧张,致使乳房表浅静脉曲张,此体征易被误诊为恶性肿瘤。

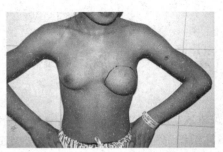

图 4-6　左乳巨纤维腺瘤

(三)诊断

有典型的临床表现,并结合辅助检查即可作出诊断。辅助检查主要如下。①乳腺彩超:瘤体多为圆形或卵圆形暗区,边界清晰,形态规则,包膜回声完整,呈均匀的中低回升。彩色多普勒表现为以周边性为主的血流信号,体积较大者,血流信号较丰富。频谱多普勒表现为 RI≤0.7 作为纤维腺瘤的诊断标准(见图 4-7)。②乳腺钼靶 X 线检查:X 线下肿块表现为等密度,边缘光滑,边界清楚的肿块,有时伴有良性钙化灶,但比较少见。③针吸细胞学检测:针感介于韧与脆之间,针吸细胞量较多。涂片常见 3 种成分:导管上皮细胞片段、裸核细胞和间质细胞片段,诊断符合率达 90%。

(四)鉴别诊断

1.乳腺囊性增生病

好发于 30~50 岁。表现为单侧或双侧乳腺腺体增厚,肿块以双侧多发者较为常见,可呈结节状、片块状或颗粒状。肿块常有明显压痛,双侧或单侧乳房疼痛,且与月经有明显关系。经前整个乳房常有胀感,经后可缓解。必要时可行有关辅助检查予以鉴别,如钼靶 X 线检查等。病理检查可确诊。

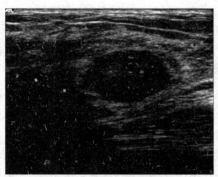

图 4-7　纤维腺瘤超声影像

2.乳腺癌

乳癌肿块可呈圆形、卵圆形或不规则形,质地较硬,表面欠光滑,活动度差,易与皮肤及周围组织发生粘连,肿块生长迅速,同侧腋窝淋巴结常有肿大。乳癌肿块介于 0.5~1.0 cm 时,临床酷似纤维腺瘤。如发现肿瘤与表皮或深部组织有部分粘连者,应首先考虑乳腺癌。必要时行针吸细胞学检查及病理检查可提供组织学证据进行鉴别。

3.乳腺囊肿

多见于绝经前后的中老年女性。乳腺囊肿的肿块较纤维腺瘤有囊性感,活动度不似纤维腺瘤那样大。此外,可行肿块穿刺予以鉴别,腺瘤为实性肿块,无液体,而囊肿则可抽出乳汁样或浆液性的液体。

(五)治疗

1.药物治疗

药物治疗纤维腺瘤效果不好。因此临床主张"一旦确诊,均应手术"的治疗原则。未婚女性一旦发现此病,应在婚前,至少妊娠前切除肿瘤。孕后发现肿瘤,可在妊娠3~4月时切除肿瘤。乳腺纤维腺瘤虽属良性肿瘤,但少数也有恶变可能,因此术后均应将切除的组织标本送病理检查,以明确肿块性质。

2.开放手术

多采用以乳头为中心的放射状切口,不致损伤乳管;切口应尽量小而美观,使愈合后的瘢痕能缩小到最小程度。当肿瘤位于乳晕旁时,可在乳晕边缘做一弧形切口。当肿瘤位置较深、较大或多发时,可在乳腺下方做弧形切口,经乳腺后间隙切除肿瘤。由于该病有时包膜不完整,应做包括肿瘤及其周围至少0.5 cm正常组织在内的局部切除术。

3.超声引导下 Mammotome 微创旋切术

适用于小于 2.5 cm 的乳腺良性肿物,以及病理性质不明、需要进行切除活检的乳房肿物。对可疑乳腺癌患者可进行活检,但应避免行肿块旋切手术。有出血倾向、血管瘤及糖尿病患者为手术的禁忌证。对于肿块较大且血流丰富及肿块位于乳晕且直径>2.5 cm 者,仍然选择外科手术传统切除。与传统手术相比,超声引导下的 Mammotome 微创旋切技术的优点:①精确定位,准确切除病灶。传统手术方式为凭手感盲切,Mammotome 微创旋切术在高频 B 超精确定位下完整切除病灶,其过程为实时监控,因此其精确度较高。②切口微小,美容效果好。传统开放手术,切口较多、术后瘢痕明显。Mammotome 微创旋切术手术切口只有 3~5 mm,无须缝合、不留瘢痕。而且同一侧乳房多个病灶,可以通过一个切口切除,避免了切开皮肤、皮下组织和正常腺体。组织损伤小,恢复快。

(六)预后

纤维腺瘤经手术切除,多可治愈。但由于致病的内分泌因素(雌激素)持续存在,少数患者在术后可在同侧或对侧乳房中复发。极个别患者可在原肿瘤切除的瘢痕处发生复发。如有多次复发者,应提高警惕,以免发生恶变。

二、乳腺导管内乳头状瘤

乳腺导管内乳头状瘤是发生于乳腺导管上皮的良性肿瘤,大多发生在乳晕下方的输乳管内,肉眼可见导管内壁有米粒大小的乳头状结节突入管腔。其瘤体较小,直径仅数毫米,带蒂及绒毛,瘤体血管丰富,易出血。根据其病灶的多少及发生部位可将其分为单发性、大导管内乳头状瘤和多发性、中小导管内乳头状瘤两种类型。前者源于输乳管的壶腹部内,多为单发,位于乳晕下区,恶变者较少见;后者源于乳腺的末梢导管,常为多发,位于乳腺的周边区,此类较易发生恶变。此病发生于青春期后任何年龄的女性,以经产妇多见,尤其多发于 40~50 岁妇女。本病有一定的恶变率。一般认为本病与雌激素的过度刺激有关。

(一)病理改变

1.大体形态

大导管内乳头状瘤类型的瘤体位于乳头或乳晕下的大导管内,肿瘤直径一般为 0.5~

1.0 cm,边界清楚,无纤维性包膜,多数为单发,少数可同时在几个大乳腺导管内发生,瘤体自导管腔内突出,由许多细小的树枝状或乳头状突起粘连在一起而形成"杨梅样"结节。结节常有粗细、长短不同的蒂,亦可无蒂。一般粗短的乳头状瘤纤维成分较多,切面呈灰白色,质韧。细长且顶端呈颗粒状鲜红的乳头状瘤,质脆,容易出血,易恶变。瘤体所在的部位导管扩张,内有浅黄色或咖啡的液体残留,有时可伴有黏液或血性液体。中小导管内乳头状瘤类型位于中小乳腺导管内,瘤体呈白色半透明小颗粒状,无蒂,附着于管壁上,质韧,上皮生长旺盛,属癌前病变,癌变率达 5%～10%。

2.组织形态

由导管上皮细胞及间质增生形成的乳头状肿物突入由扩张导管围成的腔内,在以纤维组织和血管构成乳头的轴心外覆盖1～2层柱状上皮细胞。根据乳头状瘤细胞分化的程度及间质细胞的多少,可将其分为以下 3 种类型。①纤维型管内乳头状瘤:其特点为乳头粗短,间质内纤维组织层丰富,乳头的表面被覆的多为立方上皮或柱状上皮,也可为上皮与肌上皮双层细胞。细胞排列整齐,分化良好,无异形性。由于瘤体内纤维组织成分较多,故称纤维型管内乳头状瘤,是临床上较为常见的一种。②腺型管内乳头状瘤:导管增生的上皮细胞构成细小的乳头,反复分支,相互吻合形成不规则的腺样结构,间质内纤维组织较少,常呈细条索状夹杂在上皮细胞之间。③移行型管内乳头瘤:其特点为导管上皮高度增生,形成乳头,突入管腔。增生的上皮为立方或低柱状上皮细胞,细胞排列均匀一致,无异形性,排列类似移行上皮。

(二)临床表现

乳腺导管内乳头状瘤以间歇性、自主性乳头溢液为主要临床表现,溢液可为黄色、暗棕色或血性液体。也可在挤压乳晕区或乳头时,从乳头溢出液体。部分患者在乳晕下方可触及小结节,质地较软,可推动。绝大多数为单侧乳房发病。①单发性大导管内乳头状瘤:该类型肿瘤组织比较脆弱,血管丰富,导管内积血积液,轻微的挤压即可引起出血或分泌铁锈色液体,这是本病呈血性溢液的最常见的原因。在乳晕下或乳晕边缘部位能触及到长约 1 cm 的索状肿块,或扪及枣核大小结节,本病常为间歇性自发溢液,或挤压、碰撞后溢液。多数患者以发现内衣上留下棕黄色的污迹而就诊。当肿瘤阻塞大导管时,可有乳头、乳晕区胀痛,并发现乳晕下或乳晕附近小肿块,一旦积血、积液排出后,肿块即变小或消失,疼痛缓解,该症状可反复出现,此类型恶变较少见。②多发性、中小导管内乳头状瘤:此类型源于末梢乳腺导管,是由于中小导管内的腺上皮增生而形成。乳头溢液较少见。此时患者多无特殊不适感。体检时,约 2/3 的患者不能触及肿块,仅在压迫乳晕区附近某处时,可见血液或浆液血性液从乳头相应乳管溢出。1/3 的患者可扪及乳晕区小肿块,1～2 cm 大小,圆形、质韧、光滑,活动度好,压迫该肿块时上述液体可溢出,随即肿块变小或消失。腋窝淋巴结通常不肿大。部分有溢液症状,溢液呈血样、黄色水样、咖啡样。本病恶变率可达 5%～10%,为癌前病变,诊断时应予以高度重视。

(三)诊断

在乳晕下方或周边扪及一小肿块或结节,轻压时有血性或浆液性液体溢出,即可做出诊断。如未能扪及肿块,以示指尖围绕乳头按压乳晕区,如见到乳头乳腺导管口有溢液,也可做出诊断。部分病例虽可触及结节,但按压时乳头无溢液。乳腺钼靶 X 线检查、乳腺导管造影可显示肿瘤所在部位及大小。乳腺导管内镜检查可以对乳管内乳头状病变作出明确诊断和定位,是乳头溢液病因诊断的有效方法。乳头溢液细胞学检查亦可明确诊断。凡发现乳头有血性溢液者,应先明确出血导管的部位和性质,再根据具体情况确定手术方案。术前准确定位是手术成功的关键。

（四）鉴别诊断

1.乳腺导管内乳头状癌

本病与乳腺导管内乳头状癌均可见到自发的、无痛性乳头血性溢液，均可扪及乳晕部肿块，且按压该肿块时可自乳管开口处溢出血性液体。由于两者的临床表现及形态学特征都非常相似，故两者的鉴别诊断十分困难。一般认为，乳腺导管内乳头状瘤的溢液可为血性，亦可为浆液血性或浆液性。而乳头状癌的溢液则以血性者为多见，且多为单侧单孔。乳头状瘤的肿块多位于乳晕区，质地较软，肿块一般不大于1 cm，同侧腋窝淋巴结无肿大。而乳头状癌的肿块多位于乳晕区以外，质地硬，表面不光滑，活动度差，易与皮肤粘连，肿块一般大于1 cm，同侧腋窝可见肿大的淋巴结。乳腺导管造影显示导管突然中断，断端呈光滑杯口状，近侧导管显示明显扩张，有时为圆形或卵圆形充盈缺损，导管柔软、光整者，多为导管内乳头状瘤；若发现断端不整齐，近侧导管轻度扩张、扭曲、排列紊乱、充盈缺损或完全性阻塞、导管失去自然柔软度而变得僵硬等情况时，则多为导管内癌。溢液涂片细胞学检查乳头状癌可找到癌细胞。最终确立诊断则以病理诊断为准，而且应做石蜡切片，避免因冰冻切片的局限性造成假阴性或假阳性结果。

2.乳腺导管扩张综合征

两者在溢液期均可以乳头溢液为主要症状，但导管扩张综合征常伴有先天性乳头凹陷，溢液多为双侧多孔，性状可呈水样、乳汁样、浆液样、脓血性或血性。乳头状瘤与导管扩张综合征在肿块期均可见到乳晕下肿块，但后者的肿块常较前者为大，且肿块形状不规则，质地硬韧，可与皮肤粘连，常发生红肿疼痛，后期可发生溃破和流脓。导管扩张综合征还可见患侧腋窝淋巴结肿大、压痛。乳腺导管造影显示导管突然中断，有规则的充盈缺损者，多为乳头状瘤。若较大导管呈明显扩张，导管粗细不均匀，失去正常规则的树枝状外形者，则多为导管扩张综合征。必要时可行肿块针吸细胞学检查或活组织病理检查。

（五）治疗

手术治疗是本病的首选治疗方法。通常认为乳管内乳头状瘤属良性，但6%～8%的病例可发生恶变，尤其对起源于小乳管的乳头状瘤应警惕其恶变的可能。故应在早期手术治疗。对单发的乳管内乳头状瘤应切除病变的乳管系统。术前需正确定位，可先循乳头溢血口插入细探针，尔后沿探针切开乳管，寻找肿瘤，予以切除；或可经探针注入少许亚甲蓝注射液，然后依染色所示的乳管分布范围和方向作腺体的楔形切除，切除部位包括病变乳管及其周围组织。年龄较大的患者，可考虑行患乳单纯切除。切除标本应送常规病理检查，如有恶变应施行乳腺癌根治术。对年龄较大、乳管上皮增生活跃或渐变者，可行单纯乳房切除术。

（六）预后

虽然导管内乳头状瘤是一种良性疾病，是否会发生恶变尚有争议，但临床确有发现，管内乳头状瘤无论发生于大、中、小导管内，都有一定的恶变概率。一般认为多发性导管乳头状瘤病理生物学特性倾向恶变，故称癌前病变，乳头状瘤癌变一般恶性度较低，生长缓慢，但因处理不当而致复发或转移，造成不良后果并不少见。因此，及早就诊、慎重采取治疗措施甚为重要。有少数患者，由于致病内环境存在，手术后仍可在其他导管内新生导管内乳头状瘤，应视为多发性而非原肿瘤复发。

三、乳腺其他良性肿瘤

(一)乳腺脂肪瘤

乳腺脂肪瘤同身体其他部位脂肪瘤一样,其肿块较软,边界清楚,生长缓慢无特殊不适,极少恶变。

1.临床表现

本病可发生于任何年龄,多见于 40~60 岁妇女,好发于脂肪丰富的肥大乳房内。本病发病率低,多为圆形、椭圆形,质地柔软,有分叶,直径多在 5 cm 以下,也有达 10 cm 者。根据肿瘤在乳房内位置不同分类:①乳房皮下脂肪瘤;②乳房内脂肪瘤;③乳腺外脂肪瘤。

2.病理改变

(1)大体所见:肿物质地软,有完整包膜,呈结节状或分叶状,形态不规则,多为圆形或椭圆形,瘤组织与正常乳腺内脂肪极为相似。其颜色较正常脂肪黄。脂肪瘤组织有包膜与乳房皮下脂肪组织及乳房脂肪小叶不同。

(2)镜下:瘤体由分化良好的成熟脂肪组织所构成。有时混有少许幼稚的脂肪细胞,细胞核小且位于细胞中央,细胞质内充有丰富的脂滴,瘤细胞间有少许纤维组织及小血管。根据肿瘤组织的所含成分,乳房脂肪瘤可分为乳腺单纯性脂肪瘤、乳腺内血管型脂肪瘤、乳腺纤维型脂肪瘤和乳腺腺脂肪瘤。

3.X 线表现

可行 X 线检查鉴别肿瘤的性质。恶性者,在肿块周围有毛刷状阴影出现,良性则无此现象。脂肪瘤的 X 线检查表现为边界清楚、密度较低的肿块阴影,呈圆形或卵圆形,也有呈分叶状的。有时病变位居皮下,其密度与脂肪组织相似,因此往往不能在 X 线片上显示。位居乳房内的脂肪瘤,可显示乳腺内占他性病变。边缘呈现薄层纤维脂肪包膜的透亮带,将邻近的乳腺条索状结缔组织推开,以此作为诊断参考。

4.治疗

乳房的脂肪瘤,与其他部位的脂肪瘤一样,为良性肿瘤,很少发生恶变,且生长缓慢,对机体的危害不大。若瘤体不大,无须处理。对于乳腺间脂肪瘤,因手术探查遇到本病可随即摘除。位于乳房后的脂肪瘤,如诊断清楚,瘤体又不大,不影响其乳房功能者,不必手术。而对瘤体较大,明显压迫周围组织,甚至影响乳腺功能者,或继发癌变者,以手术切除为原则。

(二)乳房血管瘤

乳房血管瘤发生在乳腺的很少,主要见于乳房皮肤或皮下,病变处皮肤呈青紫色,或皮肤正常少有隆起,以及皮肤的毛细血管样红色小结节。可单发也可多发,肿物大小、深浅不定,没有包膜,质地柔软有弹性可以压平。无明显症状。血管瘤大多数为先天性,生长缓慢,很少有恶变。病因与雌激素增高有关。发生在乳腺上的血管瘤,依其组织结构、形态特点可分为毛细血管瘤和海绵状血管瘤。根据临床症状和体征诊断本病不难。

1.乳房毛细血管型血管瘤

(1)临床表现:毛细血管型血管瘤又称莓状痣。是一种良性自限性病变,可发展为海绵状血管瘤。呈鲜红色,高出皮表,也可为紫红色或青紫色,界限清楚,表面为细颗粒状或皱襞状,压迫退色,生长缓慢。有报道其发病率为乳房疾病的 1.2% 左右。

(2)病理改变。①大体所见:血管瘤多发生在乳腺的真皮内,大小不定,表皮隆起,质地柔软无包膜,呈暗紫红色,切面暗红有血液渗出。②镜下所见:镜下见大量排列方向不一的细胞,在血管之间有少量的疏松纤维组织增生。

(3)治疗:毛细血管瘤是一种自限性病变,一般不需治疗,但要密切观察。如病变小还是以手术切除为最好,但幼儿时不宜手术。也可用 X 射线或低电压 X 射线超短距离照射,一般一次 $2.58×10^{-2}$ C/kg,每周 2 次,0.2~0.26 C/kg 为 1 个疗程。放射性^{32}P 贴敷,1 个疗程成人可为 0.9 C/kg,必要时间隔 3 个月后再贴敷 1 次,均可收到明显效果。

2.乳房海绵状血管瘤

本病除在体表及四肢多见外,肝脏也可见到,乳房内则少见,常与乳房毛细血管瘤混合存在。

(1)临床表现:乳房海绵状血管瘤位于皮下,瘤组织软,多为稍隆起的圆形,边界不太清楚,状如海绵有压缩性。病变处表皮正常,对于表浅的海绵状血管瘤,可以透过皮肤看到蓝色团块状瘤,亦可呈青紫色,常与毛细血管瘤并存,构成混合性血管瘤。穿刺有血抽出,最大者可达 6 cm×8 cm,X 线检查偶尔见成人血管瘤内血管腔钙化。

(2)病理改变。①大体所见:海绵状血管瘤可见于乳腺皮下或深层组织。瘤组织大小不一,质地柔软。切面紫红色可见有大小不等的血管腔,管壁厚薄不均,内含较多的血液。②镜下特点:瘤组织由大小不等、形态不规则的血管构成。管腔内有较多的血液,管壁仅有一层内皮细胞,无平滑肌,血管间可见有不等量的纤维间隔。

(3)治疗。①治疗原则:因乳房血管瘤为良性肿瘤,可呈浸润性生长,但有的可停止生长或缩小,一些幼儿的血管瘤经过一段时间可以自行消退。故对婴幼儿,此病可以观察,不宜过早处理。血管瘤对放疗也很敏感,有些可以完全治愈,但对婴幼儿身体及乳腺都有损害,甚至乳腺终生不发育,故应慎重应用或不过早使用。海绵状血管瘤手术切除时,须小心谨慎逐一结扎外围血管以防出血过多。海绵状血管瘤须硬化治疗者,也宜在少年时为宜,但必须根据肿瘤生长状况而定。对生长迅速的血管瘤以尽早处理为宜,以手术切除为主。②具体方法。X 射线放射治疗:海绵状血管瘤对 X 射线颇为敏感,一般常用浅层 X 射线治疗机,每周照射 1~2 次,每次$(1.29~2.58)×10^{-2}$ C/kg,总量可达 0.2~0.26 C/kg,有条件者可用镭盒接触治疗。硬化剂:硬化剂注射,可用 5%~10%高渗盐水或 5%色肝油酸钠等,注入肿瘤下方及周围。切勿注入瘤内或上方,否则可引起破溃。剂量一般不超过 0.5~1.0 mL,每周 1 次,数次后可见效果。手术切除:手术治疗时要注意止血,术后效果良好,但在硬化后尽量少切乳房或部分切除乳房,也不行乳房全切以作为整形基础。

(三)乳房皮脂腺囊肿

乳腺皮脂腺囊肿是由于某些原因造成皮脂腺管闭塞,使皮脂不能泌出而淤积在皮脂腺内,并使其扩张成囊。皮脂腺囊肿可单发也可多发。常见于成人头面部、肩颈部,偶尔见于乳腺乳晕部皮内。临床上将本病和表皮囊肿统称皮脂腺囊肿,或称粉瘤。

1.临床表现

在乳房的乳晕皮内可见 1 个或数个高出皮面约 1 cm、直径 2 cm 大小的微隆起结节,一般呈圆形或椭圆形,与皮肤粘连甚紧,与皮下组织不粘连。肿物中等硬度,推之可动,边界清楚,有柔软感,无压痛,有时有感染症状。

2.病理改变

(1)大体所见:囊肿为灰白色圆形或椭圆形,表面光滑,包膜完整,切面为实性,内容物为油脂状,囊壁菲薄。

（2）镜下特点：囊肿壁由鳞状上皮细胞组成，没有细胞间桥，也没有角化，不分层。囊壁周围可见发育成熟的皮脂腺，囊内可见破碎的皮脂腺细胞。

3.治疗

包括囊壁在内的完整切除是其根治方法。如有感染，可在感染控制后再行切除，如囊壁残留还会复发。

（四）乳房表皮囊肿

乳房表皮囊肿常见，与乳房皮脂腺囊肿不易区分，无明显的临床症状和体征。

1.病因

（1）外伤时将表皮种植于真皮内。

（2）皮脂腺囊肿的鳞状上皮过度增生形成，及皮脂腺细胞萎缩后而形成。

（3）皮肤附件中较为原始的上皮细胞长出。

2.临床表现

在乳房皮肤表面可见隆起皮肤的肿物，多呈椭圆形，界限明显，不与深层组织粘连，一般情况下无明显临床症状。触诊时，可于皮下或皮内触及1个或数个较硬的，明显隆起的肿物，表皮无改变。如合并感染，局部皮肤红肿甚至化脓。

3.病理改变

（1）大体所见：囊肿为圆形或椭圆形肿物，灰白色，表面光滑，包膜完整。切面可见囊内充满灰色或灰白色豆腐渣样物，或银灰色鳞片状物，有时可见钙盐沉着。

（2）镜下所见：囊壁由鳞状上皮所组成，最外层为基底层，依次向内，最内层为角化细胞层。囊内角化物 HE 染色为一致性粉红色物，有时可伴有异物巨细胞和胆固醇结晶。

4.治疗和预后

治疗原则同皮脂腺囊肿。手术切除后可获痊愈。手术时未能将囊壁完整切除，术后有复发的可能。

（五）乳房平滑肌瘤

乳腺的平滑肌瘤来源于乳腺的平滑肌组织。可见于乳头、乳晕区内的平滑肌及腺内血管平滑肌组织。乳腺平滑肌瘤生长缓慢，可对瘤周围组织产生压迫，阻碍乳腺的正常功能。如果生长迅速者，应考虑平滑肌瘤恶变或是平滑肌肉瘤。发生于乳腺上的平滑肌瘤可分为乳头平滑肌瘤和乳腺平滑肌瘤。乳腺平滑肌瘤又可分为3型，即浅表型、血管型和腺型。浅表型平滑肌瘤来自乳腺区真皮内的平滑肌；血管型平滑肌瘤来源于乳腺本身血管壁上的平滑肌；腺型平滑肌瘤来自深层血管的平滑肌，也可能来源于管周平滑肌。

1.乳头平滑肌瘤

源自乳头的平滑肌细胞（乳头及乳晕处无皮下组织，而主要是平滑肌构成）。一般肿物不超过1 cm。发病年龄为20~40岁女性，多数单发，偶尔见多发者。

（1）临床表现：肿物位于乳头内，直径一般不大于1 cm。触之较硬，富于弹性，活动性差，时而疼痛，生长缓慢，可有局部压迫症状，如在哺乳期可影响哺乳，肿瘤压迫乳管使乳汁流出不畅。可继发乳腺炎，使乳腺出现红肿、疼痛等炎性表现。

（2）病理改变。①大体所见：乳头内有平滑肌瘤生长，使其肿胀增粗，触之呈结节状，质地坚实，体积不大，直径一般均小于1.0 cm，切面隆起，呈灰红色。如果瘤内含纤维成分增多则呈乳白色，包膜可有可无。②镜下所见：平滑肌瘤由分化比较成熟的平滑肌细胞所构成。瘤细胞呈长梭形、胞质丰富,红染,边界清楚。细胞核呈杆状,两端钝圆,位于细胞中央,少见或不见核分裂。瘤细胞排列成束状或编织状,有时可见瘤细胞呈栅栏状排列,间质为少量的纤维组织。

2.乳腺内平滑肌瘤

(1)临床表现:乳腺内平滑肌瘤罕见,有些特点与乳头平滑肌瘤相似,不同的是它可以发生在乳头以外的乳腺任何部位,呈圆形或椭圆形,有时扁平,直径为 0.5~2.5 cm,生长缓慢,无疼痛。由于生长部位及来源和结构不同,可分为三型:①浅表型平滑肌瘤:本瘤发生于乳晕区真皮内,与皮下组织无关,皮肤包膜隆起呈结节状,大量分化良好的平滑肌细胞呈编织状排列。②血管型平滑肌瘤:起源于乳腺血管平滑肌细胞,肿瘤边界清楚,有完整包膜,间质略软,大小不超过2.5 cm。③腺样型平滑肌瘤:此型肿瘤由平滑肌细胞和上皮细胞构成,肿瘤大小不定,一般直径在 3 cm以下。

(2)诊断:乳腺内平滑肌瘤少见,早期患者无症状,瘤组织生长缓慢,多见于乳头、乳晕区。1 个或数个 1~3 cm 大小的圆形或椭圆形肿块,质地硬韧,有弹性,周界清楚。由于肿瘤呈膨胀性生长,压迫乳腺导管,使乳汁潴留可继发乳腺炎。少数患者主诉乳腺有阵痛。①表浅型平滑肌瘤:肿瘤生长在乳头内,使乳头变粗变硬。瘤细胞呈梭形,胞质丰富而红染,核呈杆棒状,平直而两端钝圆,位于细胞中央。②血管型平滑肌瘤:瘤组织由平滑肌和厚壁的血管构成。血管大小不等。③腺型平滑肌瘤:肿瘤较大,直径可达 3 cm,在乳腺皮下较深处。肿瘤由平滑肌和腺胞或腺上皮细胞所构成。

(3)X 线检查:可见有边界清楚、整齐、锐利、瘤体直径为 1~3 cm 的高密度阴影区。

(4)需与平滑肌肉瘤和皮肤纤维瘤相鉴别。

平滑肌瘤与平滑肌肉瘤相鉴别:①平滑肌肉瘤一般体积较大,无完整包膜,侵犯周围组织,切面呈鱼肉状。②平滑肌肉瘤的瘤细胞间变明显,每高倍视野可见 1 个以上核分裂。平滑肌瘤几乎不见核分裂现象。③平滑肌肉瘤可发生转移,术后易复发。

平滑肌瘤与皮肤纤维瘤相鉴别:①皮肤纤维瘤细胞界限不清,常见胶原成纤维细胞。②皮肤纤维瘤细胞核两端尖锐呈枣核状。③Masson 染色,胶原纤维染成绿色,平滑肌细胞呈红色。vangison 染色,纤维组织呈红色,而平滑肌细胞呈黄色。

(5)治疗:乳腺的平滑肌瘤是良性肿瘤,手术切除预后良好。如果瘤体较大,生长迅速,疼痛加剧,说明有恶变的可能,则应及早做乳腺单纯切除或区段切除。平滑肌瘤恶变最重要的指征是瘤细胞的核分裂数量,对决定其良、恶性有极为重要的意义。一般认为高倍视野(×400)能找到一个肯定的病理性核分裂,即可作出低度恶性的诊断;如果查到 5~25 个核分裂,可以认为是中度恶性平滑肌瘤;若 25 个以上核分裂,可定为高度恶性肿瘤。

(六)乳房神经纤维瘤

乳腺神经纤维瘤是周围神经发生的一种良性肿瘤,发生在乳腺组织不常见。发生在乳腺皮肤或皮下的神经纤维瘤,有一大部分是神经纤维瘤病。

1.临床表现

任何年龄均可发生,乳腺的神经纤维瘤常位于乳晕区附近的皮下组织中,呈圆形或椭圆形结节状。境界清楚,活动性好,一般仅为 1~2 cm。可有压痛,偶尔有放射样痛,很少恶变。常为多发,也可单发。

2.病理改变

(1)大体所见:①神经纤维瘤一般坚实,富有弹性。切面观:灰白色,细嫩,实性,肿瘤血管丰富。②神经鞘瘤呈球形或圆形,表面光滑,包膜完整,切面为灰黄色、黄白色或灰褐色、半透明、细嫩脆弱的质块。

(2)镜下特点:①神经纤维瘤的瘤细胞呈长棱形,细胞核细长或椭圆,胞质呈丝状伸出,相互连接成疏松旋涡状或波浪状或细网状无核分裂象。②神经鞘瘤:瘤细胞呈长横形,细胞质浅染边缘不清,瘤细胞往往呈行排列,似波浪状、旋涡状、细胞核呈棱形或椭圆形,有些核在同一水平线上,排列呈栅栏状。

3.诊断

乳腺神经纤维瘤多见于女性,生长缓慢,早期无自觉症状,肿瘤常位于乳晕区或附近的皮下组织中。触诊时可触及一个或数个直径不大于 3 cm 质稍软的肿块。边界清楚,可有压痛或阵发性疼痛,偶尔也会有放射样疼痛。而神经纤维瘤病可在表皮出现大小不一的咖啡牛奶斑,也可出现神经纤维瘤结节隆起于皮肤,质较硬,直径为 1～2 cm,可单发也可多发,后期可有疼痛。

4.鉴别诊断

(1)与神经纤维肉瘤相鉴别:如果切除后复发,肿瘤细胞丰富,有明显间变,核分裂多见,则是神经纤维肉瘤。

(2)与神经鞘瘤相鉴别:神经纤维瘤无包膜、神经鞘瘤可有完整的包膜。神经鞘瘤内血管扩张,管壁增厚,可放射透明变性,而神经纤维瘤内血管很少。

5.治疗

对肿瘤体积较小者可作完整切除,一次治愈。如果肿瘤体积较大,与周围组织粘连,特别是神经纤维瘤无完整包膜,与周围组织的界限不清,连同肿物周围的部分乳腺组织一并切除是主要治疗原则,术后很少复发。

(七)乳腺错构瘤

乳腺错构瘤是一种由乳腺组织、脂肪组织、纤维组织混合在一起的乳房良性肿瘤。以乳房肿块为临床特点,多见于 35～45 岁的妇女,很少恶变。手术切除可达治疗目的。

1.病因及病理改变

有学者认为本病的发生与妊娠和哺乳等激素变化有一定关系,且认为是发生本病的主要因素。从发病机制上看,是由于乳腺内的正常组织错乱组合,即由残留的乳腺管胚芽及纤维脂肪组织异常发育而构成瘤样畸形生长。

病理可分 3 个类型。①以乳腺的小叶为主者:腺性错构瘤。②以脂肪组织成分为主者:脂肪性结构瘤。③以纤维组织为主者:纤维性错构瘤。

(1)大体所见:首先乳腺错构瘤具有包膜,切面见脂肪和纤维成分混合存在的病灶脂肪组织特别丰富,肉眼观察类似脂肪瘤。

(2)镜下所见:显微镜下根据见到发育良好的乳腺小叶或有异常增生的乳腺组织病灶,导管和小叶结构常有不同程度的改变,但仍清晰可见。另外,同时又有成熟的脂肪组织和纤维组织,3 种成分不同比例混合存在,即是确诊本病的组织学依据。如缺乏对该病的认识,未重视观察包膜或因取材不当,在切片上仅看到类似增生的乳腺小叶,可伴导管扩张,易误诊为小叶增生性腺病;仅看到脂肪组织时,易误诊为脂肪瘤;看到小叶增生紊乱伴固有纤维组织增生未注意其他成分时,易误诊为纤维腺瘤。乳腺错构瘤以脂肪组织为主时,要注意从切面呈星芒状灰白色区取材,找到少量腺体方可确诊。以腺纤维组织为主时,虽然乳腺小叶增生紊乱,与纤维瘤相似,但仔细观察其仍具有小叶结构并有少量脂肪成分时,即可确诊。该瘤中导管上皮可有增生,或伴导管扩张,长期带瘤者,腺导管上皮增生能否癌变有待进一步观察。

2.临床表现

(1)发病年龄:本病多发生在中青年妇女,目前未见有男性发病的报道。多发生在 25～35 岁,也有文献报道在 32～42 岁多发病,另有文献报道在绝经后妇女常见。

(2)临床特点:本病最突出表现为,乳房无任何不适的、圆形或椭圆形、质地柔软、边界清楚、活动度大的肿物。常在无意中发现,直径多在 2～8 cm。

3.辅助检查

X 线检查:在 X 线检查上可见肿物处乳腺组织密度增高,瘤体的结构和形态清晰,呈圆形或椭圆形,边缘光滑。界限清晰,肿物密度不均,外有紧密的包裹,乳腺组织失去指向乳头的三角形结构,瘤体将正常的乳腺组织推向一边。X 线检查呈现密度不均的低密度区是本病的特点。

4.临床诊断

(1)无明显症状:无明显症状的乳房肿块,圆形或椭圆形,软硬不均,活动度大,无粘连,同时也可触及表面凸凹不平、软硬不均的肿块,乳头无溢液,腋下无肿大的淋巴结。

(2)X 射线特点:瘤体结构和形状清晰,呈圆形或椭圆形,边缘光滑,界限清楚,肿物密度不均是其特点。

5.治疗

本病是良性肿瘤,药物治疗及放疗无效。手术切除肿物是该病治疗的首选方法。切除肿物应严格止血,术后可不放引流条,均可一期缝合。所要提及的是,应根据肿瘤位置及患者年龄选择不同的既能方便切除肿块又能使乳房外形不破坏的切口。切口可为放射状或弧形状。

6.预后

乳腺错构瘤为良性肿瘤,手术后无复发也不影响乳房的功能。

(八)乳房汗腺肌上皮瘤

本病为皮内孤立性肿瘤,偶尔为多发。可发生在乳房任何部位的皮肤上,瘤体质坚硬,表面皮肤正常,或轻微发红,直径多为 0.5～2 cm,往往易误诊为乳腺癌。该病的组织学检查,可见肿瘤为包膜完整的界限清楚的实体瘤,其肿瘤的大多数细胞为肌上皮细胞,排列成带状或团块状,多位于边缘部分,可呈现不规则增生,向周围基质突入。其次为分泌细胞,位居中央,排列成团,细胞团块中间出现小管腔,有时肿瘤呈小叶结构。小叶中间有管腔,腔壁为分泌细胞,其余多为肌上皮细胞,此瘤位于皮内,易与癌区别。该病行局部病变切除,即可达治疗目的。

(九)乳头的乳头状瘤

乳头的乳头状瘤很少见。是乳头表皮鳞状上皮细胞呈乳头样增生,多个增生的乳头状物聚积在一起,看起来似菜花状,与乳腺鳞状细胞癌相似。

1.临床表现

成年女性的乳头表面,可见凸凹不平的暗棕色状或菜花状肿物,单个或多个,呈丛状,长期存在,生长缓慢,无特殊不适。

2.病理改变

(1)大体所见:鳞状细胞增生成乳头状,构成本病的主体。

(2)镜下所见:由纤维和脉管所组成的中轴,外被鳞状上皮细胞,可发生过度角化,胞质略呈碱性,细胞核深染。瘤体的基底部几乎在一个平面上,不向深层发展。

3.鉴别诊断

与乳头的鳞状细胞癌鉴别见表 4-1。

表 4-1　乳头状瘤与鳞状细胞癌的鉴别要点

鉴别点	乳头状瘤	鳞状细胞癌
上皮角化	无	不全角化
细胞间变	似正常鳞状上皮细胞	明显
上皮顶突	顶突平,不成杆状	成杆状,伸入生长密集不规则
核分裂	无或少	棘细胞层核分裂多
间质	无上皮细胞	鳞状癌细胞散入间质
脉管侵犯	无	有

4.治疗

本病的根治性措施是手术,非手术治疗不能彻底治愈,术后预后好,不复发。

(十)乳房淋巴管瘤

发生于乳房的淋巴管瘤甚为少见,大多数为先天性。胚胎时遗留下来的淋巴管组织,后天生长成良性肿瘤。初期淋巴管可以发生扩张,一段为 1~3 cm 大小,念珠状小球囊内含淋巴液。生长在乳腺真皮内的淋巴管瘤与周围组织边界不清、大小不定、质地柔软、无包膜、生长缓慢或停止生长。

根据淋巴管瘤的特征可分为:单纯性淋巴管瘤(又称毛细淋巴管瘤)、海绵状淋巴管瘤、囊性淋巴管瘤(又称囊性水瘤)、混合型淋巴管瘤。

1.病理改变

(1)大体所见:①单纯性淋巴管瘤发生在真皮表面,呈疣状小颗粒。②海绵状淋巴管瘤可隆出于皮肤表面形成畸形,切面见有许多小囊腔状似海绵。③囊状淋巴管瘤,由多房性的囊腔构成,体积较大,不能压缩。

(2)镜下所见:①淋巴管瘤组织由许多管腔大小不等、管壁薄厚不一的淋巴管构成,其腔内含有淋巴液。②毛细淋巴管瘤,腔隙小,肿瘤位于真皮的上部。③海绵状淋巴管瘤,由大而薄的淋巴管及丰富的纤维间质构成。④囊性淋巴管瘤,多位于真皮的深部,可有大的囊腔,囊壁较厚,含有胶原,有时还可见断续的平滑肌。

2.治疗

淋巴管瘤并非无害,可以生长很大,造成畸形。也可发生感染、破溃、肿胀等。单纯性淋巴管瘤,可用冷冻疗法(液氮)或用激光治疗。对 X 射线也比较敏感。其余两型对射线不敏感,应进行手术治疗。海绵状淋巴管瘤切除范围应大(包括一部分正常组织在内),否则易于复发。

(十一)乳房骨瘤

骨瘤是骨组织常发生的一种良性肿瘤,发生于乳腺内罕见。一般患者于无意中发现乳房内有坚硬的肿块,体积不大。可以活动,界限清楚,表面光滑,不痛,生长缓慢。X 线检查显示乳内肿块为不与骨连接的骨组织。

1.病理改变

(1)大体所见:瘤组织为椭圆形或结节状、包灰白、质坚硬、表面光滑如骨组织。

(2)镜下所见:骨外膜可分为 2 层,外层为致密的胶原纤维,内层纤维少,细胞多。在骨膜小梁周围可见少数成骨细胞和小血管。在骨松质内有数量不等、粗细不均、排列紊乱的成熟板状骨小梁,但无哈氏系统。

2.治疗及预后

乳腺骨瘤是良性肿瘤。由于生长缓慢或停止生长,对身体无明显危害。对体积小或对乳腺功能无影响者,可以不必治疗。

(十二)乳腺颗粒细胞瘤

乳腺颗粒细脑瘤又称作颗粒细胞肌母细胞瘤。好发全身各部位,尤其舌部居多,占全部病例的 1/3,发生在乳房者占全部病例的 5%。其他部位如皮下、软组织、子宫、胃肠道等多处都有不同程度的发生。有文献报道至今不足 1 000 例。发病年龄年轻于乳腺癌,为 20~50 岁,女性多于男性。近年来经过组织培养、组织化学和电子显微镜观察研究证明,是来自神经鞘的施万细胞。乳腺的颗粒细胞瘤是源自乳腺区的软组织,而不是来自乳腺本身。

1.临床表现

临床症状不明显,多在无意中发现乳腺皮下肿物。多见于乳腺的内上象限。触诊时可触及 0.5~2.0 cm 质硬、圆形、较固定的无痛性结节。受累皮肤下陷,易与乳腺癌相混淆。

2.病理改变

(1)大体所见:乳腺部的颗粒细胞瘤,直径一般不超过 2 cm,无包膜或有假包膜,与周围组织界限不清。切面观为均质,呈浅黄色或灰白色,分叶状,中心有条索状结构,质地较硬,有时可见受累区皮肤凹陷,常误诊为癌。

(2)镜下特点:瘤细胞体积较大,呈多边形、椭圆形或圆形。通常边界清楚,胞质丰富,并有均匀分布的嗜伊红颗粒。PAS 染色颗粒呈阳性反应。细胞核较小呈圆形或椭圆形,较一致。着色或深或浅,可有 1~2 个核仁,核分裂象很少。常见瘤细胞与外围神经密切相关,常围绕神经鞘或在神经鞘内生长。排列紧密的瘤细胞,被结缔组织分割成大小不一的巢状、条索状。受累皮肤出现鳞状上皮假瘤样增生,并伴在角化过度及角珠形成。易诊为高分化鳞状细胞癌。尤其冰冻切片时要注意与浸润性乳癌鉴别,此两点应引起注意。

(3)电镜所见:肿瘤细胞内有丰富颗粒,表现为界膜状的自噬空泡,空泡内充满颗粒,同时可见髓质样物质及线粒体,粗面内质网及微丝,胞质内颗粒 PAS 阳性。免疫组化:S-100 阳性。

3.诊断与鉴别诊断

无任何症状的乳腺上出现的质地坚实,呈结节状或分叶状肿物。一般不超过 2 cm 的肿块,界限不清,较为固定。大多为孤立性结节。组织学所见:瘤细胞较大,呈多边形或椭圆形,胞质内均匀分布着 PAS 染色阳性颗粒。瘤细胞与外围神经密切相关。

本病应与恶性颗粒细胞瘤相鉴别。恶性颗粒细胞瘤,尤其临床表现为恶性,组织学所见似良性者,与本瘤很相似。只是细胞核略有增大,核分裂偶见。瘤体积较大,可超过 5 cm。鉴别诊断对本瘤来说更要密切结合临床,以免做出错误诊断。

4.治疗

乳腺颗粒细胞瘤为良性肿瘤,仅行肿块切除或乳房区段切除后不复发不转移,可一次性治愈。对临床上有转移、浸润生长怀疑恶性者,可根据具体情况按恶性肿瘤处理。

(1)乳腺颗粒细胞瘤,不是发生于乳腺本身,而是发生于乳腺邻近的软组织。

(2)乳腺颗粒细胞瘤良、恶性有时不易鉴别。病理改变呈良性肿瘤特性,而临床上有侵犯、转移等恶性肿瘤的特征,应按恶性肿瘤处理。

(3)良性乳腺颗粒细胞瘤,只做肿物切除或区段切除即达目的,术后不复发不转移。

(董 飞)

第九节 乳 腺 癌

乳腺癌是女性常见的恶性肿瘤之一,发病率位居女性恶性肿瘤的首位。发病原因不明,雌激素为主的内分泌激素与乳腺癌的发病密切相关。目前,通过采用综合治疗手段,乳腺癌已成为预后较好的实体肿瘤之一。

一、病因

乳腺癌的病因尚不清楚。乳腺是多种内分泌激素的靶器官,如雌激素、孕激素及泌乳素等,其中雌酮及雌二醇对乳腺癌的发病有直接关系。20 岁前本病少见,20 岁以后发病率迅速上升,45～50 岁发病率较高,绝经后发病率继续上升,可能与年老者雌酮含量提高相关。月经初潮年龄早、绝经年龄晚、不孕及初次足月产的年龄与乳腺癌发病均有关。一级亲属中有乳腺癌病史者,发病危险性是普通人群的 2～3 倍。乳腺良性疾病与乳腺癌的关系尚有争论,多数认为乳腺小叶有上皮高度增生或不典型增生者可能与乳腺癌发病有关。另外,营养过剩、肥胖、脂肪饮食,可加强或延长雌激素对乳腺上皮细胞的刺激,从而增加发病机会。北美、北欧地区乳腺癌发病率约为亚、非、拉美地区的 4 倍,而低发地区居民移居至高发地区后,第二、三代移民的乳腺癌发病率逐渐升高,提示环境因素及生活方式与乳腺癌的发病有一定关系。

二、病理类型

乳腺癌有多种分型方法,目前国内多采用以下病理分型。①非浸润性癌:包括导管内癌(癌细胞未突破导管壁基底膜)、小叶原位癌(癌细胞未突破末梢乳管或腺泡基底膜)及乳头湿疹样乳腺癌。此型属早期,预后较好。②早期浸润性癌:早期浸润是指癌的浸润成分<10%。包括早期浸润性导管癌(癌细胞突破管壁基底膜开始向间质浸润)、早期浸润性小叶癌(癌细胞突破末梢乳管或腺泡基底膜开始向间质浸润,但仍局限于小叶内)。此型仍属早期,预后较好。③浸润性特殊癌:包括乳头状癌、髓样癌(伴大量淋巴细胞浸润)、小管癌(高分化腺癌)、腺样囊性癌、黏液腺癌、大汗腺样癌、鳞状细胞癌等。此型分化一般较高,预后尚好。④浸润性非特殊癌:包括浸润性小叶癌、浸润性导管癌、硬癌、髓样癌(无大量淋巴细胞浸润)、单纯癌、腺癌等。此型一般分化低,预后较上述类型差,且是乳腺癌中最常见的类型,占 80%,但判断预后尚需结合疾病分期等因素。⑤其他罕见癌。

三、转移途径

(一)局部扩展

癌细胞沿导管或筋膜间隙蔓延,继而侵及 Cooper 韧带和皮肤。

（二）淋巴转移

主要途径有：①癌细胞经胸大肌外侧缘淋巴管侵入同侧腋窝淋巴结，然后侵入锁骨下淋巴结以至锁骨上淋巴结，进而可经胸导管（左）或右淋巴管侵入静脉血流而向远处转移；②癌细胞向内侧淋巴管，沿着乳内血管的肋间穿支引流到胸骨旁淋巴结，继而达到锁骨上淋巴结，并可通过同样途径侵入血流。一般第一条途径为多数，根据我国各地乳腺癌扩大根治术后病理检查结果，腋窝淋巴结转移约 60％，胸骨旁淋巴结转移率为 20％～30％。后者原发灶大多数在乳房内侧和中央区。癌细胞也可通过逆行途径转移到对侧腋窝或腹股沟淋巴结。

（三）血运转移

以往认为血运转移多发生在晚期，而这一概念已被否定，因为现在一致认为乳腺癌是一个全身性疾病。研究发现有些早期乳腺癌已有血运转移。癌细胞可经淋巴途径进入静脉，也可直接侵入血循环而致远处转移。最常见的远处转移依次为肺、骨、肝。

四、临床表现

早期乳腺癌不具备典型症状和体征，不易引起患者重视，常通过体检或乳腺癌筛查发现。

（一）临床症状、体征

1.乳腺肿块

80％的乳腺癌患者以乳腺肿块首诊。患者常无意中发现肿块，多为单发，质硬，边缘不规则，表面欠光滑。大多数乳腺癌为无痛性肿块，仅少数伴有不同程度的隐痛或刺痛。

2.乳头溢液

非妊娠期从乳头流出血液、浆液、乳汁、脓液，或停止哺乳半年以上仍有乳汁流出者，称为乳头溢液。引起乳头溢液的原因很多，常见的疾病有导管内乳头状瘤、乳腺增生、乳腺导管扩张症和乳腺癌。单侧单孔的血性溢液应进一步检查，若伴有乳腺肿块更应重视。

3.皮肤改变

乳腺癌引起皮肤改变可出现多种体征，最常见的是肿瘤侵犯 Cooper 韧带后与皮肤粘连，出现"酒窝征"。若癌细胞阻塞了淋巴管，则会出现"橘皮样改变"。乳腺癌晚期，癌细胞沿淋巴管、腺管或纤维组织浸润到皮内并生长，形成"皮肤卫星结节"。

4.乳头、乳晕异常

肿瘤位于或接近乳头深部，可引起乳头回缩。肿瘤距乳头较远，乳腺内的大导管受到侵犯而短缩时，也可引起乳头回缩或抬高。乳头湿疹样癌，即乳头 Paget 病，表现为乳头皮肤瘙痒、糜烂、破溃、结痂、脱屑，伴灼痛，至乳头回缩。

5.腋窝淋巴结肿大

隐匿性乳腺癌乳腺体检摸不到肿块，常以腋窝淋巴结肿大为首发症状。医院收治的乳腺癌患者 1/3 以上有腋窝淋巴结转移。初期可出现同侧腋窝淋巴结肿大，肿大的淋巴结质硬、散在、可推动。随着病情发展，淋巴结逐渐融合，并与皮肤和周围组织粘连、固定。晚期可在锁骨上和对侧腋窝摸到转移的淋巴结。

（二）乳腺触诊

（1）方法：遵循先视诊后触诊，先健侧后患侧的原则。触诊时应采用手指指腹侧，按一定顺序，不遗漏乳头、乳晕区及腋窝部位，可双手结合。

（2）大多数乳腺癌触诊时可以触到肿块，查体时应重视乳腺局部腺体增厚变硬、乳头糜烂、乳头溢液，以及乳头轻度回缩、乳房皮肤轻度凹陷等，必要时可活检行细胞学诊断。

五、诊断

详细询问病史及临床检查后，大多数乳房肿块可得出诊断。但乳腺组织在不同年龄及月经周期中可出现多种变化，因而应注意查体方法及检查时距月经期的时间。乳腺有明确的肿块时诊断一般不困难，但不能忽视一些早期乳腺癌的体征，如局部乳腺腺体增厚、乳头溢液、乳头糜烂、局部皮肤内陷等，以及对有高危因素的妇女，可应用一些辅助检查。诊断时应与下列疾病鉴别。

（一）纤维腺瘤

常见于青年妇女，肿瘤大多为圆形或椭圆形，边界清楚，活动度大，发展缓慢，一般易于诊断。但 40 岁以后的妇女不要轻易诊断为纤维腺瘤，必须排除恶性肿瘤的可能。

（二）乳腺囊生增生病

多见于中年妇女，特点是乳房胀痛、肿块可呈周期性，与月经周期有关。肿块或局部乳腺增厚与周围乳腺组织分界不明显。可观察一至数个月经周期，若月经来潮后肿块缩小、变软，则可继续观察，如无明显消退，可考虑做手术切除及活检。

（三）浆细胞性乳腺炎

浆细胞性乳腺炎是乳腺组织的无菌性炎症，炎性细胞中以浆细胞为主。临床上 60％呈急性炎症表现，肿块大时皮肤可呈"橘皮样改变"。40％的患者开始即为慢性炎症，表现为乳晕旁肿块，边界不清，可有皮肤粘连和乳头凹陷。急性期应予抗感染治疗，炎症消退后若肿块仍存在，则需手术切除，做包括周围部分正常乳腺组织的肿块切除术。

（四）乳腺结核

乳腺结核是由结核分枝杆菌引起的乳腺组织慢性炎症。好发于中、青年女性。病程较长，发展较缓慢。局部表现为乳房内肿块，肿块质硬偏韧，部分区域可有囊性感。肿块境界有时不清楚，活动度可受限，可有疼痛，但无周期性。治疗包括全身治疗及局部治疗，可做包括周围正常乳腺组织在内的乳腺区段切除。

六、临床分期

由于分期是依据疾病的严重程度，所以肿瘤的分期是最重要的预后指标之一。美国癌症委员会和国际抗癌联盟已制定了一个统一的乳癌分类系统：TNM 分期系统。在一个原位及浸润混合性病灶，肿瘤的大小取决于浸润成分的大小。微浸润乳腺癌指的是浸润成分＜2 mm。小浸润乳癌通常指＜1 cm 的病灶（T_{1a}，T_b），而早期乳腺癌指的是Ⅰ和Ⅱ期的病灶。生存率与分期呈负相关：Ⅰ期乳腺癌 5 年生存率大约为 90％，而Ⅳ期患者诊断后很少能活过 5 年。

TNM 分期系统如下。

（一）原发灶（T）

T_X：原发灶无法评价。

T_0：无原发灶。

T_{is}：原位癌：导管内癌，小叶原位癌，或未发现肿块的 Paget's 病①。

T_1：肿瘤最大径≤2 cm。

T_{1mic}:最大径≤0.1 cm 的微浸润。

T_{1a}:肿瘤最大径>0.1 cm,但≤0.5 cm。

T_{1b}:肿瘤最大径>0.5 cm,但≤1 cm。

T_{1c}:肿瘤最大径>1 cm,但≤2 cm。

T_2:肿瘤最大径>2 cm,但≤5 cm。

T_3:肿瘤最大径>5 cm。

T_4:肿瘤大小不计,直接侵犯(a)胸壁或(b)皮肤,如下。

T_{4a}:侵犯胸壁。

T_{4b}:水肿(包括"橘皮样改变")或乳腺皮肤溃疡或限于同侧乳腺的卫星结节。

T_{4c}:两者都有(T_{4a} 和 T_{4b})。

T_{4d}:炎性乳癌。

(二)区域淋巴结(N)

N_X:区域淋巴结无法评价(如已切除)。

N_0:无区域淋巴结转移。

N_1:同侧腋窝淋巴结转移但可推动。

N_2:同侧腋窝淋巴结转移,彼此或与其他结构固定。

N_3:对侧乳腺淋巴结转移。

(三)远处转移(M)

M_X:远处转移无法评价。

M_0:无远处转移。

M_1:有远处转移(包括同侧锁骨上淋巴结转移)。

(四)临床分期

0 期:$T_{is}N_0M_0$

Ⅰ 期:$T_1N_0M_0$

Ⅱ A 期:$T_0N_1M_0$,$T_1$②N_1M_0,$T_2N_0M_0$

Ⅱ B 期:$T_2N_1M_0$,$T_3N_0M_0$

Ⅲ A 期:$T_0N_2M_0$,$T_1$②N_2M_0,$T_2N_2M_0$,$T_3N_1M_0$,$T_3N_2M_0$

Ⅲ B 期:T_4任何 NM_0,任何 TN_3M_0

Ⅳ 期:任何 T 任何 NM_1

注:①有肿块的 Paget's 病分类根据肿瘤大小。②包括 T_{1mic}。

以上分期以临床检查为依据,实际上并不精确,还应结合术后病理检查结果进行校正。

七、预防

乳腺癌病因尚不清楚,目前难以提出确切的病因学预防(一级预防)。但重视乳腺癌的早期发现(二级预防),经普查检出病例,将提高乳腺癌的生存率。不过乳腺癌普查是一项复杂的工作,要有周密的设计、实施计划及随访,才能收到效果。目前一般认为乳房钼靶摄片是最有效的检出方法。

八、治疗

乳腺癌是一种全身性疾病,其治疗原则是采取以手术为主的局部治疗和全身治疗相结合的综合治疗,局部治疗包括手术和放射等治疗,全身治疗主要是化疗、内分泌治疗和生物治疗。

(一)手术治疗

外科手术是乳腺癌的主要治疗手段。1894年Halsted建立了经典乳腺癌根治术(称为Halsted或Halsted-Meyer乳腺癌根治性),给乳腺癌和其他肿瘤的治疗带来了一场革命。但随着对乳腺癌认识的深入及早期诊断和辅助治疗技术的提高,该术式现已少用。乳腺癌根治切除的手术方式较多,对不能根治的晚期乳腺癌也可行姑息性手术,以改善患者的生活质量。

1.保留乳房手术

即对病灶较小的乳腺癌行局部扩大切除,保留大部分乳房,是否行腋窝清扫视腋窝转移情况而定。该术式已成为西方发达国家的主要手术方式,国内应用也越来越多。主要适应证:单个肿瘤、最大径≤3 cm、腋窝淋巴结转移少或无转移、且残留乳房无其他病变。如肿瘤距乳晕边缘距离≥2 cm,可保留乳头乳晕;位于乳头乳晕区的乳腺癌,如病灶小,也可行中央区局部扩大切除,保留剩余乳房。对肿瘤直径>3 cm者,经术前化疗缩小后也可考虑保留乳房。循证医学证明,如手术指征选择恰当,切缘距肿瘤边缘1 cm以上,保留乳房手术能获得与改良根治术相同的疗效,但术中必须对所有切缘进行病检以保证无癌残留,且术后需行全乳放疗。

2.单纯乳房切除术

该手术又名全乳切除术,即只切除整个乳房而不行腋窝清扫。适用于前哨淋巴结活检(SNB)无转移者、年老体弱不能耐受根治手术者及晚期乳腺癌姑息性切除。

前哨淋巴结(SLN/SN)是指最先接受原发肿瘤的淋巴引流并最早发生癌转移的特定区域淋巴结。前哨淋巴结无转移时,其所在的区域淋巴结一般无转移。因此,通过行腋窝前哨淋巴结活检可以判断腋窝淋巴结有无转移,进而确定腋窝清扫是否必要。如前哨淋巴结阴性,通常不必清扫腋窝,反之应行腋窝清扫。临床上,一般采用染料法和核素示踪法结合显示前哨淋巴结,其准确性在95%以上,假阴性率低于5%。

3.乳腺癌改良根治术

该手术亦称简化根治术,是指在全乳切除的同时行腋窝清扫,其与乳腺癌根治术的不同之处在于保留胸大小肌。又分两种术式:一种是胸大、小肌均保留,另一种是保留胸大肌,切除胸小肌。适用于胸大肌无侵犯的乳腺癌。随着保留乳房手术的兴起,该术式逐渐减少。

4.Halsted乳腺癌根治术

手术切除整个乳房,胸大、小肌,腋窝和锁骨下淋巴结。切除范围上至锁骨下,下到肋缘,外至背阔肌前缘,内达胸骨旁。根据病变的部位可选择纵或横梭形切口。该手术适用于肿瘤较大、已侵犯胸大肌或腋窝、锁骨下淋巴结转移较多的乳腺癌患者。

5.乳腺癌扩大根治术

在乳腺癌根治术的同时切除第2、第3、第4肋软骨,清扫内乳淋巴结即为扩大根治术。适用于有内乳淋巴结转移的乳腺癌患者。根据是否切除局部胸膜又分为胸膜外扩大根治术和胸膜内扩大根治术,前者不切胸膜,不进胸腔,创伤相对要小,故应用多于后者。

乳腺癌的手术方式还有保留胸大小肌同时清扫内乳淋巴结的改良扩大根治术、皮下乳腺切除及腔镜乳腺癌手术等。手术完毕应找出切除的全部淋巴结,按部位分别送病检,以便确定淋巴结转移状况和分期,合理制订治疗计划。

（二）化学治疗

乳腺癌是对化疗敏感的肿瘤之一，因此，化疗是乳腺癌的重要治疗手段。一般认为，除原位癌、微浸润癌及部分低危的乳腺癌外，年龄在70岁以下的浸润性乳腺癌术后都应化疗。在用药上，主张联合或序贯给药，其效果较单一药物好。

对乳腺癌疗效较好的常用化疗药物：环磷酰胺、氟尿嘧啶、甲氨蝶呤、表柔比星或多柔比星、紫杉醇和多希紫杉醇、吉西他滨、长春瑞滨、卡培他滨等。常用的化疗方案：环磷酰胺＋甲氨蝶呤＋氟尿嘧啶（CMF）、氟尿嘧啶＋表柔比星＋环磷酰胺（FEC）、紫杉醇或多希紫杉醇＋表柔比星（TE）或再加环磷酰胺（TEC）等，一般每3周为1个周期，对体质较好的高危患者也可采用剂量或强度密度化疗，通常连用6个周期。化疗期间应经常检查肝功能和白细胞计数。如白细胞计数低于正常，可注射粒细胞刺激因子，白细胞计数严重减少时应停药。

对局部晚期乳腺癌及具备其他保留乳房的条件但肿瘤偏大的患者，可采用新辅助化疗，即在术前先予化疗数个周期，待肿瘤缩小和分期下降后进行手术，术后再行化疗。新辅助化疗可增加保留乳房的概率、变不可手术为可手术，或使难切除的肿瘤变得容易切除，并可减少术后复发。

（三）放射治疗

主要用于手术后辅助治疗及晚期患者的转移灶放疗。术后辅助放疗一般在全部化疗结束后进行，指征：原发病变≥5 cm；有局部皮肤或深部肌肉浸润；手术证实腋窝淋巴结转移≥4个或超过切除淋巴结数的一半；锁骨下或内乳淋巴结转移；保留乳房手术后等。对早期乳癌确无淋巴转移的患者，不必常规进行放射治疗，以免对人体造成损害。

（四）内分泌治疗

内分泌治疗又称激素治疗，50%～70%的乳腺癌属激素依赖性肿瘤，雌激素可刺激其生长和增殖。内分泌治疗的机制在于减少雌激素的来源、阻断雌激素受体，对抗雌激素对乳腺癌的促生长作用，其特点是不良反应较轻，疗效较持久，但起效慢。内分泌治疗适用于雌激素受体（ER）或孕激素受体（PR）阳性的乳腺癌患者，术后内分泌治疗一般在全部放、化疗结束后开始，常规使用5年，如出现复发等耐药现象，应及时换药。在绝经前，女性体内的雌激素主要来自卵巢的分泌，绝经后，卵巢功能消退，雌激素主要来源于肾上腺皮质分泌的雄激素转化而来，在转化过程中需要芳香酶的参与。据此，内分泌治疗可采用不同的方法。卵巢去势适用于绝经前ER阳性的乳腺癌，对骨、肺转移效果较好，对肝、脑转移效果差，现已少用。也可用深部X线照射毁坏卵巢，达到去势的效果，但起效慢，6～8周后才见效果。促黄体生成激素释放激素（LHRH）类似物（如诺雷德）能抑制垂体前叶促性腺激素的分泌，从而达到卵巢抑制的效果，称为药物性去势，适用于绝经前ER阳性或PR阳性的患者。抗雌激素治疗是利用选择性雌激素受体调节剂（SERM）或拮抗剂竞争性结合雌激素受体，从而阻断雌激素与受体结合发挥作用，适用于绝经前或绝经后ER阳性或PR阳性者，最常用的药物是他莫昔芬（三苯氧胺），一般10～20 mg，2次/天。芳香酶（环氧化酶）抑制剂（AI）如莱曲唑和阿那曲唑能抑制芳香酶活性，从而阻断雄激素转化为雌激素，减少雌激素的来源，适用于绝经后ER阳性或PR阳性者；芳香酶抑制剂也可同LHRH类似物联合用于绝经前ER阳性或PR阳性者。孕激素和雄激素用于晚期乳腺癌的治疗，可以改善患者的骨转移性疼痛和恶病质，对ER阳性者更有效。

（五）生物治疗

*Her*2是表皮生长因子家族的成员，有近40%的乳腺癌呈*Her*2强阳性，*Her*2强阳性提示

预后较差。赫赛汀是抗 $Her2$ 的人源化单克隆抗体,与 $Her2$ 结合后可抑制乳腺癌的增殖。

(六)核素治疗

用于晚期乳腺癌骨转移,能抑制肿瘤生长,缓解疼痛,可与双磷酸盐结合使用。

九、预后

乳腺癌的预后与患者年龄、肿瘤大小、淋巴结转移情况、组织学类型、病理分级和 ER、PR 状况有关,ER、PR 阳性对内分泌治疗有效,预后相对较好。其他可能有意义的预后指标包括 $Her2$、$p53$、肿瘤血管侵犯和血管生成等。早期乳腺癌手术后 5 年生存率可达 90% 以上,因此,早期发现对乳腺癌的预后有重要意义。

(董　飞)

第五章

胃十二指肠疾病

第一节　胃食管反流病

上消化道有两种常见的反流性疾病:胃食管反流和十二指肠胃反流。两种反流同属消化道动力学障碍,在病理生理及临床上有同异。相似之处:①两种反流均可在生理情况下发生;②食管下端括约肌(lower esophageal sphincter,LES)和幽门均可因张力低下,手术或病理改变影响其解剖和功能,并改变了食管、胃及十二指肠的 pH 环境,构成病理性反流;③一定浓度和数量反流物,及其滞留在上述器官达一定时间,均可导致反流性食管炎及胃炎;④反流性食管炎及碱性反流性胃炎的疼痛症状分别由用酸和碱的灌注所激发。

胃食管反流病(gastroesophageal reflux disease,GERD)是胃十二指肠内容物反流入食管引起不适症状和/或食管黏膜病理改变的一类临床状态,为常见的消化道疾病。根据是否导致食管黏膜糜烂溃疡,分为反流性食管炎(reflux esophagitis,RE)及非糜烂性反流病(nonerosive reflux disease,NERD)。胃食管反流既为一种生理现象,又是病理表现。两者的区别在于病理性胃食管反流产生症状且有食管组织学改变,生理性食管反流则否。

GERD 在全球总体人群的发病率达 20%,在我国发病率为 5%~10%,在西方国家发病率较高,在美国此病每年新发患者为 6.4×10^5,约占全部食管疾病的 3/4。据 Adam 所著《实用食管疾病的处理》一书介绍,西方国家每天体验到烧心症状者为5%~10%,40%的人每月有过烧心症状。我国王其彰对胃食管反流症状的人口调查,根据 1 727 例的总结 7.05%的人每天至少受到一次烧心症状的困扰,31.9%每月至少有一次烧心症状。北京协和医院对 3 000 名接受胃镜检查患者调查发现,反流性食管炎占 5.8%。上海地区对成人 GERD 流行病学调查显示症状发生率为 7.68%。可见我国胃食管反流症状的发生与西方国家极为相似,但中国人群 GERD 病情较轻,非糜烂性反流病较多见。近些年来,各地食管功能检查工作的普遍开展,GERD 的发病率不断增加,该病发病率随年龄上升而增加,50 岁以上多见。GERD 男女比例接近;但男性发展成反流性食管炎高于女性,比例为(2~3):1;男性更易发展成食管下端黏膜鳞状上皮化生柱状上皮(Barrett 食管),与女性的比例为 10:1。

GERD 大多数患者症状轻微,可以通过改变生活方式及药物治疗得到控制,而其中的10%~30%会出现严重的食管炎等并发症而需要考虑外科治疗。

由于胃食管反流作为一种病理生理基础可累及多个领域和学科,例如呼吸科、心血管科、儿科、口腔科、耳鼻喉科、加强病房的危重患者及需要接受手术治疗的腹/胸外科。因此，对 GERD 的研究逐渐成为国际上研究的热点，在国内业已引起密切关注。

一、病因及病理生理

食管抗反流功能的主要机制：①膈肌脚纤维（右脚为主）环绕下端食管收缩时的钳夹作用；②食管与胃底成锐角（His 角）；③食管进入胃的入口处，其纵行皱襞形成的瓣膜作用；④腹腔内段食管受腹内压的挤压作用；⑤食管下端括约肌的作用，食管下端括约肌张力为最重要的食管抗反流因素，食管下端括约肌出现功能障碍时，则出现两种病理现象——贲门失弛缓症和胃食管反流。

GERD 是由多种因素造成的以食管下端括约肌功能障碍为主的胃食管动力障碍性疾病，直接损伤因素是胃酸、胃蛋白酶及胆汁（非结合胆盐和胰酶）等反流物。

如胃食管连接部抗反流机制中的一种或数种发生障碍（抗反流屏障结构与功能异常、食管清除作用降低、食管黏膜屏障功能降低）即可发生胃食管反流。在酸性胃内容物反流食管时，患者感觉"烧心"。由于炎症使食管壁变僵硬，导致食管清除酸的时间延缓，使食管下端括约肌压力下降。如此恶性循环，其结果使更多的酸易于进入食管，引起消化性食管炎，使食管应激性增强，造成继发性痉挛，该过程就是刺激、痉挛、炎症，逐渐形成瘢痕、狭窄、出血、穿孔，假憩室，Barrett 食管，或许发生食管裂孔疝。

胃食管反流患者食管以外可造成损害。过多反流，夜间刺激咽喉黏膜，引起气道吸入，发生哮喘、肺炎，婴儿及儿童则继发呼吸道感染，并发缺铁性贫血及发育障碍。

也应该指出，食管的反流液中有胆汁比无胆汁的食管炎症更为严重。Kranendonk 研究十二指肠液对鼠食管的作用，发现单独胃液不产生黏膜损害，单独胆汁或胰液能产生食管溃疡，若两者同时存在，损害更大。胃内胆盐的浓度对胃食管反流和食管炎症状的发生很重要。

二、临床表现

临床上 GERD 表现多样，轻重不一。

（一）烧心和反流是本病最常见的典型症状

烧心是指胸骨后或剑突下烧灼感；反流是指胃内容物向咽部或口腔方向流动的感觉。烧心和反流常在餐后 1 小时出现，姿势性或反流性烧心，由于扭曲弯腰、咳嗽、妊娠、腹水、用力排便、穿紧身外衣和围腰、头低位、仰卧等姿势均可诱发或加重烧心。由于进食过量或摄入茶、酒、咖啡、果汁、阿司匹林等物质而诱发。部分患者烧心和反流症状可在夜间入睡时发生。

（二）非典型症状

胸痛、上腹痛、上腹部烧灼感、嗳气等为 GERD 的不典型症状。胸痛由反流物刺激食管引起，发生在胸骨后或心窝部，严重时可为剧烈刺痛，放射到后背、胸部、肩部甚至耳后，如同心绞痛或心肌炎，可伴有或不伴有烧心和反流。这种由 GERD 引起的非心源性胸痛占 80%。病程初期由于炎症造成食管局限性痉挛，可发生间歇性咽下困难和呕吐；少数患者吞咽困难是由食管狭窄引起，呈持续或进行性加重。

（三）食管外症状

包括咳嗽、咽喉症状、哮喘和牙蚀症等，无论患儿或成人均可出现吸入性肺炎甚至窒息，即食管外综合征。2006 年蒙特利尔共识意见提出，尽管以上症状已确认与 GERD 存在关联，但这些症状的发生为多因素作用的结果,GERD 并不一定是唯一的因素。另外,有 59% 的低通气睡眠呼吸暂停患者由明显的胃食管反流引起。

(四)早产儿、婴幼儿发育障碍

婴幼儿特别是早产儿的食管下端括约肌发育不成熟,极易发生胃食管反流,临床上常表现为厌食、拒奶、体重不增或消瘦明显、哭闹、呼吸暂停;稍大儿童主要表现为呕吐、甚至可出现反复的喷射性呕吐、生长发育迟缓、营养不良。北京协和医院对 15 例胎龄 29～32 周的早产儿进行 24 小时食管 pH 监测发现73.3% 的患儿存在病理性 GERD,给予胃动力药西沙比利后患儿症状迅速缓解,体重增加。天津医科大学第二医院郑军在 1999 年报告观察 40 例早产儿发生 GERD 发生率82.5%,80% 为无症状型。

(五)并发症

1.上消化道出血

浅表糜烂性食管炎常为少量持久性出血,伴有不同程度的缺铁性贫血。如发生边界性溃疡甚至穿孔或大出血。

2.食管狭窄

长期反复胃食管反流可引起食管炎,食管黏膜充血、水肿、糜烂、溃疡,纤维组织增生,瘢痕形成,食管壁的顺应性降低,食管狭窄,痉挛引起吞咽困难。

3.Barrett 食管

反复的食管炎使食管下段鳞状上皮被化生的柱状上皮替代,称之为 Barrett 食管。其腺癌的发生率较正常人高 10～20 倍。

三、诊断

腹部外科医师必须加强对 GERD 的认识,GERD 的常用诊断方法主要包括症状评估、内镜检查和食管 pH 检测等,但主要还是基于临床症状。典型症状为烧心及反流,典型症状者占 88%,有典型症状者,不管其是否存在食管炎症均可用抗酸药物试验治疗,如治疗有效,则可进一步证实本病诊断;对症状不典型或有典型症状而抗酸药物治疗无效者,应做胃镜检查、24 小时食管 pH 监测进行综合分析来作出诊断。

(一)质子泵抑制剂(PPI)试验

PPI 试验作为 GERD 的诊断试验方法简便、有效,敏感度可达 78%,但特异度较低。具体方法为:对于有烧心、反流症状且内镜检查阴性疑似 GERD 的患者,可给予标准剂量 PPI 口服 2 次/天,治疗 1～2 周,如症状减轻 50% 以上,则可判断为 PPI 试验阳性。

(二)内镜

与欧美国家建议初诊患者先行 PPI 试验相比,我国共识意见对内镜检查的推荐更为积极。我国共识意见建议具有反流症状的患者在初诊时即行内镜检查。

上消化道内镜(又称食管胃十二指肠镜,EGD 镜)检查时常可发现胆汁带着泡沫自幽门反喷入胃内,将黏液池染黄;可因内镜刺激导致胃肠痉挛、恶心、呕吐,并非真正 GERD,故有一定假阳性和假阴性。另则胃镜为有刺激检查,症状较轻的患者有时不能耐受,依从性差,影响检查的次数和观察的时间有限,其应用价值有一定局限性,但对食管黏膜已发生病理改变者,则可以判断反流性食管炎的严重程度和有无并发症,结合活检可与其他原因引起的食管炎和其他食管病变作鉴别。胃镜下反流性食管炎分级(Savary-Miller 4 期分级法)。Ⅰ期:贲门上方一处或多处非融合性的黏膜损害,红斑伴或不伴有渗出或浅表糜烂。Ⅱ期:融合性糜烂,渗出病变,但未完全累及食管环形皱襞。Ⅲ期:融合性糜烂,渗出病变,已完全累及食管环形皱襞,导致食管壁炎性浸润,但未引起狭窄。Ⅳ期:慢性黏膜病变,如溃疡,壁纤维化,狭窄,短缩,瘢痕化,Barrett 食管。

食管黏膜活检诊断反流性食管炎的标准:①鳞状上皮基底细胞层增厚;②乳突向上皮表面延长,超过正常厚度的 2/3;③固有膜内中性粒细胞浸润。

(三)食管反流监测

食管反流监测是 GERD 的有效检查方法,是 GERD 诊断的客观依据,包括食管 pH 检测、食管阻抗-pH 监测和无线胶囊监测等方法。24 小时食管 pH 监测能记录白天和夜间及 24 小时食管内的 pH<4 的百分比、pH<4 的次数、持续 5 分钟以上的次数、最长持续时间等观察指标。这些参数能帮助确定在生理活动状态下有无过多的反流,并有助于阐明胸痛和酸反流的关系。未使用 PPI 的患者可选择单纯 pH 监测;若正在使用 PPI 治疗则需加阻抗监测以检测包括弱酸和弱碱反流在内的所有非酸反流,Meta 分析提示服用 PPI 后行反流监测,弱酸反流是最常见的反流形式,为 PPI 疗效欠佳的重要原因。无线胶囊监测可使监测延长至 48 小时甚至 96 小时。

(四)食管 X 线钡餐

传统的食管钡餐检查将胃食管影像学和动力学结合起来,可发现食管下段黏膜皱襞增粗、不光滑,可见龛影、狭窄,食管蠕动减弱;并可显示有无钡剂从胃反流至食管,因此对诊断有互补的作用,但其敏感性较低。2014 年中国胃食管反流病专家共识提出,如患者不存在吞咽困难等症状,不推荐行食管钡剂造影。

(五)食管测压

食管测压可了解食管动力状态,用于术前评估,但不能作为 GERD 的诊断手段。由于食管下端括约肌压力低下及食管蠕动障碍等动力学异常并非 GERD 的特异性表现,因此食管测压诊断 GERD 的价值有限。但通过食管测压可对食管下端括约肌进行定位,有利于置放食管反流监测导管;而且在行抗反流手术前可排除其他食管动力障碍性疾病,如贲门失弛缓症、硬皮病引起的严重食管动力低下等。因此,食管测压在临床上有利于评估食管功能。

(六)核素胃食管反流检查

用同位素标记液体,显示在平卧位及腹部加压时有过多的核素胃食管反流。如肺内显示核素增强时,表明有过多的反流,常是肺部病变的原因。由于操作烦琐,且有放射性污染,目前临床已很少使用。

四、治疗

目的在于控制症状、治愈食管炎、减少复发和防治并发症。

(一)改变生活方式

改变生活方式是 GERD 治疗的一部分,可以减轻症状、防止复发、且无须花钱。体位方法包括餐后保持直立位,避免用力提物、弯腰低头;避免睡前小吃或饱餐,少进水,应用促动力药;睡觉时垫高上半身15~20 cm。防止食管下括约肌基础压力降低的措施,包括尽量减少饮食中脂肪、巧克力、酒精和咖啡的摄入以减少反流和加重烧心症状。吸烟增加胃食管反流和促使十二指肠胃反流,因此需戒烟。减少引起腹压增高的因素,肥胖者需减肥,有证明体重下降 4.5~6.8 kg可明显减轻症状;不穿紧身衣服。避免服促进反流药物,如抗胆碱能药物、钙通道阻滞剂及硝酸甘油等使食管收缩力减弱及引起胃排空延迟。

（二）药物治疗

目的是减低胃内容物的酸度，减少胃食管反流，保护食管黏膜。常用药物有抗分泌剂、抗酸剂、促动力药、黏膜覆盖药，临床上常联合用药。

抗分泌剂包括 PPI 和 H_2 受体阻滞剂。多项 Meta 分析显示，PPI 对食管炎愈合率、愈合速度和反流症状的缓解率均优于 H_2 受体阻滞剂，是治疗 GERD 的首选药物，70%～80% 的反流性食管炎患者和 60% 的非糜烂性反流病患者经 8 周 PPI 治疗后可获得完全缓解。2014 年中国胃食管反流病专家共识建议，如单剂量 PPI 治疗无效可换用双倍剂量；如一种 PPI 治疗无效，可选用其他 PPI 进行治疗。研究显示，GERD 治疗中最优胃酸抑制需要在 24 小时中使胃内 pH>4 的时间达到 16 小时，在疗程方面，共识意见认为 PPI 治疗 GERD 使用疗程至少 8 周。与治疗 4 周相比，治疗 8 周可将症状缓解率和食管炎愈合率提高 10% 以上。合并食管裂孔疝的 GERD 患者以及 Savary-Miller 分级Ⅲ期、Ⅳ期的患者，PPI 剂量应加倍。PPI 包括埃索美拉唑、奥美拉唑、泮托拉唑、兰索拉唑等；H_2 受体阻滞剂有西咪替丁、雷尼替丁、法莫替丁、尼沙替丁等。

促动力药包括多潘立酮（吗丁啉）、莫沙必利、依托比利等，这类药物可能通过改变食管下端括约肌压力、改善食管蠕动功能、促进胃排空，从而达到减少胃内容物向食管反流及减少其在食管的滞留时间。但此类药物疗效不确定，因此只适用于轻症患者，或作为联合用药。

抗酸剂包括氢氧化铝、氧化镁、三硅酸镁、碳酸钙等。目前认为，长期服用含铝镁的抗酸剂应慎重，短期应用是安全的。

黏膜覆盖有硫糖铝、藻酸盐制剂、枸橼酸铋钾、蒙脱石散（思密达）等，起到一定的黏膜保护作用，可作为辅助用药。

（三）维持治疗

GERD 具有慢性复发倾向，为减少症状复发，防止食管炎复发引起的并发症，可给予维持治疗。

维持治疗方法主要包括以下几种。①持续维持：指当症状缓解后维持原剂量或半量 PPI 每天 1 次，长期使用。②间歇治疗：指 PPI 剂量保持不变，但延长用药周期，最常应用的是隔天疗法；在维持治疗中，若症状反复出现，应增至足量 PPI 维持。③按需治疗：是指经初始治疗成功后停药观察，一旦出现烧心、反流症状，随即再用药至症状消失。中国胃食管反流病专家共识指出，非糜烂性反流病和轻度食管炎（Savary-Miller 分级Ⅰ期和Ⅱ期）患者可采用按需治疗和间歇治疗，PPI 为首选药物，抗酸剂是可选药物；重度食管炎（Savary-Miller 分级Ⅲ期、Ⅳ期）及 Barrett 食管患者通常需要 PPI 持续维持。但西方国家认为长期使用 PPI 有造成难辨梭状芽孢杆菌感染的可能，我国尚无此类研究证实。

（四）手术治疗

大多数患者症状轻微，可以通过改变生活方式及药物治疗得到控制，其中的 10%～30% 会出现严重的食管炎及其并发症而需要接受手术治疗。治疗病例数目虽然明显低于保守治疗，然而手术治疗却是胃食管反流治疗方法中最重要的一部分。过去认为重度反流性食管炎、出血、狭窄及部分 Barrett 食管病例，均是外科治疗的适应证。《胃食管反流病诊治指南》指出"对 PPI 治疗有效但需长期服药的患者，抗反流手术是另一种治疗选择"。

外科手术方法不下数十种，但不外把食管末端的一部分缝合到胃上，以便在腹内压力升高时，经胃传导压力，使缝合部起一抗反流活瓣作用，另一作用是提高食管末端压力。抗反流手术的术式，基本上有三大类：全胃底折叠术、部分胃底折叠术和贲门固定术。

1956 年 Nissen 报告了他设计的全胃底折叠术（360°胃底折叠术），以后屡经改进，1977 年发表了最后一篇报道。"Nissen 胃底折叠术"实际泛指传统和改良的 Nissen 手术许多术式。其目的明显减少了咽下困难和胃膨胀综合征（亦即气顶综合征，gas bloat syndrome，GBS）的发生。短松 Nissen 手术这种手术被认为是应用最广、疗效最佳的手术方式。

河北医科大学第四医院王其彰自 20 世纪 80 年代就开始研究 GERD，根据胃食管结合部的解剖结构设计了贲门斜行套叠术，临床应用已上百例，全部病例术后反流症状消失，经食管 pH 监测未见食管异常反流，食管下括约肌压力亦显回升。此手术有效地建立了抗反流屏障，效果确实，易于掌握，有推广价值。

近年随着微创外科蓬勃发展，腹腔镜抗反流手术［食管裂孔疝修补和/或胃底折叠术］以其只需重建（不需切除且无须取标本）、图像放大、光照良好、可在狭小间隙内操作的突出优势而迅速成为 GERD 的首选手术方式。用腹腔镜治疗 GERD 首先由加拿大医师 Gegeal 于 1991 年开始，不久 Dallemagne 等于 1991 年在比利时开会报道 12 例治疗效果。腹腔镜下施行的手术以 Nissen 手术为主，此项技术以其创伤小、恢复快、近远期疗效与开放式 Nissen 手术相当等优点，因此，临床上愿意接受此项手术的患者数量急剧上升，在美国等国家，每年施行此项手术患者 5 万～7 万例。已迅速成为治疗食管裂孔疝的首选式式。在欧美国家已成为除腹腔镜胆囊切除术以外的另一标准手术。国内也已开展了此项技术。微创技术的发展，使手术治疗更为安全、简便、有效。中国对于 GERD 诊治的专家共识演变过程：2007 年多数倾向为手术治疗应综合考虑，由有经验的外科医师慎重决定；2009 年认为抗反流手术与药物治疗相当，但手术并发症和病死率与外科医师经验相关；2014 年趋于一致的意见是抗反流手术在缓解症状和愈合食管炎方面的疗效在一定程度上优于药物治疗，应得到更多的认可和推广。

（五）内镜治疗

目前 GERD 内镜下治疗手段主要分为射频治疗、注射或植入技术和内镜腔内胃食管成形术。其中射频治疗和经口不切开胃底折叠术（transoral incisionless fundoplication，TIF）是近年研究的热点。

射频治疗技术是近几年才出现的治疗 GERD 的新方法。该技术具有操作简单、微创、安全、有效、不良反应少、恢复快等特点，易于被患者接受，为临床上药物疗效不理想的患者提供了新的微创治疗方法。术后 2 小时即可进流质，活动无限制，术后 2 天内可出院。关于射频治疗目前已有 4 项随机对照试验（RCT），随访 3～6 个月，结果显示手术组症状改善和生活质量评分均优于假手术组，但上述研究均缺乏长期随访的结果。此外，大部分患者术后虽然症状改善，但仍有反流症状，术后仍需使用 PPI，而 pH 监测参数和食管炎愈合率等客观指标改善不明显。因此，射频治疗的长期有效性仍需进一步研究证实。

TIF 是近年新兴的内镜下抗反流手术，近期一项随机多中心交叉对照研究纳入了 63 例 GERD 患者，结果显示术后 6 个月手术组症状缓解率和食管炎愈合率均优于高剂量 PPI 组。但其长期疗效仍需进一步研究证实。

（六）并发症的治疗

1.食管狭窄

食管慢性溃疡性炎性反应改变可导致瘢痕形成和食管狭窄，临床上尤以食管下段多见。GERD 相关食管狭窄的主要治疗方法为气囊扩张，但术后复发率较高，故合并食管狭窄的患者经扩张后需 PPI 维持治疗，以改善吞咽困难的症状和减少再次扩张的需要，对年轻患者亦可考虑抗反流手术。

2.Barrett 食管

Barrett 食管是常见的 GERD 相关并发症,也是与食管腺癌发病密切相关的癌前病变之一,有 64％的食管腺癌患者伴有 Barrett 食管,故应使用 PPI 及长程维持治疗,定期随访是目前预防 Barrett 食管癌变的唯一方法。早期识别不典型增生或早期食管癌应及时手术切除。

(孙建国)

第二节 胃 扭 转

胃扭转是由于胃固定机制发生障碍,或因胃本身及其周围系膜(器官)的异常,使胃沿不同轴向发生部分或完全的扭转。胃扭转最早于 1866 年由 Berti 在尸检中发现。

本病可发生于任何年龄,多见于 30～60 岁,男女性别无差异。15％～20％胃扭转发生于儿童,多见于 1 岁以前,常同先天性膈缺损有关。2/3 的胃扭转病例为继发性,最常见的是食管旁疝的并发症,也可能同其他先天性或获得性腹部异常有关。

一、分类

(一)按病因分类

1.原发性胃扭转

致病因素主要是胃的支持韧带有先天性松弛或过长,再加上胃运动功能异常,如饱餐后胃的重量增加,容易导致胃扭转。除解剖学因素外,急性胃扩张、剧烈呕吐、横结肠胀气等亦是胃扭转的诱因。

2.继发性胃扭转

为胃本身或周围脏器的病变造成,如食管裂孔疝、先天及后天性膈肌缺损、胃穿透性溃疡、胃肿瘤、脾大等疾病,亦可由胆囊炎、肝脓肿等造成胃粘连牵拉引起胃扭转。

(二)以胃扭转的轴心分类

1.器官轴(纵轴)型胃扭转

此类型较少见。胃沿贲门至幽门的连线为轴心向上旋转。造成胃大弯向上、向左移位,位于胃小弯上方,贲门和胃底的位置基本无变化,幽门则指向下。横结肠也可随胃大弯向上移位。这种类型的旋转可以在胃的前方或胃的后方,但以前方多见。

2.系膜轴型(横轴)胃扭转

此类型最常见。胃沿着从大、小弯中点的连线为轴发生旋转。又可分为两个亚型:一个亚型是幽门由右向上向左旋转,胃窦转至胃体之前,有时幽门可达到贲门水平,右侧横结肠也可随胃幽门窦部移至左上腹;另一亚型是胃底由左向下向右旋转,胃体移至胃窦之前。系膜轴型扭转造成胃前后对折,使胃形成两个小腔。这类扭转中膈肌异常不常见,多为胃部手术并发症或为特发性,典型的为慢性不完全扭转,食管胃连接部并无梗阻,胃管或内镜多可通过。

3.混合型胃扭转

较常见,兼有器官轴型扭转及系膜轴型扭转两者的特点。

(三)按扭转范围分为完全型和部分型胃扭转

1.完全型扭转

整个胃除与横膈相附着的部分以外都发生扭转。

2.部分型扭转

仅胃的一部分发生扭转,通常是胃幽门终末部发生扭转。

(四)按扭转的性质分为急性胃扭转和慢性胃扭转

1.急性胃扭转

发病急,呈急腹症表现。常与胃解剖学异常有密切关系,在不同的诱因激发下起病。如食管裂孔疝、膈疝、胃下垂、胃的韧带松弛或过长。剧烈呕吐、急性胃扩张、胃巨大肿瘤、横结肠显著胀气等可成为胃的位置突然改变而发生扭转的诱因。

2.慢性胃扭转

有上腹部不适,偶有呕吐等临床表现,可以反复发作。多为继发性,除膈肌的病变外,胃本身或上腹部邻近器官的疾病,如穿透性溃疡、肝脓肿、胆道感染、膈创伤等亦可成为慢性胃扭转的诱因。

二、临床表现

胃扭转的临床表现与扭转范围、程度及发病的快慢有关。

(一)急性胃扭转

表现为上腹部突然剧烈疼痛,可放射至背部及左胸部。有时甚至放射到肩部、颈部并伴随呼吸困难,有时可有心电图改变,有可能被误诊为心肌梗死。急性胃扭转常伴有持续性呕吐,呕吐物量不多,不含胆汁,以后有难以消除的干呕,进食后可立即呕出,这是因为胃扭转使贲门口完全闭塞的结果。上腹部进行性膨胀,下腹部平坦柔软。大多数患者不能经食管插入胃管。急性胃扭转晚期可发生血管闭塞和胃壁缺血坏死,以致发生休克。

查体可发现上腹膨隆及局限性压痛,下腹平坦,全身情况无大变化,若伴有全身情况改变,提示胃部有血液循环障碍。反复干呕、上腹局限压痛、胃管不能插入胃内,这是急性胃扭转的三大特征,称为"急性胃扭转三联症"(Borchardt 三联症)。但这三联症在扭转程度较轻时,不一定存在。

(二)慢性胃扭转

较急性胃扭转多见,临床表现不典型,多为间断性烧心感、嗳气、腹胀、腹鸣、腹痛,进食后尤甚。主要临床症状是间断发作的上腹部疼痛,有的病史可长达数年。亦可无临床症状,仅在钡餐检查时才被发现。对于食管旁疝患者发生间断性上腹痛,特别是伴有呕吐或干呕者应考虑慢性间断性胃扭转。

三、辅助检查

(一)X 线检查

1.立位胸腹部 X 线平片

可见两个液气平面,若出现气腹则提示并发胃穿孔。

2.上消化道钡餐

上消化道 X 线钡餐不仅能明确有无扭转,且能了解扭转的轴向、范围和方向,有时还可了解扭转的病因。器官轴型表现为胃大弯、胃底向前、从左侧转向右侧,胃大弯朝向膈面,胃小弯向下,后壁向前呈倒置胃,食管远端梗阻呈尖削影,腹食管段延长,胃底与膈分离,食管与胃黏膜呈十字形交叉。系膜轴型表现为食管胃连接处位于膈下的异常低位,而远端位于头侧,胃体、胃窦重叠,贲门和幽门可在同一水平面上。

(二)内镜检查

内镜检查有一定难度,进镜时需慎重。胃镜进入贲门口时可见到齿状线扭曲现象,贲门充血、水肿,胃腔正常解剖位置改变,胃前后壁或大、小弯位置改变,有些患者可发现食管炎、肿瘤或溃疡。

四、诊断与鉴别诊断

(一)诊断

诊断标准:①临床表现以间歇性腹胀、间断发作的上腹痛、恶心、轻度呕吐为主要临床症状,病程短者数天,长者达数年,进食可诱发。②胃镜检查时,内镜通过贲门后,盘滞于胃底或胃体腔,并见远端黏膜皱襞呈螺旋或折叠状,镜端难通过到达胃窦,见不到幽门。③胃镜下复位后,患者即感临床症状减轻,尤以腹胀减轻为主。④上消化道X线钡剂检查示:胃囊部有两个液平;胃倒转,大弯在小弯之上;贲门幽门在同一水平面,幽门和十二指肠面向下;胃黏膜皱襞可见扭曲或交叉,腹腔段食管比正常增长等。符合上述①~③或①~④条可诊断胃扭转。

(二)鉴别诊断

1.食管裂孔疝

主要临床症状为胸骨后灼痛或烧灼感,伴有嗳气或呃逆。常于餐后1小时内出现,可产生压迫临床症状如气促、心悸、咳嗽等。有时胃扭转可合并有疝,X线钡餐检查有助于鉴别。

2.急性胃扩张

本病腹痛不严重,以上腹胀为主,有频繁的呕吐,呕吐量大且常含有胆汁。可插入胃管抽出大量气体及胃液。患者常有脱水及碱中毒征象。

3.粘连性肠梗阻

常有腹部手术史,表现为突然阵发性腹痛,排气排便停止,呕吐物有粪臭味,X线检查可见肠腔呈梯形的液平面。

4.胃癌

多见于中老年,腹部疼痛较轻,查体于上腹部可触及节结形包块,多伴有消瘦、贫血等慢性消耗性表现。通过X线征象或内镜检查可与胃扭转相鉴别。

5.幽门梗阻

都有消化性溃疡病史,可呕吐宿食,呕吐物量较多。X线检查发现幽门梗阻,内镜检查可见溃疡及幽门梗阻。

6.慢性胆囊炎

非急性发作时,表现为上腹部隐痛及消化不良的临床症状,进油腻食物诱发。可向右肩部放射,Murphy征阳性,但无剧烈腹痛、干呕。可以顺利插入胃管,胆囊B超、胆囊造影、十二指肠引流可有阳性发现。

7.心肌梗死

多发生于中老年患者,常有基础病史,发作前有心悸、心绞痛等先兆,伴有严重的心律失常,特征性心电图、心肌酶学检查可协助鉴别。

五、治疗

急性胃扭转多以急腹症入外科治疗,手术通常是必需的。术前可先试行放置胃管行胃肠减压,可提高手术的成功率;在插入胃管时也有损伤食管下段的危险,操作时应注意。急性绞窄性胃扭转致胃缺血、坏疽或胃肠减压失败时需要尽早应用广谱抗生素和补液。如胃管不能插入,应尽早手术。在解除胃扭转后根据患者情况可进一步行胃固定或胃造瘘术,必要时须行胃大部切除术。术后需持续胃肠减压直至胃肠道功能恢复正常。近年来有人报道内镜下胃造瘘术,但主要适用于无须纠正解剖异常的系膜扭转型患者或少数手术指征不明显的慢性器官轴型扭转。

对于慢性胃扭转,医师和患者应权衡手术利弊。如果患者不愿意接受手术时,应使患者清楚病情有发展为急性胃扭转及其并发症的可能性。如果全胃位于胸腔或存在于食管旁疝,应施行手术预防急性发作。目前手术治疗慢性复发性胃扭转建议行胃扭转的复位术、胃固定术。对因膈向腹腔突出造成的胃扭转行膈下结肠移位术。合并有食管裂孔疝或膈疝者应作胃固定术及膈疝修补术。对有胸腹裂孔疝的儿童,应经腹关闭缺陷。伴有胃溃疡或胃肿瘤者可作胃大部切除。

另有一些急性和慢性胃扭转患者可通过内镜扭转复位。对可耐受手术的患者,行内镜减压可作为暂时性的处理,但不推荐用于治疗急性胃扭转。

六、预后

由于诊断和治疗措施的不断改进,急性胃扭转的死亡率已下降至 15％～20％,急性胃扭转的急症手术死亡率约为 40％,若发生绞榨则死亡率可达 60％。已明确诊断的慢性胃扭转患者的死亡率为 0～13％。

(孙建国)

第三节　急性胃扩张

急性胃扩张是指短期内由于大量气体和液体积聚,胃和十二指肠上段高度扩张而致的一种综合征。通常为某些内外科疾病或麻醉手术的严重并发症,临床并不常见。

一、病因与发病机制

器质性疾病和功能性因素均可导致急性胃扩张,常见者归纳为四类。

(一)饮食过量或饮食不当

尤其是狂饮暴食,是引起急性胃扩张的最常见病因。短时间内大量进食使胃突然过度充盈,胃壁肌肉受到过度牵拉而发生反射性麻痹,食物积聚于胃内,胃持续扩大。

(二)麻醉和手术

尤其是腹盆腔手术及迷走神经切断术,均可直接刺激躯体或内脏神经,引起胃自主神经功能失调,胃壁反射性抑制,胃平滑肌弛缓,进而形成扩张。麻醉时气管插管,术后给氧和胃管鼻饲,亦可使大量气体进入胃内,形成扩张。

（三）疾病状态

胃扭转、嵌顿性食管裂孔疝、各种原因所致的十二指肠淤滞、十二指肠肿瘤、异物等均可引起胃潴留和急性胃扩张。幽门附近的病变，如脊柱畸形、环状胰腺、胰腺癌等偶可压迫胃的输出道引起急性胃扩张。躯体上石膏套后 1～2 天发生急性胃扩张，即"石膏管型综合征"，可能是脊柱伸展过度，十二指肠受肠系膜上动脉压迫的结果。情绪紧张、精神抑郁、营养不良均可引起自主神经紊乱，使胃的张力减低和排空延迟，在有诱发因素时发生急性胃扩张。糖尿病神经血管病变，使用抗胆碱能药物，水、电解质平衡紊乱，严重感染均可影响胃的张力和排空，导致急性胃扩张。

（四）创伤应激

尤其是上腹部挫伤或严重复合伤，可引起胃的急性扩张。其发生与腹腔神经丛受强烈刺激有关。

发生急性胃扩张时，由于胃黏膜的表面积剧增，胃壁受压，血液循环受阻，加之食物发酵刺激胃黏膜发生炎症，使胃黏膜有大量液体渗出。同时，胃窦扩张和胃内容物刺激使胃窦分泌胃泌素增多，刺激胃液分泌。小肠受扩张胃的推移而使肠系膜受到牵拉，一方面影响腹腔神经丛而加重胃的麻痹，另一方面使十二指肠水平部受肠系膜上动脉压迫，空肠上部亦受到牵拉而出现梗阻。幽门松弛等因素使十二指肠液反流增多。胃扩张后与食管角度发生改变，使胃内容物难以经食管排出。这些因素互为因果，形成恶性循环，终使胃急性进行性扩大，形成急性胃扩张。如病情继续发展，胃壁血液循环状况将进一步恶化，胃十二指肠腔可出现血性渗出，最终发生胃壁坏死穿孔。

二、临床表现

（一）症状和体征

术后患者常于术后开始进流质饮食后 2～3 天发病。初期仅进食后持续上腹饱胀和隐痛，可有阵发性加剧，少有剧烈腹痛。随后出现频繁呕吐，初为小口，以后量逐渐增加，呕吐物为浑浊棕绿色或咖啡色液体，无粪臭味。呕吐为溢出性，不费力，吐后腹痛腹胀不缓解。腹部呈不对称性膨隆（以上腹为重），可见无蠕动的胃轮廓，局部有压痛，并可查见振水音。也可呈全腹膨隆。脐右侧偏上可出现局限性包块，外观隆起，触之光滑而有弹性，轻压痛，此为极度扩张的胃窦，称"巨胃窦征"，是急性胃扩张的特有体征。腹软，可有位置不定的轻压痛，肠鸣音减弱。随病情进展患者全身情况进行性恶化，严重者可出现脱水、酸中毒或碱中毒，并表现为烦躁不安、呼吸急促、手足抽搐、血压下降和休克。晚期可突然出现剧烈腹痛和腹膜炎体征，提示胃穿孔。救治不及时将导致死亡。

（二）辅助检查

1.实验室检查

常规血液、尿液实验室检查可发现血液浓缩，低钾、低钠、低氯血症和碱中毒，脱水严重致肾衰竭者，可出现血肌酐、尿素氮升高。白细胞多不升高。呕吐物隐血试验为强阳性。

2.X 线检查

立位腹部平片可见左上腹巨大液平面和充满腹腔的特大胃影，左膈肌抬高。

3.B 超检查

胃肠道气体含量较多，一般不适合 B 超检查，但对于一些暴饮暴食导致的急性胃扩张，B 超是一项直接、简便的检查,可见胃内大量食物残留及无回声暗区。

4.CT 检查

CT 检查可见极度扩大的胃腔及大量胃内容物,胃壁变薄。

三、诊断和鉴别诊断

根据病史、体征,结合实验室检查和影像学检查,诊断一般不难。手术患者进食后初期或过分饱食后,如出现多次溢出性呕吐,并发现上腹部膨隆,振水音,即应怀疑为急性胃扩张。置入胃管后如吸出大量浑浊棕绿色或咖啡色液体,诊断即可成立,不应等到大量呕吐和虚脱症状出现后,才考虑本病可能。在严重创伤和感染的危重患者,如出现以上征象也应想到本病可能。

鉴别诊断主要包括幽门梗阻、肠梗阻和肠麻痹、胃瘫。幽门梗阻有胃窦及幽门部的器质性病变,如肿瘤、溃疡瘢痕狭窄等,可表现为上腹饱胀和呕吐,呕吐物为酸臭宿食,胃扩张程度及全身症状较轻。肠梗阻和肠麻痹主要累及小肠,腹胀以腹中部明显,胃内不会有大量积液积气,立位X线腹平片可见多个阶梯状液平。弥漫性腹膜炎导致的肠麻痹具有腹膜炎体征。但需注意急性胃扩张穿孔导致弥漫性腹膜炎的情况。胃瘫在外科主要发生在腹部大手术后,由胃动力缺乏所致,表现为恢复饮食后的上腹饱胀和呕吐,呕吐多在餐后 4～6 小时,呕吐物为食物或宿食,不含血液,腹胀较急性胃扩张轻,消化道稀钡造影可显示胃蠕动波消失,胃潴留,但多没有严重的胃腔扩张。

四、治疗

急性胃扩张若早期诊断和治疗,预后良好。及至已发生休克或胃坏死穿孔时,手术死亡率高,早年文献记载可达 75%。暴饮暴食导致的急性胃扩张死亡率仍高,可达 20%,早期诊断和治疗是降低死亡率的关键。

(一)对于手术后急性胃扩张的措施

1.留置鼻胃管

吸出胃内全部积液,用温等渗盐水洗胃,禁食,并持续胃管减压,至吸出液为正常性质为止,然后开始少量流质饮食,如无潴留,可逐渐增加。

2.调整体位

目的是解除十二指肠水平部的受压,应避免长时间仰卧位,如病情许可,可采用俯卧位,或将身体下部略垫高。

3.液体和营养支持

根据实验室检查经静脉液体治疗调整水、电解质和酸碱平衡。恢复流质饮食前进行全肠外营养支持,恢复进食后逐渐减少营养支持剂量。给予充分液体支持维持尿量正常。

(二)对于暴饮暴食所致的急性胃扩张的措施

胃内常有大量食物和黏稠液体,不易用一般胃管吸出,需要使用较粗胃管并反复洗胃才能清除,但应注意避免一次用水量过大或用力过猛而造成胃穿孔(图 5-1)。若洗胃无效则需考虑手术治疗,切开胃壁清除内容物后缝合,术后应继续留置胃管减压,并予经静脉液体和营养支持,逐渐恢复流质饮食。

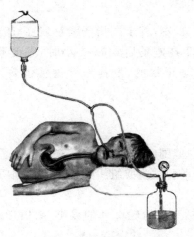

图 5-1　洗胃示意图

(三)并发症的治疗

对于已出现腹膜炎或疑有胃壁部分坏死的患者,应积极准备后尽早手术治疗。手术方法以简单有效为原则,如胃切开减压、穿孔修补、胃壁部分切除术等。术后应继续留置胃管减压,并予经静脉液体和营养支持,逐渐恢复流质饮食。

(孙建国)

第四节　消化性溃疡

消化性溃疡主要是指胃十二指肠的溃疡,是最常见的疾病之一。主要病变是黏膜的局限性组织缺损、炎症与坏死性病变,深达黏膜肌层。溃疡的形成有多种因素,但酸性胃液对黏膜的消化作用是溃疡形成的基本因素,故称为消化性溃疡。十二指肠溃疡占消化性溃疡的80%。最近30年来,国内外十二指肠溃疡的发病率和需要住院率逐步减少,但溃疡病的急性并发症,如穿孔、大出血、幽门梗阻,需入院急诊手术的病例并没有减少,因而外科治疗在溃疡病的治疗中仍有重要地位。

一、胃溃疡

胃溃疡患者平均胃酸分泌比正常人低,胃排空延缓、十二指肠液反流是导致胃黏膜屏障破坏形成溃疡的重要原因。幽门螺杆菌感染和非甾体抗炎药(NSAID)是影响胃黏膜防御机制的外源性因素。根据溃疡位置可分为4型。①Ⅰ型:最常见,占57%,位于小弯侧胃切迹附近,发生在胃窦和胃体黏膜交界处临床症状不典型,胃酸分泌正常或偏低。②Ⅱ型:复合溃疡,占22%,呈高胃酸分泌。内科治疗往往无效,易合并出血,常需手术治疗。③Ⅲ型:占20%,幽门管溃疡或距幽门2 cm以内的胃溃疡,临床症状与十二指肠溃疡相似,常呈高胃酸分泌。内科治疗容易复发。④Ⅳ型:高位溃疡,多位于胃近端,距食管胃连接处4 cm以内,较少见。患者多为O型血,常为穿透性溃疡,易并发出血和穿孔,梗阻少见。

（一）临床表现

胃溃疡发病年龄多为 40～59 岁，较十二指肠溃疡晚了 15～20 年。腹痛节律性不如十二指肠溃疡明显，进食加重，且发生在进餐后 0.5～1 小时，进食不能缓解。疼痛性质多为深在性痛，常有恶心、呕吐。体检通常是正常的，发作或穿透性溃疡上腹部剑突下或稍偏左侧可有压痛。

（二）辅助检查

1.上消化道内镜检查

内镜检查可正确评估溃疡的范围和程度，胃溃疡有一定的恶性可能，因此所有胃溃疡必须做活检，胃窦和胃体黏膜活检用尿素酶试验或组织学检查评估幽门螺杆菌感染。

2.钡餐检查

良性胃溃疡的 X 线特征包括突出胃轮廓外的龛影，放射形黏膜皱襞至溃疡边缘，周围黏膜完整，无充盈缺损。

（三）鉴别诊断

1.胃癌

癌性溃疡常较大（直径＞2.5 cm），边缘隆起不规则，呈"火山口"样，溃疡底部不平整、质硬、污秽。必要时多次活检以排除恶性胃溃疡。

2.功能性疾病

不完全的食管裂孔、萎缩性胃炎、肠易激综合征等功能性疾病的非特异的症状常与胃溃疡的症状混淆。相应的放射学检查或胃镜检查是鉴别的必要手段。

（四）治疗

1.非手术治疗

主要应用组胺 H_2 受体阻滞剂和质子泵抑制剂治疗，溃疡的愈合更重要的是依靠治疗的持续时间，而不是抑酸剂的程度。质子泵抑制剂是针对难治性溃疡最有效的制剂。治疗 6～8 周检查无充分愈合的证据，须重做活检，即使是恶性胃溃疡也可能暂时愈合，若第 3 次复发或怀疑为恶性肿瘤，是手术指征。

2.手术治疗

良性溃疡选择性手术的两个主要目的是切除溃疡灶及受损的黏膜组织和减少胃酸和蛋白酶的分泌，其次是减少胆汁反流和胃潴留。

（1）手术适应证：①经严格的内科治疗 4～6 周，溃疡未愈合或愈合后又复发者。②年龄在 45 岁以上的患者。③巨大溃疡（＞3 cm），穿透性溃疡或高位溃疡者。④出现出血、穿孔、梗阻等并发症或可疑恶性肿瘤。

由于胃溃疡有一定的恶性可能，因此手术指征可适当放宽。

（2）经典手术方式。①胃大部切除术：BillrothⅠ式胃切除术是Ⅰ型和Ⅲ型胃溃疡最常用的术式，因这类胃溃疡大多数十二指肠正常，易于 BillrothⅠ式重建，而术后并发症较 BillrothⅡ式胃切除为少。②高位溃疡可行溃疡局部切除加远端的胃部分切除术，也可行局部切除加近段选择性迷走神经切断术。③复合溃疡，手术方式同十二指肠溃疡。

二、十二指肠溃疡

胃酸在十二指肠溃疡的发病机制中起重要的作用，早在 1910 年，Schwartz 就提出"无酸就无溃疡"。此外,十二指肠黏膜防御机制减弱和幽门螺杆菌也在十二指肠溃疡的发生发展中发挥重要作用。

典型的十二指肠溃疡发生在十二指肠第一部(95%),最常见在距幽门 3 cm 以内(90%),发生在前后壁机会均等,偶可见两者均有。十二指肠溃疡一般不发生恶变。未经治疗的十二指肠溃疡自然史为自发性愈合和复发交替,至少 60% 的愈合的十二指肠溃疡在 1 年内复发,80%～90%的在 2 年内复发。

(一)临床表现

1.症状

(1)节律性、周期性上腹疼痛,10%以上患者可无症状。

(2)春、秋季节多发,夏季和冬季缓解。

(3)一般发生在餐后 90 分钟至 3 小时,常可夜间痛醒,进食和服抗酸药后缓解。

(4)疼痛性质的改变提示可能产生并发症,如溃疡疼痛变成持续性,不再为食物或抗酸药缓解,或放射至背部,提示溃疡可能穿透。

2.体征

(1)常规体检一般无异常发现。

(2)急性溃疡发作期,可出现上腹部轻压痛。

(二)辅助检查

1.上消化道内镜检查

可见溃疡面。内镜检查是十二指肠溃疡诊断的最重要方法,不仅可做出十二指肠溃疡的诊断,亦可检查其他病变,如胃溃疡、十二指肠炎、胃炎或食管炎。

2.上消化道钡餐检查

典型可见龛影,可作为十二指肠溃疡初步诊断依据。钡餐检查亦可用作其他病变的鉴别诊断,如钡餐检查有龛影,一般不再做内镜检查。

3.胃酸测定和血清促胃液素测定

主要用于胃泌素瘤的排除。胃酸对十二指肠的诊断作用不大,但术前、术后测定胃酸,对评估患者行迷走神经切断术后迷走神经是否完整切断有帮助。成功的迷走神经切断后单胺氧化酶下降 70%。

(三)鉴别诊断

1.慢性胆囊炎

右上腹痛多为餐后发作,常向右肩和背部放射,可伴发热。多伴有厌油腻食物,超声检查多可确诊。

2.慢性胰腺炎

反复发作性腹痛,多在饭后或酗酒后发作,呈持续性,患者常采取一些体位来减轻疼痛。伴有消瘦和营养不良,晚期出现腹泻、糖尿病等症状。B超可见胰腺肿大,内部回声不均匀,胆管、胰管扩张等,CT 检查可见胰腺不规则,内有钙化灶及结石表现。

3.功能性消化不良

症状无特异性。其 X 线检查是正常的。

4.胃泌素瘤

来源于胰腺 G 细胞的肿瘤,肿瘤往往<1 cm,生长缓慢,大量分泌促胃液素,刺激壁细胞增

生,分泌大量胃酸,导致胃十二指肠壶腹部和不典型部位发生多发性溃疡。多发生于不典型部位,具有难治性特点,高胃酸分泌,空腹血清促胃液素>200 pg/mL。

(四)治疗

治疗目的:疼痛缓解、促进溃疡愈合、防止复发、减少并发症。

1.非手术治疗

(1)避免致溃疡因素:烟草、刺激性调味品、精神过度紧张等,鼓励正常有规律的一日三餐。

(2)降低胃酸药物:包括抗酸药如氢氧化铝、组胺 H_2 受体阻滞剂如西咪替丁、质子泵抑制剂(PPI)如奥美拉唑,其中,质子泵抑制剂是目前最强有力的胃酸抑制剂。

(3)胃黏膜保护药物:硫糖铝、枸橼酸铋钾等。

(4)根治幽门螺杆菌方案:一般采用三联方案及两种抗生素合并胶态次枸橼酸铋,或抗分泌药,推荐方案:PPI(标准剂量)+阿莫西林(1.0 g)+克拉霉素(0.5 g),一天 2 次,共 7 天。

2.手术治疗

(1)适应证:①合并有穿孔、出血、梗阻的十二指肠溃疡患者。②无并发症的十二指肠溃疡出现以下情况者:穿透性溃疡、复合溃疡、球后溃疡患者;难治性溃疡,经严格的内科治疗,仍发作频繁,影响生活质量者;有穿孔或出血病史者,溃疡复发。

(2)手术禁忌证:①单纯性溃疡无严重并发症者;②年龄在 30 岁以下或60 岁以上又无绝对适应证;③患者有严重的内科疾病,致手术有严重的危险者。

(3)经典手术方式:①胃大部切除术;②胃迷走神经切断术。

(4)微创手术:腹腔镜下迷走神经切断术具有创伤小、疼痛轻微、住院时间短等优点,而腹腔镜胃大部切除术、胃空肠吻合术经实践证明安全可行。

(5)术后恢复:①术后继续给予抑酸治疗。②术后饮食由流质饮食向半流质、软食、普食过渡。

三、术后并发症

(一)术后梗阻

1.吻合口梗阻

一般胃切除患者在术后 3~6 天可开始耐受口服进食,若食后引起腹胀、呕吐,可继续给予禁食、胃肠减压、肠外营养等治疗措施,最早可在术后第 7 天进行钡餐检查,早期吻合口梗阻的主要原因为吻合口水肿,通过保守治疗可缓解,若梗阻继续延长,不能解除,则考虑为手术技术不当,需再次手术。

2.输入袢梗阻

输入袢梗阻一般是由于胃空肠吻合时输入袢过长,粘连、扭曲、内疝等形成梗阻。输入袢梗阻为闭袢性梗阻,胆汁和胰液潴积导致肠内压增高,急性完全性梗阻时患者突发上腹部剧烈疼痛,呕吐频繁,呕吐物不含胆汁,查体上腹部压痛,偶可扪及包块,上消化道造影或 CT 有助于明确诊断。诊断明确或高度可疑时应及时手术,手术根据梗阻原因选择术式,如扭转复位,肠段坏死切除等。

当输入袢黏膜内翻过多、输入袢过短或过长、输入袢粘连成角时可发生慢性不全性梗阻,患者间歇性大量呕吐胆汁,多于餐后不久出现,呕吐前出现腹痛,早期考虑为吻合口处黏膜水肿,应予禁食、胃肠减压、肠外营养等保守治疗,持续不缓解时可行上消化道造影或 CT 检查予以诊断。

3.输出袢梗阻

输出袢梗阻与输出袢肠段粘连、大网膜水肿或横结肠系膜压迫有关,主要表现为腹痛、腹胀、恶心、呕吐,呕吐物含胆汁和食物,呕吐后腹胀缓解。上消化道造影可提示输出袢梗阻。经保守治疗如禁食、胃肠减压、肠外营养等无效后可考虑手术进行吻合口重建。

(二)术后胃出血

(1)术后胃管引流出的暗红色或咖啡色液体通常在 24 小时终止,极少引起明显循环容量减少,若术后引流新鲜血液,24 小时后仍未停止,则为术后出血,术后 2～3 天发生严重和持续的出血必须考虑再次手术,可在吻合口上方几厘米的胃壁另做一横切口,清除积血,予以止血。

(2)若术后 5～6 天发生出血,见于吻合口黏膜坏死、脱落,可在内镜下检查止血或再次手术。

(三)瘘

1.吻合口瘘

多见于患者一般情况较差、缝合技术不当、组织血供不足的情况下,患者可发生发热、腹痛、腹膜炎的表现,若症状较轻,可先予充分引流、禁食、胃肠减压,肠外营养,抗感染、抑酸、抑制胰酶等保守治疗,感染情况及腹膜炎持续进展时需及时手术治疗。

2.十二指肠残端瘘

十二指肠残端瘘为 Billroth Ⅱ 式胃切除严重并发症,多发生于十二指肠球部周围广泛炎症、血供不足或患者营养状态不良的情况下。患者可于术后 2～5 天突发右上腹剧痛,有腹膜炎体征,体温、白细胞计数升高,可发生休克。病变局限、腹膜炎较轻的情况下可行穿刺引流,加强营养保守治疗。若腹膜炎明显,发生脓毒血症等严重并发症需及时手术治疗。

手术一般均需残端造瘘,并放置引流管及空肠饲养管,术后持续抗生素治疗,控制脓毒血症,应用生长抑素或其类似物减少漏出量。

(四)功能性胃排空障碍

发病原因不明,通常出现于术后最初两周,常在流质饮食改为半流质时发生,表现为上腹饱胀、呕吐,呕吐物为含胆汁的胃液,肠鸣音减弱。胃管引流量＞800 mL/d。无明显水电解质和酸碱平衡紊乱,造影可见胃无张力,稍扩大,造影剂滞留于胃内 24 小时以上,无机械性梗阻。可给予胃肠减压,静脉营养支持,多数患者可在 3～4 周后缓解。

(五)溃疡复发

复发原因多为迷走神经切除不完全或胃窦切除不够,大多数复发性溃疡可通过药物治疗获得理想的效果。反复复发的溃疡提示有胃泌素瘤或胃排空障碍。

(六)倾倒综合征

主要由于胃容积缩小和幽门括约肌功能丧失,食物过快由胃进入肠道所致的一系列症状,表现为胃肠道症状,如上腹胀满、恶心、腹部绞痛、腹泻等,和神经循环系统如心慌、出汗、眩晕、无力等。

此类患者应以高蛋白、高脂肪、低糖食物为宜,避免过甜、过咸、过浓饮食和乳制品,固体食物较流质食物为好,少食多餐,应用抗组胺药、抗胆碱药、抗痉挛药和镇静药。

预防倾倒综合征主要是术中避免残胃过小和吻合口过大。

(七)碱性反流性胃炎

碱性反流性胃炎多见于 Billroth Ⅱ 式吻合术后,由于丧失了幽门括约肌,导致胆汁反流入胃,少数患者表现为上腹或胸骨后持续性烧灼痛,伴恶心、呕吐,进食后加重,胃镜可见胆汁反流入胃,胃黏膜充血、水肿、易出血,轻度糜烂。

诊断应排除其他上腹部疾病,尤其胃排空障碍。治疗方法为手术将 Billroth Ⅱ 式吻合改为 Roux-en-Y 胃空肠吻合,同时行胃迷走神经切断术。

(八)吻合口空肠溃疡

吻合口空肠溃疡多发于胃空肠吻合口对侧的空肠壁上,为胃酸作用于空肠黏膜所致,多见于以下情况。

(1)胃切除范围不够。

(2)胃窦部黏膜残留。

(3)空肠输入袢过长。

(4)空肠输入输出袢侧-侧吻合。

(5)胃迷走神经切断不完全。

(6)胃泌素瘤患者表现为腹痛,常合并出血或慢性穿孔。

针对此并发症可采用制酸治疗,如穿孔形成腹腔脓肿或内瘘则需手术治疗。

(九)残胃癌

残胃癌指因良性疾病行胃部分切除术后 5 年以上残胃内发生的癌。多发生在 Billroth Ⅱ 式胃大部切除术后,与胃酸降低,胆汁反流有关。

(孙建国)

第五节　应激性溃疡

应激性溃疡又称应激性黏膜病变,是指机体在各种严重创伤、危重疾病等严重应激状态下继发的急性消化道黏膜糜烂、溃疡,乃至大出血、穿孔等病变,因其表现不同于常见的消化性溃疡,故命名为应激性溃疡。应激性溃疡也被称为急性出血性胃炎、急性糜烂性胃炎等。由不同应激因素引起的又有不同的命名,如继发于严重烧伤者称之为 Curling 溃疡,由中枢神经系统病损引起者称之为 Cushing 溃疡。

一、病因与发病机制

引发应激性溃疡的病因多而复杂,各种机体创伤、精神创伤、严重感染时人体都会出现应激反应,但是否出现应激性溃疡与病因(应激源)的强度及伤病者对应激的反应强弱有关。

常见应激性溃疡的病因:①严重颅脑外伤;②重度大面积烧伤;③严重创伤及各种大手术后;④全身严重感染;⑤多脏器功能障碍综合征或多脏器功能衰竭;⑥休克或心肺复苏术后;⑦心脑血管意外;⑧严重心理应激,如精神创伤、过度紧张等。应激性溃疡的发生是上述应激源使机体神经内分泌功能失调、对胃黏膜的损伤作用相对增强和胃黏膜自身保护功能削弱等因素综合作用的结果。

(一)神经内分泌功能失调

已有的研究证实在严重应激状态下中枢神经系统及其分泌的各种神经肽主要通过自主神经系统及下丘脑-垂体-肾上腺轴作用于胃肠靶器官,引起胃肠黏膜的一系列病理改变,导致发生应激性溃疡。其中下丘脑是应激时神经内分泌的整合中枢,下丘脑分泌的促甲状腺素释放激素(TRH)参与应激性溃疡的发生,其机制可能是通过副交感神经介导促进胃酸与胃蛋白酶原分泌以及增强胃平滑肌收缩造成黏膜缺血。此外,中枢神经系统内的5-羟色胺也参与调节应激反应,其作用的强度与甲状腺激素水平和血浆皮质激素水平有关。应激状态下,交感神经-肾上腺髓质系统强烈兴奋,儿茶酚胺释放增多,糖皮质激素分泌增加,两者共同持续作用下胃黏膜发生微循环障碍,最终导致应激性溃疡的形成。

(二)胃黏膜损伤作用相对增强

应激状态使胃黏膜局部许多炎性介质含量明显增加,其中脂氧化物含量随应激时间的延长而升高,具有保护作用的巯基化合物含量反见降低,氧自由基随之产生增加,这些炎性介质和自由基均可加重黏膜的损害。

应激状态使胃十二指肠蠕动出现障碍,平滑肌可发生痉挛,加重黏膜缺血。十二指肠胃反流更使胆汁中的卵磷脂在胃腔内积聚使黏膜屏障受到破坏。在多数应激状态下,胃酸分泌受抑,但由于黏膜屏障功能削弱和局部损害作用增强,实际反流入黏膜内的H^+总量增加,使黏膜内pH明显降低,其降低程度与胃黏膜损害程度呈正相关。H^+不断逆行扩散至细胞内,黏膜细胞呈现酸中毒状态,细胞内溶酶体裂解,释出溶酶,细胞自溶、破坏而死亡,加上能量不足,DNA合成受损,细胞无法增殖修复,形成溃疡。

(三)胃黏膜防御功能削弱

正常的胃黏膜防御功能由两方面组成。

1.胃黏液-碳酸氢盐屏障

主要由胃黏膜细胞分泌附于胃黏膜表面的一层含大量HCO_3^-不溶性黏液凝胶构成,它可减缓H^+和胃蛋白酶的逆向弥散,其中的HCO_3^-可与反渗的H^+发生中和,以维持胃壁-腔间恒定的pH梯度。

2.胃黏膜屏障

胃黏膜上皮细胞的腔面细胞膜由磷脂双分子层结构及上皮细胞间的紧密连接构成,可防止胃腔内的胃酸、胃蛋白酶对胃黏膜的损伤作用。胃黏膜上皮迁移、增殖修复功能更是胃黏膜的重要保护机制。

应激状态下黏膜屏障障碍表现为黏液分泌量降低,黏液氨基己糖及保护性巯基物质减少,对胃腔内各种氧化物等有害物质的缓冲能力由此降低,黏膜电位差下降,胃腔内反流增加,黏膜内微环境改变,促进黏膜上皮的破坏。应激时肥大细胞释出的肝素和组胺可抑制上皮细胞的DNA聚合酶并降低其有丝分裂活性,使得上皮细胞增殖受抑。

在低血压、低灌流情况下,胃缺血、微循环障碍是应激性溃疡的主要诱因。缺血可影响胃黏膜的能量代谢,削弱其屏障功能。血流量不足也可导致H^+在细胞内积聚,加重黏膜内酸中毒造成细胞死亡。

二、病理

根据诱发病因的不同,应激性溃疡可分为3类。

(一)Curling溃疡

Curling溃疡见于大面积深度烧伤后,多发生在烧伤后数天内,溃疡多位于胃底,多发而表浅;少数可发生在烧伤康复期,溃疡多位于十二指肠。

（二）Cushing 溃疡

发生颅脑外伤、脑血管意外时，颅内压增高，直接刺激中枢迷走神经核而致胃酸分泌亢进，导致 Cushing 溃疡的发生。溃疡常呈弥漫性，位于胃上部和食管，一般较深或呈穿透性，可造成穿孔。

（三）常见性应激性溃疡

该类型多见于严重创伤、大手术、感染和休克后，也可发生在器官衰竭、心脏病、肝硬化和恶性肿瘤等危重患者。溃疡可散在于胃底、胃体含壁细胞泌酸部位。革兰阴性菌脓毒血症常引起胃黏膜广泛糜烂、出血和食管、胃十二指肠或空肠溃疡。

病理肉眼所见胃黏膜均呈苍白，有散在红色淤点，严重的有糜烂、溃疡形成。镜检可见多处上皮细胞破坏或整片脱落，溃疡深度可至黏膜下、固有肌层及浆膜层，一般在应激情况发生 4～48 小时后整个胃黏膜有直径 1～2 mm 的糜烂，伴局限性出血和凝固性坏死。如病情继续恶化，糜烂灶相互融合扩大，全层黏膜脱落形成溃疡，深浅不一，如侵及血管，破裂后即引起大出血，深达全层可造成穿孔。

三、诊断要点

应激性溃疡多发生于严重原发病、应激产生后的 3～5 天内，一般不超过 2 周，不同于消化性溃疡，其往往无特征性前驱症状，抑或症状被严重的原发病所掩盖。

主要的临床表现为上腹痛和反酸，可有呕血或黑便，甚至上消化道大出血，出现失血性休克，后者预后凶险。在危重患者发现胃液或粪便隐血试验呈阳性、不明原因短时间内血红蛋白的浓度降低 20 g/L 以上，应考虑有应激性溃疡出血可能。

纤维胃镜检查可明确诊断并了解应激性溃疡发生的部位及严重程度。如应激性溃疡发生上消化道穿孔，视穿孔程度可有局限性或弥漫性腹膜炎的症状和体征。

Cushing 溃疡是由中枢神经病变引起的以消化道出血为主要临床表现的应激性溃疡，与一般应激性溃疡相比有以下特点：溃疡好发于食管和胃，呈多发性，形态不规则，直径 0.5～1.0 cm，部分溃疡较深易引起穿孔。

Curling 溃疡为发生于严重大面积烧伤后的应激性溃疡，溃疡多在胃十二指肠，常为单个较深的溃疡，易发生出血，如发生大出血，病死率高。

四、防治措施

（一）预防

应激性溃疡重在预防发生。预防措施的核心是减轻应激反应，其中包括损伤控制、微创技术利用、快速康复和药物干预等现代医学理念和手段的综合应用。高危患者应作重点预防。发生应激性溃疡的高危人群：①高龄（年龄＞65 岁）；②严重创伤（颅脑外伤、大面积烧伤、各种大型手术等）；③各类休克或持续低血压；④严重全身感染；⑤多脏器功能衰竭、机械通气＞2 天；⑥重度黄疸；⑦凝血功能障碍；⑧脏器移植术后；⑨长期用免疫抑制剂与胃肠外营养；⑩一年内有溃疡病史。

另外，美国学者 Herzig 等提出的应激性溃疡致消化道出血的临床风险评分系统（表 5-1）也可供临床参考。

表 5-1　应激性溃疡致消化道出血的临床风险评分系统

危险因素	评分
年龄＞60 岁	2
男性	2
急性肾功能不全	2
肝脏疾病	2
脓毒症	2
预防性抗凝药物	2
凝血障碍	3
合并内科疾病	3

注：低危＜7 分，低中危 8～9 分，中高危 10～11 分，高危＞12 分。

应激性溃疡不仅是胃肠功能障碍的一种表现，同时也提示存在全身微循环灌注不良和氧供不足现象。预防措施应从全身和局部两方面同时着手。

1.全身性措施

积极去除应激因素，治疗原发病，纠正供氧不足，改善血流灌注，维持水、电解质和酸碱平衡。鼓励进食，早期进食可促进胃黏液分泌，中和胃酸，促进胃肠道黏膜上皮增殖和修复，防止细菌易位。不能口服进食者可予管饲。注意营养支持的实施与监测。

2.局部措施

对胃肠功能障碍伴胃潴留者应予鼻胃管减压。抑酸剂或抗酸剂的应用有一定的预防应激性溃疡发生的作用。推荐应用胃黏膜保护剂硫糖铝，硫糖铝有促进胃黏膜前列腺素释放、增加胃黏膜血流量和刺激黏液分泌的作用，同时能与胃蛋白酶络合，抑制该酶分解蛋白质，与胃黏膜的蛋白质络合形成保护膜，阻止胃酸、胃蛋白酶和胆汁的渗透和侵蚀，同时不影响胃液的 pH，不会有细菌过度繁殖和易位导致医院获得性肺炎发生率增加的危险。可给硫糖铝 6 g，分次口服或自胃管内灌入，用药时间不少于 2 周。此外，使用谷氨酰胺奥磺酸钠颗粒亦有一定预防作用。

（二）治疗

1.胃管引流和冲洗

放置鼻胃管，抽吸胃液，清除胃内潴留的胃液和胆汁，改善胃壁血液循环，减轻胃酸对黏膜溃疡的侵蚀作用。可用冷生理盐水做胃腔冲洗，清除积血和胃液后灌入 6～12 g 硫糖铝，可根据情况多次使用。反复长时间应用去甲肾上腺素加冰盐水灌注是有害的，因可加重黏膜缺血使溃疡不能愈合。口服或胃管中灌注凝血酶、巴曲酶有局部止血作用。

2.药物治疗

使用质子泵抑制剂（PPI）可迅速提高胃内 pH，以促进血小板聚集和防止凝血块溶解，达到使溃疡止血的目的。可予奥美拉唑或埃索美拉唑 80 mg 静脉推注，以后以 8 mg/h 的剂量维持。出血停止后应继续使用直至溃疡愈合，病程一般为 4～6 周。因奥美拉唑有损害中性粒细胞趋化性及吞噬细胞活性使其杀菌功能降低，故危重患者使用奥美拉唑有加重感染可能，应引起重视。生长抑素可抑制胃酸分泌，减少门静脉和胃肠血流量，如有应激性溃疡大出血可选用八肽生长抑素 0.1 mg，每 8 小时皮下注射 1 次，或生长抑素 14 肽 6 mg 24 小时持续静脉注射。

3.内镜及放射介入治疗

药物止血无效时,可经胃镜局部喷洒凝血酶、高价铁溶液等止血,或选择电凝、激光凝固止血。如果内镜治疗失败也可行放射介入定位、止血治疗,选择性血管栓塞止血尤其适合手术高风险的患者。

4.手术治疗

如出血量大无法控制,或反复多次大量出血应考虑手术治疗。手术术式以切除所有出血病灶为原则。全胃切除止血效果好,但创伤大病死率高。一般选用迷走神经切断加部分胃切除术或胃大部切除术。如患者不能耐受较大手术时,可对明显出血的部位行简单的缝扎术,或选择保留胃短血管的胃周血管断流术。

(孙建国)

第六节 胃十二指肠溃疡大出血

胃十二指肠溃疡患者有大量呕血、柏油样黑便,引起红细胞、血红蛋白和血细胞比容明显下降,脉率加快,血压下降,出现为休克前期症状或休克状态,称为溃疡大出血,不包括小量出血或仅有大便隐血阳性的患者。胃十二指肠溃疡出血,是上消化道大出血中最常见的原因,占50%以上。

一、流行病学

十二指肠溃疡并发症住院患者中,出血多于穿孔4倍。约20%的十二指肠溃疡患者在其病程中会发生出血,十二指肠溃疡患者出血较胃溃疡出血为多见。估计消化性溃疡患者约占全部上消化道出血住院患者的50%。虽然 H_2 受体拮抗药和奥美拉唑药物治疗已减少难治性溃疡择期手术的病例数,但因合并出血患者的手术例数并无减少。

二、病因和发病机制

(一)非甾体抗炎药

应用 NSAIDs 是溃疡出血的一个重要因素,具有这部分危险因素的患者在增加。在西方国家多于50%以上消化道出血患者有新近应用 NSAIDs 史。在老年人口中,以前有胃肠道症状,并有短期 NSAIDs 治疗,这一危险因素正在增高。使用大剂量的阿司匹林(300 mg/d)预防一过性脑缺血发作的患者,其相对上消化道出血的危险性比用安慰剂治疗的高7.7倍,其他 NSAIDs 亦增加溃疡上消化道出血的危险性。

(二)甾体类皮质类固醇

皮质类固醇在是否引起消化性溃疡合并出血中的作用仍有争议。最近回顾性研究提示,同时应用 NSAIDs 是更重要的危险因素。合并应用皮质类固醇和 NSAIDs,上消化道出血的危险性升高10倍。

（三）危重疾病

危重患者是消化性溃疡大出血的危险人群，尤其是需要在重病监护病房治疗的。例如心脏手术后，这种并发症的发生率为 0.4%，这些患者大多数被证实为十二指肠溃疡，且这些溃疡常是大的或多发性的。加拿大一个大宗的多个医院联合研究发现，ICU 患者上消化道出血的发生率为 1.5%，病死率达 48%，这些患者常需用抗溃疡药预防。

（四）幽门螺杆菌

出血性溃疡患者的幽门螺杆菌感染为 15%～20%，低于非出血溃疡患者，因此幽门螺杆菌根治对于减少溃疡复发和再出血的长期危险是十分重要的。

三、病理生理学

溃疡基底的血管壁被侵蚀而导致破裂出血，大多数为动脉出血。引起大出血的十二指肠溃疡通常位于球部后壁，可侵蚀胃十二指肠动脉或胰十二指肠上动脉及其分支引起大出血。胃溃疡大出血多数发生在胃小弯，出血源自胃左、右动脉及其分支。十二指肠前壁附近无大血管，故此处的溃疡常无大出血。溃疡基底部的血管侧壁破裂出血不易自行停止，可引发致命的动脉性出血。大出血后血容量减少、血压降低、血流变缓，可在血管破裂处形成血凝块而暂时止血。由于胃肠的蠕动和胃十二指肠内容物与溃疡病灶的接触，暂时停止出血有可能再次活动出血，应予高度重视。

溃疡大出血所引起的病理生理变化与其他原因所造成的失血相同，与失血量的多少及失血的速度有密切的关系。据试验证明，出血 50～80 mL 即可引起柏油样黑便，如此少量失血不致发生其他显著症状，但持续性大量失血可以导致血容量减低、贫血、组织低氧、循环衰竭和死亡。

大量血液在胃肠道内可以引起血液化学上的变化，最显著的变化为血非蛋白氮增高，其主要原因是血红蛋白在胃肠内被消化吸收。有休克症状的患者，由于肾脏血液供应不足，肾功能受损，也是可能的原因。胃肠道大出血所致的血非蛋白氮增高在出血后 24～48 小时内即出现，如肾脏功能未受损害，增高的程度与失血量成正比，出血停止后 3～4 天内恢复至正常。

四、临床表现

胃十二指肠溃疡大出血的临床表现主要取决于出血的量及出血速度。

（一）症状

呕血和柏油样黑便是胃十二指肠溃疡大出血的常见症状，多数患者只有黑便而无呕血症状，迅猛的出血则为大量呕血与紫黑血便。呕血前常有恶心症状，便血前后可有心悸、眼前发黑、乏力、全身疲软，甚至晕厥症状。患者过去多有典型溃疡病史，近期可有服用阿司匹林或 NSAIDs 药物等情况。

（二）体征

一般失血量在 400 mL 以上时，有循环系统代偿的现象，如苍白、脉搏增速但仍强有力，血压正常或稍增高。继续失血达 800 mL 后即可出现明显休克的体征，如出汗、皮肤凉湿、脉搏快弱、血压降低、呼吸急促等。患者意识清醒，表情焦虑或恐惧。腹部检查常无阳性体征，也可能有腹胀、上腹压痛、肠鸣音亢进等。约半数的患者体温增高。

五、辅助检查

大量出血早期，由于血液浓缩，血常规变化不大，以后红细胞计数、血红蛋白值、血细胞比容均呈进行性下降。

依据症状和体检不能准确确定出血的原因。约75％的患者过去有消化性溃疡病史以证明溃疡是其出血的病因；干呕或呕吐发作后突然发生出血提示食管黏膜撕裂症；病史及体检有肝硬化证据提示可能食管静脉曲张出血。为了正确诊断出血的来源，必须施行上消化道内镜检查。

内镜检查在上消化道出血患者中有各种作用。除可明确出血的来源，如来源于弥漫性出血性胃炎、静脉曲张、贲门黏膜撕裂症，或胃十二指肠溃疡出血外，内镜所见的胃十二指肠溃疡的外貌有估计的预后意义，在有小出血的患者，见到清洁的溃疡基底或着色的斑点预示复发出血率低，约为2％，这些患者适合早期进食和出院治疗。相反，发现于溃疡基底可见血管或新鲜凝血块预示有较高的再出血率。大的溃疡（直径＞1 cm）同样有高的复发再出血率。由于内镜下治疗技术的发展，非手术治疗的成功率已明显提高，手术的需要和病死率显著下降。

内镜下胃十二指肠溃疡出血病灶特征现多采用Forrest分级：FⅠa，可见溃疡病灶处喷血；FⅠb，可见病灶处渗血；FⅡa，病灶处可见裸露血管；FⅡb，病灶处有血凝块附着；FⅢ，溃疡病灶基底仅有白苔而无上述活动性出血征象。根据上述内镜表现除FⅢ外，只要有其中一种表现均可确定为此次出血的病因及出血部位。

选择性腹腔动脉或肠系膜上动脉造影也可用于血流动力学稳定的活动性出血患者，可明确病因与出血部位，指导治疗，并可采取栓塞治疗或动脉内注射垂体加压素等介入性止血措施。

六、诊断和鉴别诊断

(一)诊断

有溃疡病史者，发生呕血与黑便，诊断并不困难。10％～15％的患者出血无溃疡病史，鉴别出血的来源较为困难。大出血时不宜行上消化道钡剂检查，因此，急诊纤维胃镜检查在胃十二指肠溃疡出血的诊断中有重要作用，可迅速明确出血部位和病因，出血24小时内胃镜检查检出率可达70％～80％，超过48小时则检出率下降。

(二)鉴别诊断

胃十二指肠溃疡出血应与应激性溃疡出血、胃癌出血、食管静脉曲张破裂出血、贲门黏膜撕裂综合征和胆管出血相鉴别。上述疾病，除内镜下表现与胃十二指肠溃疡出血不同外，应结合其他临床表现相鉴别。如应激性溃疡出血多出现在重大手术或创伤后；食管静脉曲张破裂出血体检可发现蜘蛛痣、肝掌、腹壁静脉曲张、肝大、腹水、巩膜黄染等肝硬化的表现；贲门黏膜撕裂综合征多发生在剧烈呕吐或干呕之后；胆管大量出血常由肝内疾病（化脓性感染、胆石、肿瘤）所致，其典型表现为胆绞痛、便血或呕血、黄疸之三联征。

七、治疗

治疗原则是补充血容量，防止失血性休克，尽快明确出血部位，并采取有效的止血措施，防止再出血。总体上，治疗方式包括非手术及手术治疗。

(一)非手术治疗

主要是针对休克的治疗，主要措施如下：①补充血容量，建立可靠畅通的静脉通道，快速滴注平衡盐液，做输血配型试验。同时严密观察血压、脉搏、尿量和周围循环状况，并判断失血量，指导补液。失血量达全身总血量的20％时，应输注羟乙基淀粉、右旋糖酐或其他血浆代用品，用量在1 000 mL左右。出血量较大时可输注浓缩红细胞，也可输全血，并维持血细胞比容不低于

30%。输注液体中晶体与胶体之比以3∶1为宜。监测生命体征,测定中心静脉压、尿量,维持循环功能稳定和良好呼吸、肾功能十分重要。②留置鼻胃管,用生理盐水冲洗胃腔,清除血凝块,直至胃液变清,持续低负压吸引,动态观察出血情况。可经胃管注入 200 mL 含 8 mg 去甲肾上腺素的生理盐水溶液,每 4～6 小时 1 次。③急诊纤维胃镜检查可明确出血病灶,还可同时施行内镜下电凝、激光灼凝、注射或喷洒药物等局部止血措施。检查前必须纠正患者的低血容量状态。④止血、制酸、生长抑素等药物的应用经静脉或肌内注射巴曲酶;静脉给予 H_2 受体拮抗药(西咪替丁等)或质子泵抑制药(奥美拉唑等);静脉应用生长抑素(善宁、奥曲肽等)。

(二)手术治疗

内镜止血的成功率可达 90%,使急诊手术大为减少,且具有创伤小、极少并发穿孔和可重复实施的优点,适用于绝大多数溃疡病出血,特别是高危老年患者。即使不能止血的病例,内镜检查也明确了出血部位、原因,使后续的手术更有的放矢,成功率升高。内镜处理后发生再出血时仍建议首选内镜治疗,仅在以下患者考虑手术处理:①难以控制的大出血,出血速度快,短期内发生休克,或较短时间内(6～8 小时)需要输注较大量血液(＞800 mL)方能维持血压和血细胞比容者。②纤维胃镜检查发现动脉搏动性出血,或溃疡底部血管显露再出血危险很大。③年龄在 60 岁以上,有心血管疾病、十二指肠球后溃疡以及有过相应并发症者。④近期发生过类似的大出血或合并穿孔或幽门梗阻。⑤正在进行药物治疗的胃十二指肠溃疡患者发生大出血,表明溃疡侵蚀性大,非手术治疗难以止血。

手术治疗的目的在于止血抢救患者生命,而不在于治疗溃疡本身和术后的溃疡复发问题。手术介入的方式:①单纯止血手术,即(胃)十二指肠切开＋腔内血管缝扎,加或不加腔外血管结扎。结合术前胃镜和术中扪摸检查,一般可快速确定出血溃疡部位,即在溃疡对应的前壁切开,显露溃疡后稳妥缝扎止血。如是在幽门部切开,止血后要做幽门成形术(Heineke-Mikulicz 法)。②部分胃切除术。③(选择性)迷走神经切断＋胃窦切除或幽门成形术。④介入血管栓塞术。胃部分切除术是前一段时间国内较常采用的一种手术,认为切除了出血灶本身止血可靠,同时切除了溃疡,也避免了术后溃疡的复发。但手术创伤大,在发生了大出血的患者施行,病死率及并发症发生率均高。由于内科治疗的进步和考虑到胃切除后可能的并发症和病死率,近年来更多地采用仅以止血为目的的较保守的一类手术,通过结扎溃疡出血点和/或阻断局部血管以达到止血目的,术后再辅以正规的内科治疗。因创伤较小,尤其适合老年和高危患者。血管栓塞术止血成功率也较高,但要求特殊设备和娴熟的血管介入技术。

(孙建国)

第七节　胃十二指肠溃疡急性穿孔

急性穿孔是胃十二指肠溃疡的严重并发症,也是外科常见的急腹症之一。起病急、病情重、变化快是其特点,常需紧急处理,若诊治不当,可危及患者生命。

一、流行病学调查

近 30 年来,胃十二指肠溃疡的发生率下降,住院治疗的胃十二指肠溃疡患者数量明显减少,特别是胃十二指肠溃疡的选择性手术治疗数量尤为减少,但溃疡的急性并发症(穿孔、出血和梗阻)的发生率和需要手术率近20年并无明显改变。

溃疡穿孔每年的发病率为0.7/万~1/万;穿孔病住院患者占溃疡病住院患者的7%;穿孔多发生在30~60岁人群,占75%。约2%十二指肠溃疡患者中穿孔为首发症状。估计在诊断十二指肠溃疡后,在第1个10年中,每年约0.3%患者发生穿孔。十二指肠溃疡穿孔多位于前壁,"前壁溃疡穿孔,后壁溃疡出血"。胃溃疡急性穿孔大多发生在近幽门的胃前壁,偏小弯侧,胃溃疡的穿孔一般较十二指肠溃疡略大。

二、病因及发病机制

胃十二指肠溃疡穿孔发生在慢性溃疡的基础上,患者有长期溃疡病史,但在少数情况下,急性溃疡也可以发生穿孔。下列因素可促进穿孔的发生。

(1)精神过度紧张或劳累,增加迷走神经兴奋程度,溃疡加重而穿孔。

(2)饮食过量,胃内压力增加,使溃疡穿孔。

(3)应用非甾体抗炎药(nonsteroidal anti-inflammtary durgs,NSAIDs)和十二指肠溃疡、胃溃疡的穿孔密切相关,现在研究显示,治疗患者时应用这类药物是主要的促进因素。

(4)免疫抑制,尤其在器官移植患者中应用激素治疗。

(5)其他因素包括患者年龄增加、慢性阻塞性肺疾病、创伤、大面积烧伤和多器官功能障碍。

三、病理生理

急性穿孔后,有强烈刺激性的胃酸、胆汁、胰液等消化液和食物溢入腹腔,引起化学性腹膜炎,导致剧烈的腹痛和大量腹腔渗出液,甚至可致血容量下降,低血容量性休克。6~8小时后,细菌开始繁殖,并逐渐转变为化脓性腹膜炎,病原菌以大肠埃希菌及链球菌多见。在强烈的化学刺激,细胞外液丢失的基础上,大量毒素被吸收,可导致感染中毒性休克的发生。胃十二指肠后壁溃疡可穿透全层,并与周围组织包裹,形成慢性穿透性溃疡。

四、临床表现

(一)症状

患者以往多有溃疡病症状或肯定溃疡病史,而且近期常有溃疡病活动的症状。可在饮食不当后或在清晨空腹时发作。典型的溃疡急性穿孔表现为骤发腹痛,十分剧烈,如刀割或烧灼样,为持续性,但也可有阵发加重。由于腹痛发作突然而猛烈,患者甚至有一时性昏厥感。疼痛初起部位多在上腹或心窝部,迅即延及全腹面,以上腹为重。由于腹后壁及膈肌腹膜受到刺激,有时可引起肩部或肩胛部牵涉性疼痛,可有恶心感及反射性呕吐,但一般不重。

(二)体征

患者仰卧拒动,急性痛苦病容,由于腹痛严重而致面色苍白、四肢凉、出冷汗、脉率快、呼吸浅。腹式呼吸因腹肌紧张而消失。在发病初期,血压仍正常,腹部有明显腹膜炎体征,全腹压痛明显,上腹更重,腹肌高度强直,即所谓板样强直。肠鸣音消失。如腹腔内有较多游离气体,则叩诊时肝浊音界不清楚或消失。随着腹腔内细菌感染的发展,患者的体温、脉搏、血压、血常规等周身感染中毒症状以及肠麻痹、腹胀、腹水等腹膜炎症也越来越重。

溃疡穿孔后,临床表现的轻重与漏出至游离腹腔内的胃肠内容物的量有直接关系,亦即与穿孔的大小,穿孔时胃内容物的多少(空腹或饱餐后)及孔洞是否很快被邻近器官或组织粘连堵塞等因素有关。穿孔小或漏出的胃肠内容物少或孔洞很快即被堵塞,则漏出的胃肠液可限于上腹,或顺小肠系膜根部及升结肠旁沟流至右下腹,腹痛程度可以较轻,腹膜刺激征也限于上腹及右侧腹部。

五、辅助检查

如考虑为穿孔,应做必要的实验室检查,检查项目包括血常规、血清电解质和淀粉酶,穿孔时间较长的需检查肾功能、血清肌酐、肺功能并进行动脉血气分析、监测酸碱平衡。常见白细胞计数升高及核左移,但在免疫抑制和老年患者中有时没有。血清淀粉酶一般是正常的,但有时升高,通常小于正常的 3 倍。肝功能一般是正常的。除非就诊延迟,血清电解质和肾功能是正常的。

胸部 X 线检查和立位及卧位腹部 X 线检查是必需的。约 70% 的患者有腹腔游离气体,因此无游离气体的不能排除穿孔。当疑为穿孔但无气腹者,可做水溶性造影剂上消化道造影检查,确立诊断腹膜炎体征者,这种 X 线造影是不需要的。

诊断性腹腔穿刺在部分患者是有意义的,若抽出液中含有胆汁或食物残渣常提示有消化道穿孔。

六、诊断和鉴别诊断

(一)诊断标准
胃十二指肠溃疡急性穿孔后表现为急剧上腹痛,并迅速扩展为全腹痛,伴有显著的腹膜刺激征,结合 X 线检查发现腹部膈下游离气体,诊断性腹腔穿刺抽出液含有胆汁或食物残渣等特点,正确诊断一般不困难。在既往无典型溃疡病者,位于十二指肠及幽门后壁的溃疡小穿孔,胃后壁溃疡向小网膜腔内穿孔,老年体弱反应性差者的溃疡穿孔及空腹时发生的小穿孔等情况下,症状、体征不太典型,较难诊断。另需注意的是,X 线检查未发现膈下游离气体并不能排除溃疡穿孔的可能,因约有 20% 的患者穿孔后可以无气腹表现。

(二)鉴别诊断
1.急性胰腺炎
溃疡急性穿孔和急性胰腺炎都是上腹部突然受到强烈化学性刺激而引起的急腹症,因而在临床表现上有很多相似之处,在鉴别诊断上可能造成困难。急性胰腺炎的腹痛发作虽然也较突然,但多不如溃疡穿孔者急骤,腹痛开始时有由轻而重的过程,疼痛部位趋向于上腹偏左及背部,腹肌紧张程度也略轻。血清及腹腔渗液的淀粉酶含量在溃疡穿孔时可以有所增高,但其增高的数值尚不足以诊断。急性胰腺炎 X 线检查无膈下游离气体,B 超及 CT 检查提示胰腺肿胀。

2.胆石症、急性胆囊炎
胆绞痛发作以阵发性为主,压痛较局限于右上腹,而且压痛程度也较轻,腹肌紧张远不如溃疡穿孔者显著。腹膜炎体征多局限在右上腹,有时可触及肿大的胆囊,Murphy 征阳性,X 线检查无膈下游离气体,B 超提示有胆囊结石,胆囊炎,如血清胆红素有增高,则可明确诊断。

3.急性阑尾炎
溃疡穿孔后胃十二指肠内容物可顺升结肠旁沟或小肠系膜根部流至右下腹,引起右下腹腹膜炎症状和体征,易被误诊为急性阑尾炎穿孔。仔细询问病史当能发现急性阑尾炎开始发病时的上腹痛一般不十分剧烈,阑尾穿孔时腹痛的加重也不以上腹为主,腹膜炎体征则右下腹较上腹明显。

4.胃癌穿孔

胃癌急性穿孔所引起的腹内病理变化与溃疡穿孔相同,因而症状和体征也相似,术前难以鉴别。老年患者,特别是无溃疡病既往史而近期内有胃部不适或消化不良及消瘦、体力差等症状者,当出现溃疡急性穿孔的症状和体征时,应考虑到胃肠穿孔的可能。

七、治疗

胃十二指肠溃疡急性穿孔的治疗原则:终止胃肠内容物继续漏入腹腔,使急性腹膜炎好转,以挽救患者的生命。经常述及的三个高危因素:①术前存在休克;②穿孔时间超过 24 小时;③伴随严重内科疾病。这三类患者病死率高,可达 5%～20%;而无上述高危因素者病死率<1%。故对此三类患者的处理更要积极、慎重。具体治疗方法有三种,即非手术治疗、手术修补穿孔及急症胃部分切除和迷走神经切断术,现在认为后者(胃部分切除术和迷走神经切断术)不是溃疡病的合理手术方式,已很少采用。术式选择主要依赖于患者一般状况、术中所见、局部解剖和穿孔损伤的严重程度。

(一)非手术治疗

近年来,特别是在我国,对溃疡急性穿孔采用非手术治疗累积了丰富经验,大量临床实践经验表明,连续胃肠吸引减压可以防止胃肠内容物继续漏向腹腔,有利于穿孔自行闭合及急性腹膜炎好转,从而使患者免遭手术痛苦。其病死率与手术缝合穿孔者无显著差别。为了能够得到满意的吸引减压,鼻胃管在胃内的位置要恰当,应处于最低位。非手术疗法的缺点是不能去除已漏入腹腔内的污染物,因此只适用于腹腔污染较轻的患者。其适应证:①患者无明显中毒症状,急性腹膜炎体征较轻,或范围较局限,或已趋向好转,表明漏出的胃肠内容物较少,穿孔已趋于自行闭合。②穿孔是在空腹情况下发生的,估计漏至腹腔内的胃肠内容物有限。③溃疡病本身不是根治性治疗的适应证。④有较重的心肺等重要脏器并存病,致使麻醉及手术有较大风险。但在70 岁以上、诊断不能肯定、应用类固醇激素和正在进行溃疡治疗的患者,不能采取非手术治疗方法。

因为手术治疗的效果确切,非手术治疗的风险并不低(腹内感染、脓毒症等),一般认为非手术治疗要极慎重。在非手术治疗期间,需动态观察患者的全身情况和腹部体征,若病情无好转或有所加重,即需及时改用手术治疗。

(二)手术治疗

手术治疗包括单纯穿孔缝合术和确定性溃疡手术。

1.单纯穿孔缝合术

单纯穿孔缝合术是目前治疗溃疡病穿孔主要的手术方式.只要闭合穿孔不至引起胃出口梗阻,就应首先考虑。缝闭瘘口、中止胃肠内容物继续外漏后,彻底清除腹腔内的污染物及渗出液。术后须经过一时期内科治疗,溃疡可以愈合。缝合术的优点是操作简便,手术时间短,安全性高。一般认为,以下为单纯穿孔缝合术的适应证:穿孔时间超过 8 小时,腹腔内感染及炎症水肿较重,有大量脓性渗出液;以往无溃疡病史或有溃疡病史未经正规内科治疗,无出血、梗阻并发症,特别是十二指肠溃疡;有其他系统器质性疾病而不能耐受彻底性溃疡手术。单纯穿孔缝合术通常采用经腹手术,穿孔以丝线间断横向缝合,再用大网膜覆盖,或以网膜补片修补;也可经腹腔镜行穿孔缝合大网膜覆盖修补。一定吸净腹腔内渗液,特别是膈下及盆腔内。吸除干净后,腹腔引流并非必须。对所有的胃溃疡穿孔患者,需做活检或术中快速病理学检查,若为恶性,应行根治性手术。单纯溃疡穿孔缝合术后仍需内科治疗,幽门螺杆菌感染者需根除幽门螺杆菌,以减少复发的机会,部分患者因溃疡未愈合仍需行彻底性溃疡手术。

利用腹腔镜技术缝合十二指肠溃疡穿孔为 Nathanson 等于 1990 年首先报道。后来 Mouret 等描述一种无缝合穿孔修补技术:以大网膜片和纤维蛋白胶封闭穿孔。以后相继报道了明胶海绵填塞、胃镜引导下肝圆韧带填塞等技术。无缝合技术效果不确切,其术后再漏的机会很大(10%左右),尤其在穿孔>5 mm者,因此应用要慎重。缝合技术有单纯穿孔缝合、缝合加大网膜补片加强和以大网膜补片缝合修补等。虽然腔镜手术具有微创特点,而且据报道术后切口的感染发生率较开腹手术低,但并未被广大外科医师普遍接受,原因是手术效果与开腹手术比较仍有争议,术后发生再漏需要手术处理者不少见,手术时间较长和花费高。以下情况不宜选择腹腔镜手术:①存在前述高危因素(术前存在休克、穿孔时间>24 小时和伴随内科疾病);②有其他溃疡并发症如出血和梗阻;③较大的穿孔(>10 mm);④腹腔镜实施技术上有困难(上腹部手术史等)。

2.部分胃切除和迷走神经切断术

随着对溃疡病病因学的深入理解和内科治疗的良好效果,以往所谓的"确定"性手术方法——部分胃切除和迷走神经切断手术已经很少采用。尤其在急性穿孔有腹膜炎的情况下进行手术,其风险显然较穿孔修补术为大,因此需要严格掌握适应证。仅在以下情况时考虑所谓"确定性"手术:①需切除溃疡本身以治愈疾病。如急性穿孔并发出血;已有幽门瘢痕性狭窄等,在切除溃疡时可根据情况考虑做胃部分切除手术。②较大的胃溃疡穿孔,有癌可能,做胃部分切除。③幽门螺杆菌感染阴性、联合药物治疗无效或胃溃疡复发时,仍有做迷走神经切断术的报道。

(孙建国)

第八节 溃疡性幽门梗阻

一、概述

溃疡发生于幽门部或十二指肠球部,容易造成幽门梗阻。有暂时性和永久性两种同时存在。约有 10% 的溃疡患者并发幽门梗阻。梗阻初期,胃内容物排出发生困难,引起反射性胃蠕动增强,到了晚期,代偿功能不足,肌肉萎缩,蠕动极度微弱,胃形成扩张状态。

二、病理分型及病理生理

(一)溃疡病并发幽门梗阻分型

(1)痉挛性梗阻:幽门附近溃疡,刺激幽门括约肌反射性痉挛所致。

(2)炎症水肿性梗阻:幽门区溃疡本身炎症水肿。

(3)瘢痕性梗阻:瘢痕胼胝硬结,溃疡愈后瘢痕挛缩。

(4)粘连性梗阻:溃疡炎症或穿孔后引起粘连或牵拉。

前两种梗阻是暂时性或是反复发作,后两种梗阻是永久性,必须施手术治疗。

(二)病理生理

梗阻初期,为了克服梗阻,胃蠕动加强,胃壁肌肉呈相对地肥厚,胃轻度扩张。到梗阻晚期代偿功能减退,胃蠕动减弱,胃壁松弛。因而胃扩张明显。长期有大量胃内容物潴留,黏膜受到刺激,而发生慢性炎症,又将加重梗阻,因而形成恶性循环。由于长期不能进食,反而经常发生呕吐,造成水电解质失调和严重的营养不良。大量氢离子和氯离子随胃液吐出,血液中氯离子降低;碳酸氢根离子增加,造成代谢性碱中毒。钾除呕吐丢失外,随尿大量排出,可以出现低血钾。因此,低钾低氯性碱中毒是幽门梗阻患者中较为多见。

三、临床表现

(1)呕吐:呕吐是幽门梗阻的突出症状。特点:呕吐多发生在下午或晚上,呕吐量大,一次可达 1 L 以上,呕吐物为郁积的食物,伴有酸臭味,不含胆汁。呕吐后感觉腹部舒服,因此患者常自己诱发呕吐,以缓解症状。

(2)胃蠕动波:腹部可隆起的胃型,有时见到胃蠕动波,蠕动起自左肋弓下,行向右腹,甚至向相反方向蠕动。

(3)振水音:扩张内容物多,用手叩击上腹时,可闻及振水音。

(4)其他:尿少、便秘、脱水、消瘦,严重时呈现恶病质。口服钡剂后,钡剂难以通过幽门。胃扩张、蠕动弱、有大量空腹潴留液,钡剂下沉,出现气、液、钡三层现象。

四、诊断

有长期溃疡病史的患者和典型的胃潴留及呕吐症状,必要时进行 X 线或胃镜检查,诊断不致困难。需要与下列疾病相鉴别。

(1)活动期溃疡所致幽门痉挛和水肿有溃疡病疼痛症状,梗阻为间歇性,呕吐虽然很剧烈,但胃无扩张现象,呕吐物不含宿食。经内科治疗梗阻和疼痛症状可缓解或减轻。

(2)胃癌所致的幽门梗阻病程较短,胃扩张程度较轻,胃蠕动波少见。晚期上腹可触及包块。X 线钡剂检查可见胃窦部充盈缺损,胃镜取活检能确诊。

(3)十二指肠球部以下的梗阻性病变如十二指肠肿瘤、环状胰腺、十二指淤滞症均可引起十二指肠梗阻,伴呕吐,胃扩张和潴留,但其呕吐物多含有胆汁。X 线钡剂或内镜检查可确定梗阻性质和部位。

五、治疗

(一)非手术疗法

幽门痉挛或炎症水肿所致梗阻,应以非手术治疗。方法:胃肠减压,保持水电解质平衡及全身支持治疗。

(二)手术疗法

幽门梗阻和非手术治疗无效的幽门梗阻应视为手术适应证。手术的目的是解除梗阻,使食物和胃液能进入小肠,从而改善全身状况。常用的手术方法如下。

1.胃空肠吻合术

方法简单,近期效果好,病死率低,但由于术后吻合溃疡发生率很高,故现在很少采用。对于老年体弱,低胃酸及全身情况极差的患者仍可考虑选用。

2.胃大部切除术

患者一般情况好,在我国为最常用的术式。

3.迷走神经切断术

迷走神经切断加胃窦部切除术或迷走神经切断加胃引流术,对青年患者较适宜。

4.高选择性迷走神经切断术

近年有报道高选择性迷走神经切除及幽门扩张术,取得满意效果。

幽门梗阻患者术前要做好充分准备。术前2～3天行胃肠减压,每天用温盐水洗胃,减少胃组织水肿。输血、输液及改善营养,纠正水电解质紊乱。

(孙建国)

第九节 肥厚性幽门狭窄

肥厚性幽门狭窄是常见疾病,占消化道畸形的第3位。早在1888年丹麦医师Hirchsprung首先描述本病的病理特点和临床表现,但未找到有效治疗方法。1912年Ramstedt在前人研究基础上创用幽门肌切开术,从而使病死率明显降低,成为标准术式推行至今。目前手术病死率已降至1%以下。

依据地理、时令和种族,有不同的发病率。欧美国家较高,在美国每400个活产儿中1例患此病,非洲、亚洲地区发病率较低,我国发病率为1/3 000。男性居多,占90%,男女之比为(4～5)∶1。多为足月产正常婴儿,未成熟儿较少见;第一胎多见,占总病例数的40%～60%。有家族聚集倾向,母患病,则子女患病可能性增加3倍。

一、病理解剖

主要病理改变是幽门肌层显著增厚和水肿,尤以环肌为著,纤维肥厚但数量没有增加。幽门部呈橄榄形,质硬有弹性。当肌肉痉挛时则更为坚硬。一般测量长2～2.5 cm,直径0.5～1 cm,肌层厚0.4～0.6 cm,在年长儿肿块还要大些。但肿块大小与症状严重程度和病程长短无关。肿块表面覆有腹膜且甚光滑,由于血供受压力影响,色泽显得苍白。肥厚的肌层挤压黏膜呈纵形皱襞,使管腔狭小,加上黏膜水肿,以后出现炎症,使管腔更显细小,在尸解标本上幽门仅能通过1 mm的探针。细窄的幽门管向胃窦部移行时腔隙呈锥形逐渐变宽,肥厚的肌层逐渐变薄,二者之间无精确的分界。但在十二指肠侧则界限明显,胃壁肌层与十二指肠肌层不相连续,肥厚的幽门肿块类似子宫颈样突入十二指肠。组织学检查见肌层肥厚,肌纤维排列紊乱,黏膜水肿、充血。由于幽门梗阻,近侧胃扩张,胃壁增厚,黏膜皱襞增多且水肿,并因胃内容物滞留,常导致黏膜炎症和糜烂,甚至有溃疡。

肥厚性幽门狭窄病例合并先天畸形相当少见,7%左右。食管裂孔疝、胃食管反流和腹股沟疝是最常见的畸形,但未见有大量的病例报道。

二、病因

对幽门狭窄的病因和发病机制至今尚无定论,多年来进行大量研究,主要有以下几种观点。

(一)遗传因素

在病因学上起着很重要的作用。发病有明显的家族性,甚至一家中母亲和 7 个儿子同病,且在单卵双胎比双卵双胎多见。双亲中有一人患此病,子女发病率可高达 6.9%。若母亲患病,其子发病率为 19%,其女为 7%;如父亲患病,则分别为 5.5% 和 2.4%。经过研究指出幽门狭窄的遗传机制是多基因性,既非隐性遗传亦非伴性遗传,而是由一个显性基因和一个性修饰多因子构成的定向遗传基因。这种遗传倾向受一定的环境因素而起作用,如社会阶层、饮食种类、季节等。发病以春秋季为高,但其相关因素不明。常见于高体重的男婴,但与胎龄的长短无关。

(二)神经功能

从事幽门肠肌层神经丛研究的学者发现,神经节细胞直至生后 2～4 周才发育成熟。因此,许多学者认为神经节细胞发育不良是引起幽门肌肉肥厚的机制,否定了过去幽门神经节细胞变性导致病变的学说。但也有持不同意见者,其观察到幽门狭窄的神经节细胞数目减少不明显,但有神经节细胞分离、空化等改变,这些改变可能造成幽门肌肥厚。如神经节细胞发育不良是原因,则早产儿发病应多于足月儿,然而二者并无差异。近年研究认为肽能神经的结构改变和功能不全可能是主要病因之一,通过免疫荧光技术观察到环肌中含脑啡肽和血管活性肠肽神经纤维数量明显减少,应用放射免疫法测定组织中 P 物质含量减少,由此推测这些肽类神经的变化与发病有关。

(三)胃肠激素

幽门狭窄患儿术前血清促胃液素升高曾被认为是发病原因之一,经反复试验,目前并不能推断是幽门狭窄的原因还是后果。近年研究发现血清和胃液中前列腺素(PGS)浓度增高,由此提示发病机制是幽门肌层局部激素浓度增高使肌肉处于持续紧张状态,而致发病。亦有人对血清胆囊收缩素进行研究,结果无异常变化。近年来,研究认为一氧化氮合成酶的减少也与其病因相关。幽门环肌中还原性辅酶 Ⅱ(NADPHd)阳性纤维消失或减少,NO 合酶明显减少,致 NO 产生减少,使幽门括约肌失松弛,导致胃输出道梗阻。

(四)肌肉功能性肥厚

有学者通过细致观察,发现有些出生 7～10 天的婴儿将凝乳块强行通过狭窄幽门管的征象。由此认为这种机械性刺激可造成黏膜水肿增厚。另一方面也导致大脑皮层对内脏的功能失调,使幽门发生痉挛。两种因素促使幽门狭窄形成严重梗阻而出现症状。但亦有持否定意见,认为幽门痉挛首先应引起某些先期症状,如呕吐,而在某些呕吐发作很早进行手术的病例中却发现肿块已经形成,且肥厚的肌肉主要是环肌,这与痉挛引起幽门肌肉的功能性肥厚是不相符的。

(五)环境因素

发病率有明显的季节性高峰,以春秋季为主,在活检组织切片中发现神经节细胞周围有白细胞浸润。推测可能与病毒感染有关,但检测患儿及其母亲的血、粪和咽部均未能分离出柯萨奇病毒,检测血清抗体亦无变化,用柯萨奇病毒感染动物亦未见相关病理改变。

三、临床表现

症状出现于生后 3～6 周,亦有更早的,极少数发生在 4 个月之后。呕吐是主要症状,最初仅是回奶,接着为喷射性呕吐。开始时偶有呕吐,随着梗阻加重,几乎每次喂奶后都要呕吐。呕吐物为黏液或乳汁,在胃内滞留时间较长则吐出凝乳,不含胆汁。少数病例由于刺激性胃炎,呕吐物含有新鲜或变性的血液。有报道幽门狭窄病例在新生儿高胃酸期发生胃溃疡及大量呕血者,亦有报告发生十二指肠溃疡者。在呕吐之后婴儿仍有很强的觅食欲,如再喂奶仍能用力吸吮。未成熟儿的症状常不典型,喷射性呕吐并不显著。

随呕吐加剧,由于奶和水摄入不足,体重起初不增,继之迅速下降,尿量明显减少,数天排便1次,量少且质硬,偶有排出棕绿色便,被称为饥饿性粪便。由于营养不良、脱水,婴儿明显消瘦,皮肤松弛有皱纹,皮下脂肪减少,精神抑郁呈苦恼面容。发病初期呕吐丧失大量胃酸,可引起碱中毒,呼吸变浅而慢,并可有喉痉挛及手足抽搐等症状,以后脱水严重,肾功能低下,酸性代谢产物滞留体内,部分碱性物质被中和,故很少有严重碱中毒者。如今,因就诊及时,严重营养不良的晚期病例已难以见到。

幽门狭窄伴有黄疸,发生率约 2%。多数以非结合胆红素升高为主。一旦外科手术解除幽门梗阻后,黄疸就很快消退。因此,这种黄疸最初被认为是幽门肿块压迫肝外胆管引起,现代研究认为是肝酶不足的关系。高位胃肠梗阻伴黄疸婴儿的肝葡糖醛酸转移酶活性降低,但其不足的确切原因尚不明确。有人认为酶的抑制与碱中毒有关,但失水和碱中毒在幽门梗阻伴黄疸的病例中并不很严重。热能供给不足亦是一种可能原因,与 Gilbert 综合征的黄疸病例相似,在供给足够热量后患儿胆红素能很快降至正常水平。一般术后 5~7 天黄疸自然消退,无须特殊治疗。

腹部检查时将患儿置于舒适体位,腹部充分暴露,在明亮光线下,喂糖水时进行观察,可见胃型及蠕动波。检查者位于婴儿左侧,手法必须温柔,左手置于右胁缘下腹直肌外缘处,以示指和环指按压腹直肌,用中指指端轻轻向深部按摸,可触到橄榄形、光滑质硬的幽门肿块,1~2 cm 大小。在呕吐之后胃空瘪且腹肌暂时松弛时易于扪及。当腹肌不松弛或胃扩张明显时肿块可能扪不到,可先置胃管排空胃,再喂给糖水边吸吮边检查,要耐心反复检查,据经验多数病例均可扪到肿块。

实验室检查发现临床上有失水的婴儿,均有不同程度的低氯性碱中毒,血液 PCO_2 升高,pH升高和低氯血症。必须认识到代谢性碱中毒时常伴有低钾现象,其机制尚不清楚。小量的钾随胃液丢失外,在碱中毒时钾离子向细胞内移动,引起细胞内高钾,而细胞外低钾,同时肾远曲小管上皮细胞排钾增多,从而造成血钾降低。

四、诊断

依据典型的临床表现,见到胃蠕动波、扪及幽门肿块和喷射性呕吐等 3 项主要征象,诊断即可确定。其中最可靠的诊断依据是触及幽门肿块。同时可进行超声检查或钡餐检查以助明确。

(一)超声检查

诊断标准包括反映幽门肿块的 3 项指标:幽门肌层厚度≥4 mm,幽门管长度≥18 mm,幽门管直径≥15 mm。有人提出以狭窄指数(幽门厚度×2÷幽门管直径×100%)>50%作为诊断标准。超声下可注意观察幽门管的开闭和食物通过情况。

(二)钡餐检查

诊断的主要依据是幽门管腔增长(>1 cm)和管径狭窄(<0.2 cm),"线样征"。另可见胃扩张,胃蠕动增强,幽门口关闭呈"鸟喙状",胃排空延迟等征象。有报道随访复查幽门环肌切开术

后的病例,这种征象尚可持续数天,以后幽门管逐渐变短而宽,然而有部分病例不能恢复至正常状态。术前患儿钡餐检查后须经胃管洗出钡剂,用温盐水洗胃以免呕吐而发生吸入性肺炎。

五、鉴别诊断

婴儿呕吐有各种病因,应与下列各种疾病相鉴别,如喂养不当、全身性或局部性感染、肺炎和先天性心脏病、颅内压增加的中枢神经系统疾病、进展性肾脏疾病、感染性胃肠炎、各种肠梗阻、内分泌疾病以及胃食管反流和食管裂孔疝等。

六、治疗

(一)外科治疗

采用幽门环肌切开术是最好的治疗方法,疗程短,效果好。术前必须经过 24～48 小时的准备,纠正脱水和电解质紊乱,补充钾盐。营养不良者给静脉营养,改善全身情况。手术是在幽门前上方无血管区切开浆膜及部分肌层,切口远端不超过十二指肠端,以免切破黏膜,近端则应超过胃端以确保疗效,然后以钝器向深层划开肌层,暴露黏膜,撑开切口至 5 mm 以上宽度,使黏膜自由膨出,局部压迫止血即可。目前采用脐环内弧形切口和腹腔镜完成此项手术已被广泛接受和采纳。患儿术后进食在翌晨开始为妥,先进糖水,由少到多,24 小时渐进奶,2～3 天加至足量。术后呕吐大多是饮食增加太快的结果,应减量后再逐渐增加。

长期随访报道患儿术后胃肠功能正常,溃疡病的发病率并不增加;而 X 线复查见成功的幽门肌切开术后有时显示狭窄幽门存在 7～10 年之久。

(二)内科治疗

内科疗法包括细心喂养的饮食疗法,每隔 2～3 小时 1 次饮食,定时温盐水洗胃,每次进食前 15～30 分钟服用阿托品类解痉剂等 3 方面结合进行治疗。这种疗法需要长期护理,住院 2～3 个月,很易遭受感染,效果进展甚慢且不可靠。目前美国、日本有少数学者主张采用内科治疗,尤其对不能耐受手术的特殊患儿,保守治疗相对更安全。近年提倡硫酸阿托品静脉注射疗法,部分病例有效。

(孙建国)

第十节　胃　轻　瘫

胃轻瘫不是一种独立的疾病,而是各种原因引起的胃运动功能低下。主要表现为胃排空障碍,这种排空障碍是功能性的,诊断主要基于临床症状、无胃出口梗阻或溃疡及胃排空延迟证据。按病因学可分为两类:原发性胃轻瘫及继发性胃轻瘫。前者又称特发性胃轻瘫,二者的发病机制尚不十分清楚。

一、流行病学

胃轻瘫目前的确切患病率尚不清楚,因为部分胃排空障碍患者并不存在临床症状。我国亦缺乏流行病学调查数据。在美国超过 4% 的成年人口存在胃轻瘫相关的临床症状。明尼苏达州的大规模调查显示,1996－2006 年,年龄校正的胃轻瘫确诊病例发病率:女性为 9.8/10 万,男性为 2.5/10 万。患病率:女性为 37.8/10 万,男性为 9.6/10 万。女性与男性患病率之比接近 4∶1,且随着年龄增长发病率显著升高。超过 65 岁人群达到 10.5/10 万。在上述调查的确诊病例中,原发性胃轻瘫占 49.4%,继发性因素中,糖尿病占 25.3%,药物性占 22.9%,结缔组织病占 10.8%,恶性肿瘤占 8.4%,胃切除术后占 7.2%,终末期肾病占 4.8%,甲状腺功能减退占 1.2%。

二、病因学

胃轻瘫的病因繁杂,可分为急性和慢性两类。

(一)急性病因

急性病因多由药物、病毒感染及电解质代谢紊乱引起。常见导致胃轻瘫的药物有麻醉镇静剂、抗胆碱能药物、胰高血糖素样肽-1(GLP-1)和糊精类似物。此外,β 受体阻滞剂、钙通道阻滞剂、左旋多巴、生长抑素类药物也可引起胃轻瘫临床症状。需要注意的是,在进行胃排空检查时需停用类似药物,避免影响检查结果。

前期病毒感染可以导致胃轻瘫,称为病毒感染后胃轻瘫。常见可导致胃轻瘫的病毒包括轮状病毒、诺如病毒、EB 病毒、巨细胞病毒等。沙门菌、肠贾第鞭毛虫等其他病原体可能也参与了胃轻瘫的发病。部分病毒感染后胃轻瘫的临床症状可随时间推移得到改善。

(二)慢性病因

慢性病因诸多,包括糖尿病、胃食管反流病、胃部手术/减肥手术/迷走神经切断手术史、贲门失弛缓症、结缔组织病、甲状腺功能减退、慢性肝衰竭或肾衰竭、假性肠梗阻、神经肌肉病变、肿瘤和神经性厌食等。

糖尿病性胃轻瘫在近年受到最多的关注。临床试验表明,血糖控制水平不佳(血糖＞11.10 mmol/L)会明显加重胃轻瘫临床症状,延迟胃排空。对糖尿病性胃轻瘫而言,控制合适的血糖作为治疗的目标,合适血糖情况下胃排空可明显改善,且临床症状可得到缓解。除糖尿病之外,垂体功能减退症、艾迪生病、甲状腺功能异常、甲状旁腺功能减退等多种内分泌代谢疾病也可引起胃轻瘫。

胃食管反流病和胃轻瘫的发病相关,且胃轻瘫可能加重胃食管反流病临床症状。因而对抑酸治疗存在抵抗的 GERD 患者,有必要评估是否存在胃轻瘫诊断。

三、病理生理学

胃动力障碍是胃轻瘫病理生理的最关键因素。胃肠运动不协调、胃顺应性降低及胃电节律异常均与胃轻瘫的发病关系密切。胃动力障碍可有以下表现:近端胃张力性收缩减弱,容受性舒张功能下降;胃窦收缩幅度减低、频率减少;胃推进性蠕动减慢或消失;胃固相和液相排空延迟;移行性运动复合波Ⅲ相(MMCⅢ)缺如或幅度明显低;幽门功能失调,紧张性和时相性收缩频率增加;胃电节律紊乱;胃扩张感觉阈值降低。

此外,能够影响胃动力及感觉功能的激素分泌异常均可能导致胃轻瘫的发病,包括胃肠动素、生长抑素、生长素、食欲素-A 和食欲素-B、黑色素聚集激素、胆囊收缩素、酪氨酰酪氨酸肽、胰高血糖素样肽-1、胰多肽、胃泌素、瘦素、肠肽、载脂蛋白 AIV、淀粉素等。

而目前研究较为深入的是糖尿病性胃轻瘫。病理生理改变主要认为与副交感神经功能失调、高血糖、神经元型一氧化氮合酶的表达缺失、肠神经元的表达缺失、平滑肌异常、Cajal 肠间质细胞病变、激素、微血管病变等因素有关。

四、临床表现

胃轻瘫的临床表现多样，主要为上腹部饱胀与恶心呕吐。多数患者有早饱、食欲减退表现，晨起明显。部分患者伴上腹部胀痛，少数患者可有腹泻或便秘表现。发作性干呕常见，可伴反复呃逆，进餐时或进餐后加重。也有部分患者空腹存在恶心表现。严重的胃轻瘫可出现呕吐，呕吐物多为4小时内进食的胃内容物，也可出现隔夜食物。部分患者呕吐后腹胀可稍减轻，但通常无法完全缓解。

若患者长期食欲减退或反复恶心、呕吐，可出现明显消瘦、体重减轻、疲乏无力等临床症状，严重者出现营养不良、贫血。

部分患者伴有神经精神临床症状。

五、辅助检查

(一)推荐检查

1.核素扫描技术

其是通过核素标记的固体或液体食物从胃中的排空速率来反映胃排空功能的一种检测方法。目前核素扫描的闪烁法固体胃排空是评估胃排空和诊断胃轻瘫的"金标准"技术。诊断胃轻瘫最可靠的方法和参数即是4小时闪烁法固体胃潴留评估。固体试餐用^{99m}Tc标记，由λ-闪烁仪扫描计数，测定不同时间的胃排空率及胃半排空时间。试验持续时间短或基于液体的排空试验可能会降低诊断的敏感性。液体试餐一般由^{111}Mo标记，其敏感性略差，是受倾倒综合征等因素影响。本实验为金标准，但费用昂贵且有放射暴露，所以广泛开展受一定限制。

2.无线胶囊动力检测

吞服内置微型传感器的胶囊，当胶囊在消化道运动时可检测pH、压力、温度。根据胃内酸性环境到十二指肠碱性环境的pH骤变来判断胃排空。胶囊同时也可检测小肠和结肠的数据。该检查历史较短，目前受到临床极大重视，但其替代闪烁显像法还需要进一步确证。

3.^{13}C呼气试验

应用^{13}C标记的八碳饱和脂肪酸、辛酸、青绿藻或者螺旋藻试餐，^{13}C进入小肠后迅速被吸收，并在肝脏中氧化分解，从呼吸中排出^{13}CO$_2$。通过质谱分析仪检测^{13}C含量从而间接检测胃排空功能。该检查同样在临床迅速推广，但其替代闪烁显像法同样需要确证。

(二)其他检查

1.X线检测

通过服用不透X线标志物装置如钡条，可以了解胃排空情况。此法简便易行、敏感性高，但其为半定量检查，测定的准确性受到一定限制。

2.超声检查

经腹部超声检查是一种相对简单、无创、经济的检查技术。它可以评价胃结构功能异常，被用于研究胃扩张和胃潴留、胃窦收缩力、机械性受损、反流、胃排空等。二维超声是通过测量试餐后不同时间胃窦部胃容积的变化反映胃排空，其局限性在于仅能测定对液体的排空。三维超声能够对胃内食物的分布、胃窦部容积及近端胃容积和总容积的比率进行检测，但该技术耗时，测量结果的准确性与操作者技术密切相关，且操作设备昂贵。

3.磁共振成像(MRI)

近年来发展迅速,已成为临床评价胃肠功能较普及的检测工具。它可以提供精确的解剖扫描图像,并实时收集相关胃容积排空信息。有更好的时间及空间分辨率,可辨别胃内气体还是液体,从而同步评估胃排空和胃分泌功能。该检查依从性高,无创,安全,可以获得动态参数。但数据处理缺乏标准化,且费用昂贵。

4.单光子发射 CT(SPECT)

此技术是应用静脉内注射^{99m}Tc使其在胃壁积聚来构建胃的三维成像,测量实时胃容积,评价胃底潴留和胃内分布情况。缺点是存在射线暴露。

5.上消化道压力及阻抗测定

测定胃内压的方法有导管法、无线电遥测法等。通过导管测压最常用,需将测压导管插至胃十二指肠,通过多导联压力测定进行评估。该方法可区分肌源性和神经源性小肠运动功能障碍。但因其有创性和技术操作要求高,主要用于难治性胃轻瘫的评估。

6.胃电监测

包括体表胃电监测和黏膜下胃电监测。临床常采用体表 EGG 间接反映胃肌电活动,可作为胃轻瘫的筛查试验。

此外需要注意的是,影响胃排空的药物在诊断试验前至少停用 48 小时,具体停用时间主要依赖药物的药代动力学。此外,糖尿病患者在进行胃排空实验前需检测血糖,血糖控制在 15.26 mmol/L 以下时才推荐进行胃排空测定,避免因血糖过高影响试验结果的准确性。

六、诊断与鉴别诊断

胃轻瘫的诊断基于临床症状及以上胃排空的测定的结果,同时需排除胃出口梗阻或溃疡等器质性疾病。急性胃轻瘫的诊断需结合若患者近期较明确的感染、电解质代谢紊乱的病史或用药史。慢性胃轻瘫中的继发性胃轻瘫诊断主要依据患者明确的糖尿病、系统性硬化或迷走神经切断术等病史作出诊断,若患者无此类疾病病史,可考虑原发性胃轻瘫。

鉴别诊断需重点考虑反刍综合征和进食障碍类疾病,如厌食症和贪食症。这些疾病可能与胃排空异常有关。同时也应考虑周期性呕吐综合征,其有反复周期性发作的恶心和呕吐表现。长期慢性使用大麻素的患者可能会出现类似周期性呕吐综合征的表现。以上患者的治疗策略与胃轻瘫并不相同,如建议患者停用大麻素、替代治疗等,在诊断时需重点鉴别以上疾病的可能。

七、治疗

胃轻瘫的治疗包括饮食及营养支持治疗、糖尿病患者的血糖控制、药物治疗、内镜治疗、胃电刺激、手术治疗、其他补充替代治疗、前瞻性治疗。胃轻瘫患者一线治疗包括液体和电解质恢复、营养支持、糖尿病患者优化血糖控制。

(一)饮食及营养支持治疗

营养和水的补充最好经口摄入。患者胃窦研磨能力下降,脂肪排空速度减慢,因而应当接受营养师的建议,少量多次进餐,进食低脂肪、可溶性纤维营养餐。建议患者充分咀嚼食物,饭后保持直立和行走,以缓解临床症状。

如果不能耐受固体食物,推荐使用匀浆或液体营养餐。如果口服摄入不够,需考虑肠内营养支持,因胃传输功能障碍,幽门下营养优于胃内营养。首先需考虑经鼻空肠管进行肠内营养,此后可能需要考虑经空肠造瘘管进行肠内营养。肠内营养的指征包括 3～6 个月内体重下降 10% 和/或临床症状顽固反复住院。肠内营养优于肠外营养。

(二)糖尿病胃轻瘫患者的血糖控制

良好的血糖控制是目标,急性血糖升高可能影响胃排空,可以推测控制血糖可能会改善胃排空和减轻临床症状。糖尿病患者应用普兰林肽和 GLP-1 类似物可能会延迟胃排空,在开始胃轻瘫治疗前应考虑停止以上药物应用,并选择其他替代治疗。

(三)药物治疗

在已开始饮食治疗后,充分考虑治疗利弊,可应用促动力药物以改善胃轻瘫临床症状及胃排空。

1.甲氧氯普胺

甲氧氯普胺是中枢及外周神经多巴胺受体拮抗剂,具有促胃动力和止吐作用。通过拮抗多巴胺受体增加肠肌神经丛释放乙酸胆碱发挥促胃动力作用,止吐效应是作用于延脑催吐化学感应区。甲氧氯普胺的中枢神经系统不良反应相对常见,如嗜睡、头晕及锥体外系反应。为一线促动力药物,推荐以最低剂量液体形式给药,最大剂量不应超过 0.5 mg/(kg·d)。出现锥体外系不良反应后需要停药。

2.多潘立酮

多潘立酮为周围神经多巴胺受体拮抗剂,也具有促胃动力和止吐作用,能增进胃窦部蠕动、十二指肠收缩力。此药不影响胃酸的分泌,不透过血-脑屏障,不良反应相对较少。对不能使用甲氧氯普胺的患者推荐使用多潘立酮。考虑到多潘立酮可能会延长心电图矫正的 Q-T 间期,故推荐做基线心电图。若存在 Q-T 间期延长表现,则不建议应用该药物。应用多潘立酮同时随诊心电图变化。

3.红霉素

除作为抗生素外,还作用于胃及十二指肠的胆碱能神经元和平滑肌,激动胃动素受体,是最有效的静脉促胃动力药物。主要不良反应是胃肠道反应,长期应用易致菌群失调,偶见转氨酶轻度升高。口服红霉素也可以改善胃排空,但长期疗效会因快速抗药反应而受限。

4.米坦西诺

米坦西诺是一种新的大环内酯类胃动素激动剂,具有促胃动力作用而没有抗生素活性。

5.莫沙必利

莫沙必利为苯甲酸胺的衍生物,是新一代选择性 5-羟色胺 4 受体激动剂,主要作用于胃肠肌间神经丛末梢的 5-羟色胺受体,促进节后神经纤维释放乙酰胆碱,从而促进胃排空。

6.止吐药

可以改善伴随的恶心呕吐临床症状,但不能改善胃排空。

7.三环类抗抑郁药

可用于胃轻瘫伴顽固恶心呕吐的患者,但药物本身不能促进胃排空,同时有潜在的延迟胃排空的风险。

(四)内镜治疗

曾有通过幽门内注射肉毒杆菌毒素及幽门扩张治疗以缓解幽门痉挛促进胃排空的方法。但目前基于随机对照研究,不推荐该治疗。

（五）胃电起搏治疗

基本原理是在腹壁埋藏胃电起搏装置,利用外源性电流驱动胃体起搏点的电活动,使其恢复正常的节律和波幅,从而改善胃动力。其临床疗效已在临床试验中得到肯定,可考虑用于顽固性恶心呕吐的患者。与特发性胃轻瘫和术后胃轻瘫相比,糖尿病胃轻瘫患者从胃电起搏治疗获益的可能性更大。

（六）手术治疗

保守治疗无效的严重病例可考虑手术治疗。可行胃造口术、空肠造口术、幽门成形术、胃切除术。胃造口术主要为了引流胃内潴留物,空肠造口术主要为了行肠内营养,均为减轻临床症状的方案。对术后胃轻瘫临床症状严重持续存在、药物治疗失败的患者可考虑行全胃切除。外科幽门成形术或胃空肠造口术已经用于顽固性胃轻瘫的治疗,但需要进一步研究证实手术效果。胃部分切除术和幽门成形术临床很少应用,需慎重评估。

（七）其他补充替代治疗

针灸作为胃轻瘫的替代治疗方案,与胃排空的改善和临床症状减轻有关。许多中医的理气药或方剂具有促进胃排空作用。部分胃轻瘫患者存在焦虑、抑郁等心理障碍,应进行必要的心理支持治疗。

（八）前瞻性治疗

如肠神经和 ICCs 的干细胞移植。已有研究显示,神经元型一氧化氮合成酶被敲除的大鼠,在其幽门壁进行神经干细胞移植,可以改善胃排空。目前仅限于动物实验阶段,其治疗前景值得期待。

八、预防与预后

该疾病属于胃肠动力障碍相关的疾病,病情容易反复发作、迁延不愈。大部分患者需要长期应用药物治疗。目前大部分患者可以通过现有的治疗方式取得较满意的效果,但对于重度胃轻瘫的患者,尚缺乏有效的治疗方法。

（孙建国）

第十一节 胃 憩 室

胃憩室可分类为真性和假性两类。对外科医师而言,在手术时区分这两类是非常明显的,但X线检查却会引起诊断困难。

假性胃憩室通常是由于良性溃疡造成深度穿透或局限性穿孔。其他因素包括坏死性肿瘤和粘连向外牵张等。这些胃憩室的壁可能不包含任何可辨认的胃壁。

真性的胃憩室较假性少见。可能会有多发性的,通常憩室壁由胃壁的所有层次组成。病因不确定,可能是先天性的。在所有的胃肠憩室病例报告中,真性胃憩室约占 3%。

一、发生率

有文献报道 412 例真性胃憩室,其中的 165 例是 380 000 例常规钡餐检查中发现,发生率为

0.04%。然而在 Meerhof 系列报道中,在 7 500 例常规 X 线钡餐检查中,发现 30 例憩室,发生率为 0.4%。尽管两组发生率相差 10 倍,但不可能代表胃憩室发生率的真正差异,可能与小的病灶易被疏漏及检查者经验等因素有关。

二、病理

胃憩室以发生在右侧贲门的后壁为多见。在 meorof 的报道中,80% 的患者是属于近贲门的胃憩室,其余的多为近幽门的胃憩室。Patmer 报道所收集的 342 例胃憩室中,259 例在胃远端的后壁(73%),31 例在胃窦,29 例在胃体,15 例在幽门,8 例在胃底。

胃憩室大小差异很大,通常为直径 1~6 cm,呈囊状或管状。胃腔和憩室间孔大的可容纳 2 个指尖,最小的只能用极细的探针探及。多数孔径为 2~4 cm。开口的大小与并发症有关,宽颈开口憩室内容物不滞留,并发症发生率较低;腔颈较小者,食物残渣易滞留和细菌过度繁殖,可能引发炎症。另外,憩室开口小者钡剂难以进入憩室腔内,X 线钡餐检查不易发现。

三、临床表现与并发症

憩室可能发生在任何年龄,但最常发生在 20~60 岁的成年人。Palmer 组,成年人占 80%。儿童通常是真性憩室,且易发生并发症。大部分胃憩室是无症状的,有时在一些患者中,充满食物残渣的胃大憩室会引起上腹部胀感及不适,但在缺乏特殊的并发症者,手术切除憩室后很少能减缓症状。

胃憩室并发症罕见。由于内容物滞留和细菌过度繁殖可导致急性憩室炎,严重时会发生穿孔。炎症致局部憩室壁黏膜和血管糜烂,可引起出血和便血。穿孔伴出血则导致血腹。有个案报告成年人胃憩室造成幽门梗阻。罕见的是,憩室内出现恶性肿瘤、异物和胃石。

四、诊断

除发生并发症外,大部分胃憩室无任何症状,故多是在上消化道疾病检查时偶然发现的。在没有其他病理情况时发现憩室较困难。

憩室在上部胃肠道钡餐检查中表现为胃腔的突出物,周围平整圆滑,对照剂有时聚集在囊袋底部,当患者站立时,囊内上部有空气。发生于胃前壁或胃后壁的憩室很容易被忽视,除非使用气钡双重对比造影技术,并取患者头低位或站立位进行检查。小憩室可被误认为穿透性胃溃疡,反之亦然。两者的区分取决于病变的部位,由于近贲门溃疡是少见的。其他运用钡餐进行鉴别诊断的包括贲门癌、贲门裂隙疝、食管末端憩室和皮革样胃。

患者口服对照造影剂 CT 扫描通常能显示憩室。若不给予对照剂,或憩室没有对照物填充,CT 结果会与肾上腺肿瘤相似。

内镜对鉴别诊断是最有价值的。

五、治疗

仅显示有憩室存在并非手术切除的指征。经常显现模糊的消化不良症状,而无其他异常或憩室的并发症,则手术治疗不会减轻患者的症状。

手术仅适应于有并发症时,如发生憩室炎或出血,或合并其他病灶出现者。当诊断不能确定,剖腹探查是最后手段。

六、手术方法

手术由憩室部位和有无合并病灶而定。

若憩室近贲门,游离胃左侧大网膜,以显露近胃食管孔的后方,小心分离粘连、胃壁和胰腺,显露分离憩室,需要时可牵引憩室以利显露,切除憩室、残端双层缝合。

若剖腹探查时不易发现憩室时,可钳闭胃窦,经鼻胃管注入盐水充盈胃,可能易于发现。

胃小弯和大弯侧憩室做 V 形切除,缝合裂口。幽门窦的憩室可施行部分胃切除术治疗,若合并胃部病灶时尤其适合。

(孙建国)

第十二节 十二指肠憩室

消化道憩室最常见的部位是结肠,其次为小肠,而小肠憩室最常发生于十二指肠,即十二指肠憩室(图 5-2)。最早在 1710 年由法国病理学家 Chome 报道,1913 年 Case 首先用 X 线钡剂造影发现十二指肠憩室,1914 年 Bauer 对 1 例产生梗阻症状的十二指肠憩室行胃-空肠吻合术,1915 年 Forsell 和 Key 首次切除 1 例经 X 线检查出的十二指肠憩室。根据目前的文献统计,十二指肠憩室的钡剂造影检出率为 1‰～6‰,内镜检出率为 12％～27％,尸检检出率更高,为 15％～22％。

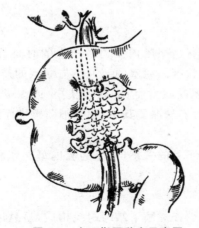

图 5-2 十二指肠憩室示意图

一、病因

憩室产生的确切原因尚不清楚,多认为因先天性肠壁局限性肌层发育不全或薄弱,在肠内突然高压,或长期持续、或反复压力增高时,肠壁薄弱处黏膜及黏膜下层突出形成憩室。肠壁外炎症组织形成的粘连瘢痕牵拉亦可导致憩室发生。故不同类型的憩室,其产生原因也有所不同。

(一)先天性憩室

非常少见,为先天性发育异常,出生时即存在。憩室壁的结构包括肠黏膜、黏膜下层及肌层,与正常肠壁完全相同,又称为真性憩室。

（二）原发性憩室

部分肠壁存在先天性解剖缺陷,因肠内压增高而使该处肠黏膜及黏膜下层向外突出形成憩室。罕见的黏膜和黏膜下层向内突出形成十二指肠腔内憩室,多位于乳头附近,呈息肉样囊袋状。此种憩室壁的肌层组织多缺如或薄弱。

（三）继发性憩室

多由十二指肠溃疡瘢痕收缩或慢性胆囊炎粘连牵拉所致,故均发生在十二指肠球部,又称为假性憩室。

二、病理生理

十二指肠憩室多数可终身没有症状,也没有病理改变,仅在并发憩室炎症或出血时出现相应病理变化和临床症状。

（一）好发部位

十二指肠憩室以单发性多见,多发罕见。原发性憩室70％位于十二指肠降部,20％位于水平部,10％位于升部。继发性憩室则多在十二指肠球部。文献统计60％～95％的憩室位于十二指肠降部内侧壁,并且多位于以十二指肠乳头为中心的2.5 cm直径范围内,称为乳头旁憩室(peri-ampullary diverticula,PAD)。好发于此处的原因是该处为胚胎发育时前肠和后肠的结合部,为先天性薄弱区,加上胆胰管穿行致结缔组织支撑缺乏,使该处肠壁缺陷或薄弱。

PAD在解剖上与胰腺关系密切,与胰管和胆管邻近,多数伸向胰腺后方,甚至穿入胰腺组织内。此外,PAD中还有一种特殊情况,即胆总管和胰管直接开口于憩室,故PAD常可引起梗阻、胆管炎、胰腺炎等并发症。

（二）病理改变

憩室大小形态各异,与其解剖位置、肠内压力及产生的时间长短有关。一般为0.5～10 cm大小,形状可呈圆形、椭圆形或管状等。憩室颈部大小与症状的产生密切相关,颈部开口较宽者憩室内容物容易引流,可长时间无症状发生;如开口狭小,或因炎症反应导致开口狭小、憩室扩张,则肠内容物或食物进入憩室后容易潴留其中,发生细菌感染而致憩室炎和其他并发症。

（三）病理分型

根据憩室突出方向与十二指肠腔的关系,可分为腔内型憩室和腔外型憩室。临床常见为腔外型憩室,腔内型罕见。

1.腔内型憩室

憩室壁由两层肠黏膜和其间少许黏膜下结缔组织构成,呈息肉状或囊袋状附着于十二指肠乳头附近,肠腔外触之似肠腔内息肉。部分病例十二指肠乳头位于憩室内,故易引起胆道、胰腺疾病及十二指肠腔内堵塞,并发胃十二指肠溃疡,此类病例也常伴有其他器官先天畸形。

2.腔外型憩室

多为圆形或呈分叶状,颈部可宽可窄。多为单发,约10％的患者可有两个以上腔外憩室或并存其他消化道憩室。70％位于十二指肠降部,与胰腺解剖关系密切,30％在水平部或升部。

三、临床表现

十二指肠憩室很少发现于30岁以下患者,82％的患者在60岁以上才出现症状,大多数在

58～65 岁时做出诊断,男女发生率几乎相等。多数十二指肠憩室无症状,只有在发生并发症后才引起不适。憩室的大小形状各不相同,但多数颈部口径比较狭小,一旦肠内容物进入又不易排出时,可引起各种并发症。常见的十二指肠憩室并发症可分为憩室炎和憩室压迫邻近结构两类情况。前者是由于憩室内食糜潴留引发急、慢性憩室炎和憩室周围炎,可有右上腹疼痛及压痛,并可向背部放射,并伴有上腹饱胀不适,恶心、呕吐。严重的憩室炎可继发溃疡、出血或穿孔,出现黑便和剧烈腹痛等症状。后者是因憩室内食糜潴留膨胀,或较大的十二指肠腔内、外憩室扩张,引起十二指肠部分梗阻,或者憩室内虽无肠内容物潴留,但也可能压迫邻近器官而产生并发症。临床表现为上消化道梗阻症状,呕吐物初为胃内容物,其后为胆汁,甚至可混有血液,呕吐后症状可缓解。十二指肠乳头附近的憩室,特别是憩室在乳头内者,可因炎症、压迫胆管和胰管而引发胆道感染、梗阻性黄疸和急、慢性胰腺炎,出现相应症状和体征。

十二指肠憩室的并发症较多,如十二指肠部分梗阻、憩室炎、憩室周围炎、憩室内结石、急性或慢性胰腺炎、胃十二指肠溃疡恶变、大出血、穿孔、胆管炎、憩室胆总管瘘、十二指肠结肠瘘、梗阻性黄疸等。

(一)憩室炎与憩室出血

由于十二指肠憩室内容物潴留,细菌繁殖,发生感染,引起憩室炎。继之憩室黏膜糜烂出血,亦有憩室内为异位胰腺组织,并发胰腺炎引起出血,或憩室炎症侵蚀穿破附近血管发生大出血。尚有少见的憩室内黏膜恶变出血。

(二)憩室穿孔

由于憩室内容物潴留,黏膜炎性糜烂并发溃疡,最终穿孔。穿孔多位于腹膜后,穿孔后症状不典型,甚至剖腹探查仍不能发现。通常出现腹膜后脓肿,胰腺坏死,胰瘘。若剖腹探查时发现十二指肠旁蜂窝织炎,或有胆汁、胰液渗出,应考虑憩室穿孔可能,需切开侧腹膜仔细探查。

(三)十二指肠梗阻

多见于腔内型憩室,形成息肉样囊袋堵塞肠腔。也可因较大的腔外型憩室内容物潴留,压迫十二指肠导致梗阻,但大多数是不全性梗阻。

(四)胆、胰管梗阻

多见于 PAD,腔内型或腔外型均可发生。因胆总管、胰管开口于憩室下方或两侧,甚至于憩室边缘或憩室内,致使 Oddi 括约肌功能障碍,发生梗阻。憩室机械性压迫胆总管和胰管,可致胆汁、胰液潴留,腔内压力增高,十二指肠乳头水肿,胆总管末端水肿,增加逆行感染机会,并发胆管感染或急慢性胰腺炎。十二指肠憩室合并肝胆、胰腺疾病时所表现的症状群可称为 Lemmel综合征,亦有人称之为十二指肠憩室综合征。

(五)伴发病

十二指肠憩室常伴有胆道疾病、胃炎、消化性溃疡、胰腺炎、结石、寄生虫等,之间互相影响,互为因果,两者同时存在的可能性为 10%～50%。其中伴发胆道疾病者应属首位,常是"胆道术后综合征"的原因之一。因此在处理十二指肠憩室的同时,要注意不要遗漏这些伴发病,反之亦然。

十二指肠憩室反复引起逆行性胆总管感染,可造成胆总管下段结石。部分世界文献统计显示,十二指肠憩室合并胆石的发病率为 6.8%～64.2%,并发现日本人的发病率比英国人、美国人高。有人指出在处理胆石症时(事先未发现十二指肠憩室)同时处理憩室的情况日益多见。遇到十二指肠乳头开口正好在憩室内和/或合并胆石症者,处理较为困难,术前应有所估计。

四、辅助检查

无症状的十二指肠憩室多于行上消化道钡餐检查时被发现,如果发现应做正、斜位摄片,重点了解憩室大小、部位、颈部口径和排空情况。十二指肠镜检查为诊断此病的"金标准",其优点是可以直视十二指肠憩室,并重点了解憩室颈与乳头的关系,有助于正确选择手术方式。对伴有胆胰病变者可同时行 ERCP,以了解胆胰管情况。有观点认为 MRI 检查在十二指肠憩室诊断中具有较高准确性,且认为其临床意义不止于诊断憩室本身,更在于对胆道炎症和结石的病因诊断,以及对 ERCP 及内镜下治疗的指导作用。

(一)X 线钡餐检查

可发现十二指肠憩室,表现为突出肠壁的袋状龛影,轮廓整齐清晰,边缘光滑,加压后可见龛影中有黏膜纹理延续到十二指肠。有的龛影在钡剂排空后,显示为腔内残留钡剂阴影的较大憩室,颈部较宽,在憩室内有时可见气液平面。如憩室周围肠黏膜皱襞增粗,轮廓不整齐,局部有激惹征象,或憩室排空延长,或有限局性压痛,为憩室炎表现,如憩室固定不能移动,为憩室周围炎表现。

继发性十二指肠憩室常伴有十二指肠球部不规则变形,并有肠管增宽阴影。当憩室较小或颈部狭窄,其开口部常被肠黏膜皱襞掩盖,或因憩室内充满大量食物残渣,而不易发现其存在。如有少量钡剂进入憩室,或可见一完整或不完整的环影。用低张十二指肠 X 线钡剂造影可增加憩室的发现率。

(二)纤维十二指肠镜检查

除可发现憩室的开口外,尚可了解憩室与十二指肠乳头的关系,为决定手术方案提供依据。

(三)胆道造影

有静脉胆道造影、经皮经肝穿刺胆道造影(PTC)或 ERCP 等方法。可了解憩室与胆管胰管之间的关系,对外科治疗方法的选择有参考意义。憩室与胆胰管的关系有胆胰管开口于憩室底部,或胆胰管开口于憩室侧壁或颈部等。这些胆胰管异常开口常伴有 Oddi 括约肌功能异常,因而容易引起憩室内容物的逆流或梗阻,而导致胆管炎或胰腺炎。

五、诊断

临床中十二指肠憩室的延误诊断率很高,原因是其临床表现没有特异性,难以与常见病如急、慢性胆囊炎、胆石症、慢性胃炎、胃溃疡、胰腺炎、非溃疡性消化不良等相区别,或有时与这些疾病并存,加上十二指肠憩室的发现率较低,临床医师缺乏警惕性,出现相关症状时首先想到的是常见病,对合并有常见病而症状反复发作的患者,也只满足于原有诊断,而忽略追查原因。因此,凡有前述临床表现而按常见病治疗效果不佳时,除考虑治疗措施得当与否外,还要考虑到存在十二指肠憩室的可能性,以下几点尤应引起注意:①无法用溃疡病解释的消化道症状和黑便史。②胆囊切除术后症状仍存在,反复发作胆管炎而无结石残留或复发者。③反复发作的慢性胰腺炎。④无明确原因的胆道感染。若怀疑憩室是引起症状的原因,也必须排查其他疾病。诊断十二指肠憩室时应先行上消化道钡餐检查,诊断依据为 X 线检查显示的狭颈憩室,钡剂潴留其内超过 6 小时,有条件时可以加做纤维十二指肠镜检查进一步确诊,并明确其与十二指肠乳头的关系。

六、治疗

治疗原则:没有症状的十二指肠憩室无须治疗。有一定临床症状而无其他病变存在时,应先采用内科治疗,包括饮食调节,使用制酸药、解痉药等,并可采取侧卧位或调整各种不同姿势,以帮助憩室内积食排空。由于憩室多位于十二指肠降部内侧壁,甚或埋藏在胰腺组织内,手术切除比较困难,故仅在内科治疗无效并屡次并发憩室炎、出血或压迫邻近脏器时才考虑手术治疗。

手术切除憩室为理想的治疗,但十二指肠憩室壁较薄弱,粘连紧密,剥离时易撕破,憩室位于胰腺头部者分离时出血多,并容易损伤胰腺及胆胰管等,故手术方式必须慎重选择。手术原则是切除憩室和治疗憩室并发症。

(一)手术适应证

十二指肠憩室有下列情况可考虑手术:①憩室颈部狭小,内容物潴留,排空障碍,有憩室炎的明显症状,反复进行内科治疗无效。②憩室出血、穿孔或形成脓肿。③憩室巨大、胀满,使胆总管或胰管受压梗阻,以及胆胰管异常开口于憩室内,引起胆胰系统病变。④憩室内有息肉、肿瘤、寄生虫或性质不明病变等。

(二)术前准备

除按一般胃肠手术前准备外,应尽量了解憩室的部位及与周围器官的关系。准确定位有利于术中探查和术式选择。上消化道 X 线钡餐造影应摄左前斜位和右前斜位片,以判断憩室在十二指肠内前侧或内后侧,与胰腺实质和胆道走行的关系及憩室开口与十二指肠乳头的关系。位于降部内侧的憩室,最好在术前行内镜及胆道造影检查,了解憩室与十二指肠乳头及胆管的关系。必须留置胃管,必要时术中可经胃管注入空气,使憩室充气以显示其位置。

(三)常用手术方法

因十二指肠憩室的手术比较复杂,风险较大,目前国内外均没有腹腔镜十二指肠憩室手术的相关报道,手术仍局限于开放式式。术中显露憩室有不同途径,依其部位而定。位于十二指肠水平部和升部的憩室应将横结肠系膜切开显露;位于降部内前侧的憩室,应解剖降部内前缘;在降部内后侧的憩室,应切开十二指肠外侧腹膜(Kocher 切口),将十二指肠向左前方翻转以显露(图 5-3)。

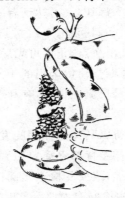

图 5-3 Kocher 切口显露降部内后侧憩室

1.憩室切除术

对容易分离或位于十二指肠水平部和升部的憩室,以切除为好。找到憩室后将其与周围粘连组织剥离干净,在憩室颈部钳夹切除。钳夹部位需离开十二指肠约 1 cm,做纵行(或斜行)切除,切除时避免用力牵拉,以防切除黏膜过多,导致肠腔狭窄。切除后进行全层间断内翻缝合,外加浆肌层间断缝合。

憩室位于十二指肠降部内侧时,可在十二指肠降段前壁中段做一小切口,将憩室内翻入十二指肠腔切除,再缝合十二指肠切口。

若憩室位于十二指肠乳头附近或胆总管、胰管的开口处,切除憩室后须行胆囊切除术、胆总管置 T 形管引流及十二指肠乳头成形术。也可考虑将憩室纳入十二指肠腔,在十二指肠内施行切除,然后做十二指肠乳头成形术。

2.憩室内翻缝闭术

切除憩室会损伤胆总管开口时,不宜强行切除,可做憩室内翻缝闭术,此种手术只适用于无出血、穿孔等并发症的较小憩室。方法是于憩室颈部做一荷包缝合,用血管钳将憩室内翻入肠腔内,然后结扎荷包缝线,或使憩室内翻后以细丝线缝合颈部,使其不再脱出即可。

3.转流术(捷径术)

适用于无法切除或不宜内翻或缝闭的憩室,可行胃部分切除毕Ⅱ式吻合术,使食物改道,将憩室旷置,以避免炎症出血等并发症。对于巨大憩室也有人主张用 DeNicola 法作 Y 形憩室空肠吻合术。

(四)十二指肠憩室急性并发症治疗

1.出血

当憩室入口较小引流不畅时,易使憩室及其周围反复发生炎症,导致局部溃疡、糜烂,可使血管裸露破裂。憩室内如有异位的胰、胃及其他腺组织,或憩室内有异物存留、肿瘤、静脉破裂等,亦可导致憩室出血。临床上以黑便多见,若出血量较大,则可引起呕血。

对十二指肠憩室出血患者,若血压等生命体征稳定,首选抗炎、抑酸、止血等保守治疗,多数有效。随着内镜技术的普及与提高,各种内镜下止血法已广泛开展。只要全身情况许可,急诊内镜检查配合相应治疗已成为诊断和治疗十二指肠憩室出血的首选方法。目前用于内镜下止血的方法主要为无水乙醇、高渗钠-肾上腺素、吸收性明胶海绵等局部注射,以及凝血酶喷洒、金属止血夹等单独或联合应用。对动脉喷射样出血往往需用止血夹止血法,但要求组织具有一定的弹性,或为裸露血管出血。如上述几种内镜止血法治疗无效,就应及时开腹手术治疗。

手术治疗首选憩室切除术,既可切除病灶,又可达到有效止血目的。但有的憩室向胰腺内长入,或距十二指肠乳头太近,若切除易误伤胆胰管,十二指肠多发憩室亦较难切除。遇到这些情况,必须切开十二指肠壁,在直视下缝扎出血点,止血可靠后行十二指肠旷置、毕Ⅱ式胃部分切除术。此外,经保守治疗出血停止后,可择期行保留幽门的十二指肠旷置胃空肠吻合术,此术式可避免残留憩室和十二指肠排空障碍,以及反流性胃炎,有利于防止残胃癌的发生。

2.穿孔

因十二指肠憩室通常位于腹膜后,所以其穿孔症状的发展常呈隐匿性,早期体征亦不明显,为避免误漏诊,需注意上腹部剧烈疼痛伴腰背部疼痛要想到十二指肠憩室穿孔的可能。早期症状不明显的患者,会逐渐出现腹膜刺激征,故反复检查腹部体征并前后对比有重要意义,另外诊断性腹腔穿刺和腹部 X 线检查亦对本病诊断有意义。CT 检查可见腹膜后十二指肠周围积液、积气。在手术探查中发现横结肠系膜右侧或小肠系膜根部有胆汁染色和捻发感时,提示十二指肠穿孔存在。

穿孔诊断明确后多需手术治疗,术式选择应根据十二指肠憩室穿孔的部位、大小、发病时间长短、腹腔污染情况决定。对伤口小,边缘血运好,穿孔时间较短的患者,行单纯修补加局部引流,同时将胃管放至修补处远端肠腔内即可;对破口虽小,但病程长,破口周围污染较重者,行修补加十二指肠造口术;对十二指肠破口大,肠壁有缺损不能直接缝合者,可行带蒂肠片修补术;对十二指肠降段、水平段憩室穿孔应考虑行十二指肠憩室化手术(图 5-4)。术后禁食,应用抗生素,并早期应用静脉营养支持,以保证穿孔处愈合。

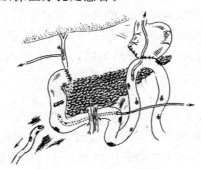

图 5-4 十二指肠憩室化手术

七、术后并发症及处理

由于憩室缺乏肌层组织、壁薄及与周围组织粘连,分离时易撕破,或损伤周围器官,又或因缝合欠佳,常见手术并发症有以下几种。

(一)十二指肠漏

十二指肠漏为严重并发症,死亡率高,多在切除乳头旁憩室时发生。防止的关键在于分离憩室时要操作轻柔,缝合要严密。一旦发生十二指肠漏必须及时引流,给予胃肠减压,抗感染治疗和营养支持,维持水、电解质平衡,漏口多可逐渐愈合。

(二)梗阻性黄疸与胰腺炎

多因切除憩室时误伤胆管或胰管,或憩室内翻缝闭时致胆总管远端或壶腹部局限性狭窄引起。临床表现为上腹部疼痛、发热及黄疸,需再次手术解除梗阻。为避免此并发症发生,手术时应仔细辨认胆、胰管,切除憩室时勿将十二指肠黏膜切除过多,以免影响胆道开口的通畅。切除距乳头近的憩室前一般应先行胆总管切开,插入导管至壶腹部以标志胆道开口位置,然后再分离憩室,缝合时防止误将胆道开口缝合。

十二指肠手术是高风险手术,术后处理十分重要,主要措施:①生命体征监测。②持续十二指肠减压(将胃管远端送至十二指肠降部)3~5 天。③施行十二指肠造瘘者必须妥善固定造瘘管,术后 15 天以后方能酌情拔除。④其他应严格按照胃肠道手术后常规处理。

(孙建国)

第十三节 十二指肠内瘘

十二指肠内瘘是指在十二指肠与腹腔内的其他空腔脏器之间形成的病理性通道开口分别位于十二指肠及相应空腔脏器。十二指肠仅与单一脏器相沟通称单纯性十二指肠内瘘,与 2 个或以上的脏器相沟通则称为复杂性十二指肠内瘘。前者临床多见,后者较少发生。内瘘时十二指肠及相应空腔脏器的内容物可通过该异常通道相互交通,由此引起感染、出血、体液丧失(腹泻呕吐)、水电解质紊乱、器官功能受损及营养不良等一系列改变。

先天性十二指肠内瘘极为罕见,仅见少数个案报道十二指肠可与任何相邻的空腔脏器相沟通形成内瘘,但十二指肠胆囊瘘是最常见的一种类型,据统计其发生率占十二指肠内瘘的44%～83%,十二指肠胆总管瘘占胃肠道内瘘的5%～25%。韦靖江报道胆内瘘72例,其中十二指肠胆总管瘘,占8.3%(6/72)。其次为十二指肠结肠瘘,十二指肠胰腺瘘发生罕见。

一、病因

十二指肠内瘘形成的原因较多,如先天发育缺陷医源性损伤、创伤、疾病等。在疾病中,可由十二指肠病变所引致,如十二指肠憩室炎,亦可能是十二指肠毗邻器官的病变所造成,如慢性结肠炎胆结石等。一组资料报道,引起十二指肠内瘘最常见的病因是医源性损伤其次是结石、开放性和闭合性损伤。肿瘤、结核、溃疡病、克罗恩病及放射性肠炎等病理因素低于10%。

(一)先天因素

真正的先天性十二指肠内瘘极为罕见,仅见少数个案报道。许敏华等报道1例先天性胆囊十二指肠内瘘,术中见十二指肠与胆囊间存在异常通道,移行处黏膜均光滑,无瘢痕。

(二)医源性损伤

医源性损伤引起的十二指肠内瘘一般存在于十二指肠与胆总管之间,多见于胆管手术中使用硬质胆管探条探查胆总管下端所致,因解剖上胆总管下端较狭小,探查时用力过大穿破胆总管和十二指肠壁,形成胆总管十二指肠乳头旁瘘。薛兆祥等报道8例胆管术后发生胆总管十二指肠内瘘,原因均是由于胆总管炎性狭窄,胆管探条引入困难强行探查所致提示对胆总管炎性狭窄胆总管探查术中使用探条应慎重,不可暴力探查以减少医源性损伤。再者胆总管T形管引流时,T形管放置位置过低、置管时间过长、T形管压迫十二指肠壁致缺血坏死穿孔,引起胆总管十二指肠内瘘,亦属于医源性损伤。樊献军等报道2例胆管术后T形管压迫十二指肠穿孔胆总管T形管引流口与十二指肠穿孔处形成十二指肠内瘘,由此提示,胆总管T形管引流时位置不宜放置过低,或者在T形管与十二指肠之间放置小块大网膜并固定、隔断以免压迫十二指肠,造成继发性损伤。

(三)结石

十二指肠内瘘常发生于十二指肠与胆管系统间,大多数是被胆石穿破的结果。90%以上的胆囊十二指肠瘘,胆总管十二指肠瘘,胆囊十二指肠结肠瘘,均来自慢性胆囊炎、胆石症内瘘多在胆、胰十二指肠汇合区,与胆管胰腺疾病有着更多关系,胆囊炎、胆石症的反复发作导致胆囊或胆管与其周围某一器官之间的粘连,是后来形成内瘘的基础。在粘连的基础上,胆囊内的结石压迫胆囊壁引起胆囊壁缺血、坏死、穿孔并与另一器官相通形成内瘘。胆囊颈部是穿孔形成内瘘最常见部位之一,这与胆囊管比较细小、胆囊受炎症或结石刺激后强烈收缩、颈部承受压力较大有关。胆囊炎反复发作时最常累及的器官是十二指肠、结肠和胃,当胆管系统因炎症与十二指肠粘连,胆石即可压迫十二指肠造成肠壁的坏死、穿孔、自行减压引流,胆石被排到十二指肠从而形成胆囊十二指肠瘘、胆总管十二指肠瘘、胆囊十二指肠结肠瘘。这种因结石嵌顿、梗阻、感染导致十二指肠穿孔自行减压形成的内瘘,常常是机体自行排石的一种特殊过程或视为胆结石的一种并发症,有时可引起胆石性肠梗阻。

（四）消化性溃疡

十二指肠的慢性穿透性溃疡，常因慢性炎症向邻近脏器穿孔而形成内瘘，如溃疡位于十二指肠的前壁或侧壁者可穿入胆囊，形成胆囊十二指肠瘘。而溃疡位于十二指肠后壁者穿入胆总管，引起胆总管十二指肠瘘，十二指肠溃疡亦可向下穿入结肠引起十二指肠结肠瘘，或胆囊十二指肠结肠瘘。也有报道穿透性幽门旁溃疡所形成的胃十二指肠瘘，肝门部动脉瘤与十二指肠降部紧密粘连向十二指肠内破溃而导致大出血的报道，亦是一种特殊的十二指肠内瘘。因抗分泌药对十二指肠溃疡的早期治疗作用，由十二指肠溃疡引起的十二指肠内瘘目前临床上已十分少见。

（五）恶性肿瘤

恶性肿瘤引起的十二指肠内瘘亦称为恶性十二指肠内瘘，主要是十二指肠癌浸润结肠肝曲或横结肠，或结肠肝区癌肿向十二指肠的第 3、4 段浸润穿孔所致。Hersheson 收集 37 例十二指肠-结肠瘘，其中 19 例起源于结肠癌。近年国内有报道十二指肠结肠瘘是结肠癌的少见并发症，另外十二指肠或结肠的霍奇金淋巴瘤，或胆囊的癌肿也可引起十二指肠内瘘。随着肿瘤发病率的增高，由恶性肿瘤引起十二指肠内瘘的报道日益增多。

（六）炎性疾病

因慢性炎症向邻近脏器浸润穿孔可形成内瘘。炎性疾病包括十二指肠憩室炎、克罗恩病溃疡性结肠炎、放射性肠炎及肠道特异性感染，如腹腔结核等均可引起十二指肠结肠瘘或胆囊十二指肠结肠瘘。

二、发病机制

先天性十二指肠内瘘的病理改变：异常通道底部为胆囊黏膜，颈部为十二指肠腺体上方 0.5 cm 可见胆囊腺体与十二指肠腺体相移行证实为先天性异常。王元和谭卫林报道 2 例手术证实的先天性十二指肠结肠瘘均为成年女性。内瘘瘘管都发生在十二指肠第三部与横结肠之间。鉴于消化系统发生的胚胎学研究，十二指肠后 1/3 与横结肠前 2/3 同属中肠演化而来。因此从胚胎发生学的角度来分析，如果中肠在胚胎发育过程中发生异常，则形成这类内瘘是完全有可能的。

三、检查

（一）实验室检查

选择做血、尿、便、常规生化及电解质检查。

（二）其他辅助检查

1.X 线检查

X 线检查包括腹部透视、腹部平片和消化道钡剂造影。

（1）腹部透视和腹部平片：有时可见胆囊内积气，是诊断十二指肠内瘘的间接依据但要与产气杆菌引起的急性胆囊炎相鉴别。十二指肠肾盂（输尿管）瘘时，腹部平片可见肾区有空气阴影和不透 X 线的结石（占 25％～50％）。

（2）消化道钡剂造影：消化道钡剂造影能提供内瘘存在的直接依据，可显示十二指肠内瘘瘘管的大小、走行方向、有无岔道及多发瘘。

上消化道钡剂造影：可见影像有以下几种。①胃十二指肠瘘：胃幽门管畸形及与其平行的幽门管瘘管。②十二指肠胆囊瘘：胆囊或胆管有钡剂和/或气体，瘘管口有黏膜征象。以前者更具诊断意义此外,胆囊造瘘时不显影也为间接证据之一。③十二指肠结肠瘘:结肠有钡剂充盈。④十二指肠胰腺瘘:钡剂进入胰腺区域。

下消化道钡剂灌肠:可发现钡剂自结肠直接进入十二指肠或胆管系统,对十二指肠结肠瘘的正确诊断率可达90%以上做结肠气钡双重造影,可清楚地显示瘘管的位置,结合观察显示的黏膜纹,有助于鉴别十二指肠结肠瘘、空肠结肠瘘、结肠胰腺瘘和结肠肾盂瘘。

(3)静脉肾盂造影:十二指肠肾盂(输尿管)瘘患者行此检查时,因病肾的功能遭到破坏,常不能显示瘘的位置,但从病肾的病变可提供瘘的诊断线索;并且治疗也需要通过造影来了解健肾的功能,所以仍有造影的意义。

2.超声、CT、MRI检查

可从不同角度不同部位显示肝内外胆管结石及消化道病变的部位、范围及胆管的形态学变化,而对十二指肠内瘘的诊断只能提供间接的诊断依据。如胆管积气、结肠瘘浸润十二指肠等。

3.ERCP检查

内镜可直接观察到十二指肠内瘘的瘘口,同时注入造影剂,可显示瘘管的走行大小等全貌,确诊率可达100%,是十二指肠内瘘最可靠的诊断方法。

4.内镜检查

(1)肠镜检查:可发现胃肠道异常通道的开口,并做鉴别诊断。十二指肠镜进入十二指肠后见黏膜呈环形皱襞柔软光滑,乳头位于十二指肠降段内侧纵行隆起的皱襞上,一般瘘口位于乳头开口的上方,形态多呈不规则的星状形,无正常乳头形态及开口特征。当瘘口被黏膜覆盖时不易发现,但从乳头开口插管,导管可从瘘口折回至肠腔,改从乳头上方瘘口插管,异常通道显影而被确诊,此时将镜面靠近瘘口观察,可见胆汁或其他液体溢出。内镜下十二指肠内瘘应注意与十二指肠憩室相鉴别,憩室也可在十二指肠乳头附近有洞口,但边缘较整齐,开口多呈圆形,洞内常有食物残渣,拨开残渣后能见到憩室底部导管向洞内插入即折回肠腔注入造影剂可全部溢出,同时肠道内可见到造影剂,而无异常通道显影。一组资料报道47例胆总管十二指肠内瘘同时合并十二指肠憩室5例,有1例乳头及瘘口均位于大憩室的腔内,内镜检查后立即服钡剂检查,证实为十二指肠降段内侧大憩室纤维结肠镜检查对十二指肠结肠瘘可明确定位,并可观察瘘口大小,活组织检查以确定原发病灶的性质为选择手术方式提供依据。

(2)腹腔镜检查:亦可作为十二指肠内瘘诊断及治疗的手段且有广泛应用前景。

(3)膀胱镜检查:疑有十二指肠肾盂(输尿管)瘘时,此检查除可发现膀胱炎征象外,尚可在病侧输尿管开口处看到有气泡或脓性碎屑排出;或者经病侧输尿管的插管推注造影剂后摄片,可发现十二指肠内有造影剂。目前诊断主要依靠逆行肾盂造影,将近2/3的患者是阳性。

5.骨炭粉试验

口服骨炭粉,15～40分钟有黑色炭末自尿中排出。此项检查仅能肯定消化道与泌尿道之间的内瘘存在,但不能确定瘘的位置。

四、临床表现

十二指肠瘘发生以后,患者是否出现症状,应视与十二指肠相通的不同的空腔脏器而异。与十二指肠相交通的器官不同,内瘘给机体带来的后果亦不同,由此产生的症状常因被损害的器官的不同而差异较大,如十二指肠胆管瘘是以胆管感染为主要病变,故临床以肝脏损害症状为主;而十二指肠结肠瘘则以腹泻、呕吐、营养不良等消化道症状为主。

（一）胃十二指肠瘘

胃十二指肠瘘可发生于胃与十二指肠球部横部及升部之间,几乎都是由于良性胃溃疡继发感染、粘连继而穿孔破入与之粘连的十二指肠球部,或因胃穿孔后形成局部脓肿,继而破入十二指肠横部或升部。胃十二指肠瘘形成后,对机体的生理功能干扰不大,一般多无明显症状。绝大部分患者都因长期严重的溃疡症状而掩盖了瘘的临床表现;少数患者偶尔发生胃输出道梗阻。

（二）十二指肠胆囊瘘

十二指肠胆囊瘘症状颇似胆囊炎如嗳气、恶心呕吐、厌食油类、消化不良有时有寒战高热、腹痛出现黄疸而酷似胆管炎、胆石症的表现。有时表现为十二指肠梗阻,也有因胆石下行到肠腔狭窄的末端回肠或回盲瓣处而发生梗阻,表现为急性机械性肠梗阻症状,如为癌症引起,则多属晚期,其症状较重,且很快出现恶病质。

（三）十二指肠胆总管瘘

通常只出现溃疡病的症状,有少数可发生急性化脓性胆管炎而急诊入院。

（四）十二指肠胰腺瘘

十二指肠胰腺瘘发生之前常先有胰腺脓肿或胰腺囊肿的症状,故可能追问出有上腹部肿块的病史。其次,多数有严重的消化道出血症状。手术前不易明确诊断。Berne 和 Edmondson 认为消化道胰腺瘘具有 3 个相关的临床经过,即胰腺炎后出现腹内肿块及突然出现严重的胃肠道出血,应警惕内瘘的发生;腹内肿块消失之时,常为内瘘形成之日,这个经验可供诊断时参考。

（五）十二指肠结肠瘘

良性十二指肠结肠瘘常有上腹部疼痛、体重减轻、乏力、胃纳增大,大便含有未消化的食物或严重的水泻。有的患者伴有呕吐,可闻到呕吐物中的粪臭结合既往病史有诊断意义。内瘘发生的时间,据统计从 1 周到 32 周,多数（70％以上）患者至少在内瘘发生 3 个月才被确诊而手术。内瘘存在时间越长,症状就越突然,后果也越严重。先天性十二指肠结肠瘘最突出的症状是腹泻,往往自出生即出现,病史中查不到腹膜炎、肿瘤和腹部手术的有关资料。由于先天性内瘘在十二指肠一侧开口位置较低而且内瘘远端不存在梗阻,故很少发生粪性呕吐与腹胀。如无并发症,则不产生腹痛。要注意与非先天性良性十二指肠结肠瘘的区别。若为恶性肿瘤浸润穿破所造成的十二指肠结肠瘘,除了基本具备上述症状外,病情较重,恶化较快,常同时又有恶性肿瘤的相应症状。

（六）十二指肠肾盂（输尿管）瘘

十二指肠肾盂（输尿管）瘘临床上可先发现有肾周围脓肿,即病侧腰痛局部有肿块疼痛向大腿或睾丸放射,腰大肌刺激征阳性。以后尿液可有气泡,或者尿液浑浊,或有食物残渣,以及尿频、尿急、尿痛等膀胱刺激症状。如果有突然发生水样、脓性腹泻同时伴有腰部肿块的消失,往往提示内瘘的发生。此时腰痛减轻,也常有脱水及血尿。此外尚有比较突出的消化道症状如恶心、呕吐和厌食肾结石自肛门排出甚为罕见未能得到及时治疗者呈慢性病容乏力和贫血,有时可以引起明显的脓毒血症,患者始终有泌尿道的感染症状,有的患者有高氯血症的酸中毒。宁天枢等曾报道 1 例先天性输尿管十二指肠瘘并发尿路蛔虫病,患者自 4 岁起发病到 18 岁就诊止估计自尿道排出蛔虫达 400 条左右,该例经手术证实且治愈。原武汉医学院附属第一医院泌尿外科报道 1 例 5 岁男性右输尿管十二指肠瘘的患者,也有排蛔虫史,由于排蛔虫,首先想到的是膀胱低位肠瘘,很容易造成误诊。该例手术发现不仅右输尿管上段与十二指肠间有一瘘管,而且右肾下极 1 cm 处有一交叉瘘管与十二指肠降部相通,实为特殊。故对尿路蛔虫病的分析不能只局限于

213

膀胱低位肠瘘的诊断。

五、并发症

(1)感染是最常见的并发症,严重者可发生败血症。

(2)合并水电解质紊乱。

(3)出血、贫血亦是常见并发症。

六、诊断

十二指肠内瘘,术前诊断较为困难,因为大部分十二指肠内瘘缺乏特征性表现,漏诊率极高。有学者报道 10 例胆囊十二指肠内瘘,术前诊断 7 例为胆囊炎胆囊结石,3 例诊断为肠梗阻提高十二指肠内瘘的正确诊断率,应注意以下几个方面。

(一)病史

正确详细的既往史、现病史是临床诊断的可靠信息来源,有下列病史者应考虑有十二指肠内瘘存在的可能。

(1)既往有反复发作的胆管疾病史尤其是曾有胆绞痛黄疸后又突然消失的患者。

(2)既往彩超或 B 超提示胆囊内有较大结石,近期复查显示结石已消失,或移位在肠腔内。

(3)长期腹痛、腹泻消瘦、乏力伴程度不等的营养不良。

(二)辅助检查

十二指肠内瘘诊断的确定常需要借助影像学检查,如 X 线检查、彩超或 B 超、CT、MRI、ERCP 等,能提供直接的或间接的影像学诊断依据,或内镜检查发现胃肠道异常通道的开口等即可明确诊断。

七、治疗

十二指肠内瘘的治疗分为手术治疗和非手术治疗,如何选择争议较大。

(一)非手术治疗

鉴于部分十二指肠内瘘可以自行痊愈,加之部分十二指肠内瘘可以长期存在而不发生症状,目前多数学者认为只对有临床症状的十二指肠内瘘行手术治疗,方属合理。一组资料报道 13 年行胆管手术186 例,术后发生 8 例胆总管十二指肠内瘘(4.7%),经消炎、营养支持治疗,6 例内瘘治愈(75%)仅有 2 例经非手术治疗不好转而改行手术治疗而治愈。非手术治疗包括纠正水电解质紊乱、选用有效足量的抗生素控制感染积极的静脉营养支持,必要时可加用生长激素严密观察生命体征及腹部情况,如临床表现不好转应转手术治疗。

(二)手术治疗

在输液(建立两条输液通道)输血、抗感染等积极抗休克与监护下施行剖腹探查术。

1.胃十二指肠瘘

根据胃溃疡的部位和大小,做胃大部分切除术及妥善地缝闭十二指肠瘘口,疗效均较满意。若瘘口位于横部及升部,往往炎症粘连较重,手术时解剖、显露瘘口要特别小心避免损伤肠系膜上动脉或下腔静脉。Webster 推荐在解剖、显露十二指肠瘘口之前,先游离、控制肠系膜上动脉和静脉,这样既可避免术中误伤血管,又可减轻十二指肠瘘口的修补张力。

2.十二指肠胆囊瘘

术中解剖时应注意十二指肠胆囊瘘管位置有瘘口短而较大的直接内瘘,也有瘘管长而狭小的间接内瘘。由于粘连多,解剖关系不易辨认,故宜先切开胆囊,探明瘘口位置与走向,细致地游离,才不致误伤十二指肠及其他脏器,待解剖完毕后,切除十二指肠瘘口边缘的瘢痕组织,再横行缝合十二指肠壁。若顾虑缝合不牢固者,可加用空肠浆膜或浆肌片覆盖然后探查胆总管是否通畅置 T 管引流,最后切除胆囊。对瘘口较大或炎性水肿较重者,应做相应的十二指肠或胃造口术进行十二指肠减压引流,以利缝合修补的瘘口愈合,术毕须放置腹腔引流。

3.十二指肠胆总管瘘

单纯性的由十二指肠溃疡并发症引起的十二指肠胆总管瘘可经非手术治疗而痊愈。对经常发生胆管炎的患者或顽固的十二指肠溃疡须行手术治疗,否则内瘘不能自愈。较好的手术方法是迷走神经切断胃次全切除的胃空肠吻合术。十二指肠残端的缝闭,可采用 Bancroft 法。十二指肠胆总管无须另做处理,胃内容改道后瘘管可以自行闭合。如有胆管结石、胆总管积脓,则不宜用上述手术方法。应先探查胆总管胆管内结石、积脓、食物残渣等均须清除、减压,置 T 形管引流;或者待十二指肠与胆总管分离后分别修补十二指肠和胆总管的瘘孔,置"T"形管引流另外做十二指肠造口减压。切除胆囊,然后腹腔安置引流。

4.十二指肠胰腺瘘

关键在于胰腺脓肿或囊肿得到早期妥善的引流,以及时解除十二指肠远端的梗阻和营养支持,则十二指肠胰腺瘘均能获得自愈。因胰液侵蚀肠壁血管造成严重的消化道出血。如非手术治疗无效,应及时进行手术,切开十二指肠壁,用不吸收缝线缝扎出血点。

5.十二指肠结肠瘘

有学者曾报道 1 例因溃疡穿孔形成膈下脓肿所致的十二指肠结肠瘘,经引流膈下脓肿后,瘘获得自愈结核造成内瘘者,也有应用抗结核治疗后而痊愈的报道,但大多数十二指肠结肠瘘内瘘(包括先天性),均需施行手术治疗。由于涉及结肠,术前须注意充分的肠道准备与患者全身状况的改善。良性的可做单纯瘘管切除分别做十二指肠和结肠修补,缝闭瘘口倘瘘口周围肠管瘢痕较重或粘连较多要行瘘口周围肠切除和肠吻合术。对位于十二指肠第三部的内瘘切除后,有时十二指肠壁缺损较大,则修补时应注意松解屈氏韧带,以及右侧系膜上血管在腹膜后的附着处,保证修补处无张力。必要时应用近段空肠袢的浆膜或浆肌覆盖修补十二指肠壁的缺损。由十二指肠溃疡引起者,只要患者情况允许宜同时做胃次全切除术。先天性者,有多发性瘘的可能,因此手术时要认真而仔细地探查,防止遗漏。因结肠癌浸润十二指肠而引起恶性内瘘者,视具体情况选择根治性手术或姑息性手术。

(1)根治性手术:Callagher曾介绍以扩大的右半结肠切除术治疗位于结肠肝曲恶性肿瘤所致的十二指肠结肠瘘。所谓的扩大右半结肠切除,即标准右半结肠切除加部分性胰十二指肠切除然后改建消化道。即行胆总管(或胆囊)-空肠吻合,胰腺-空肠吻合(均须分别用橡皮管或塑料管插管引流),胃-空肠吻合,回肠-横结肠吻合术。

(2)姑息性手术:对于无法切除者,可做姑息性手术,即分别切断胃幽门窦横结肠、末端回肠,再分别闭锁胃与回肠的远端,然后胃-空肠吻合回肠-横结肠吻合与空肠输出袢同近侧横结肠吻合。无论是根治性或姑息性手术,术中均需安置腹腔引流。

6.十二指肠肾盂(输尿管)瘘

(1)引流脓肿:伴有肾周围脓肿或腹膜后脓肿者,须及时引流。

（2）排除泌尿道梗阻：如病肾或输尿管有梗阻应设法引流，可选择病侧输尿管逆行插管或暂时性肾造口术。经上述治疗，有少数瘘管可闭合自愈。

（3）肾切除和瘘修补术：病肾如已丧失功能或者是无法控制的感染而健肾功能良好，可考虑病肾的切除，以利内瘘的根治。采用经腹切口，以便同时做肠瘘修补。因慢性炎症使肾周围粘连较多解剖关系不清，故对术中可能遇到的困难有充分的估计并做好相应准备，包括严格的肠道准备。十二指肠侧瘘切除后做缝合修补，并做十二指肠减压，腹腔内和腹膜外的引流。

（4）十二指肠输尿管瘘多数需将病肾和输尿管全切除。如仅在内瘘的上方切除肾和输尿管，而未切除其远侧输尿管，则瘘可持续存在。少数输尿管的病变十分局限，肾未遭到严重破坏，则可考虑做病侧输尿管局部切除后行端端吻合术。术后须严密观察病情，继续应用有效的抗生素给予十二指肠减压。

（孙建国）

第十四节　胃淋巴瘤

原发性胃淋巴瘤是最常见的胃非上皮性恶性肿瘤，占胃恶性肿瘤的 4.5％～8％、胃肉瘤的 60％～70％，但近年来在胃恶性肿瘤中所占比例有逐渐上升趋势。

一、组织发生与病理

原发性胃淋巴瘤是淋巴结外最常见的淋巴瘤，好发于胃窦、幽门前区及胃小弯。病变源于胃黏膜下层淋巴组织，可向周围浸润扩展而累及胃壁全层，病灶部浆膜或黏膜常完整。病灶浸润黏膜时，40％～80％患者发生大小不等、深浅不一的溃疡。

胃淋巴瘤可单发或弥漫浸润性生长，大体形态如下。①肿块型：肿块扁平、突入胃腔，黏膜多完整；②溃疡型：溃疡可大可小，也可为大小不等、深浅不一的多发性溃疡；③浸润型：局限浸润型黏膜皱襞隆起、增厚、折叠呈脑回状，弥漫浸润型与皮革样胃癌相似；④结节型：黏膜表面呈多发性息肉样结节隆起，可伴有黏膜浅表糜烂；⑤混合型：临床上以混合出现的类型更为多见。

绝大多数原发性胃淋巴瘤为非霍奇金淋巴瘤，霍奇金病罕见。多数为 B 细胞来源，呈高分化或低分化，瘤细胞排列呈弥漫型或结节型，以前者多见。目前认为它们属结外黏膜相关淋巴组织型淋巴瘤，组织学上可分为低度恶性 MALT 型淋巴瘤和高度恶性 MALT 型淋巴瘤两大类。低度恶性 MALT 型淋巴瘤占胃淋巴瘤的 40％以上，大体上常呈弥漫浸润，致胃黏膜增厚呈脑回状，少数病例呈多中心性生长。组织学特点是瘤细胞弥漫性生长，以小或中等大细胞为主，出现淋巴上皮性病变是特征性改变之一，部分病例瘤细胞呈滤泡型生长。病变常限于黏膜和黏膜下层，但可穿破肌层，常累及周围淋巴结。幽门螺杆菌感染与胃低度恶性 MALT 型淋巴瘤的发生密切相关。高度恶性 MALT 型淋巴瘤发病年龄与低度恶性型相近，大体上以结节型为主，伴有浅或深溃疡，与胃癌难以区别。组织学特点是瘤细胞较大。部分病例由低度恶性瘤细胞转化而来，瘤体内常可见低度恶性型区。

二、临床表现

男性多于女性,平均发病年龄较胃癌年轻。缺乏特征性临床表现,早期症状常不明显或类似溃疡病,病程进展时可出现上腹部疼痛不适、厌食、恶心呕吐、黑便和呕血,晚期可出现不规则低热、肝脾大、血行转移等。上腹部疼痛、饱胀是最常见的症状,见于 80% 以上的患者,疼痛能为 H_2 受体阻滞剂缓解,乙醇常可诱发胃淋巴瘤患者发生腹痛。食欲减退、体重减轻也较常见,但较少出现恶病质。50% 以上的患者有黑便,但胃肠明显出血少见。上腹压痛、肿块和贫血是主要体征,约 50% 的病例表现为上腹部包块。病程进展时与进展期胃癌不易区别,但总的说来,胃淋巴瘤的发病年龄较胃癌年轻,病程较长,但全身情况相对较好;腹部肿块较多见,但因胃淋巴瘤多呈弥漫浸润生长,发生梗阻机会较少;由于肿瘤纤维组织较少,发生穿孔机会较多,为 10% 左右。

三、转移途径

胃淋巴瘤可直接浸润邻近脏器,也常发生胃周局部淋巴结转移,少数患者可经血行播散。

四、诊断

胃淋巴瘤临床表现无特异性,主要病变不在胃黏膜表面而影响各项检查的阳性率,术前诊断常较困难。

(一)X 线钡餐检查

X 线气钡双重造影病灶的发现率可达 93%~100%,但能确诊为胃淋巴瘤者仅 10% 左右。具特征性的 X 线改变有:①胃壁受肿块广泛浸润,但仍有蠕动,不引起胃腔狭窄;②弥漫性胃黏膜皱襞不规则增厚,呈脑回样改变;③不规则多发性浅表溃疡,溃疡边缘黏膜隆起增厚形成粗大皱襞;④由多发性不规则息肉样结节构成的充盈缺损,呈"鹅卵石样"改变。

(二)CT 检查

主要表现为胃壁弥漫性增厚及胃周淋巴结肿大。CT 检查胃壁厚度超过 2 cm 时提示有胃淋巴瘤可能,并有助于估计病变范围、浸润深度、有无腹部及纵隔淋巴结转移和肝、脾等邻近脏器受侵以及临床分期。与胃癌 CT 表现鉴别见表 5-2。

表 5-2 胃癌与胃淋巴瘤 CT 表现比较

胃癌	胃淋巴结
全胃癌:	弥漫性胃淋巴瘤
胃壁增厚不及淋巴瘤,但胃壁僵硬,胃腔的形态固定不变	胃壁明显增厚,但尚有一定柔软度
肿块型及溃疡型胃癌:	结节型胃癌
溃疡较深	溃疡浅而广,范围较广
局部黏膜破坏中断	未形成溃疡者病变区胃黏膜粗大、扭曲或被撑开
胃壁局限性僵硬	局部胃壁有一定柔软度
中晚期胃癌多伴壁外侵犯征象	胃外壁轮廓清晰,很少侵犯胃周脂肪及脏器
胃周淋巴结转移有一定规律性	弥漫性腹膜后淋巴结肿大,尤其是肾静脉以下的腹膜后淋巴结肿大及肝大、脾大

（三）纤维胃镜检查

目前最主要的诊断方法。早期肿瘤位于黏膜下,黏膜完整,可与胃癌鉴别,但易漏诊。如病变已向黏膜溃破,则肉眼所见和胃癌难以鉴别。如胃镜检查见如下征象时应首先考虑为胃淋巴瘤,但只有活检组织学检查才能明确诊断:①单发或多发的息肉样结节伴肿瘤表面黏膜有糜烂或溃疡;②单发或多发不规则溃疡呈地图状或放射状,边缘呈结节状或堤样隆起;③粗大的胃黏膜皱襞。由于病变在黏膜下层,常规内镜活检难以做出诊断,应作多点、深层次取材。

（四）胃镜超声检查

不仅可以判断原发性胃淋巴瘤的浸润深度,还可了解胃周淋巴结的转移情况,并有助于同其他胃肿瘤相鉴别。

原发性胃淋巴瘤患者的病灶局限或原发于胃,临床症状单一或主要地表现在胃肠道,临床上无全身性淋巴系统病变,通过适当检查如胸片、腹部 CT、骨髓检查和淋巴造影等排除继发于全身恶性淋巴瘤的可能性。与继发性胃淋巴瘤的鉴别标准如下:①早期没有可触及的浅表淋巴结肿大;②胸部 X 线检查无纵隔淋巴结肿大,纵隔 CT 扫描正常;③血白细胞计数及分类正常;④剖腹探查以胃病变为主,或仅有直接相关的区域淋巴结病变;⑤肝脾无明显肿瘤;⑥骨髓细胞学检查正常。

五、治疗

应根据个体不同情况,如肿瘤的组织学类型、分期、全身和局部条件,有计划地安排手术、化疗、放疗等综合治疗。

外科手术是首选的治疗方法。对临床确诊为胃淋巴瘤或不能排除胃恶性肿瘤者,只要全身情况允许、无远处转移,均应积极进行手术探查,以明确诊断和了解病变范围。手术原则基本上和胃癌类似,争取做包括原发病灶、区域淋巴结和邻近受侵脏器的根治性切除。胃窦的淋巴瘤可做根治性远端胃次全切除,胃体部、近端的淋巴瘤宜行全胃切除。脾常规切除,肝穿刺活检,腹主动脉旁淋巴结切除活检。由于胃淋巴瘤常在黏膜下沿其长轴浸润扩散,周围界限不如胃癌明显,多中心病变多见,术中应打开胃腔检查有无多发病变,两端切线距肿瘤边缘应不少于 5 cm,对于多中心病变及弥漫性胃淋巴瘤,切缘应做冰冻切片检查以免肿瘤残留。精细的淋巴清扫是手术的重要组成部分,不仅提供胃周淋巴结转移的组织病理学资料,而且手术本身也是一种良好的分期方法,能正确地区分ⅠE和ⅡE期。未行胃切除手术的患者进行化、放疗可以并发高的出血或穿孔率,因此对无法根治者应尽可能行原发病灶的姑息切除,以减少化、放疗有关并发症和提高生存率。

术后均应进行辅助治疗。部分学者认为所有病例都应接受放疗,不论肿瘤是否残留或胃区域淋巴结有否转移,但多数认为有区域淋巴结转移者行术后放疗具有最大生存率改善效果。因此,放疗常用作切除术后切缘有肿瘤残留、区域淋巴结转移或邻近器官受侵犯者的辅助治疗,或用于晚期不能切除以及复发的淋巴瘤,可以改善肿瘤的局部控制,提高生存率,剂量为 $40\sim$ 50 Gy/$5\sim6$ 周。术前是否进行放射治疗目前仍有争论。

联合化疗已被有效地应用于胃淋巴瘤手术切除后的辅助治疗或复发病变的治疗,联合化疗可选择以下方案:①MOPP 方案:氮芥（HN_2）6 mg/m² 静脉注射,第 1、8 天;长春新碱（VCR）1.4 mg/m² 静脉注射,第 1、8 天;丙卡巴肼（PCB）100 mg/m² 口服,第 $1\sim14$ 天;泼尼松（PRED）40 mg/m² 口服,第 $1\sim14$ 天;4 周为 1 周期,至少 6 个周期;②COP 方案:CTX 750 mg/m² 静脉注射,第 1 天;VCR 1.4 mg/m² 静脉注射,第 1 天;PRED 100 mg/m² 口服,第 1～5 天;3 周为 1 周期,至少 6 个周期;③CHOP 方案:在 COP 方案的基础上加入 ADM 50 mg/m² 静脉注射,第 1 天。

胃低度恶性 MALT 型淋巴瘤的发生与幽门螺杆菌感染密切相关,文献报道在正规抗幽门螺杆菌治疗后,有 50%～70% 的患者肿瘤可完全消退,可作为综合治疗的手段之一。

六、预后

胃淋巴瘤的早期发现率和手术切除率较胃癌为高,对放疗、化疗有一定敏感性,治疗效果及预后较胃癌为好,切除后 5 年生存率可达 50%,如切除后合并化疗或放疗则 5 年生存率在 60% 以上。接受手术治疗者,无论采用单一手术治疗,还是作为综合治疗的一部分,其生存率均高于非手术治疗者。胃淋巴瘤的预后与肿瘤的病理类型、临床分期、浸润深度、淋巴结转移、患者年龄、肿瘤大小与部位和治疗方式等多种因素有关,病理及免疫组化分型是较关键因素,浸润深度和淋巴结转移也为重要的预后因素。

(徐宏雨)

第十五节　胃　　癌

胃癌是来源于胃黏膜上皮的恶性肿瘤,占胃恶性肿瘤的 90%～95%。我国是胃癌的高发地,发病率居全身各种恶性肿瘤的第 2 位,消化道肿瘤的首位,年死亡率居各种恶性肿瘤的首位,而且目前仍呈上升趋势。

一、病因

(一)癌前期疾病与病变
胃癌的发生与胃的良性慢性疾病和胃黏膜上皮异型增生有关。

1.慢性萎缩性胃炎

慢性萎缩性胃炎由于胃酸低下或缺乏,有利于胃内细菌的繁殖,增加了胃内致癌物质的浓度。常伴有肠上皮化生,并可出现非典型增生,继而发生癌变。

2.胃息肉

腺瘤性息肉的癌变率为 9%～59%,特别是直径超过 2 cm 者。增生性息肉是以胃黏膜上皮增生为主的炎性病变,很少恶变。

3.胃溃疡

虽可癌变,但恶变率并不高。以往不少被诊断为胃溃疡癌变的患者,其实是癌性溃疡,经药物治疗后症状暂时消失,甚至溃疡也能缩小、愈合,以致被误认为良性胃溃疡。

4.胃大部切除术后残胃

因良性病变行胃切除 15～20 年后残胃发生胃癌的危险性增加 2～6 倍;间隔时间越长,发病率越高。大多数病例发生在 Billroth Ⅱ 式吻合术后。

5.胃巨皱襞症

癌变率约为 10%。

6.恶性贫血

有恶性贫血者发生胃癌的风险较正常人高 4 倍。

7.胃黏膜上皮异型增生

胃黏膜上皮异型增生是主要的癌前病变。分轻度、中度和重度 3 级,重度异型增生易与高分化腺癌混淆。有重度异型增生者 70%～80% 的患者可能发展成胃癌。

(二)流行病学因素

1.幽门螺杆菌感染

幽门螺杆菌是慢性活动性胃炎的病原菌和消化性溃疡的重要致病因子,还可能是胃癌的协同致癌因子,胃癌发病率与幽门螺杆菌感染率有平行关系。目前认为幽门螺杆菌感染是胃癌发病危险增加的标志,尤与肠型胃癌发病关系密切。幽门螺杆菌感染→慢性浅表性胃炎→慢性萎缩性胃炎→肠上皮化生及异型增生→肠型胃癌,此演变过程已经明确。

2.化学致癌物质

亚硝胺类化合物(N-亚硝基化合物)及多环芳香烃类化合物是强烈的致癌物质。

3.遗传因素

胃癌有家族集聚性。

4.饮食和环境因素

饮食习惯在胃癌发生中有重要影响。高盐饮食可损伤胃黏膜,对胃癌的发生与发展起促进作用,新鲜水果、蔬菜和牛奶富含维生素 C 和 β 胡萝卜素,可抑制胃内致癌物质形成、保护胃黏膜。外界环境因素如土壤、水质主要通过食物链进入人体对胃癌的发生产生影响。

5.微量元素

饮食中镍、铅含量增高与胃癌的发病率呈正相关;硒则能抑制某些致癌物质的致癌作用,血清硒的降低与胃癌的发病率呈正相关。

6.社会经济状况

流行病学调查发现,胃癌的发生和发展与社会经济状况有关,社会经济状况低的阶层胃癌发病率高、死亡率高。

(三)癌基因与抑癌基因

胃癌的发生和发展是化学、物理和生物等多种因素参与的多阶段、多步骤的演变过程,涉及多种癌基因与抑癌基因的异常改变,是多基因变异积累的结果。癌基因的激活和/或抑癌基因的失活使细胞生长发育失控、功能紊乱,最终导致细胞增殖和分化的失衡而形成肿瘤。

二、病理

(一)大体类型

1.早期胃癌

癌变局限于黏膜或黏膜下层者,不论病灶大小、有无淋巴结转移均为早期胃癌,近年又称为 Borrmann 0 型。早期胃癌主要见于胃的远端,肉眼形态分 3 型。①Ⅰ型:隆起型,癌灶隆起高度大于正常黏膜 2 倍,约突出胃黏膜表面 5 mm 以上。②Ⅱ型:浅表型,癌灶微隆与低陷在 5 mm 以内,有 3 个亚型:Ⅱa 型浅表隆起型,癌灶隆起高度小于正常黏膜 2 倍,Ⅱb 型浅表平坦型,

Ⅱc浅表凹陷型,其中Ⅱc型最为常见。③Ⅲ型:凹陷型,病变从胃黏膜表面凹陷深度超过5 mm。此外还有混合型,即单个癌灶有1个以上的基本类型,如Ⅱa+Ⅱc,Ⅱa+Ⅱc+Ⅲ等。癌灶直径0.6~1.0 cm和<0.5 cm的早期胃癌分别称为小胃癌和微小胃癌。早期胃癌多中心性病灶不少见,占早期胃癌的6%~10%,这些病灶常是小胃癌或微小胃癌。早期胃癌的5年生存率在70%~95%,主要影响因素是淋巴结是否转移。

2.进展期胃癌

癌变超过黏膜下层,浸润达肌层或浆膜,又称中、晚期胃癌。一般把癌组织浸润肌层称为中期胃癌,超出肌层称为晚期胃癌。依据肿瘤在黏膜面的形态和胃壁内浸润方式,Borrmann分型法将其分为4型。①Borrmann Ⅰ型(结节蕈伞型):肿瘤呈结节、息肉状,表面可有浅溃疡,主要向胃腔内生长,切面边界清楚,生长慢,向深部组织浸润和转移较晚,此型最少见,预后佳;②Borrmann Ⅱ型(溃疡限局型):溃疡较深,边缘略隆起呈环堤样改变,肿块较限局,周围浸润不明显,切面边界清楚,易发生穿孔、出血,易向深部侵入淋巴管,此型最常见;③Borrmann Ⅲ型(溃疡浸润型):溃疡底较大,边缘不整齐,癌组织向周围及深部浸润明显,切面边界不清楚,此型较常见;④Borrmann Ⅳ型(弥漫浸润型):癌组织沿胃壁各层弥漫性浸润生长,胃壁增厚变硬,黏膜皱襞消失,有时伴浅溃疡,累及全胃时整个胃壁僵硬,胃腔狭窄,如皮革状,称皮革胃;恶性程度最高,发生淋巴转移早。全国胃癌协作组提出分为9型:结节蕈伞型、盘状蕈伞型、局部溃疡型、浸润溃疡型、局部浸润型、弥漫浸润型、表面扩散型、混合型和多发癌。进展期胃癌常有淋巴、远处转移或邻近组织器官的播散。

(二)组织学类型

1.WHO分型法

依据肿瘤的组织结构、细胞性状和分化程度分为如下类型:①乳头状腺癌:癌细胞常呈高柱状,形成大型腺管,表面有明显的乳头状突起,多数为早期癌;②管状腺癌:癌细胞呈低柱状或立方状,形成小型或较大腺管;③低分化腺癌:可呈髓样癌、单纯癌、硬癌和索状癌等结构,癌细胞以立方形为主,呈单层或多层排列,有形成不规则腺管或腺泡的倾向;④黏液细胞(印戒细胞)癌:癌细胞呈圆形,胞质内含不等量黏液,有些黏液量较多将核挤压于一侧,形成新月状或印戒状;⑤黏液腺癌:癌细胞产生大量黏液,排出细胞外在间质中聚集成黏液池,癌细胞可漂浮于大片黏液之中;⑥未分化癌:癌细胞呈卵圆形或多边形,弥漫成片,与恶性淋巴瘤相似,但有成巢或条索状排列的倾向;⑦特殊型癌,包括腺鳞癌、鳞状细胞癌、类癌、小细胞癌(神经内分泌癌)等。

2.芬兰Lauren分型法

将胃癌分为2型:肠型和弥漫型,这种分类法具有流行病学特点,有助于判断预后。①肠型胃癌:为胃癌高发地区主要的组织形态,多见于老年,往往有较长期的癌前病变过程,以胃窦和贲门居多,局限生长,边界清楚,分化好,恶性程度较低,预后较好;②弥漫型胃癌:为胃癌低发病率地区主要的组织形态,多见于青中年,以胃体居多,浸润生长,边界不清,分化差,恶性程度较高,淋巴结侵犯和腹腔内转移更常见,预后不良。

3.Ming生长方式分型

(1)膨胀型:癌细胞聚集成团块状,膨胀式生长,与周围组织界限比较清楚,多为分化高的腺癌。

(2)浸润型:癌细胞散在生长或呈条索状向周围浸润,与周围组织分界不清,以分化差的癌多见。

(3)中间型：难以划分膨胀型或浸润型，或两种类型并存于同一肿瘤。膨胀型预后最佳，中间型次之，浸润型最差。

（三）癌肿部位

胃癌好发于胃窦和幽门部，约占50％。发生在贲门部和胃食管连接部者近年来呈明显上升趋势。10％～15％的胃癌呈弥漫型（皮革胃），小弯部较大弯部常见。

三、临床表现

（一）症状

早期胃癌多无明显症状，随病情发展可出现一些非特异性上消化道症状，类似胃炎或胃溃疡，包括上腹部饱胀不适或隐痛、消化不良、返酸、嗳气、恶心，偶有呕吐、黑便等。进展期胃癌除上述症状外，还可发生梗阻及上消化道出血。病灶位于贲门部可发生进行性吞咽困难。病灶位于幽门部可出现幽门梗阻症状，表现为食后上腹部饱胀、呕吐宿食。上消化道出血的发生率为30％，表现为黑便或呕血，多数为慢性小量出血，可自行停止，但多有反复出血，大出血的发生率为7％～9％，但有大出血并不意味着肿瘤已属晚期。胃癌常伴有胃酸低下或缺乏，约有10％的患者出现腹泻，多为稀便，每天2～4次。多数进展期胃癌有厌食、消瘦、乏力等全身症状，严重者常伴有贫血、下肢水肿、发热、恶病质等。上腹部疼痛和体重下降是最常见的症状，发生率可达95％和62％，肿瘤侵及胰腺或后腹壁腹腔神经丛时出现上腹部持续性剧痛并可放射至腰背部，贲门或食管胃连接部肿瘤可有胸骨后或心前区疼痛。约10％的患者就诊时已有转移性症状，包括锁骨上或盆腔淋巴结肿大、腹水、黄疸或肝大。

（二）体征

早期胃癌多无明显体征，大多数体征是中、晚期胃癌的表现。部分患者上腹部有轻度压痛，位于幽门窦或胃体的进展期胃癌有时可扪及肿块，常呈结节状，质地硬。肿瘤浸润邻近脏器或组织时，肿块常固定，不能推动，提示手术切除可能性小。女性患者于中下腹部扪及可推动的肿块常提示为Krukenberg瘤可能。发生肝转移时，有时能在肿大的肝脏中触及结节状肿块。肝十二指肠韧带、胰十二指肠后淋巴结转移或原发灶直接浸润压迫胆总管时，可出现梗阻性黄疸。有幽门梗阻者上腹部可见胃蠕动波并可闻及震水音。胃癌经肝圆韧带转移至脐部时在脐孔处可触及质硬结节，经胸导管转移可出现左锁骨上淋巴结肿大。晚期胃癌有盆腔种植时直肠指检于膀胱（子宫）直肠窝内可触及结节，有腹膜转移时出现腹水。小肠或系膜转移使肠腔缩窄、胃癌腹膜腔播散造成肠道粘连可导致部分或完全性肠梗阻，溃疡型癌穿孔可导致弥漫性腹膜炎，亦可浸润邻近空腔脏器形成内瘘。以上各种体征大多提示肿瘤已属晚期，往往已丧失治愈机会。

（三）发展与转归

胃癌一经发生，癌细胞即不断增殖并向周围组织浸润扩展或向远处播散转移，引起全身组织器官的衰竭而导致死亡。进展期胃癌的自然病程为3～6年，其发展的快慢主要取决于肿瘤的生物学行为及患者的免疫状态。一般来说，肿瘤呈团块状浸润或膨胀性生长者，淋巴结转移率较低，机体的免疫功能较强；而肿瘤呈浸润性生长者，淋巴结转移率较高，癌周免疫活性细胞反应不明显。因此，胃癌的转归与其类型、生物学行为、机体的免疫功能及治疗方法等因素密切相关。

四、转移途径

(一)直接浸润

指肿瘤细胞沿组织间隙向四周的扩散,是胃癌扩散的主要方式之一。

(1)癌细胞最初局限于黏膜层,逐渐向纵深浸润发展,穿破浆膜后,直接侵犯大小网膜、肝、胰、横结肠、脾、腹壁等邻近组织脏器,是肿瘤切除困难和不能切除的主要原因。胃癌的浸润深度与预后关系密切。

(2)癌组织突破黏膜肌层侵入黏膜下层后,可沿黏膜下淋巴网和组织间隙向周围直接蔓延,直接蔓延部位与胃癌部位有关。由于胃贲门和食管的黏膜下淋巴管相通,贲门胃底癌常向上侵及食管引起吞咽困难,浸润距离可达 6 cm。胃窦部癌向十二指肠蔓延主要是经由肌肉层直接浸润或经由浆膜下层淋巴管,因此胃癌浸润至十二指肠的病例较少见,而且大多不超过幽门下 3 cm。

(3)胃癌向胃壁浸润时,可侵入血管、淋巴管,形成癌栓。淋巴管有癌栓形成易有淋巴结转移,血管有癌栓形成易引起器官转移。

(二)淋巴转移

是指肿瘤细胞通过淋巴管向外播散的过程,是胃癌的主要转移途径。胃癌的浸润深度与淋巴结转移频度有明显的正相关关系,早期胃癌的淋巴结转移率为 3.3%～34%,多在 10% 左右;进展期胃癌的淋巴结转移率达 48%～89%,其中第 1 站淋巴结转移占 74%～88%,有第 2 站以上淋巴结转移的为 10%～20%。淋巴结转移的部位和程度与胃癌的部位、大小及组织学类别都有关系。

胃癌的淋巴结转移是以淋巴引流方向、动脉分支次序为分站的原则,并在此基础上根据原发肿瘤的不同部位,从胃壁开始由近及远将胃的区域淋巴结进行分组分站。胃癌细胞一般由原发部位经淋巴管网向紧贴胃壁的局部第 1 站淋巴结转移;进一步可伴随支配胃的血管,沿血管周围淋巴结向心性转移,为第 2 站转移;然后再向更远的第 3 站、第 4 站转移。转移率由近至远依次递减,最后汇集至腹主动脉周围,习惯上用 N_1、N_2、N_3、N_4 表示。淋巴转移既可是如上述的逐步转移,亦可有跳跃式转移,即第 1 站无转移而第 2 站有转移或未经过第 2 站就直接转移到了第 3、第 4 站。恶性程度较高或较晚期的胃癌可经胸导管转移到左锁骨上淋巴结(Virchow 淋巴结),或经肝圆韧带转移到脐周淋巴结(Sister MaryJoseph 淋巴结)。进展期胃癌的胃周淋巴结转移与预后显著相关。

将胃大、小弯各 3 等分,连接其相应点,可将胃分成 3 区,即上区(胃底贲门,C 或 U)、中区(胃体,M)和下区(胃窦,A 或 L),食管和十二指肠分别以 E、D 表示。胃癌浸润仅限于 1 区者分别以 C、M、A 表示,如癌浸润 2 个分区或 2 个分区以上则以主要部位在前,次要部位在后表示,如 AM、MC 或 MAC;贲门癌累及食管下端时以 CE 表示,胃窦癌累及十二指肠则以 AD 表示。

(三)血行转移

血行转移是指癌组织浸润破坏局部血管,癌细胞进入血流向远处播散形成新的肿瘤病灶的过程。胃癌晚期常发生血行转移。以肝转移最多见,主要是通过门静脉转移。其他依次为肺、胰、肾上腺、骨、肾、脑、脾、皮肤、甲状腺、扁桃体及乳腺。

(四)腹膜种植性转移

癌细胞穿破浆膜后,游离的癌细胞可脱落、种植于腹膜及其他脏器的浆膜面形成种植性转移,广泛播散可形成血性腹水。累及器官依次为卵巢、膈肌、肠、腹膜壁层、胆道,盆腔种植为8.6%。癌细胞腹膜种植或血行转移至卵巢称为Krukenberg瘤,可为黏液细胞癌、低分化腺癌或管状腺癌,往往为双侧性。癌细胞脱落至直肠前窝(Douglas窝),直肠指检可触及肿块。

五、诊断

早期发现、早期诊断、早期治疗是提高胃癌治疗效果的关键。但胃癌的早期诊断困难,85%~90%的病例一经确诊即属中、晚期胃癌。

(一)X线钡餐检查

是胃癌早期诊断的主要手段之一,具有重要的定位和定性诊断价值,可以确定病灶的位置、形态、浸润范围,有助于术前评估手术切除的范围和术式。

1.早期胃癌

X线气钡双重对比造影可观察胃黏膜微细改变,包括局限性隆起、胃小区和胃小凹的破坏消失、浅在龛影、周围黏膜中断和纠集等。早期胃癌的X线表现可分4型。①隆起型(Ⅰ型):肿瘤向腔内凸起形成充盈缺损,外形不整齐;②浅表型(Ⅱ型):X线表现为不规则的轻微隆起或凹陷,包括浅表隆起型(Ⅱa)、浅表平坦型(Ⅱb)、浅表凹陷型(Ⅱc)3个亚型;③凹陷型(Ⅲ型):肿瘤呈浅溃疡改变,X线表现为大小不等的不规则龛影,边缘呈锯齿状;④混合型。

2.进展期胃癌

可表现为不规则充盈缺损或腔内龛影、黏膜中断、破坏、胃腔狭窄、胃壁僵硬、蠕动消失。进展期胃癌的X线表现与大体病理分型有密切关系,大致可分为4种类型。①增生型:肿瘤呈巨块状,向腔内生长为主,X线表现为不规则充盈缺损、病灶边缘多清楚、胃壁僵硬蠕动差;②浸润型:肿瘤沿胃壁浸润生长,X线表现为黏膜紊乱、破坏,胃腔狭窄、胃壁僵硬蠕动消失,严重者呈皮革胃改变;③溃疡型:肿瘤向胃壁生长,中心坏死形成溃疡,X线表现为不规则腔内龛影;④混合型。

(二)纤维胃镜检查

纤维胃镜检查是目前胃癌定性诊断最准确有效的方法,可直接观察黏膜色泽改变,局部黏膜隆起、凹陷和糜烂,肿块或溃疡的部位、范围和大体形态,胃的扩张度等。多点取材与组织学检查联合应用,可使诊断准确率达95%。对病变的定位不如X线钡餐精确。

(三)超声诊断

1.腹部B超检查

随着饮水充盈胃腔方法及胃超声显像液的应用,B超用于胃癌的诊断日益受到重视。B超将胃壁结构分为5层,可显示胃壁增厚、隆起、蠕动减缓甚至消失,肿瘤低回声或等回声,局部黏膜中断,并判断肿瘤对胃壁浸润的深度和广度;对胃外肿块可在其表面见到增厚的胃壁,对黏膜下肿块则在其表面见到1~3层胃壁结构,可鉴别胃平滑肌肿瘤;可判断胃癌的胃外侵犯及肝、淋巴结的转移情况。

2.胃镜超声检查

在观察内镜原有图像的同时,又能观察到胃壁各层次和胃邻近脏器的超声图像,判断胃壁浸润的深度以及邻近器官受侵和淋巴结转移情况。同时也能在超声引导下通过胃镜进行深层组织和胃外脏器穿刺,达到组织细胞学诊断及明确胃周围肿大淋巴结有无转移的目的,有助于胃癌的术前临床分期(cTNM)。胃镜超声对胃癌 T 分期的准确率为 80%～90%,N 分期为 65%～70%,与分子生物学、免疫组化、胃癌组织血管计数等技术相结合,对胃癌的分期诊断及恶性度可进行综合判断。

(四)CT 检查

CT 诊断胃癌的最常见征象是胃壁增厚、肿块,并可显示肿瘤累及胃壁的范围和浸润深度、邻近组织器官侵犯以及有无转移等。胃壁增厚的范围从 0.5～4 cm,超过 2 cm 可确定为恶性。CT 检查能准确分辨直径大于 1 cm 的淋巴结、直径大于 2 cm 的肝脏病变和受侵的邻近组织器官。几乎所有的胃癌患者都可以进行此项检查,对术前判断肿瘤能否切除有重要价值。根据 CT 所见可将胃癌分为 4 期:Ⅰ期,腔内肿块,无胃壁增厚;Ⅱ期,胃壁增厚超过 1 cm,无直接扩散和转移征象;Ⅲ期,胃壁增厚,伴有直接扩散至胃周围脂肪层或邻近脏器,局部有或无淋巴结肿大,无远处转移;Ⅳ期,有远处转移。CT 所见胃癌淋巴结可分为 3 组。1 组:贲门旁,胃大小弯,幽门上下。2 组:脾门,脾动脉,肝总动脉,胃左动脉。3 组:腹腔动脉旁,腹主动脉和肠系膜血管根部。第 3 组淋巴结累及时,手术不能根治。

六、治疗

治疗原则。①根治性手术切除是目前唯一有可能治愈胃癌的方法,诊断一旦确立,只要患者全身及局部解剖条件许可,应争取及早手术治疗。②中晚期胃癌由于存在亚临床转移灶而有较高的复发及转移率,必须积极地辅以术前、后的化疗、放疗及生物治疗等综合治疗以提高疗效;综合治疗方法应根据病期、肿瘤的生物学特性及患者的全身状况综合考虑,选择应用。③如病期较晚或心、肺、肾等主要脏器有严重并发症而不能根治性切除,应视具体情况争取作原发灶的姑息性切除,以利进行综合治疗。④对无法切除的晚期胃癌,应积极采用综合治疗,多能取得改善症状、延长生命的效果。⑤应根据局部病灶特点及全身状况,按照胃癌的分期及个体化原则制定治疗方案。

综合治疗方案选择原则。①早期胃癌:无淋巴结转移的早期胃癌(Ⅰa 期),原发病灶切除后一般不需辅助治疗;有淋巴结转移者须行辅助化疗。②进展期胃癌:争取做根治性切除手术;对临床估计为Ⅲ期,尤其肿瘤较大、细胞分化较差者可行术前化疗或放疗,以提高手术切除率和术后疗效;所有进展期胃癌,尤其是浆膜面有明显浸润者应行术中腹腔内化疗;所有进展期胃癌,无论根治性切除或姑息性切除,术后均应进行辅助化疗;有条件者可对已做根治切除的Ⅱ、Ⅲ期胃癌行术中放疗;行姑息性切除者可于残留癌灶处以银夹标记定位,术后局部放疗。

(一)外科治疗

外科手术是治疗胃癌的主要手段,根据切除肿瘤的程度分为根治性手术和姑息性手术。根据病灶的位置、大小、大体形态选择合理的手术方式,施行彻底的淋巴结清除是提高疗效的重要环节。手术范围包括整块切除原发肿瘤和超越已有转移站别的淋巴结清除,根治程度取决于胃及其周围淋巴结的切除范围。胃切除和淋巴结清除范围以 D(dissection)表示,可分为 D_0～D_4 共 5 级;D_0 指姑息性手术,未能完全切除胃周淋巴结;D_1 表示完全切除胃周第 1 站淋巴结;D_2 表示完全切除第 2 站淋巴结;D_3 表示完全切除第 3 站淋巴结;D_4 是在 D_3 的基础上切除腹主动脉旁淋巴结;D_n 切除表示根据原发肿瘤的部位切除相应站别的淋巴结。

1.手术指征、术式选择

(1)手术指征:凡临床检查无明显转移征象,各重要脏器无明显器质性病变,估计全身营养状态、免疫功能能耐受麻醉和手术者,均应考虑根治性手术。即使有远处转移,但患者伴有梗阻、出血、穿孔等严重并发症而一般情况尚能耐受手术者,亦应进行姑息性切除,以缓解症状、减轻痛苦。但对于无梗阻、出血而有锁骨上和腹股沟淋巴结肿大、广泛的肝转移、脐周淋巴结肿大、盆腔包块等患者不应手术探查。

(2)早期胃癌的术式选择。①胃切除范围:早期胃癌手术治疗的复发率为 2.7%～9%,其中切缘有癌残留为失败原因之一。由于早期胃癌在开腹探查时胃浆膜面无病灶可见,而且病灶微小或浅表,术者常无法扪摸清楚病灶的部位及范围,因此需手术前用胃镜行色素涂布或于胃壁内注射色素加以标记,或胃镜检查仔细描述病灶大小及病灶上、下缘距贲门、幽门的距离,以供术者作为确定切除线的依据。一般对分化型癌要求切缘距病灶至少 3 cm,未分化癌 5 cm。如疑有多发癌或浅表扩散型早期胃癌可能者,应做冰冻切片检查,以确保切缘无癌残留。②淋巴结清除范围:由于术时较难确定有无局部淋巴结转移,多数学者认为早期胃癌应作 D_2 根治术,但亦可根据病灶情况做恰当的改良,对仅浸润黏膜层早期胃窦部癌,做以胃左动脉干淋巴结清除为中心的选择性 D_2 根治术已足够。

(3)进展期胃癌的术式选择。①胃切除范围:贲门癌行近端胃次全切除时,下切缘距肿瘤边缘至少 5 cm 处断胃,上切缘切除 4～5 cm 食管下段,如癌累及食管下端,则应在肿瘤上缘 5 cm 处切断食管。幽门部癌行远端胃次全切除时,上切缘距肿瘤上方至少 5 cm 处断胃,下切缘应切除 3～4 cm 十二指肠。病灶浸润范围超过 2 个分区、皮革胃、贲门癌累及胃体或有远隔部位淋巴结转移者,如贲门癌有幽门上淋巴结转移、幽门部癌有贲门旁淋巴结转移均为全胃切除指征。②淋巴结清除范围:进展期胃癌至少应做 D_2 根治术。凡有 N_3 转移者应做 D_3 以上根治术,包括结扎切断腹腔动脉以彻底清除其周围淋巴结的 Appleby 式手术。

2.根治性手术

根治性手术是指将原发肿瘤连同转移淋巴结及受浸润的周围组织一并切除,从而有可能治愈的切除手术。根治的标准包括 3 个方面:远近切缘无肿瘤残留;淋巴结清除超越已有转移的淋巴结站别(D＞N);邻近组织器官无肿瘤残留。

(1)远端胃次全切除术:胃下区及部分病灶较小的胃体远端癌适于做远端胃次全切除术。上腹正中切口,进入腹腔后先探查肝脏、盆腔有无转移或种植灶,最后探查原发灶及区域淋巴结情况。手术步骤:自横结肠缘分离大网膜、结肠系膜前叶及胰腺包膜至胰腺上缘,探查、清除 No15、14 组淋巴结;根部切断结扎胃网膜右动、静脉,清除 No6 幽门下淋巴结、No4d 胃大弯淋巴结;分离结肠肝曲,Kocher 切口切开十二指肠降部外侧腹膜,将十二指肠、胰头内翻,显露下腔静脉,清除 No13 胰头后淋巴结;切开脾结肠韧带,切断结扎胃网膜左动、静脉,分离脾胃韧带,切断结扎最后 2～3 支胃短动脉,清除 No4s 胃大弯淋巴结;显露脾门,沿胰尾上缘探查脾动脉周围,如有 No10 脾门淋巴结、No11 脾动脉干淋巴结肿大则一并清除;于幽门下 3～4 cm 切断十二指肠,近肝缘切开肝十二指肠韧带前叶及小网膜,清除肝固有动脉及胆总管旁脂肪、淋巴结 No12,根部切断结扎胃右动、静脉,清除 No5 幽门上淋巴结,沿肝固有动脉表面显露肝总动脉,清除 No8 肝总动脉旁淋巴结向左直达腹腔动脉周围;自贲门右侧向下沿胃小弯清除脂肪及 No1、3 组淋巴结至肿瘤上方 5 cm 处;根部结扎切断胃左动、静脉,清除 No7 胃左动脉干淋巴结、No9 腹腔干周围淋巴结;于肿瘤上方 5 cm 处切断胃,以 28 mm 管状吻合器做胃十二指肠端侧吻合,如肿瘤巨大胃切除范围广做 Billroth Ⅰ 式有困难时则宜行 Roux-en-Y 吻合。

（2）近端胃次全切除术：胃底贲门部癌病灶大小未超过 1 个分区者、小弯侧上 1/3 癌适于做近端胃次全切除术。一般以胸腹联合切口为首选手术径路，优点：①先在腹部做小切口探查腹部情况，如腹腔内已有广泛转移而不适于手术，可免除开胸；②手术野暴露良好，有利于病灶及淋巴结的彻底清除；③可切除足够的食管下段，减少切缘阳性的危险性。对病灶较小、未累及食管下段或因年迈伴有心肺功能不全者可考虑经腹手术，暴露不满意时可切除剑突甚或劈开胸骨。手术步骤：切开膈肌，游离食管下段，切断迷走神经前、后干，清除 No110 食管旁淋巴结；分离大网膜及结肠系膜前叶，探查、清除 No15、14 组淋巴结，显露胃网膜右动、静脉，沿大弯向左切开大网膜至肿瘤下缘 5 cm 处；近肝缘切开小网膜、右胃膈韧带及部分膈脚，清除 No1 贲门右淋巴结及 No3 胃小弯淋巴结，胃右动脉旁如无肿大淋巴结可予保留，沿小弯远端向近端分离小网膜至肿瘤下缘 5 cm 处；提起食管下段，切开左侧胃膈韧带、部分膈脚及脾胃韧带，切断结扎胃短动脉、胃网膜左动、静脉，游离胃上部大弯侧，清除 No2 贲门左淋巴结及 No4 胃大弯淋巴结；将已游离的胃、大网膜及结肠系膜前叶上翻，分离胰包膜至胰腺上缘，结扎切断胃后动脉，清除 No10 脾门淋巴结、No11 脾动脉周围淋巴结；于肿瘤上方 5 cm 切断食管，将近端胃向下翻，根部结扎切断胃左动、静脉，清除 No7 胃左动脉干淋巴结、No8 肝总动脉旁淋巴结及 No9 腹腔干周围淋巴结；于肿瘤下方 5 cm 切断胃，以 28 mm 管状吻合器做食管胃端侧吻合。近端胃大部切除的操作程序基本上同远端胃大部切除术，但保留远端胃及胃网膜右动、静脉，清除贲门左、脾门及脾动脉旁淋巴结。由于贲门癌浸润食管下端远远超过幽门部癌浸润至十二指肠，故宜于肿瘤上方 5 cm 处切断食管做胃食管端侧吻合术。

（3）全胃切除术：胃体部癌、癌侵及两个分区、皮革胃或下区癌有贲门旁淋巴结转移、上区癌有幽门上下淋巴结转移者均适于做全胃切除术。手术径路以胸腹联合切口暴露较好，操作方便。手术步骤：胃中、下部游离与淋巴结清除的步骤及方法同远端胃次全切除术，十二指肠于幽门下 3～4 cm 切断关闭；游离食管下段、贲门小弯侧、胃上部大弯侧及淋巴结清除同近端胃次全切除术；食管空肠端侧吻合完成消化道重建。当病灶直接侵及脾、胰实质或胰上淋巴结、脾动脉干淋巴结与胰实质融合成团而无法彻底清除时，则做全胃合并脾、胰体尾切除。

全胃切除后消化道重建的种类繁多，理想的消化道重建方式应达到以下功能：①代胃有较好的储存功能，使食糜不过早地排入空肠；②重建消化道尽量接近正常的生理通道；③防止十二指肠液的返流，减少返流性食管炎的发生；④保持较好的营养状况和生活质量；⑤手术安全、简便，手术死亡率低。各种重建的术式各有利弊。Roux-en-Y 吻合减少了十二指肠液返流，但储存功能较差；食管空肠袢式吻合操作简单，但十二指肠液返流发生率较高；双腔、三腔肠管代胃改善了食物的储存功能，但操作复杂、手术时间长。术者宜根据患者的具体情况，在术时选择合适的重建方法。

（4）Appleby 手术：是将腹腔动脉根部结扎后清除全部第 2 站淋巴结，连同全胃、脾、胰体尾部整块切除的根治性手术。手术操作与全胃切除合并脾、胰体尾切除术相似，所不同的是根部切断结扎腹腔动脉后可更彻底地清除腹腔动脉周围的淋巴结，并连同原发灶做整块切除。切断腹腔动脉后肝脏的血供全靠来自肠系膜上动脉的胰十二指肠前下动脉和后上动脉与胃十二指肠动脉吻合后的动脉弓供应肝固有动脉血液，因此在手术时必须确认胃十二指肠动脉并仔细保护免受损伤，肝总动脉必须在胃十二指肠动脉的左侧切断结扎。上述侧支循环的供血量常低于肝总动脉，术后易导致胆囊坏死，故行此术时常规做胆囊切除术。切除后的消化道重建同全胃切除术。肝硬化肝功能明显不全者不宜做此手术。

(5)胃癌合并受累脏器联合切除术:适用于肿瘤直接浸润邻近脏器或为了彻底清除转移淋巴结而需将邻近脏器合并切除者。60%以上是为清除脾动脉周围及脾门淋巴结而合并胰体、尾及脾切除的扩大根治术。由于脾的免疫功能因而丧失,对无明确脾门淋巴结转移者,做合并胰体、尾及脾切除的扩大根治术应持慎重态度。对胃癌直接浸润食管下端、横结肠、肝、胰等邻近脏器但无远处转移征象者,一般均主张积极将受累脏器合并切除。

(6)腹主动脉旁淋巴结清除术:癌肿已浸润至浆膜外或浸润至周围脏器伴第2、第3站淋巴结明显转移者适于做此手术。手术步骤:切除大网膜及结肠系膜前叶至胰腺下缘,清除 No15 结肠中动脉周围淋巴结、No14 肠系膜上动静脉根部淋巴结;切断结扎胃网膜右动、静脉,清除 No4d 胃大弯淋巴结、No6 幽门下淋巴结;十二指肠降部外侧做 Kocher 切口,将十二指肠、胰头内翻,清除 No13 胰头后淋巴结,显露下腔静脉、腹主动脉,将结肠肝曲牵向左下,显露肠系膜下动脉,向上清除 $No16b_1$ 淋巴结;切除小网膜,清除 No12、5、7、8、9、1、3 淋巴结;游离食管下段,切开左侧胃膈韧带,切断腹段食管,清除 No2 贲门左淋巴结,切开脾胃韧带,切断结扎胃短动脉及胃网膜左动、静脉,清除 No4s、No19、No20 和 $No16a_1$ 淋巴结;将结肠系膜前叶及胰包膜分离至胰腺上缘,显露脾动脉,由脾门向右沿脾动脉清除 No10、No11 淋巴结至腹腔动脉根部;沿脾动脉根部下缘向右分离显露肝总动脉根部下缘,游离胰腺背侧,自脾动脉及肝总动脉根部下缘沿腹主动脉前向下分离至肠系膜上动脉及左肾静脉上缘,清除 $No16a_2$ 淋巴结;切断十二指肠,将全胃及4站淋巴结全部切除,消化道重建同全胃切除术。本式式称 D_4 手术,日本学者报告伴有腹主动脉周围淋巴结转移者行 D_4 手术后的5年生存率可达 10%~20%。但 D_4 手术创伤大、手术时间长、术后并发症多,而且临床实践证明有第4站淋巴结转移者其5年生存率难以达到20%的良好效果,因此选择 D_4 手术应持慎重态度。

3.姑息性手术

主要指姑息性切除,是仅切除原发病灶和部分转移病灶,尚有肿瘤残留的切除手术。

胃癌可因局部浸润、腹膜播散、远处淋巴结转移或血道播散而失去根治性手术的机会,只能做姑息性切除手术以缓解症状,防止或减少出血、穿孔、梗阻等严重并发症的发生。姑息性切除能减轻机体的肿瘤负荷,有利于提高术后化疗、生物治疗等综合治疗的疗效,有助于改善生活质量、延长生存时间。因此,除患者一般情况差不能耐受手术探查外,只要原发病灶局部解剖条件许可,应尽量做姑息性切除术。姑息性切除的原则:对患者的手术创伤愈小愈好;胃切除线不强求距肿瘤边缘 5 cm 以上,但也不可在切缘有明显的癌残留;淋巴结一般只清除胃周的 N_1 淋巴结,对明显肿大而切除又无困难的 N_2 淋巴结亦可予以摘除;切除后的消化道重建尽量采取简便易行的吻合方法,切忌手术时间冗长、复杂的重建方法;对姑息性全胃切除术应持慎重态度。对癌灶位于幽门部引起幽门梗阻者,如不能姑息性切除,可行胃-空肠吻合术缓解梗阻症状,可适当延长患者的生存时间。对梗阻性胃上部癌伴有转移者,可采用放置食管内支架或内镜激光治疗,也可采用空肠造瘘术,食管-空肠短路手术很少采用。

4.内镜手术

主要适用于无淋巴结转移的早期胃癌,手术方式包括内镜高频电切术、内镜剥离活检术、内镜双套息肉样切除术、局部注射加高频电切术等。由于癌组织的浸润深度和有无局部淋巴结转移难以估计,必须严格掌握指征:①隆起型、浅表隆起型、浅表平坦型,病灶未侵及黏膜肌层、直径<2 cm 的高分化黏膜内早期胃癌;②浅表凹陷型,病灶未侵及黏膜肌层、<1 cm 的中分化黏膜

内早期胃癌;③浅表凹陷型,病灶未侵及黏膜肌层、<0.5 cm 的低分化早期胃癌;④因年老体弱不愿意接受手术或伴有心、肺、肝、肾严重的器质性疾病不能耐受手术者。

5.腹腔镜手术

(1)腹腔镜胃局部切除术:适用于位于胃前壁<2 cm 的早期胃癌。经胃镜将癌灶部胃悬吊后,插入腹腔镜自动切割缝合器切除病灶及其周围部分正常胃壁。优点为手术创伤小、失血少、恢复快、并发症少、术后生活质量高,但其远期疗效有待进一步证实。

(2)腹腔镜胃癌根治术:腹腔镜消化道肿瘤根治是目前腹腔镜技术领域中的热点问题,许多外科学者进行了腹腔镜手术治疗恶性胃肠道肿瘤的探索。腹腔镜胃癌根治术操作复杂,无论是游离胃体、清扫淋巴结、切除标本还是消化道重建,操作步骤及操作平面都较多,整个手术操作没有单一的间隙,需要多层面跳跃进行,使手术难度增加。而且目前有关腹腔镜胃癌根治术的研究均为小样本、非随机的短期试验,有待开展大宗病例的随机临床试验。

(二)化学治疗

化疗作为综合治疗的重要组成部分,是胃癌治疗的重要手段之一。

1.术前化疗(新辅助化疗)

对病期较晚的进展期胃癌,术前化疗可使肿瘤缩小,癌灶局限,消灭亚临床转移灶,增加手术切除率,减少术中播散和术后复发,提高手术治疗效果,延长生存期。

2.术中化疗

手术操作可能使癌细胞逸入血液循环而导致血道播散,浸润至浆膜或浆膜外的癌细胞易脱落而引起种植性播散,手术过程中被切断脉管内的癌栓随淋巴液和血液溢入腹腔内可造成腹膜种植,术中化疗为防止医源性播散的重要措施之一。常用药物为 MMC 20 mg 静脉注射,次日再静脉注射 MMC 10 mg。

消灭腹腔内脱落的癌细胞已成为进展期胃癌外科治疗的重要环节,为达此目的术中应进行腹腔内化疗。术中持续高温腹腔灌注化疗是近 10 余年来开展的新方法,利用腹腔灌洗、热效应及化疗药物作用杀灭腹腔内残存癌细胞,以预防或减少腹膜转移,具有控制腹水、减少局部复发和延长生存期的作用。CHPP 的主要作用机制:①与正常细胞相比,肿瘤细胞的热耐受性差;②腹腔化疗造成腹腔及门静脉药物高浓度,药物浓度越高,抗癌作用越强;③热疗与化疗药物有协同作用,可以增加肿瘤细胞对化疗药物的敏感性;④腹腔灌洗对腹腔内游离癌细胞具有机械性清除作用。CHPP 的适应证:癌肿浸润至浆膜或浆膜外和/或伴有腹膜播散;术后腹膜复发,或伴有癌性腹水。CHPP 的灌洗液温度:输入温度 44~45 ℃,腹腔内温度 42~43 ℃,输出温度 40~42 ℃。持续灌洗时间为 60~90 分钟。常用化疗药物:MMC 20 mg/m²,DDP 200 mg/m²。

3.术后化疗

术后辅助化疗是胃癌最常采用的综合治疗方法,有淋巴结转移的早期胃癌和所有进展期胃癌术后均应做辅助化疗。一般于手术后 4 周开始,2 年内给 3~4 个疗程化疗。术后化疗多采用联合化疗,联合化疗方案的种类繁多,常用的有 FAM、EAP 及 FLP 方案。FAM 方案:5-Fu 500 mg/m² 静脉滴注,第 1、第 8、第 29、第 36 天;ADM 30 mg/m² 静脉注射,第 1、第 29 天;MMC 10 mg/m² 静脉注射,第 1 天;6 周为 1 个疗程,ADM 总量不超过 550 mg。EAP 方案:ADM 20 mg/m² 静脉注射,第 1、第 7 天;Vp-16 100 mg/m² 静脉滴注,第 4~6 天;DDP 40 mg/m² 水化静脉滴注,第 2、第 8 天;3 周为 1 周期,3 周期为 1 个疗程;EPA 方案疗效较好,但毒性反应明显。

FLP 方案:CF 200 mg/m² 静脉注射,第 1～5 天;5-Fu 500 mg/m² 静脉滴注,第 1～5 天;DDP 30 mg/m² 水化静脉滴注,第 3～5 天;3 周为 1 周期,3 周期为 1 个疗程。联合化疗既可用于术后辅助治疗,亦可用于不能切除及术后复发转移胃癌的姑息性化疗。

4.晚期胃癌化疗

对无法切除的晚期胃癌采用以化疗为主的综合治疗,可以缓解或减轻症状、改善生活质量、延长生存期。

(三)放射治疗

放射治疗是进展期胃癌的治疗手段之一,目的在于减少术后局部复发。

1.适应证及禁忌证

未分化癌、低分化癌、管状腺癌、乳头状腺癌均对放疗有一定敏感性;癌灶小而浅在、无溃疡者效果最好,可使肿瘤完全消退;有溃疡者亦可放疗,但肿瘤完全消退者少见。黏液腺癌及印戒细胞癌对放疗耐受,为放射治疗禁忌证。

2.术前放疗

进展期胃癌病灶直径＜6 cm 者适宜术前放疗,＞10 cm 者则不宜。术前放疗剂量以 4 周 40 Gy 为宜,可使 60％ 以上患者原发肿瘤有不同程度的缩小,手术切除率、生存率提高,局部复发率降低。术前放疗与手术的间隔以 2 周为宜,最迟不超过 3 周。

3.术中放疗

术中放疗的适应证:①Ⅱ、Ⅲ期胃癌原发灶已切除;②无腹膜及肝转移;③淋巴结转移在 2 站以内;④原发灶侵及浆膜面或累及胰腺。剂量以一次性照射 20～30 Gy 为宜,能减少术后局部复发和远处转移,提高生存率。

4.术后放疗

术后放疗一般不作为胃癌的常规辅助治疗手段,但对姑息性切除者,应在癌残留处以银夹标记定位,术后经病理证实其组织学类型非黏液腺癌或印戒细胞癌者可行局部补充放疗。剂量一般为 5 周 50 Gy,因应用较少,疗效无法肯定。

(四)生物治疗

生物治疗的适应证:①胃癌根治术后适合全身应用免疫刺激剂;②不能切除或姑息切除的病例可在残留癌内直接注射免疫刺激剂;③晚期患者伴有腹水者腹腔内注射免疫增强药物。目前主要有 2 类。

1.过继性免疫治疗

主要原理是给患者输注大量具有抗肿瘤效应的免疫活性细胞,以淋巴因子激活的杀伤细胞(LAK 细胞)和肿瘤浸润淋巴细胞为代表。

2.非特异性生物反应调节剂

通过增强机体总体免疫功能达到治疗目的。目前可能有疗效的有 BCG(卡介苗)、OK-432、PS-K、香菇多糖、N-CWS(奴卡菌壁架)。

七、预后

胃癌是威胁生命健康最严重的恶性肿瘤之一,由于病情发展较快,如出现症状后不进行手术治疗,90％ 以上的患者在 1 年内死亡。近年来随着早期胃癌发现率的提高、手术方法的改进和综合治疗的应用,胃癌的治愈率有所提高,但总的 5 年生存率仍徘徊于 20％～30％。

在影响预后的诸多因素中,病灶的浸润深度与淋巴结转移情况是最重要的因素。淋巴结转移与否对预后的影响极大,淋巴结转移的数量与预后的关系尤为密切,淋巴结转移数越多预后越差。其次是治疗方法包括手术类型、淋巴结清除范围、综合治疗措施等,其他如肿瘤的病理类型及生物学行为、患者的年龄性别等对预后亦有一定影响。

提高早期胃癌的诊断率和早期胃癌在治疗患者中的构成比,是改善胃癌预后最为有效的措施之一。合理选择手术方式及淋巴结清除范围,加强手术、化疗、放疗及生物治疗的综合治疗措施,亦是改善预后的方法之一。

(徐宏雨)

第六章

小 肠 疾 病

第一节 先天性肠闭锁与肠狭窄

肠闭锁与肠狭窄是常见的先天性消化道发育畸形,是新生儿时期的主要急腹症之一。发病率为1/4 000～5 000活产儿。可发生在肠道任何部位,以空肠、回肠为多见,十二指肠次之,结肠少见。男女性别无显著差异,未成熟儿的发病率较高。

一、十二指肠闭锁与狭窄

十二指肠部位在胚胎发育过程中发生障碍,形成十二指肠部的闭锁或狭窄,发生率约为出生婴儿的1/7 000～10 000,多见于低出生体重儿。闭锁与狭窄的比例约为3：2或1：1,在全部小肠闭锁中占37％～49％。其合并畸形的发生率较高。

(一)病因

胚胎第5周,原肠管腔内上皮细胞过度增殖使肠腔闭塞,出现暂时性的充实期,第9～11周,上皮细胞发生空化形成许多空泡,以后空泡相互融合即为腔化期,使肠腔再度贯通,至第12周时形成正常的肠管。如空泡形成受阻,停留在充实期,或空泡未完全融合,肠管重新腔化发生障碍,即可形成肠闭锁或狭窄。此为十二指肠闭锁的主要病因(Tandler学说)。有人认为胚胎期肠管血液供应障碍,缺血、坏死、吸收、修复异常,亦可形成十二指肠闭锁或狭窄。30％～50％的病例同时伴发其他畸形,如先天愚型(30％)、肠旋转不良(20％)、环状胰腺、食管闭锁,以及肛门直肠、心血管和泌尿系统畸形等。多系统畸形的存在,提示其与胚胎初期全身发育缺陷有关,而非单纯十二指肠局部发育不良所致。

(二)病理

病变多在十二指肠第二段,梗阻多发生于壶腹部远端,少数在近端。

1.隔膜型

肠管外形保持连续性,肠腔内有未穿破的隔膜,常为单一,亦可多处同时存在;隔膜可薄而松弛,向梗阻部位的远端脱垂形成风袋状;隔膜中央可有针尖样小孔,食物通过困难。壶腹部常位于隔膜的后内侧。

2.盲段型

肠管的连续中断,两盲端完全分离,或仅有纤维索带连接,肠系膜亦有V型缺损。临床上此型少见。

3.十二指肠狭窄

肠腔黏膜有一环状增生,该处肠管无扩张的功能;也有表现为在壶腹部附近有一缩窄段。

梗阻近端的十二指肠和胃明显扩张,肌层肥厚,肠肌间神经丛变性,蠕动功能差。肠闭锁远端肠管萎瘪细小,肠壁菲薄,肠腔内无气。肠狭窄的远端肠腔内有空气存在。

(三)临床表现

妊娠妇女妊娠早期可能有病毒感染、阴道流血等现象,半数以上有羊水过多史。婴儿出生后数小时即发生频繁呕吐,量多含胆汁,如梗阻在壶腹部近端则不含胆汁。没有正常胎粪排出,或仅排出少量白色黏液或油灰样物,梗阻发生较晚者有时亦可有1～2次少量灰绿色粪便。轻度狭窄者,间歇性呕吐在生后数周或数月出现,甚至在几年后开始呕吐。因属于高位梗阻,一般均无腹胀,或仅有轻度上腹部膨隆,可见胃蠕动波。剧烈或长期呕吐,有明显的脱水、酸碱失衡及电解质紊乱、消瘦和营养不良。

(四)诊断

生后出现持续性胆汁性呕吐,无正常胎粪者,应考虑十二指肠梗阻。X线正立位平片见左上腹一宽大液平,为扩张的胃;右上腹亦有一液平,为扩张的十二指肠近段,整个腹部其他部位无气体,为"双气泡征",是十二指肠闭锁的典型X线征象。十二指肠狭窄的平片与闭锁相似,但十二指肠近端扩张液平略小,余腹可见少量气体。新生儿肠梗阻时,禁忌作钡餐检查,可引起致死性钡剂吸入性肺炎。为与肠旋转不良作鉴别,可行钡剂灌肠,观察盲肠、升结肠的位置。年长儿病史不典型,有十二指肠部分梗阻症状者,需作吞钡检查,检查后应洗胃吸出钡剂。

产前超声诊断上消化道梗阻的准确性大于90%。如发现母亲羊水过多,同时胎儿腹腔内显示1～2个典型的液性区,或扩张的胃泡,应高度怀疑本病。可为出生后早期诊断、早期手术提供依据。

(五)治疗

术前放置鼻胃管减压,纠正脱水与电解质失衡,适量补充血容量,保暖,给予维生素K和抗生素。

术时必须仔细探查有无其他先天性畸形,如肠旋转不良或环状胰腺,闭锁远端需注入生理盐水使之扩张,按顺序检查全部小肠,注意有无多发闭锁与狭窄。根据畸形情况选择术式,隔膜型闭锁采用隔膜切除术,做切除时须慎防损伤胆总管入口处。十二指肠近远两端相当接近,或同时有环状胰腺者,可作十二指肠十二指肠侧-侧吻合术。十二指肠远端(水平部)闭锁与狭窄可选择十二指肠空肠吻合术,但术后可产生盲端综合征。亦可将扩张段肠管裁剪整形后吻合,可以促进十二指肠有效蠕动的恢复,缩短禁食时间,减少并发症。

近年主张十二指肠闭锁患儿手术恢复肠道连续性同时,做胃造瘘并放置空肠喂养管。胃造瘘可保证胃排空,防止误吸;空肠喂养管术后立即灌输营养液,早日进行肠内营养,同时可减少长期胃肠外营养的并发症。

目前随着新生儿呼吸管理、静脉营养、肠内营养技术及各种监测技术的不断改进,十二指肠闭锁的死亡率已大大降低,影响其预后的因素:①早产或低体重儿;②伴发严重畸形;③确诊时间;④病变及肠管发育程度。近端十二指肠瘀滞、功能性肠梗阻是影响患儿存活的关键。研究发现闭锁近端肠壁的环纵肌肥厚增生且比例失调,肠壁内肌间神经丛和神经节细胞减少,产生巨十二指肠伴盲端综合征、胆汁反流性胃炎、胆汁淤积性黄疸、胃食管反流及排空延迟等并发症,是影响术后肠。

二、空、回肠闭锁与狭窄

空、回肠闭锁与十二指肠闭锁的发生率之比为2:1。近年报道空、回肠闭锁的发生率较高，达1/1 500至1/4 000，男女相等，1/2多发性闭锁为低出生体重者。肠闭锁可发生于同一家庭或孪生子女中。

(一)病因

与十二指肠闭锁病因不同，空回肠胚胎发育过程中无暂时性充实期，其并非由管腔再通化异常造成闭锁，而是肠道血液循环障碍所致。胎儿期肠管形成后，肠道再发生某种异常的病理变化，如肠扭转、肠套叠、炎症、穿孔、索带粘连及血管分支畸形等，造成肠系膜血液循环发生障碍，以致影响某段小肠血液供应，导致肠管无菌性坏死和/或穿孔、吸收、修复，出现相应部位的肠管闭锁或狭窄，有时受累肠管消失，出现不同程度小肠缩短。据认为多发性肠闭锁为隐性遗传。回肠近端闭锁伴肠系膜缺损和远端肠管围绕肠系膜血管旋转，也属隐性遗传。

(二)病理

闭锁或狭窄可发生于空、回肠的任何部位，空肠比回肠略多见。闭锁于近段空肠占31%，远段空肠20%，近段回肠13%，远段回肠36%。＞90%为单一闭锁，6%～10%病例为多发闭锁。可分为以下5种类型。

1.隔膜型

近端扩张肠段与远端萎瘪肠段外形连贯，其相应的肠系膜完整无损，隔膜为黏膜及纤维化的黏膜下层构成。有时隔膜中央有一小孔，少量气体和液体可进入梗阻以下肠腔。

2.盲端Ⅰ型

两盲端间有索带相连：近侧盲端肠腔膨大，肠壁增厚。远侧肠段萎瘪细小，直径仅0.3～0.6 cm，相应的肠系膜呈"V"型缺损或无缺损。

3.盲端Ⅱ型

两盲端间无索带粘连，相应的肠系膜呈"V"型缺损，有时肠系膜广泛缺损，远端肠系膜完全游离呈一索带，血液供应仅来自回结肠、右结肠或结肠中动脉，远侧细小的小肠以肠系膜为轴，围绕旋转，形成一种特殊类型，称为"苹果皮样闭锁"，此型约占10%，多发生于空肠闭锁，常为低体重儿伴有多发畸形。整个小肠长度可缩短，因缺乏肠系膜固定容易发生小肠扭转。

4.多节段型

闭锁远端肠段与近侧完全分离，肠系膜缺损，远端肠段有多处闭锁，其间有索带相连，状如一串香肠。但亦有远侧肠段内多处闭锁而外观完全正常者。

5.狭窄型

病变部有一段狭窄区域或呈瓣膜样狭窄，仅能通过探针；有时表现为僵硬肠段，而其内腔细小，远侧肠腔内有少量气体。

正常小肠的全长，成熟儿为250～300 cm，未成熟儿160～240 cm，肠闭锁者较正常儿明显缩短，仅100～150 cm，甚至更短。闭锁近端肠腔因内容物积聚而高度扩张，直径可达30～40 mm，肠壁肥厚，蠕动功能差，血运不良，甚至坏死、穿孔。闭锁远端肠管细小萎陷，直径不足4～6 mm，腔内无气，仅有少量黏液和脱落细胞。有时合并胎粪性腹膜炎。伴发畸形有肠旋转不良、肠扭转、腹裂、肛门直肠闭锁、先天性心脏病和先天愚型等。

（三）临床表现

主要为肠梗阻症状，其出现早晚和轻重取决于梗阻的部位和程度。呕吐为早期症状，梗阻部位越高出现呕吐越早，空肠闭锁多在生后 24 小时以内出现呕吐，而回肠闭锁可于生后 2～3 天才出现，呕吐进行性加重，呈频繁呕吐胆汁或粪便样液体。高位闭锁时腹胀仅限于上腹部，多不严重，在大量呕吐或放置胃管抽出胃内容物后，可明显减轻或消失。回肠闭锁时全腹呈一致性腹胀，可见肠型。如腹壁水肿发红，则为肠穿孔腹膜炎征象。肠闭锁者无正常胎便排出，有时可排出少量灰白色或青灰色黏液样物，此为闭锁远段肠管的分泌物和脱落细胞。全身情况可因呕吐频繁很快出现脱水、酸中毒、电解质紊乱及中毒症状，体温不升，并常伴吸入性肺炎，呼吸急促。

（四）诊断

小肠闭锁有 15.8%～45% 伴有羊水过多，尤以空肠闭锁多见。胎儿超声检查可发现腹腔多个液性暗区，提示扩张肠管可能。出生后持续性呕吐、进行性腹胀、无胎粪排出，应怀疑肠闭锁。肛指或灌肠后观察胎粪情况，有助于区别闭锁、胎粪黏滞性便秘或巨结肠。

腹部平片对诊断有很大价值。新生儿吞咽空气 1 小时内到达小肠，12 小时内到达直肠。高位闭锁可见一大液平（胃）及 3～4 个小液平（扩张的小肠），或"三泡征"，下腹部完全无气体影。低位闭锁显示较多的扩张肠段及液平，最远的肠袢极度扩张。侧位片示结肠及直肠内无气体。对临床不典型者，少量稀钡做灌肠检查，可显示细小结肠（胎儿型结肠）；并可发现合并的肠旋转不良或结肠闭锁，及除外先天性巨结肠。

（五）治疗

按新生儿肠梗阻的要求进行充分的术前准备。根据病变类型及部位，选择合适的术式。凡条件许可者，应常规作肠切除、小肠端-端吻合术，取 3-0～5-0 可吸收线全层间断内翻单层缝合，组织内翻不宜过多。隔膜型可做隔膜切除术，肠壁纵切横缝。高位空肠闭锁，切除扩张肠段有困难时，为改善日后功能，可作裁剪法整形吻合。亦可选择近、远端作端-侧吻合及远端造瘘术（Bishop-koop 法）或近、远端作侧端吻合及近端造瘘术（Santulli 法），后者可使近侧肠管充分减压。病变部位在回肠远端，合并肠穿孔、胎粪性腹膜炎和其他严重畸形者，可作双腔造瘘术（Mikulicz 法）。肠狭窄患儿应将狭窄肠管切除后做肠吻合术。

闭锁近端肠管扩张、肠壁功能障碍为术后肠道通行受阻的主要原因。因此术中应彻底切除盲端及扩张肥厚的近端肠段 10～20 cm。远端肠管切除 2～3 cm。小肠切除的长度不应超过其全长的 50%，全部小肠最好能保留 100 cm 以上，使营养代谢不致发生严重紊乱。吻合前应在闭锁远端肠管注入生理盐水，对整条肠管进行全面仔细检查，以免遗漏多发闭锁。肠吻合时两断端管腔直径不等，可将远端肠管斜行 45°切开或沿肠系膜对侧缘纵行切开，进行端-端吻合。手术放大镜进行操作，能提高吻合质量。术后肠道功能恢复较慢，一般需 10～14 天，甚至更长。因此在恢复前需较长时间持续胃肠减压，通过静脉营养，补充足够的水、热量和氨基酸，维持氮平衡或正氮平衡。

（六）预后

小肠闭锁的治疗效果随着目前诊疗技术的提高，特别是胃肠外营养的成功应用，已有明显改善。在专业新生儿外科治疗中心的报道其治愈率 90%，但高位空肠闭锁治愈率略低，60%～70%。高位空肠闭锁，仍有较高术后并发症和死亡率，近端空肠裁剪术虽可缩小盲端，但其增加吻合口瘘和破坏肠壁肌层的连续性。对高位空肠闭锁，建议术中放置经吻合口下方的小肠喂养管，早期肠内营养可减少静脉营养的并发症。常见致死原因为肺炎、腹膜炎及败血症，未成熟儿、短肠综合征、吻合口瘘与肠功能不良。术后小肠长度＞50％者大多可得到正常生长发育。远侧小肠广泛切除,特别缺少回盲瓣者,大多有脂肪、胆盐、维生素 B_{12}、钙、镁吸收不良,腹泻及肠道细菌过度繁殖。应用静脉营养与要素饮食,使余下小肠＞35 cm 有回盲瓣者大多能存活,以后可籍小肠绒毛的肥大,肠黏膜细胞的增生及肠壁增厚增粗而逐渐适应营养吸收。

三、结肠闭锁

结肠闭锁的发生率为 1/15 000～20 000,占肠闭锁＜5％。病因与病理基本上与小肠闭锁相同。类型:①黏膜及黏膜下层构成的隔膜,多见于升结肠及乙状结肠;②两端为盲端,中间有结缔组织;③两盲端间无结缔组织,多见于横结肠。

(一)临床表现

结肠闭锁为典型的低位肠梗阻,腹胀明显,呕吐物呈粪汁样,无胎粪排出。腹部平片见全腹均有肠段充气及多个液平面。钡剂灌肠可提示闭锁部位,有助确定诊断。

(二)治疗

主张分期手术,先切除扩张的肠管,近端造瘘排便,远端造瘘进行灌洗,以扩大远端肠管直径,使二期吻合时两端肠管直径基本接近,数周或数月后做造瘘关闭吻合术。尽量避免在病情恶劣时做一期手术。

(谢世富)

第二节　小　肠　梗　阻

肠梗阻指肠内容物在肠道中通过受阻,为常见的急腹症,由于其变化快,需要早期作出诊断、处理。诊治的延误可使病情发展加重,甚至出现肠坏死、腹膜炎等严重的情况。小肠梗阻占肠梗阻的 60％～80％。

一、病因学

肠梗阻的病因主要可分为两大类:机械性和动力性。血运障碍引起的肠动力性梗阻有学者归纳为血运性肠梗阻。

(一)机械性

机械性肠梗阻的病因又可归纳为以下 3 类。

1.肠壁内的病变

这些病变通常是先天性的,或是炎症、新生物或是创伤引起。先天性病变包括先天性扭转不良、梅克尔憩室炎症等。在炎症性疾病中克罗恩病最常见,其他还有结核、放线菌病甚至嗜伊红细胞肉芽肿。当然,原发性或继发性肿瘤、肠道多发息肉,也都可以产生梗阻。创伤后肠壁内血肿可以产生急性梗阻也可以是之后因缺血产生瘢痕而狭窄、梗阻。各种原因引起的肠套叠、肠管狭窄都可引起肠管被堵、梗阻。

2.肠壁外的病变

手术后,先天性或炎症后的肠粘连是常见的产生肠梗阻的肠壁外病变。在我国疝也是产生肠梗阻的一个常见原因,其中以腹股沟疝为最多见,其他如股疝、脐疝及一些少见的先天性疝如闭孔疝、坐骨孔疝也可产生肠梗阻。手术后造成的间隙或缺口而导致的疝如胃空肠吻合后、结肠造口或回肠造口后造成的间隙或系膜缺口、外伤性膈肌破裂均可造成小肠进入而形成疝与梗阻。先天性环状胰腺、腹膜包裹、小肠扭转也都可产生梗阻。肠壁外的癌病、肠外肿瘤、局部软组织肿瘤转移、腹腔炎性肿块、脓肿、肠系膜上动脉压迫综合征,均可引起肠梗阻。

3.肠腔内病变

相比之下,这一类病变较为少见,但在我国临床上仍常见到,特别是在基层医院能遇到这类患者,如寄生虫(蛔虫)、粗糙食物形成的粪石、发团、胆石症等在肠腔内堵塞导致肠梗阻。

(二)动力性

动力性又称麻痹性肠梗阻,它又分为麻痹性与痉挛性两类,是由神经抑制或毒素刺激导致的肠壁肌肉运动紊乱。麻痹性肠梗阻较为常见,发生在腹腔手术后、腹部创伤或急性弥漫性腹膜炎患者,由于严重的神经、体液与代谢(如低钾血症)改变所致。痉挛性较为少见,可在急性肠炎、肠道功能紊乱或慢性铅中毒患者发生。

(三)血运性

血运行亦可归纳入动力性肠梗阻之中,是肠系膜血管发生血栓形成或栓子栓塞,从而有肠血管堵塞,循环障碍,肠失去蠕动能力,肠内容物停止运行出现肠麻痹现象,但是它可迅速继发肠坏死,在处理上与肠麻痹截然不同。

(四)原因不明的肠假性梗阻

假性肠梗阻的治疗主要是非手术方法,仅有些因合并有穿孔、坏死等而需要进行手术处理。重要的是要认识这一类型肠梗阻,不误为其他类型肠梗阻,更不宜采取手术治疗。假性肠梗阻与麻痹性肠梗阻不同,它无明显的病因可查,是一慢性疾病,表现有反复发作肠梗阻的临床症状,有肠蠕动障碍、肠胀气,但十二指肠与结肠蠕动可能正常,患者有腹部绞痛、呕吐、腹胀、腹泻甚至脂肪泻,体检时可发现腹胀、肠鸣音减弱或正常,腹部X线片不显示有机械性肠梗阻时出现的肠胀气与气液面。

上述分类的依据是发病的原因,其他分类如下。

1.单纯性和绞窄性肠梗阻

不论发病的原因,而根据肠管血液循环有无障碍分类。无血液循环障碍者为单纯性肠梗阻,有血液循环障碍者则为绞窄性肠梗阻。

2.完全性与不完全性肠梗阻

如果一段肠袢的两端均有梗阻,形成闭袢,称闭袢型肠梗阻,虽属完全性肠梗阻,局部肠袢呈高度膨胀,局部血液循环发生障碍,容易发生肠壁坏死、穿孔。

3.根据梗阻的部位

分为高位、低位和小肠、结肠梗阻,也可根据发病的缓急分为急性和慢性。

分类是为了便于诊断与治疗,这些分类中有相互交错,且梗阻也可以转化,要重视早期诊断,适时给予合理治疗。

二、病理学

肠梗阻可引起局部和全身性的病理和生理变化,慢性不完全性肠梗阻的局部主要改变是梗阻近端肠壁、肥厚和肠腔膨胀,远端肠管变细、肠壁变薄。继发于肠管疾病的病理性肠梗阻,梗阻部还具有原发疾病的改变如结核、克罗恩病等。营养不良及因营养不良而引起器官与代谢改变是主要的改变。急性肠梗阻随梗阻的类型及梗阻的程度而有不同的改变,概括起来有下列几方面。

(一)全身性病理生理改变

1.水、电解质和酸碱失衡

肠梗阻时,吸收功能发生障碍,胃肠道分泌的液体不能被吸收返回全身循环系统而积存在肠腔内。同时肠梗阻时,肠壁继续有液体向肠腔内渗出,导致体液在第三间隙的丢失。如为高位小肠梗阻,出现大量呕吐更易出现脱水,并随丧失液体电解质含量而出现电解质紊乱与酸碱失衡。胆汁及肠液均为碱性,损失的 Na^+、K^+ 较 Cl^- 为多,再加之组织灌注不良、禁食而易有代谢性酸中毒,但在高位小肠梗阻时,胃液的丧失多于小肠液,则有可能出现代谢性碱中毒。K^+ 的丢失可引起肠壁肌张力减退,引起肠腔膨胀。

2.休克

肠梗阻如未得到及时适当的治疗,大量失水、失电解质可引起低血容量休克。在手术前由于体内代偿性调节,血压与脉搏的改变不明显,但在麻醉后,机体失去调节的功能,休克的临床症状可迅速表现出来。另外,由于肠梗阻引起肠黏膜屏障功能障碍,肠道内细菌、内毒素易位至门静脉和淋巴系统,继有腹腔内感染或全身性感染,也可因肠壁坏死、穿孔而有腹膜炎与感染性休克。在绞窄性肠梗阻时,常是静脉回流障碍先于动脉阻断,导致动脉血仍不断流向肠壁、肠腔,以及因血流障碍而迅速发生肠坏死,出现感染和低血容量休克。

3.脓毒症

肠梗阻时,肠内容物淤积,细菌繁殖,因而产生大量毒素,可直接透过肠壁进入腹腔,致使肠内细菌易位引起腹腔内感染与脓毒症。在低位肠梗阻或结肠梗阻时更明显,因肠腔内有较多的细菌,在梗阻未解除时,因静脉反流有障碍,肠内毒素被吸收较少,而一旦梗阻被解除血液循环恢复后,毒素大量被吸收而出现脓毒症、中毒性休克。因此,在解决梗阻前应先清除肠内积存的感染性肠液。

4.呼吸和心脏功能障碍

肠腔膨胀时腹压增高,膈肌上升,腹式呼吸减弱,可影响肺内气体交换,同时,有血容量不足、下腔静脉被压而下肢静脉血回流量减少,均可使心排血量减少。腹腔内压力＞2.7 kPa(20 mmHg),可产生系列腹腔间室综合征累及心、肺、肾与循环障碍。

(二)局部病理生理改变

1.肠腔积气、积液

有学者应用同位素标志的水、钠与钾进行研究,在小肠梗阻的早期(＜12 小时),由于吸收功能降低,水与电解质积存在肠腔内,24 小时后不但是吸收减少而且有分泌增加。

梗阻部以上肠腔积气来自:①吞咽的空气;②重碳酸根中和后产生的二氧化碳;③细菌发酵后产生的有机气体。吞咽的空气是肠梗阻时很重要的气体来源,它的含氮量高达 70%,而氮又是一种不被肠黏膜吸收的气体。二氧化碳的量虽大,但它易被吸收,不是产生肠胀气的主要成分。

2.肠蠕动增加

正常时肠管蠕动受到自主神经系统、肠管本身的肌电活动和多肽类激素的调节来控制。在发生肠梗阻时,各种刺激增强而使肠管活动增加。在高位肠梗阻频率较快,每 3～5 分钟即可有

1次,低位肠梗阻间隔时间较长,可10～15分钟1次,但如梗阻长时间不解除,肠蠕动又可逐渐变弱甚至消失,出现肠麻痹。

3.肠壁充血水肿、通透性增加

正常小肠腔内压力为0.27～0.53 kPa,发生完全性肠梗阻时,梗阻近端压力可增至1.33～1.87 kPa,强烈蠕动时可达4.0 kPa以上。在肠内压增加时,肠壁静脉回流受阻,毛细血管及淋巴管淤积,引起肠壁充血水肿,液体外渗。同时由于缺氧,细胞能量代谢障碍,致使肠壁通透性增加,液体可自肠腔渗透至腹腔,在闭祥型肠梗阻中,肠内压可增加至更高点,使小动脉血流受阻,引起点状坏死和穿孔。

概括起来,高位小肠梗阻易有水、电解质与酸碱失衡。低位肠梗阻容易出现肠腔膨胀、感染及中毒。绞窄性肠梗阻易引起休克。结肠梗阻或闭祥型肠梗阻则易出现肠穿孔、腹膜炎。如治疗不及时或处理不当,不论何种类型肠梗阻都可出现上述的各种病理生理改变。

三、临床表现

各种类型肠梗阻虽有不同的病因,但有一共同的特点即是肠管的通畅性受阻,肠内容物不能正常地通过,因此,有程度不同的腹痛、呕吐、腹胀和停止排便排气等临床症状。

(一)临床症状

1.腹痛

腹痛是机械性肠梗阻的最先出现的临床症状,呈阵发性剧烈绞痛,且在腹痛发作时,患者自觉有肠蠕动感,且有肠鸣,有时还可出现移动性包块。腹痛可呈全腹性或仅局限在腹部的一侧。在高位肠梗阻时,腹痛发作的同时可伴有呕吐。单纯性肠梗阻时,腹痛有出现逐渐加重,再由重减轻的过程。减轻可以是梗阻有所缓解,肠内容物可以通向远段肠管,但也有可能是由于梗阻完全,肠管高度膨胀,腹腔内有炎性渗出或腹膜炎,肠管进入麻痹状态。这时,腹痛虽减轻,但全身临床症状加重,特别是毒性临床症状明显。绞窄性肠梗阻由于有肠管缺血和肠系膜嵌闭,腹痛往往是持续性伴有阵发性加重,疼痛也较剧烈。绞窄性肠梗阻也常伴有休克及腹膜炎临床症状。麻痹性肠梗阻的腹胀明显,腹痛不明显,阵发性绞痛尤为少见。

2.腹胀

腹胀发生在腹痛之后,低位梗阻的腹胀较高位梗阻更为明显。在腹壁较薄的患者,常可显示梗阻部位的上部肠管膨胀出现肠型。高位小肠梗阻常表现为上腹尤其是上腹中部有饱胀,低位小肠梗阻为全腹性胀气,以中腹部最为明显,闭祥型肠梗阻可出现局限性腹胀。

3.呕吐

呕吐是机械性肠梗阻的主要临床症状之一,高位梗阻的呕吐出现较早,在梗阻后短期即发生,呕吐较频繁。在早期为反射性,呕吐物为食物或胃液,其后为胃十二指肠液和胆汁。低位小肠梗阻的呕吐出现较晚,初为胃内容物,静止期较长,后期的呕吐物为积蓄在肠内并经发酵、腐败呈粪样带臭味的肠内容物。如肠系膜血管有绞窄,呕吐物为有血液的咖啡色、棕色,偶有新鲜血液。

4.排气排便停止

在完全性肠梗阻,排气排便停止是肠梗阻的一个主要临床症状。在梗阻发生的早期,由于肠蠕动增加,梗阻部位以下肠内积存的气体或粪便可以排出,当早期开始腹痛时即可出现排便排气现象,容易误为肠道仍通畅,故在询问病史时,应了解在腹痛再次发作时是否仍有排便排气。但在肠套叠、肠系膜血管栓塞或血栓形成时,可自肛门排出血性黏液或果酱样粪便。

（二）体征

单纯梗阻的早期,患者除在阵发性腹痛发作时出现痛苦表情外,生命体征等无明显变化,待发作时间较长,呕吐频繁,腹胀明显后,可出现脱水现象,患者虚弱甚至休克。当有绞窄性梗阻时可较早地出现休克。腹部检查可观察到腹部有不同程度的腹胀,在腹壁较薄的患者,尚可见到肠型及肠蠕动。肠型及肠蠕动多随腹痛的发作而出现,肠型是梗阻近端肠袢胀气后形成,有助于判断梗阻的部位。

触诊时,单纯性肠梗阻的腹部虽胀气,但腹壁柔软,按之有如充气的球囊,有时在梗阻的部位可有轻度压痛,特别是腹壁切口部粘连引起的梗阻,压痛点较为明显。当梗阻上部肠管内积存的气体与液体较多时,稍加振动可听到振水声。腹部叩诊多呈鼓音。肠鸣音亢进,有时不用听诊器亦可听到。肠鸣音的量和强度均有增加,且可有气过水声及高声调的金属声。腹痛、肠型、肠鸣音亢进都是由于肠蠕动增强引起,常同时出现。因此,在体检时,可稍等待,即可获得这些阳性体征。当有绞窄性肠梗阻或单纯性肠梗阻的晚期,肠壁已有坏死、穿孔,腹腔内已有感染、炎症时,则体征表现为腹膜炎的体征,腹部膨胀,有时可叩出移动性浊音,腹壁有压痛,肠鸣音微弱或消失。因此,在临床观察治疗中,体征的改变应与临床症状相结合,警惕腹膜炎的发生。

四、辅助检查

（一）实验室检查

单纯性肠梗阻早期变化不明显。晚期由于失水和血液浓缩,白细胞计数、血红蛋白、血细胞比容都可增高,血 K^+ 、Na^+ 、Cl^- 与酸碱平衡都可发生改变。高位梗阻、呕吐频繁、大量胃液丢失可出现低钾、低氯与代谢性碱中毒。在低位肠梗阻时,可有电解质普遍降低与代谢性酸中毒。腹胀明显,膈肌上升影响呼吸时,亦可出现低氧血症与呼吸性酸或碱中毒,可随患者原有肺部功能障碍而异。因此,动脉血气分析应是一项重要的常规检查。当有绞窄性肠梗阻或腹膜炎时,血常规、血液生物化学测定指标等改变明显。尿量在肠梗阻早期可无明显变化,但在晚期,如无适当的治疗,可出现尿量减少、尿比重增加甚至出现急性肾功能障碍。

（二）影像学检查及内镜检查

1.X 线检查

腹部 X 线检查被认为是诊断肠梗阻的首选方法,可以判断是否存在肠梗阻和推测梗阻部位,但无法正确判断梗阻原因。高位小肠梗阻表现为节段性小的液气平或积气。低位小肠梗阻因梗阻原因不同,X 线表现有所不同,可见鸟嘴征、弹簧圈征、咖啡豆征、牵拉征等征象。在不完全性小肠梗阻患者可行小肠造影,透视下可以反映肠管粗细及观察造影剂通过速度及梗阻程度。在急性期患者由于肠道压力较高,造影剂会增加肠道压力而加重病情,患者难以充分配合。

2.超声检查

据报道,腹部超声检查对肠梗阻诊断的敏感性和特异性均高于 X 线检查。实践表明,肠袢充满液体的小肠梗阻,X 线检查难以诊断,而超声则容易观察,可弥补 X 线检查不足。但当肠袢大量充气、图像不典型、肿块位置特殊及超声医师经验较低时,超声对小肠梗阻的诊断易出现误诊及漏诊。

3.CT 检查

对小肠梗阻的病因鉴别有一定帮助并且能判断有无绞窄及其程度。小肠造影 CT、小肠 CT 成像等检查可以提高小肠梗阻病因的检出,不仅可以良好地显示小肠病变,依靠其后处理功能,还可以更清晰、更全面、更直观地显示肠梗阻的细节,对于由于肿瘤引起的机械性小肠梗阻,可以更好地了解小肠壁及向外侵犯程度,明确病灶的数量及范围,明显优于 X 线及超声检查。

4.MRI 检查

在诊断小肠梗阻有一定优势,具有无创伤检查,无 X 线损伤,一般不需要注射对比剂。由于 MRI 检查能多序列、多方位扫描及重建,能获得更多的信息。对小肠梗阻的定位较 CT 检查及腹部 X 线检查有明显优势。能在冠状位很好地显示梗阻点,更加直观地显示肠管受压,能区分是肠粘连或肠道本身病变引起小肠梗阻。但其检查时间长,价格昂贵,部分患者有幽闭恐惧症,不能行此检查。

5.胶囊内镜

随着胶囊内镜临床应用的增多,临床医师对胶囊内镜适应证、禁忌证掌握的经验日渐丰富,胶囊内镜的使用范围也越广泛,以前所认为的使用禁忌证逐渐变为相对禁忌证。胶囊内镜对于小肠梗阻患者中仅适用于不完全性小肠梗阻患者,其具有无创性、可视化检查的优点,但其对不完全性小肠梗阻患者使用仍存在很高滞留并加重梗阻的风险。

6.推进式小肠镜

对部分小肠梗阻患者进行诊断及治疗,但其最大的缺点是检查范围只能到达屈氏韧带以下 120 cm 以内,已经逐渐被气囊辅助内镜所取代。

五、诊断

(一)肠梗阻的诊断

典型的单纯性肠梗阻有阵发性腹部绞痛,同时伴有腹胀、呕吐、肠鸣音增加等自觉临床症状。在粘连性肠梗阻,多数患者都有腹部手术史,或者曾有过腹痛史。但在早期,有时并不具有典型的上述临床症状仅有腹痛与呕吐,则需与其他的急腹症如急性胃肠炎、急性胰腺炎、输尿管结石等鉴别。除病史与详细的腹部检查外,化验检查与辅助检查可有助于诊断。

(二)肠梗阻类型的鉴别

1.机械性与动力性肠梗阻

机械性肠梗阻是常见的肠梗阻类型,具有典型的腹痛、呕吐、肠鸣音增强、腹胀等临床症状,与麻痹性肠梗阻有明显的区别,后者是腹部持续腹胀,但无腹痛,肠鸣音微弱或消失,且多是与腹腔感染、外伤、腹膜后感染、血肿、腹部手术、肠道炎症、脊髓损伤等有关。虽然,机械性肠梗阻的晚期因腹腔炎症而出现与动力性肠梗阻相似的临床症状,但在发作的早期,其临床症状较为明显。腹部 X 线检查对鉴别这两种肠梗阻甚有价值,动力型肠梗阻出现全腹、小肠与结肠均有明显充气。体征与 X 线检查能准确地分辨这两类肠梗阻。

2.单纯性与绞窄性肠梗阻

单纯性肠梗阻只是肠内容物通过受阻,而无肠管血运障碍。绞窄性肠梗阻有血运障碍,可发生肠坏死、穿孔与腹膜炎,应及早确诊、手术,解除血运障碍,防止肠坏死、穿孔。绞窄性肠梗阻发病急骤且迅速加重,早期的腹痛剧烈,无静止期,呕吐频繁发作,可有血液呕吐物,腹部有腹膜炎的体征,可有局部隆起或为可触及的孤立胀大的肠袢等均为其特征。腹腔穿刺可以有血性液体。全身变化也较快出现,有脉率快,体温上升,甚至出现休克,腹部 X 线检查可显示有孤立扩大的肠袢。非手术治疗不能改善其临床症状。当疑为绞窄性肠梗阻而不能得到证实时,仍应及早行手术探查。

3.小肠梗阻与结肠梗阻

临床上常见的是小肠梗阻,但结肠梗阻时因回盲瓣具有单向阀的作用,气体仅能向结肠灌注而不能反流至小肠致形成闭袢性梗阻,结肠呈极度的扩张。加之结肠薄,易发生盲肠部穿孔。结肠梗阻的原因多为肿瘤或乙状结肠扭转,在治疗方法上也有别于小肠梗阻,及早明确是否为结肠梗阻有利于制订治疗计划。结肠梗阻以腹胀为主要临床症状,腹痛、呕吐、肠鸣音亢进均不及小肠梗阻明显。体检时可发现腹部有不对称的膨隆,如腹部 X 线检查出现充气扩张的一段结肠袢,可考虑为结肠梗阻。钡灌肠检查或结肠镜检查可进一步明确诊断。

（三）病因诊断

肠梗阻可以有不同的类型,也有不同的病因,在采用治疗前,应先明确梗阻类型、部位与病因,以便确定治疗策略与方法。病因的诊断可根据以下方面进行判断。

1.病史

详细的病史可有助于病因的诊断。腹部手术史提示有粘连性肠梗阻的可能。腹股沟疝可引起肠绞窄性梗阻。腹部外伤可致麻痹性梗阻。慢性腹痛伴有低热并突发肠梗阻可能是腹内慢性炎症如结核所致。饱餐后运动或体力劳动出现梗阻应考虑肠扭转。心血管疾病如心房颤动、瓣膜置换后应考虑肠系膜血管栓塞。下腹疼痛伴有肠梗阻的女性患者应考虑有无盆腔附件病变等。

2.体征

腹部检查提示有腹膜刺激临床症状者,应考虑为腹腔内炎症改变或是绞窄性肠梗阻引起。腹部有手术或外伤瘢痕应考虑腹腔内有粘连性肠梗阻。直肠指诊触及肠腔内肿块是否有粪便,直肠膀胱凹有无肿块,指套上是否有血液,腹部触及肿块,在老年人应考虑是否为肿瘤、肠扭转。在幼儿右侧腹部有肿块应考虑是否为肠套叠。具有明显压痛的肿块多提示为炎性病变或绞窄的肠袢。

3.影像学诊断

B 超检查虽简便,但因肠袢胀气,影响诊断的效果。CT 诊断的准确性虽优于 B 超,但仅能诊断出明显的实质性肿块或肠腔外有积液。腹部平片除能诊断是结肠、小肠,完全与不完全梗阻外,有时也能提示病因。

六、治疗

急性肠梗阻的治疗包括非手术治疗和手术治疗,治疗方法的选择根据梗阻的原因、性质、部位及全身情况和病情严重程度而定。不论采用何种治疗,均应首先纠正梗阻带来的水、电解质与酸碱紊乱,改善患者的全身情况。

（一）非手术治疗

1.胃肠减压

胃肠减压是治疗肠梗阻的主要措施之一。现多采用鼻胃管减压,导管插入位置调整合适后,先将胃内容物抽空再行持续低负压吸引。抽出的胃肠液应观察其性质,以帮助鉴别有无绞窄与梗阻部位的高低。胃肠减压的目的是减轻胃肠道积留的气体、液体,减轻肠腔膨胀,有利于肠壁血液循环的恢复,减少肠壁水肿,使某些原有部分梗阻的肠袢因肠壁肿胀而致的完全性梗阻得以缓解,也可使某些扭曲不重的肠袢得以复位,临床症状得到缓解。胃肠减压还可减轻腹内压,改善因膈肌抬高而导致的呼吸与循环障碍。以往有用 Miller-Abbott 管者,该管为双腔,长达

3.5 m,管前端带有铜头及橡胶囊,管尾有 Y 形管,一通气囊,一作吸引用。待管前端通过幽门后,将气囊充气,借铜头的重量及充气的气囊随肠蠕动而下行直至梗阻部,以期对低位梗阻作有效的减压。但操作困难,难以达到预期的目的。现也有相似的长三腔减压管。有文献报道,经 X 线下经鼻肠导管小肠排列治疗小肠梗阻显示出部分疗效。其他治疗还有中药治疗、针灸穴位封闭、油类、造影剂及液状石蜡口服、手法复位等。

2.纠正水、电解质与酸碱失衡

水、电解质与酸碱失衡是急性肠梗阻最突出的生理紊乱,应及早给予纠正。当血液生化检查结果尚未获得前,可先给予平衡盐液(乳酸钠林格液)。待有测定结果后,再添加电解质与纠正酸、碱紊乱,在无心、肺、肾功能障碍的情况下,最初输入液体的速度可稍快一些,但需作尿量监测,必要时作中心静脉压(CVP)监测,以防液体过多或不足。在单纯性肠梗阻的晚期或是绞窄性肠梗阻,常有大量血浆和血液渗出至肠腔或腹腔,需要补充血浆和全血。

3.抗感染

肠梗阻后,肠壁循环有障碍,肠黏膜屏障功能受损而有肠道细菌易位,或是肠腔内细菌直接穿透肠壁至腹腔内产生感染。肠腔内细菌亦可迅速繁殖。同时,膈肌升高引起肺部气体交换与分泌物的排出有影响,易发生肺部感染。因而,肠梗阻患者应给予抗菌药物以预防或治疗腹部或肺部感染,常用的有可以杀灭肠道细菌与肺部细菌的广谱头孢菌素或氨基糖苷类抗生素,以及抗厌氧菌的甲硝唑等。

4.其他治疗

腹胀后影响肺的功能,患者宜吸氧。为减轻胃肠道的膨胀可给予生长抑素以减少胃肠液的分泌量。降低肠腔内压力,改善肠壁循环,水肿消退,可使部分单纯肠梗阻患者的临床症状得以改善。

采用非手术方法治疗肠梗阻时,应严密观察病情的变化,绞窄性肠梗阻或已出现腹膜炎临床症状的肠梗阻,经过 2～3 小时的非手术治疗,实际上是术前准备,纠正患者的生理失衡状况后即进行手术治疗。单纯性肠梗阻经过非手术治疗 24～48 小时,梗阻的临床症状未能缓解或在观察治疗过程中临床症状加重或出现腹膜炎临床症状或有腹腔间室综合征出现时,应及时改为手术治疗解除梗阻与减压。但是在手术后早期发生的炎症性肠梗阻除有绞窄发生,应继续治疗等待炎症的消退。

(二)手术治疗

有文献报道,手术治疗仍是目前最安全、最有效的方法。手术治疗目的是解除梗阻、防治绞窄、防治临床症状复发及最大限度保证术后生活质量。其手术主要技术是粘连松解、嵌顿疝整复、肿瘤切除及坏死肠管切除、肠造漏术、短路吻合术。通过手术以恢复肠道生理连续性,保护正常肠管。

1.单纯解除梗阻的手术

这类手术包括为粘连性肠梗阻的粘连分解,祛除肠扭曲,切断粘连束带;为肠内堵塞切开肠腔,去除毛粪石、蛔虫等;为肠扭转、肠套叠的肠袢复位术。

2.肠切除吻合术

肠梗阻是由于肠肿瘤所致,切除肿瘤是解除梗阻的首选方法。在其他非肿瘤性病变,因肠梗阻时间较长,或有绞窄引起肠坏死,或是分离肠粘连时造成较大范围的肠损伤,则需考虑将有病变的肠段切除吻合。在绞窄性肠梗阻,如腹股沟疝、肠扭转、胃大部切除后绞窄性内疝,绞窄解除后,血运有所恢复,但肠祥的生活力如何、是否应切除、切除多少,常是手术医师感到困难之处。当不能肯定小段肠祥有无血运障碍时,以切除吻合为安全。但当有较长段肠祥尤其是全小肠扭转,贸然切除将影响患者将来的生存。为此,应认真判断肠管有无生活力。

3.肠短路吻合

当梗阻的部位切除有困难,如肿瘤向周围组织广泛侵犯,或是粘连广泛难以剥离,但肠管无坏死现象,为解除梗阻,可分离梗阻部远近端肠管作短路吻合,旷置梗阻部,但应注意旷置的肠管尤其是梗阻部的近端肠管不宜过长,以免引起盲祥综合征。

4.肠造口术或肠外置术

肠梗阻部位的病变复杂或患者的情况差,不允许行复杂的手术时,可在膨胀的肠管上,即在梗阻部的近端肠管作肠造口术以减压,解除因肠管高度膨胀而带来的生理紊乱。小肠可采用插管造口的方法,可先在膨胀的肠管上切一小口,放入吸引管进行减压,但应注意避免肠内容物污染腹腔及腹壁切口。肠插管造口管宜稍粗一些如F16,F18以防堵塞,也应行隧道式包埋造口,以防有水肿的膨胀肠管愈合不良而发生瘘。有时当有梗阻病变的肠祥已游离或是肠祥已有坏死,但患者的情况差不能耐受切除吻合术时,可将该肠祥外置、关腹。立即或待患者情况复苏后再在腹腔外切除坏死或病变的肠祥,远、近两切除端固定在腹壁上,近端插管减压、引流,以后再行二期手术,重建肠管的连续性。

急性肠梗阻都是在急诊或半急诊情况下进行,术前的准备不如择期性手术那样完善,且肠祥高度膨胀有血液循环障碍,肠壁有水肿愈合能力差,手术时腹腔已有感染或手术时腹腔为肠内容物严重污染术后易有肠瘘、腹腔感染、切口感染裂开。在绞窄性肠梗阻患者,绞窄解除后循环恢复,肠腔内的毒素大量被吸收入血液循环中,出现全身性中毒临床症状,有些晚期患者还可能发生多器官功能障碍甚至衰竭。绞窄性肠梗阻的手术病死率为4.5%~31%,而单纯性肠梗阻仅为1%。因此,肠梗阻患者术后的监测治疗仍很重要,胃肠减压,维持水、电解质及酸碱平衡,加强营养支持,抗感染等都必须予以重视。

(三)微创治疗

1.腹腔镜下手术

腹腔镜下手术治疗较开腹手术的优点:一是可以在远离手术部位全面系统地探查腹腔,创口远离创面和原有粘连部位减少术后复发。二是手术创伤小,减少感染,患者恢复时间短,可早期下床活动。同时胃肠功能恢复快,术后早期即可进食。但开展此项手术应严格掌握手术适应证,对于探查发现不适于腹腔镜手术者,应及时中转开腹。

2.介入治疗

对于恶性肿瘤引起的小肠梗阻,不能手术者传统方法采用鼻胃管减压及禁食,但此法对低位小肠梗阻的治疗作用有限。通过介入治疗选择性对肿瘤供血动脉注入化疗药物,达到减轻临床症状,延长生存期。介入治疗有局部治疗效果直接、快速、缓解快、正常组织损伤轻、毒副作用小、患者易接受等优势。

3.内镜下治疗

小肠不全梗阻患者,经双气囊内镜镜下治疗已经是一种新的选择,可以在镜下切除引起梗阻的息肉、支架放置及狭窄扩张。随着经验的积累和器械的改进,运用双气囊内镜有效治疗肠梗阻的报道日益增多。对于病因不明的小肠梗阻是一种同时可以进行有效诊断和治疗的新方法。当然双气囊内镜已经得到初步应用,但其临床应用仍缺乏一套可行的标准。在未来的研究中通过试验及摸索总结建立一套适用于临床的规范是势在必行的。

小肠梗阻的诊断及治疗正向着多学科综合的方向发展。小肠梗阻的诊治需根据具体病情采取个体化综合治疗,通过选择必要且适合患者的辅助检查尽可能在短时间内明确梗阻程度及病因,以此为前提选择适合患者的治疗手段是影响患者预后的关键因素。就目前而言,小肠梗阻的治疗仍存在诸多尚待解决的问题,有待今后进一步探讨与发现。

（王国栋）

第三节 肠 套 叠

一段肠管套入其相连的肠管腔内称为肠套叠,多见于幼儿,成年人肠套叠在我国较为少见。大多数小儿肠套叠属急性原发性,肠管并无器质性病变,而成人肠套叠多由肠壁器质性病变引发,多为慢性反复发作,常见原因有憩室、息肉或肿瘤等,临床表现多不典型,且缺少特异性诊断技术,故术前较难确诊。跟随微创外科的发展,腹腔镜探查和手术的应用日益广泛,在明确肠套叠诊断的同时,还可进行治疗性手术,或为开腹手术设计切口,减小创伤,具有明显的微创优势。

一、成人肠套叠

（一）病因

成人肠套叠临床较少见,多为继发性。其中90％的病因是良性肿瘤、恶性肿瘤、炎性损伤或Meckel憩室。小肠发生肠套叠多于结肠,这可能与小肠较长,活动度较大,蠕动较频繁,蠕动方式改变机会较大有关。原因不明的肠套叠可能与饮食习惯改变、精神刺激、肠蠕动增强、药物或肠系膜过长有关。腹部外伤和手术后亦可发生不明原因的肠套叠。

肠套叠按套叠类型分为回肠-结肠型、回肠盲肠-结肠型、小肠-小肠型、结肠-结肠型（图6-1）。套叠肠管可分为头部、鞘部、套入部和颈部（图6-2）。

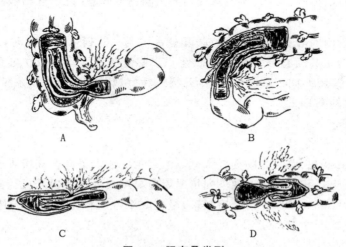

图6-1 肠套叠类型
A.回肠-结肠型;B.回肠盲肠-结肠型;C.小肠-小肠型;D.结肠-结肠型

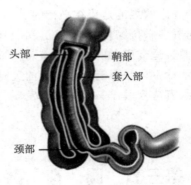

图 6-2　套叠肠管分部

(二)病理生理

肠管套入相邻肠管腔将导致肠腔狭窄,可引起机械性梗阻。尤其当套入部肠段系膜亦套入时,将出现肠管血运障碍,使肠黏膜发生溃疡和坏死,如没得到及时处理,肠壁会因缺血而坏死,最终肠管破裂。由于急性腹膜炎,水电解质严重丢失,感染和毒素吸收,将导致败血症和MODS。

(三)辅助检查

1.超声检查

超声显示为中央套入部多层肠壁,造成多层次界面的高回声区,两侧为只有一层肠壁构成的低回声或不均质回声环,可表现为"假肾征"或"靶环征",套入部进入套鞘处呈舌状表现,远端呈低或不均质回声肿块。超声检查的缺点是在肠梗阻情况下,肠腔内气体较多,无法获得满意图像。

2.X 线检查

(1)单纯立位腹部平片:可见不全性或完全性肠梗阻表现。

(2)钡灌肠检查:在有结肠套入的成人肠套叠中典型表现为杯口征,对单纯小肠套叠无确诊价值,且必须行肠道准备,在急性完全性肠梗阻时无法行此检查,现已逐渐被 B 超所取代。

3.CT 检查

对成人肠套叠诊断有较高应用价值。肠套叠部位与 CT 扫描线垂直时,表现为圆形或类似环形,称之为"靶征",是肠套叠最常见的特征性 CT 表现之一。套叠部位与 CT 扫描线平行时,则肿块呈椭圆形或圆柱形,附以线状的血管影,描述为"腊肠样"肿块。肠系膜血管及脂肪卷入套入部,也是较特异性的 CT 征象之一。

(四)诊断

1.临床表现

腹痛、腹部包块、呕吐、血便为肠套叠常见四大症状。成人肠套叠临床表现不典型,早期诊断困难,在急诊情况下更容易误诊。出现下列情况者应高度怀疑:①病程较长,亚急性起病,腹痛反复发作,症状可自行缓解或经保守治疗后好转,呈不完全性肠梗阻。②腹痛伴腹部包块,包块大小可随腹痛变化,位置不固定,常游走,可消失,消失后腹痛也随之消失。③有腹部包块的急腹症和腹痛伴血便者。④不明原因肠梗阻。

2.辅助检查

影像学检查特别是 B 超可作为首选。CT 检查在成人肠套叠的诊断上有重要价值。

3.腹腔镜探查

术前诊断困难时,剖腹探查或腹腔镜探查是最主要的确诊手段,按微创原则,患者条件允许时首选腹腔镜探查。

（五）治疗

成人肠套叠大多数原发病为肿瘤,通常应手术治疗。

1.不应手法复位的肠套叠

（1）术前或术中探查明确为恶性肿瘤引起肠套叠,应行包括肿瘤及区域淋巴结在内的根治性切除术,试图将肠管复位很可能造成恶性肿瘤细胞播散或血行转移,且在复位过程中,缺血肠段易发生穿孔,而在水肿肠壁处切除吻合易致术后吻合口并发症。

（2）结肠套叠原发于恶性肿瘤的占 50％～67％,因此结肠套叠不应手法复位,而应行规范肠切除并清扫淋巴结。

（3）套叠肠段有缺血坏死情况可直接手术切除。

（4）老年患者的肠套叠恶性肿瘤和缺血坏死发生率高,不应复位,可直接行肠段切除术。

2.可以手法复位的肠套叠

（1）肠管易复位且血供良好,可先行手法复位,再根据探查情况决定是否行肠切除手术。对于回肠-结肠型套叠,如肠管复位后未发现其他病变,以切除阑尾为宜,盲肠过长者应做盲肠固定术。

（2）小肠套叠多由良性病变引起,术中可考虑先将肠管手法复位,再行手术治疗。

（六）手术步骤

（1）探查:根据术前影像学评估,一般能明确套叠肠段位置。如梗阻不明显、有足够腹腔空间,可行腹腔镜探查。如腹胀明显、肿物巨大或有其他腹腔镜手术禁忌证时应行剖腹探查。

（2）手法复位:小肠-小肠型套叠较易复位,方法是通过缓慢轻柔挤压、牵拉两端小肠将套叠肠段拖出。回肠-结肠型套叠更容易出现回肠肠壁水肿、缺血、坏死,在复位时容易将肠壁撕裂或损伤,故建议在手法复位回肠-结肠型套叠时应格外小心。

（3）恶性肿瘤引起的肠套叠以不同部位的肿瘤根治原则行肿瘤根治术。

（4）小肠良性疾病引起的套叠在肠管复位后,酌情行单纯病变切除或套叠肠段切除。

（七）术后处理

术后根据不同肠段的手术和术式决定禁饮食时间,预防性应用抗生素。未恢复饮食前应予肠外营养支持。鼓励患者尽早下床活动,促进胃肠道功能恢复。肛门排气后可酌情拔除胃管及腹腔引流管,循序渐进恢复经口进食。

二、小儿肠套叠

小儿肠套叠是指各种原因引起的部分肠管及其附近的肠系膜套入邻近肠腔内,导致肠梗阻,是一种婴幼儿常见急腹症。肠套叠发病率为 1.5‰～4‰,不同民族和地区发病率有差异,我国远较欧美国家多见,男孩发病多于女孩,为（1.5～3）∶1。肠套叠偶尔可见于成人或新生儿,而主要见于 1 岁以内的婴儿,占 60％以上,尤以 4～10 个月婴儿最多见,是发病高峰。2 岁以后发病逐年减少,5 岁以后发病罕见。

（一）病因

肠套叠分为原发性和继发性两种。

1.原发性肠套叠

90％的肠套叠属于原发性,套入肠段及周围组织无显著器质性病变。病因至今尚不清楚,可能与下列因素有关。

(1)饮食改变:由于婴儿肠道不能立即适应所改变食物的刺激,发生肠道功能紊乱而引起肠套叠。

(2)回盲部解剖因素:婴儿期回盲部游动性大,小肠系膜相对较长,回肠盲肠发育速度不同,成人回肠盲肠直径比为1:2.5,而新生儿为1:1.43,可能导致蠕动功能失调。婴儿回盲瓣过度肥厚且呈唇样凸入盲肠,加上该区淋巴组织丰富,受炎症或食物刺激后易引起充血、水肿、肥厚,肠蠕动易将回盲瓣向前推移,并牵拉肠管形成套叠。

(3)病毒感染:系列研究报道急性肠套叠与肠道内腺病毒、轮状病毒感染有关。病毒感染可能引起肠系膜淋巴结肿大和回肠末端集合淋巴结增殖肥厚,从而诱发肠套叠。

(4)肠痉挛及自主神经失调:各种原因的刺激,如食物、炎症、腹泻、细菌和寄生虫毒素等,使肠道发生痉挛、蠕动功能节律紊乱或逆蠕动而引起肠套叠。也有人提出由于婴幼儿交感神经发育迟缓,因自主神经系统功能失调而引起肠套叠。

(5)遗传因素:近年来有报道称,部分肠套叠患者有家族发病史。这种家族发病率高的原因尚不清楚,可能与遗传、体质、解剖学特点及对肠套叠诱因的易感性增高等有关。

2.继发性肠套叠

由肠道器质性病变引起,以 Meckel 憩室占首位,其次为息肉及肠重复畸形,此外还包括肿瘤、异物、结核、阑尾残端内翻、盲肠袋内翻及紫癜血肿等。患儿发病年龄越大,存在继发性肠套叠的可能性越大。

(二)病理生理

肠套叠在纵形切面上由三层肠壁组成称为单套:外层为肠套叠鞘部或外筒,套入部为内筒和中筒。肠套叠套入最远处为头部或顶端,肠管从外面卷入处为颈部。外筒与中筒以黏膜面相接触,中筒与内筒以浆膜面相接触。绝大多数肠套叠病例是单套。少数病例小肠肠套叠再套入远端结肠肠管内,称为复套,断面上有 5 层肠壁。肠套叠多为顺行性套叠,与肠蠕动方向一致,逆行套叠极少见。肠套叠一旦形成很少自动复位,套入部进入鞘部,并受到肠蠕动的推动向远端逐渐深入,同时其肠系膜也被牵入鞘内,颈部紧束使之不能自动退出。由于鞘部肠管持续痉挛紧缩而压迫套入部,致使套入部肠管发生循环障碍,初期静脉回流受阻,组织淤血水肿,套入部肠壁静脉怒张破裂出血,黏膜细胞分泌大量黏液,黏液进入肠腔后与血液、粪质混合呈果酱样胶冻状排出。肠壁水肿不断加重,静脉回流障碍加剧,致使动脉受压,供血不足,最终发生肠壁坏死。肠坏死根据发生的病理机制分为动脉性和静脉性坏死。动脉性坏死多发生于鞘部,因鞘部肠管长时间持续性痉挛,肠壁动脉痉挛,血供阻断,部分肠壁出现散在的斑点状坏死,又称缺血性坏死(白色坏死)。静脉性坏死多发生于套入部,是由于系膜血管受压,静脉回流受阻,造成淤血,最终肠管坏死(黑色坏死)。

(三)类型

根据套入部最近端和鞘部最远端肠段部位将肠套叠分为以下类型。

1.小肠型

小肠型包括空肠套入空肠型、回肠套入回肠型和空肠套入回肠型。

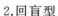

2.回盲型

以回盲瓣为起套点。

3.回结型

以回肠末端为起套点,阑尾不套入鞘内,此型最多,占70%～80%。

4.结肠型

结肠套入结肠。

5.复杂型或复套型

常见为回回结型,占肠套叠的10%～15%。

6.多发型

在肠管不同区域内有分开的2个、3个或更多肠套叠。

(四)临床表现

小儿肠套叠分为婴儿肠套叠(2岁以内者)和儿童肠套叠,临床以前者多见。

1.婴儿肠套叠

多为原发性肠套叠,临床特点如下。

(1)腹痛:为最早症状,常常突然发作,婴儿表现为哭闹不安,伴有拒食出汗、面色苍白、手足乱动等异常痛苦表现。腹痛为阵发性,每次持续数分钟。每次发作后,患儿全身松弛、安静,甚至可以入睡,但间歇十余分钟后又重复发作,如此反复。这种腹痛与肠蠕动间期相一致,是由于肠蠕动将套入肠段向前推进,牵拉肠系膜,肠套叠鞘部产生强烈痉挛而引起的剧烈疼痛,当蠕动波过后,患儿即转为安静。肠套叠晚期合并肠坏死和腹膜炎后,患儿表现萎靡不振,反应低下。部分患儿体质较弱,或并发肠炎、痢疾等疾病时,哭闹不明显,而表现为烦躁不安。

(2)呕吐:呕吐是婴儿肠套叠早期症状之一,在阵发性哭闹开始不久,即出现呕吐,呕吐物初为奶汁及乳块或其他食物,以后转为胆汁样物,1～2天后转为带臭味的肠内容物,提示病情严重。

(3)血便:多在发病后6～12小时排血便,便血早者可在发病后3～4小时出现,为稀薄黏液或胶冻样果酱色血便,数小时后可重复排出。便血是由于肠套叠时套叠肠管的系膜嵌入在肠壁间,发生血液循环障碍而引起黏膜渗血,与肠黏液混合形成暗红色胶冻样液体。有些来诊较早患儿,虽无血便排出,但通过肛门指诊可见手套染血,对诊断肠套叠极有价值。

(4)腹部包块:在患儿安静时进行触诊,多数可在右上腹肝下触及腊肠样、稍活动、伴有轻压痛的肿块,肿块可沿结肠走行移动,右下腹一般有空虚感,严重者可在肛门指诊时,触到直肠内子宫颈样肿物,即为套叠头部。

(5)全身状况:依就诊早晚而异,早期除面色苍白,烦躁不安外,营养状况良好。晚期患儿可有脱水,电解质紊乱,精神萎靡不振、嗜睡、反应迟钝。发生肠坏死时,有腹膜炎表现,可出现全身中毒症状,脉搏细速,高热昏迷,休克,衰竭以至死亡。

2.儿童肠套叠

儿童肠套叠与婴儿肠套叠相比较,症状不典型。起病较为缓慢,多表现为不完全性肠梗阻,肠坏死发生时间相对较晚。患儿也有阵发性腹痛,但发作间歇期较婴儿长,呕吐、血便较少见。据统计儿童肠套叠发生便血者只有约40%,而且便血往往在套叠后几天才出现,或者仅在肛门指诊时指套上有少许血迹。儿童较合作时,腹部查体多能触及腊肠形包块,很少有严重脱水及休克表现。

（五）诊断

1.临床表现

阵发性腹痛或哭闹不安、呕吐、便血和腹部包块。

2.腹部查体

可触到腊肠样包块，右下腹有空虚感，肛门指诊可见指套血染。

3.腹部超声

为首选检查方法，可通过肠套叠特征性影像协助确诊。超声图像在肠套叠横切面上显示为"同心圆"或"靶环"征，纵切面表现为"套筒"征或"假肾"征。

4.腹部 X 光平片或透视

可观察肠气分布、肠梗阻及腹腔渗液情况。

（六）鉴别诊断

小儿肠套叠临床症状和体征不典型时，易与下列疾病混淆：①细菌性痢疾；②消化不良及婴儿肠炎；③腹型过敏性紫癜；④Meckel 憩室出血；⑤蛔虫性肠梗阻；⑥直肠脱垂；⑦其他：结肠息肉脱落出血，肠内外肿瘤等引起的出血或肠梗阻。

（七）治疗

1.非手术疗法

（1）适应证：适用于病程不超过 48 小时，全身情况良好，生命体征平稳，无明显脱水及电解质紊乱，无明显腹胀和腹膜炎表现者。

（2）禁忌证为：①病程超过 48 小时，全身情况不良，如有高热、脱水、精神萎靡、休克等症状。②高度腹胀，透视下可见肠腔内多个大液平。③已有腹膜刺激征或疑有肠坏死者。④多次复发性肠套叠而疑似有器质性病变。⑤小肠型肠套叠。

（3）空气灌肠：在空气灌肠前先作腹部正侧位全面透视检查，观察肠内充气及分布情况，注意膈下有无游离气体。采用自动控制压力的结肠注气机，向肛门内插入有气囊的注气管，注气后见气体阴影由直肠顺结肠上行达降结肠及横结肠，遇到套叠头端则阴影受阻，出现柱状、杯口状、螺旋状影像。继续注气时可见空气影向前推进，套头部逐渐向回盲部退缩，直至完全消失，此时可见大量气体进入右下腹小肠，然后迅速扩展到腹中部和左腹部，同时可闻及气过水声。透视下回盲部肿块影消失和小肠内进入大量气体，说明肠套叠已复位。

（4）B 超下生理盐水加压灌肠：腹部 B 超可在观察到肠套叠影像后，于超声实时监视下行水压灌肠复位，随着水压缓慢增加，B 超下可见套入部与鞘部之间无回声区加宽，纵切面上套叠头部由"靶环"样声像逐渐转变成典型的"宫颈"征，套叠肠管缓慢后退，当退至回盲瓣时，套头部表现为"半岛"征，此时肠管后退较困难，需缓慢加大水压，随水压增大，"半岛"逐渐变小，最后通过回盲瓣而突然消失。此时可见回盲瓣呈"蟹爪样"运动，同时注水阻力消失，证明肠套叠已复位。

（5）钡剂灌肠：流筒悬挂高出检查台 100 cm，将钡剂徐徐灌入直肠内，在荧光屏上追随钡剂进展，在见到肠套叠阴影后增加水柱压力，直至套叠影完全消失。

（6）复位成功的判定及观察：①拔出气囊肛管后患儿排出大量带有臭味的黏液血便和黄色粪水。②患儿很快入睡，无阵发性哭闹及呕吐。③腹部平软，已触不到原有包块。④口服活性炭 0.5～1 g，如经6～8 小时由肛门排出黑色炭末，证明复位成功。

2.手术疗法

（1）手术适应证：①非手术疗法有禁忌证者。②应用非手术疗法复位失败或穿孔者。③小肠套叠。④继发性肠套叠。

（2）肠套叠手术复位。

术前准备：首先应纠正脱水和电解质紊乱，禁食水、胃肠减压、抗感染；必要时采用退热、吸氧、备血等措施。体温降至 38.5 ℃ 以下可以手术，否则易引起术后高热抽搐，导致死亡。麻醉多采用气管插管全身麻醉。

切口选择：依据套叠肿块部位，选择右上腹横切口、麦氏切口或右侧经腹直肌切口。较小婴儿多采用上腹部横切口，若经过灌肠得知肠套叠已达回盲部，也可采用麦氏切口。

手法整复：开腹后，术者以右手顺结肠走向探查套叠肿块，常可在右上腹、横结肠肝曲或中部触到。由于肠系膜固定较松，小肿块多可提出切口。如肿块较大宜将手伸入腹腔，在套叠部远端用右手示、中指先将肿块逆行推挤，当肿块退至升结肠或盲肠时即可将其托出切口。套叠肿块显露后，检查有无肠坏死。如无肠坏死，则于明视下用两手拇指及示指缓慢交替挤压直至完全复位。复位过程中切忌牵拉套入的近端肠段，以免造成套入肠壁撕裂。如复位困难时，可用温盐水纱布热敷后，再作复位。复位后要仔细检查肠管有无坏死，肠壁有无破裂，肠管本身有无器质性病变等，如无上述征象，将肠管纳入腹腔后逐层关腹。如为回盲型肠套叠复位后，阑尾挤压严重，应将阑尾切除。

肠切除术：对不能复位及肠坏死者，手法整复时肠破裂者，肠管有器质性病变者，疑似有继发性坏死者，在病情允许时可做肠切除一期吻合术。如病情严重，患儿不能耐受肠切除术，可暂行肠造瘘或肠外置术，病情好转后再关闭肠瘘。

腹腔镜下肠套叠复位术：腹腔镜手术探查和治疗肠套叠因其显著的优点而得到肯定。①腹腔镜手术创伤小、恢复快、并发症少；②某些空气灌肠提示复位失败或复位不确切者，麻醉后肠套叠可自行复位，腹腔镜手术探查可以发现上述情况而避免开腹手术的创伤；③对腹腔内脏器探查全面，可及时发现因器质性病变导致的继发性肠套叠；④术中可与空气灌肠相结合，提高复位率，由于腹腔内二氧化碳气腹压力和空气灌肠压力叠加作用于肠套叠头部，同时配合器械在腹腔内的牵拉作用，用较低的空气灌肠压力即能顺利将套叠肠管复位，安全性明显提高。

（王国栋）

第四节　肠系膜上静脉血栓形成

肠系膜上静脉（superior mesenteric vein，SMV）血栓形成于 1935 年由 Warren 等首先描述，是一种少见急腹症，占急性肠缺血的 3%～7%，因其可导致范围不等的肠管坏死，是一种危重的急腹症。本病多为急性病程，临床表现复杂多变，特别是在肠管坏死前并无特异性症状和体征，使早期诊断颇有难度。在急诊病例较少的单位，缺乏对本病的诊治经验，使本病容易被误诊和延误。对本病的早期发现和及时治疗非常重要，可以避免进展至肠管坏死或尽量减少坏死范围，从而避免危及生命的重症状态和短肠综合征等严重并发症。

一、病因

发生 SMV 血栓的患者 80% 以上有可能成为诱因的既往病史，多为引起凝血机制异常的疾病,主要包括 AT-Ⅲ 缺乏症,血小板增多症,真性红细胞增多症,恶性肿瘤,高血压,糖尿病,肝硬化,门静脉高压,脾切除后。长期吸烟,口服避孕药及剖宫产术后也可为本病诱因。少于 20% 的患者没有明确的既往史或诱因,当然这也可能与急诊病史采集不够翔实有关。而以上诱因若有叠加,则更增加本病的危险因素。部分患者既往就有多次其他部位血栓形成病史,常见反复下肢深静脉血栓形成脑梗死等。

二、病理生理

肠系膜静脉血栓形成常开始于 SMV 的分支,由于肠管静脉回流受阻,出现逐渐加重的肠壁水肿、充血和黏膜下出血,肠腔内有血性液体渗出,肠系膜水肿,腹腔内有淡红血性液体渗出。严重的静脉回流障碍最终导致动脉供血不足,动脉痉挛、闭塞,血栓形成,最后发展至肠管坏死。其病变过程比肠系膜动脉栓塞慢,多区域性累及肠系膜及其所属肠管节段。肠系膜静脉血栓形成可随病程逐渐蔓延,累及肠系膜及肠管范围不断扩大,直至 SMV 主干,造成大部或全部空回肠坏死,甚至延及升结肠,患者病情呈危重状态,围术期病死率很高,或可能已失去手术机会。并非所有 SMV 血栓形成都发展至肠坏死阶段,在部分患者,可能因血栓栓塞不完全或再通而使病情缓解。

三、临床表现

SMV 血栓形成在发生肠坏死、出现腹膜炎之前诊断较困难,临床表现多样且缺乏特异性。部分患者可能在本次发病前数月内,有 1 至数次腹痛发作又自行缓解的过程,程度轻重不等,为定位不明确的腹部绞痛或钝痛。这可能由患者存在的基础疾病状态导致,如高血压、糖尿病引起的小动脉硬化、狭窄和闭塞,造成慢性肠系膜动脉供血不足。而这些疾病也造成血栓形成倾向,属于 SMV 血栓形成的诱因。

本病起病缓急不等,多见在发生肠坏死前腹痛持续 2 天至 2 周。腹痛初为定位不清的隐痛和钝痛,持续加重或呈阵发性加重,多伴有发热、呕吐、腹胀、腹泻、便血。腹部可有广泛压痛,而压痛最剧处可能不甚明确或不固定,肠鸣音多减弱。当发生肠坏死时,多有心率加快,腹痛腹胀加重,腹部出现固定区域的压痛、反跳痛和肌紧张,即坏死肠管所在区域,在病变范围广的患者,出现弥漫性腹膜炎体征,或全腹高度膨隆,腹壁张力高并有广泛压痛,肠鸣音消失。

四、诊断

(一)实验室检查

在有凝血功能障碍的患者可发现红细胞及血红蛋白升高,血小板升高,AT-Ⅲ 低,血黏度增高等。而血浆凝血酶原时间(PT)和活化部分凝血活酶时间(APTT)多在正常范围,部分患者有国际标准化比值 INR<1。患者多有白细胞升高,中性粒细胞比值升高,电解质平衡紊乱。发生肠坏死后肌酸激酶(CK)和乳酸脱氢酶(LD)可有轻度升高。血浆纤维蛋白降解产物(FDP)对观察 SMV 血栓形成的病情进展有一定参考作用,在因本病急诊入院的患者,FDP 多升高至大于 4 000 ng/mL,随病情进展可继续升高,而经手术和抗凝治疗,病情好转时,FDP 多逐渐下降,若再次发生 SMV 血栓,病情反复时,FDP 可再次升高。

(二)影像学检查

X 线腹平片在未发生肠管坏死前无特殊征象,仅可发现肠道积气,发生肠坏死后可见有气液平面的扩张肠管。B超和多普勒超声可发现腹水,静脉血栓,肝硬化,脾大,门静脉海绵样变等。CT和CTA可提供有价值的信息,目前在本病诊断中常用。本病中肠管病变的CT征象主要包括腹水,肠管扩张积气积液,肠管壁增厚水肿,系膜密度增高、水肿,腹膜增厚、腹膜炎。CTA则可显示静脉血栓形成征象。间断复查CT和CTA可作为监测病情进展的指标。

本病的诊断难点在于,肠坏死和腹膜炎发生之前,其临床症状变化较多,又无特征性的症状和体征。对于有危险诱发因素的腹痛患者,鉴别诊断时应想到本病,利用血液学检查,B超,CT和CTA可发现相关异常。诊断中最重要的是及时判断手术适应证,而不一定要在术前完全明确原发病。SMV血栓形成发展至肠坏死阶段后诊断较明确,依据腹膜炎B体征,肠鸣音消失,已可确定手术探查适应证。诊断性腹腔穿刺抽出淡红血性液,可带有粪臭味,是已发生肠坏死的征象。需注意在个别年老体弱患者,由于对疼痛的反应迟钝,腹肌薄弱,机体防御能力低下,即使发生肠坏死后,其症状主诉、体征及实验室检查仍可能并无明显征象,而患者将很快出现神志淡漠甚至昏迷,病情转为危重状态。此时腹腔穿刺、B超和CT则可提供重要依据。

五、治疗

(一)非手术治疗

诊断为SMV血栓形成的患者,若无腹膜炎体征,腹腔穿刺阴性,影像学检查未发现肠管坏死征象者,可以与血液科协同进行溶栓抗凝治疗,部分患者病情可缓解。同时严密观察病情,包括心率、体温、腹痛转归、腹部压痛变化等,间断复查血细胞计数,凝血功能,FDP和CT,一旦出现肠管坏死、腹膜炎征象,应尽快手术探查。

(二)手术治疗

因肠系膜静脉血栓形成病变累及范围会逐渐扩大,肠管坏死病情危重,故对此类患者一旦明确手术适应证,就应尽快完善准备,手术探查,以最大限度地减少受累肠管范围,避免短肠综合征。手术切口选择经腹正中线切口或经右腹直肌探查切口。切口应足够长度以获得良好暴露。手术应选择最简单快速的方式,切除坏死肠管及其所属的肠系膜。术中肉眼可见肠系膜静脉内的血栓,切除范围应略超过坏死肠段,两端各超出3 cm为宜。术毕前应用蒸馏水或生理盐水冲洗腹腔,吸尽积液,留置腹腔引流管。因此类患者病情重,且有肠坏死和腹腔污染,切口最好采用全层减张缝合。

SMV血栓形成后,若肠管病变进展至较严重的淤血,表面有少量渗出时,即可引起腹膜炎体征。开腹后可能见肠管呈暗红色明显淤血状,比正常肠管肿胀变硬,但尚未完全坏死,此时可在术中与血液内科协同处理,使用抗凝药物和扩血管措施观察肠管血运是否有改善,至少应观察30分钟以上,若肠管血运及活力有明显改善,可留置腹腔引流后关腹,术后继续抗凝治疗,并密切观察腹部体征,监测凝血功能,间断复查CT、B超,直至病情稳定。若肠管状况不能改善或继续恶化,则应果断切除。在手术中使用溶栓治疗风险很大,可能引起小栓子脱落阻塞重要血管,导致心、肺、脑梗死等严重问题,亦可能造成难以控制的出血,此时可在多专业科室协同和严密监测下试用尿激酶或阿替普酶等。在肠管病变范围大,切除后可能引起短肠综合征的情况下,若有可能应尽量抢救肠管。

小肠吻合口较少出现术后吻合口漏,但若患者病情危重,吻合口血运不佳时,可先将吻合口外置,或暂不吻合而将双侧断端外置,结束手术,术后进行ICU治疗,待患者全身情况好转,观察吻合口愈合良好则回纳腹腔,肠管断端血运良好则行肠吻合术。若吻合口或肠管断端继续坏死,则需再次切除坏死肠管,至此患者病情将危重且棘手。

(三)血管介入治疗

对尚未发生肠坏死的 SMV 血栓形成,可以进行血管介入治疗。本病 DSA 表现为肠系膜上动脉及其分支痉挛,动脉变细,动脉时相延长超过 40 秒,SMV 显影超过 40 秒,肠壁增厚,肠管内可见造影剂渗漏。明确诊断后可进行超选择插管,注入肝素或尿激酶、血管扩张剂,以期改善肠管血运,阻止肠管病变向坏死发展。介入治疗后应严密监护病情,观察重点是出血和各系统血栓栓塞征象。抗凝治疗应继续使用,从皮下注射低分子肝素逐渐过渡至口服华法林,剂量需根据复查凝血功能调整,维持 INR 在 2.0～3.0 为宜。

六、术后处理

(一)切口换药

肠坏死切除术的切口属Ⅲ类切口,发生切口感染风险很高,宜选择全层减张缝合,可避免分层缝合形成的层间无效腔。此时即使发生切口感染,脓性渗出物也不会存留于切口内,每天酒精湿敷换药即可,直至切口红肿渗出消失,最终愈合。发生感染的全层减张缝合切口应酌情延长拆线时间至 1 个月或以上。若分层缝合的切口发生感染,则必须拆除表层缝线,敞开引流,每天换药至切口内坏死组织排尽,再行二期缝合,或用胶带拉拢切口,待其愈合。

(二)抗凝治疗

SMV 血栓形成导致肠坏死,切除术后的抗凝治疗非常重要,否则可能血栓再发,继续引起肠坏死,被迫再次手术,导致病情危重甚至死亡。术后 18 小时即可开始抗凝治疗,常用右旋糖酐-40 静脉输注,每天不超过 500 mL,低分子肝素 0.4 mL 皮下注射,2 次/天。恢复饮食后改为口服华法林,用量个体差异较大,应依据凝血功能监测结果调整剂量,使 INR 维持于 2.0～3.0。患者出院后应定期复诊血液科门诊,调整抗凝治疗方案。

(三)短肠综合征

SMV 血栓形成累及肠管范围大时,经肠切除术后可能造成短肠综合征。小肠的代偿能力很强,经大范围肠切除后,在无回盲部存在时,至少应剩余 150 cm 小肠,才能通过肠内营养满足基本营养需求,若有回盲部存在时,则至少应有 70 cm 小肠保留。而这仅为达到生存需求,并不是与正常人一样的营养状况和生活质量。

短肠综合征患者在术后需经 3 个阶段的小肠代偿期,以达到稳定的小肠代偿功能,第 1 阶段为术后 2 个月内,患者每天大量腹泻,可达 2 L/d,此期以静脉肠外营养支持和补液调整水、电解质平衡为主,逐渐恢复口服少量等渗液体,或进行近似等渗的肠内营养支持,并用药物控制胃酸分泌和腹泻。第 2 阶段为术后 2 个月至 2 年,患者饮食量逐渐增加,营养不足部分由肠外营养补充。第 3 阶段为完全代偿期,即达到完全由饮食满足营养需求。但部分患者无法达到肠道完全代偿,仍需长期肠外营养支持。肠内营养对肠道有营养和促进再生的作用,故应坚持肠内营养以最大限度地获得小肠功能代偿。

长期肠外营养支持价格昂贵,且可引起多种并发症,如导管感染、胆结石、肝功能障碍、骨质病变等。现已有方便使用的 all-inone 肠外营养支持输液袋。除补充足够能量和每天所需电解质外,还需补充复合维生素和微量元素。长期肠外营养支持需根据每个患者的情况调整摸索,制订个体化方案。

Byrne 和 Wilmore 在 1995 年提出用生长激素、谷氨酰胺、谷物纤维等联合经肠道应用,治疗短肠综合征的方法,可促进肠道功能代谢,国内经原南京军区总医院临床研究亦证实有效,可改善短肠综合征疗效。此外还有一些效果仍待定论的手术治疗方法,包括倒置部分肠管,或将肠管做成环形吻合等,但并未形成治疗常规。

小肠移植目前已成为治疗短肠综合征的理想方式。自 1988 年加拿大 Grant 等首次成功地完成临床肝小肠联合移植以来,随着外科技术和免疫抑制方案的进步,经过 20 余年发展,小肠移植已经从临床试验阶段进入实用阶段,从挽救终末期患者生命的措施转变为显著提高患者生存质量的措施。小肠移植在美国已被纳入联邦医疗保险范畴。2009 年全球小肠移植登记处 (intestine transplant registry,ITR)的最新资料显示,全世界 73 个移植中心对 2 061 例患者完成了 2 291 次小肠移植,1 184 例患者仍存活,其中726 例患者拥有良好的移植肠功能并成功摆脱肠外营养支持,1 年和 5 年总生存率分别达 70% 和 50%。在所有小肠移植病例中儿童患者占 2/3 以上。在一些先进的移植中心,1 年和 5 年生存率可高达 91% 和 75%(美国 Pittsburgh 大学)。ITR 资料显示 2005 年以后,登记的小肠移植例数已增至每年 200 例次。我国原南京军区南京总医院于1994 年成功完成国内首例成人单独小肠移植,目前已有南京、西安、广州、武汉、天津、上海、哈尔滨、杭州和内蒙古多家移植中心共完成总计数十例单独或与其他脏器联合小肠移植,但与国际水平相比,小肠移植在中国仍是极富挑战的领域。

(徐宏雨)

第五节　小肠良性肿瘤

较为常见的小肠良性肿瘤包括平滑肌瘤、脂肪瘤、腺瘤、纤维瘤和血管瘤,而神经纤维瘤、黏液瘤与囊性淋巴管瘤则更为少见。据统计小肠良性肿瘤占原发性小肠肿瘤的 18%~25%,占全部胃肠道肿瘤的 0.5%~1%。小肠良性肿瘤可见于任何年龄组,多见于 30~60 岁,男女比例在发病学上无意义。由于不同的小肠良性肿瘤在临床上并无特征性表现,故术前正确诊断极为困难。

一、病理

(一)平滑肌瘤

平滑肌瘤为小肠良性肿瘤中最常见的一种,可见于小肠的任何部位,但以空、回肠较为多见。肿瘤多为单发,瘤体圆形或椭圆形,多数在 8 cm 以下,超过8 cm 多为恶性。根据瘤体与小肠间的关系可将小肠平滑肌瘤分为肠内型、壁间型、肠外型和混合型 4 种。瘤体一般质地硬,但较大者可因变性与坏死而变软。部分病例可恶变。

(二)脂肪瘤

脂肪瘤位于小肠黏膜下,形成大小不一的单发或多发性肿瘤,切面与体表脂肪瘤无异,很少有恶变。

(三)血管瘤

血管瘤源于黏膜下血管,可分为海绵状血管瘤、毛细血管瘤和蔓状血管瘤,以前两种多见。因瘤体膨胀性生长易致肠黏膜溃疡、急性消化道出血与肠穿孔。

（四）纤维瘤

纤维瘤源于小肠壁组织中的纤维细胞,常与其他组织成分一同构成混合瘤,如腺纤维瘤、肌纤维瘤等,有恶变倾向。

（五）腺瘤

腺瘤源于黏膜或腺体上皮,外观呈息肉状,数毫米至数厘米不等,也有恶变的可能。

二、临床表现

小肠良性肿瘤早期症状不明显,偶因其他疾病手术时发现,也有部分患者因并发症就诊,术前正确诊断率仅 20％左右。常见症状可归纳如下。

（一）腹部不适或腹痛

腹部不适或腹痛是最常见和最为早期出现的症状,占 63％。引起腹痛的原因多数为肠梗阻,也可因肿瘤的牵伸、瘤体坏死继发炎症、溃疡和穿孔。疼痛部位与肿瘤发生部位有关,但大多数位于脐周及右下腹。疼痛性质可为隐痛且进食后加重,呕吐或排便后减轻,也可为阵发性绞痛、胀痛等。

（二）肠梗阻

急性完全性或慢性进行性小肠梗阻是小肠良性肿瘤常见症状之一。肠梗阻的主要原因为肠套叠,占 68％,少部分为肠扭转与肠腔狭窄。临床表现为机械性小肠梗阻:反复发作性剧烈绞痛、腹胀伴肠鸣音亢进等。部分患者可触及腹部包块。平滑肌瘤、脂肪瘤、腺瘤、纤维瘤等都可致肠梗阻。临床上若遇到无腹部手术史,反复发生肠梗阻且渐加重或成年人肠套叠患者时应考虑小肠肿瘤的可能。

（三）消化道出血

9％～25％的小肠肿瘤患者有消化道出血表现,多见于平滑肌瘤、腺瘤和血管瘤。大多数患者表现为间断性柏油便或血便,但发生于十二指肠的腺瘤和平滑肌瘤,以及部分空、回肠肿瘤由于肠黏膜下层血管丰富,在炎症或瘤体活动过度牵拉基底时可发生消化道大出血,表现为呕血或大量血便,此时行常规胃镜或结肠镜检查不易发现病变所在。慢性失血的患者常被误诊为缺铁性贫血。

（四）腹部包块

腹部包块的发生率各家报道不一,在 30％～72％。包块可为肿瘤本身,也可为套叠的肠祥。包块多位于脐周和右下腹,移动度大、边界清楚、表面光滑、伴有或不伴有压痛。

（五）肠穿孔

肠穿孔多由肠平滑肌瘤所致,原因是肿瘤生长较大,瘤体中心缺血坏死,肠壁溃疡形成,最终引发肠穿孔。

三、诊断

除依据前述临床表现外,可根据病情和医院条件选用以下检查。

（一）非出血患者的检查

1.X 线检查

（1）腹部平片:可用于观察肠梗阻征象及有无膈下游离气体等。

（2）普通全消化道钡剂造影:可能发现的影像包括肠腔内充盈缺损与软组织阴影、某段肠腔狭窄伴其近侧扩张、肠壁溃疡性龛影(常见于肠平滑肌瘤)等,但实际上由于小肠较长,影像常因小肠迂曲重叠以及检查间隔期长而致效果不十分理想。

(3)气钡双重造影,可提高阳性发现率。

(4)低张十二指肠造影。

2.纤维内镜

(1)纤维胃十二指肠镜:可直接观察十二指肠内病变,超声内镜更可显示出肿瘤的原发部位及侵犯肠壁的层次。

(2)小肠镜:理论上讲可观察小肠内病变,但实际上成功率较低。

(3)纤维结肠镜:可对小部分患者回肠末端的病变进行观察与活检。

3.其他影像学检查

对表现为腹部包块或疑有腹部包块的患者可根据情况选用 B 超、CT 或 MRI 等项检查,以确定包块的位置并估计其来源。

(二)出血患者的检查

1.除外胃和结、直肠出血

引起消化道出血的疾病多在消化道的两端,故遇消化道出血患者应先选用内镜法以排除之。急性消化道出血不是内镜检查的禁忌证,因此宜尽早进行以提高诊断符合率。

2.小肠气钡造影

经十二指肠内导管注入气体与钡剂进行气钡双重造影,其诊断率高于普通全消化道钡餐检查。

3.小肠镜与小肠钡灌联合检查

最近 Willis 等人采用推进式电子小肠镜结合小肠钡灌检查小肠出血原因,证明两者有明显互补作用,检出阳性患者占 57%。

4.选择性内脏血管造影

当出血速度>0.5 mL/min 时,外渗到肠腔内的造影剂可显示出血部位及病变性质。对初次血管造影未能做出诊断而仍有出血的患者可于次日及出血停止后 4 周再行血管造影检查,可提高诊断率。有条件者可采用数字减影技术,据报道定性与定位率都很高。

5.同位素扫描

常用的有^{99m}Tc 硫化胶体和^{99m}Tc 标记红细胞。前者在静脉内迅速被肝脾清除,同时外渗到出血部位形成焦点。动物试验证明该法可发现出血速度0.1 mL/min 的出血点。后者衰变比前者慢,限制了这一方法的应用,动物试验证明 30~60 mL 的血液外渗才能获得阳性结果。同位素扫描可反复使用。

6.术中内镜检查

术前全肠道灌洗,术中取截石位,内镜医师经肛门插入纤维结肠镜,外科医师引导前进,除个别肥胖患者,镜子很容易达到十二指肠,然后关闭室内照明退镜观察出血部位。一般 30 分钟即可完成检查,无并发症发生。

7.术中注射亚甲蓝显示病变

利用选择性动脉插管术中注射亚甲蓝可较好地显示病变的肠管。也可将 10 mL 亚甲蓝稀释液直接注射到供应可疑病变血管内,根据病变部位清除亚甲蓝较其他部位迅速的原理找出出血部位。

小肠出血定位诊断较难,常需联合几种方法反复检查,方能做出正确诊断。

四、治疗

小肠良性肿瘤可致肠套叠、肠穿孔、消化道出血等严重并发症,部分有恶变的可能,因此无论腹部手术中偶然发现还是患者就诊时发现都应手术治疗。根据病情可行小肠局部切除或小肠部分切除术。对发生在十二指肠乳头周围的腺瘤如无法行局部切除,也可行胰头十二指肠切除术。

(徐宏雨)

第六节　小肠恶性肿瘤

一、病理

(一)恶性淋巴瘤

主要有淋巴肉瘤、网织细胞肉瘤和霍奇金病3类,国内统计3类分别占52.7%、36.5%和10.8%。由于远端小肠有丰富的淋巴组织,故恶性淋巴瘤以回肠最为多见。约40%的病例为多发,多发灶可能为转移性,也可能为多源性病变。恶性淋巴瘤大体上可分为扩张、缩窄、溃疡与息肉四种类型,以前两者多见。恶性淋巴瘤早期即可发生区域性淋巴转移,晚期可转移至肝、脑等器官,也可直接侵犯邻近器官。

(二)小肠癌

小肠癌大体上可分为息肉型、溃疡型和缩窄型。按发生部位可分为十二指肠癌和空、回肠癌。十二指肠虽其长度不到小肠的10%,但却占全部小肠癌的33%～48%。十二指肠癌以十二指肠乳头为标志可进一步分为乳头上部癌(多为息肉型)、乳头周围癌(多为息肉型与溃疡型)和乳头下癌(多为缩窄型),由于癌的生长常引起十二指肠狭窄和梗阻性黄疸。镜下小肠癌主要为腺癌,少数为未分化癌与黏液癌,腺棘皮癌与鳞状细胞癌也有报道。小肠癌转移方式以淋巴、血行转移及局部浸润为主。常见受累组织为局部淋巴结、肝、胰、腹膜、卵巢和肺脏等。小肠癌5年生存率较低,据国内外二位学者统计分别为29%和60%。

(三)平滑肌肉瘤

与小肠平滑肌瘤相同,小肠平滑肌肉瘤也分为肠内、外型、肠壁间型和混合型4型,以肠内、外型多见。瘤体直径在8～25 cm,平均9.5～10 cm。由于瘤体大、生长快往往伴有中心部坏死,肠黏膜由于坏死形成溃疡,可并发出血或穿孔,也有穿透至肿瘤中心形成脓腔。镜下见瘤细胞呈多形性,胞核大小不一、形态不规则,瘤细胞核质比例增大、胞质相对减少,有时可见怪形瘤巨细胞。因诊断不易,故手术时33%～39%的患者已有转移。转移方式以血行为主,也可见淋巴转移。常见的受侵器官有肝脏、腹腔、肿瘤邻近器官,肿瘤自发破裂也较多见。小肠平滑肌肉瘤术后5年生存率较低,仅为20%～30%。

二、临床表现

进展期小肠恶性肿瘤也具有腹痛、肠梗阻、消化道出血、腹部包块与肠穿孔这5项主要临床

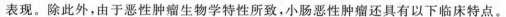

表现。除此外,由于恶性肿瘤生物学特性所致,小肠恶性肿瘤还具有以下临床特点。

(一)消瘦、乏力

这是小肠恶性肿瘤最常见的临床表现之一。一般说来腺癌发展速度较快,上述症状出现的早且重,而恶性淋巴瘤患者则出现的相对晚一些。当患者出现消瘦、乏力、呕吐与腹痛等症状,而不能用其他消化系统疾病解释时,应怀疑小肠恶性肿瘤的可能并择法检查。

(二)梗阻性黄疸

梗阻性黄疸发生于十二指肠乳头周围的腺癌、恶性淋巴瘤或平滑肌肉瘤可压迫阻塞胆总管下端引起梗阻性黄疸。化验检查血清总胆红素值升高,以直接胆红素为主。

(三)腹部包块

与小肠良性肿瘤相比较,小肠恶性肿瘤的包块一般质地相对较硬,表面呈结节状,肉瘤长径较大可达 20 cm 以上,多伴有压痛,移动度较小或发现时已固定不动。

(四)肠梗阻、肠穿孔

十二指肠内恶性肿瘤由于肿瘤浸润可致高位小肠梗阻,致患者出现上腹痛、恶心与呕吐等。空、回肠梗阻主要原因为肠腔狭窄与肠套叠。肠梗阻临床表现与一般机械性肠梗阻无异。由于肿瘤生长速度快,肠穿孔的发生率远较小肠良性肿瘤高。

(五)其他

过大的肿瘤偶可致瘤体破裂而引发急性腹膜炎与内出血。

三、诊断

(一)十二指肠恶性肿瘤的诊断

1.十二指肠低张造影

通过双重对比检查可较详细观察病灶。恶性淋巴瘤主要所见为黏膜增粗、紊乱或消失,肠管变形,宽窄不一,肠壁变硬、边缘不规则。腺癌多表现为龛影或充盈缺损。平滑肌肉瘤则表现为充盈缺损或外压性缺损。

2.十二指肠镜

恶性淋巴瘤可见局部或多发性浸润性黏膜下肿块,黏膜表面常有糜烂、出血或坏死,此时选择恰当部位活检阳性率可达 70%～80%。腺癌和平滑肌肉瘤也可见到溃疡、肿块等,也可进行活检。超声内镜还有助于观察黏膜下病变与周围组织器官受累及淋巴转移情况。

3.其他影像学检查

其他影像学检查包括 B 超、CT 及 MRI 等项检查。可用于观察:①梗阻性黄疸征象,主要有胆囊增大、肝内外胆管扩张及主胰管扩张等梗阻性黄疸的间接影像。②消化道梗阻征象,梗阻以上肠管扩张、积气及积液等。③病变周围征象,可见有无周围脏器受累及淋巴结转移。④超声引导下肿块穿刺活检。

(二)空、回肠恶性肿瘤的诊断

诊断较难,常用方法包括小肠气钡造影、小肠镜检查及 B 超、CT 等,请参考小肠良性肿瘤诊断方法。

(三)小肠出血患者的诊断

诊断程序及方法与小肠良性肿瘤致出血患者相同,请参考前述内容。

四、治疗

(一)恶性淋巴瘤

手术仍为主要的治疗手段并可为术后进一步放、化疗创造条件。手术应切除病变肠段及所属淋巴结,断端距肿瘤边缘应在 10 cm 以上。位于十二指肠恶性淋巴瘤可行胰头十二指肠切除术。若手术时已属晚期无法切除,可行胃空肠吻合,也能改善患者生存质量延长寿命。术后可辅以病变区与区域淋巴结放疗。化疗对局部的有效性与放疗相似,医师可根据病变恶性程度、患者条件选择不同化疗方案。

(二)腺癌

十二指肠腺癌应行胰头十二指肠切除术,术式可采用传统的 Whipple 术式或保留幽门胰头十二指肠切除术,根治术后 5 年生存率可达 60%。对于癌肿较小的十二指肠乳头癌患者或患者为高龄体弱者也可行乳头局部切除术。空、回肠腺癌应切除病变及所属淋巴结,断端距肿块也应在 10 cm 以上。术后化疗与其他消化道癌大致相同。

(三)平滑肌肉瘤

平滑肌肉瘤对化疗和放疗均不敏感,治疗应以手术切除为主。切除范围多数作者认为距肿瘤 2～3 cm 即可,无须行淋巴结清扫术。位于十二指肠的平滑肌肉瘤若不宜行局部切除可行胰头十二指肠切除术。

除手术、放疗与化疗外,上述三种肿瘤均可辅以免疫治疗及中药治疗。

(徐宏雨)

第七章

结直肠与肛管疾病

第一节　直肠肛管损伤

一、病因及发病学

直肠、肛管是为消化道的终末部分,紧贴盆腔的骶骨凹,有坚实的骨盆保护,所以临床上单独的直肠肛管损伤比较少见。在战争的时候占腹部外伤的 5.5%～12.9%,平时为 0.5%～5.5%。在普通的穿刺性损伤、医源性损伤和异物损伤中,伤情单一,并发症和病死率较低。但是,在现代战争、恐怖爆炸、交通工业事故、自然灾害中所发生的损伤,合并伤很多,伤情复杂,且容易被忽略或漏诊,临床处理困难,由此导致的并发症和病死率较高。

正如在前面所描述的损伤原因一样,按照致伤物可分为穿刺伤、火器伤和钝性暴力伤,按照物理能量释放强度可分为高能量暴力伤、低能量暴力伤,按照发生地点可分为重大事故伤、治安事故伤和医源性伤。弄清楚致伤物、致伤的能量特性、受伤地点等,对于判断伤情、决定诊治处理策略具有重要的意义。常常按照致伤因子的物理特性分为如下三类。

(1)穿透伤:①各种锐器的刺伤和火器伤,可以看到会阴或下腹部有外伤的入口,伤口小,伤道深。②肛门插入伤,从高处坠落、跌坐时,地上的木棍、酒瓶、铁条等棒状物直接从肛门插入直肠内,多伴有肛门括约肌的损伤。③直肠异物伤:多见于有精神障碍、被违法伤害和性游戏的人。

(2)钝性暴力伤:高速、高能量外界钝性暴力所导致的挤压、冲击、牵拉性损伤,如爆炸、自然灾害、重物挤压、工业交通事故等。这类损伤伤情严重而复杂,多伴有骨盆骨折、盆腔内多脏器损伤。骨盆骨折的碎片可戳穿直肠;腹部钝性暴力的冲击可将结肠内的气体瞬间挤压入直肠内,导致直肠爆裂,大便污染重;骑跨性损伤,可导致会阴撕裂并延及肛管直肠。

(3)医源性伤:多见于结、直肠镜检查、直肠内局部肿物切除或活检手术等,盆腔会阴手术、妇科手术及膀胱镜手术等均可导致直肠肛门损伤。

95%的直肠肛门损伤属于穿透性损伤,其中在西方国家 70%为枪弹伤,在我国多为事故性伤和刀刺伤,约 4%的为钝性暴力伤,1%为其他原因导致的。但是,近年来,医源性和性游戏导致的直肠损伤逐渐增多。

二、病理

如上所述,从致伤因子的物理特性上导致的损伤主要包括穿透性损伤和钝性损伤,引起的组织损伤类型包括刺伤、挫伤、挫裂伤等。不同原因所导致的直肠肛管及周围组织损伤类型不一样,但一个致伤因素可能会合并多种不同的组织损伤类型。直肠肛管部位的损伤具有以下特点:直肠内容物细菌多,直肠周围间隙疏松组织的血液循环差,损伤后极容易感染;钝性暴力损伤或复杂性穿透伤等,常伴有骨盆骨折、泌尿生殖系统损伤和大出血等,紧急处理上极为复杂;复杂性损伤的后期并发症很多,如畸形、内外瘘、大小便失禁和肛门、尿道狭窄等,严重影响生活质量。

病理变化随损伤原因、程度、性质、累及的范围和器官、时间等各不相同。简单的刺伤、医源性损伤、直肠异物伤等的损伤轻微,范围局限。复杂的刺伤、火器伤、肛门插入伤等,可以导致盆腔内的膀胱、尿道、阴道等穿透性损伤,甚至盆腔内的大血管、骶前静脉丛等破损。钝性暴力导致的直肠肛门区域的损伤性质复杂,穿刺伤、挫伤和挫裂伤等多种组织损伤并存,往往伴有骨折、多器官伤和大血管破裂等,甚至出现组织的毁损,发生大出血、休克,盆腔内巨大血肿,粪便和尿液严重污染等。腹膜返折以上的直肠损伤,粪便、血液、尿液等可以进入腹腔,导致腹膜炎。腹膜返折以下的直肠损伤可以导致直肠周围间隙感染、脓肿,很容易导致蜂窝织炎、坏死性筋膜炎、脓毒血症等。会阴肛管损伤可以导致肛门括约肌损伤,出现肛门失禁。直肠外瘘、直肠膀胱瘘或直肠阴道(尿道)瘘是直肠损伤后的常见并发症。

三、诊断

对于直肠肛管损伤患者,特别是有盆腔受到钝性暴力损伤的重危患者,在初期诊断评估的时候,同样需要按照"高级创伤生命支持(advanced trauma life support,ATLS)"所推荐的流程进行紧急抢救和详细的分析评估,"四边"原则(边复苏、边调查、边评估、边处置)贯穿整个外伤患者的紧急救治全程,选择各种创伤评分系统对整体或局部的损伤严重程度进行量化评定。腹膜返折以下的开放性损伤,诊断不难。但是闭合性的损伤或伴有骨盆内其他脏器的损伤,往往容易被其他脏器的损伤症状所掩盖,容易忽略而延误诊治。

(一)病史及临床表现

在询问收集病史的时候,要尽可能了解清楚致伤的原因、地点,有利于分析受伤的程度、范围和严重程度。腹膜返折以上的直肠损伤有腹膜炎的表现,而局限在腹膜返折以下的直肠、肛门部位的损伤一般表现为肛门区域所谓疼痛、伤口内流血或流出粪便。有大出血的时候,并可能伴有休克,有合并伤的时候可有相应脏器损伤的表现。

(二)伤情检查

伤情检查包括下腹部和会阴骶尾区域的视诊、检查伤口和伤道、直肠指检等。伤道的入口、出口、方向、大小和行径等可以帮助判断有无直肠伤和损伤程度,还有助于了解膀胱、尿道、阴道等有无损伤。直肠指检是最有价值的检查方法,可以发现直肠损伤的部位、伤口大小、周围间隙的积血积液情况,可以初步了解有无合并骶尾骨骨折、膀胱和前列腺的损伤及其程度。

(三)肛门直肠镜检查

在患者情况允许的情况下,可以用直肠镜或乙状结肠镜等直视下检查,可以看清损伤的部位、范围及严重程度。

（四）影像检查

腹部立位平片可以查看腹腔内游离气体。超声探查腹腔内和盆腔陷凹内的积液。骨盆的X线平片可以判断骨盆骨折的情况、存留的金属异物等。平扫加增强的CT检查可以发现骨折部位、盆腔间隙和软组织内的气体影、血肿或积液等。MRI检查对诊断肠壁、膀胱、前列腺、尿道等的破损等具有重要意义。

（五）其他

局限在腹膜返折以上的直肠损伤，可以选择腹腔穿刺、腹腔灌洗，甚至腹腔镜和剖腹探查。

（六）伤情评估

直肠肛管损伤，尤其是合并有其他脏器损伤的重症患者，同样需要进行整体的和局部的伤情评估。选择各种评估工具进行量化评分，包括 PHI、CRAMS、AIS-90、TRISS、ASCOT、APACHE Ⅱ等。针对直肠的损伤，常用的评估系统有：器官损伤记分（organ injury scaling，OIS）。每一个损伤的器官都有相应的评估标准，如果合并骨盆骨折的也有相应的评价工具。

四、治疗

（一）直肠肛管损伤手术治疗概论

相对于结肠损伤来说，直肠损伤比较少见，所以这方面的研究资料比较少，仅有的十余篇研究文献，也多为回顾性分析，样本量少，证据水平低。治疗原则、治疗方法的理念更新没有结肠损伤的变化大。过去对于直肠损伤手术总结出了"4D"原则：粪便转流（diversion），引流（drainage），直接修补（direct repair），直肠冲洗（distal washout）。现在有学者对早期的造口转流提出了质疑，主张非造口的直接修补。但是因为研究少，大多报道的还属于个人经验，没有被广泛接受。会阴造瘘挂线加一期缝合修补术治疗创口位置不高，创缘较整齐，创道失活组织不多，就诊及时，局部炎症反应轻的直肠阴道穿透伤是一种比较理想的手术方法，该术式作为非造口直接修补术的改良，弥补了前者无局部引流的弊端，可以规避修补失败的风险，本节稍后将专门介绍这一改良术式。一般认为，伤情简单的穿透伤可以做非造口的修补缝合，位于腹膜返折以上的直肠损伤可以按照结肠损伤的处理原则和方法，但是腹膜外的复杂性直肠损伤，因为发生感染后所导致的并发症严重、病死率高，所以还是应该遵循原来的"4D"手术原则，尤其是强调早期造口的重要性。在4D的手术方法中，针对每一个患者的具体情况进行选择运用，如很多直肠的损伤，做粪便转流以后，并不需要缝合修补直肠的破口，旷置损伤部位待其自行愈合。对于重症直肠肛管损伤患者，运用损伤控制技术的理念，可以减低并发症和病死率。患者病情危重、休克，紧急情况下控制大出血和粪便污染，患者稳定后才进行二次彻底性手术。

（二）手术处理原则

腹膜返折以上的直肠损伤，原则上同结肠损伤的处理原则。腹膜返折以下的直肠肛门损伤，手术原则：①积极进行早期彻底手术，而对于复杂重症患者，遵循损伤控制外科的理念，选择损伤控制性的分次手术。②清除失活或失能的组织，干净彻底的冲洗污染，充分引流。③手术方式的选择要考虑到所有的高危因素，存在高危因素的患者要积极施行粪便转流手术（造口），而直肠修复、引流和冲洗可以根据患者情况、医师经验选择。

（三）手术方法

累及腹膜返折以上的直肠损伤，采用结肠损伤的手术和处理方式。这里仅介绍在腹膜返折以下损伤（没有腹膜炎和感染）的手术选择。

(1)损伤的处理：①对毁损性的直肠会阴损伤,这种患者的病情往往比较危重,多伴有骨盆骨折、盆腔内大出血和多个器官的损伤,所以要选择损伤控制手术,紧急情况下止血、并控制大便的继续污染,经复苏抢救后,延迟 12~48 小时再次进行二次手术,毁损组织要予以清除或切除,可选择 Hartmann 手术方式。②对比较严重的直肠穿透性损伤,存在高危因素和盆腔内多个器官损伤(如膀胱、尿道、阴道等),要考虑粪便转流(造口),减少术后并发症,损伤局部可以修补或旷置。③对较轻的直肠穿透性损伤,如医源性损伤,可以经肛门进行修补。④单纯性的肛管括约肌的断裂或撕裂,可以一期将断端缝合、置引流,一般效果满意。⑤如果括约肌损伤严重、挫裂,将局部清创以后,行乙状结肠造口,为二期修补创造条件。

(2)粪便转流：直肠和会阴的损伤,多选择乙状结肠造瘘,并且是严重损伤的成败关键措施。也有人选择横结肠和回肠造口。粪便转流的指征:严重的直肠毁损伤;严重的会阴肛门括约肌损伤;存在高危因素(休克、输血量大、重度污染、受伤时间已较长、有合并疾病、高龄等)的直肠肛门部损伤;骨盆有骨折、盆腔内大血肿、膀胱及阴道等损伤并与直肠相交通等。

(3)骶前引流：当有直肠及周围组织器官严重损伤、骨盆骨折、粪便污染重,除了要彻底清洗、祛除坏死组织,良好的引流也很重要,可以预防盆腔脓肿、感染坏死性筋膜炎、脓毒血症等严重并发症。可以从两侧的坐骨直肠窝戳开,置入 2~3 根引流管到骶前间隙内,紧邻直肠破损修补的地方。

(4)冲洗：术中的直肠冲洗和术后的骶前间隙的冲洗,可以减少感染的机会。直肠冲洗的方法:从乙状结肠造口的远端置入一根冲洗管,扩肛后用肛门镜撑开肛门,在术中将直肠内的粪便彻底冲洗干净。在安置骶前引流管的时候,可以置入负压双套管,术后持续用生理盐水冲洗污染的间隙。

（李树平）

第二节　结直肠肛管异物

结直肠肛管异物是指各种原因进入到结肠、直肠肛管的外来物。曾经属于急诊科不常见的临床问题,随着现代社会开放程度的增加,其发病率正在逐渐增高,一般男性占多数,男女比例为(17~37)∶1,年龄主要在 20~50 岁。根据异物与乙状结肠的关系,可有高位异物和低位异物之分;根据是否涉及性行为,又可分为性相关异物和非性相关异物。

一、异物分类/途径

结直肠肛管异物根据其数量、大小、类型、形态、位置的不同差异很大,包括陶瓷制品,性趣用品如振动棒、人造阴茎,玻璃制品如酒瓶、玻璃杯、电灯泡、试管,日用品如肥皂盒、电筒、钥匙,食物如苹果、胡萝卜。一般分为两类,一类是经口进入,多数因饮食不小心进入消化道,大部分能够通过顺利通过幽门、十二指肠、回盲部、结肠肝曲、结肠脾曲等病理生理狭窄或弯曲而自行排出,文献报道异物直径 5 cm 以下或长度 12 cm 以下能够自行排出体外;少数锋利和尖锐物体可滞留于消化道,引起穿孔、腹膜炎等并发症。另一类是经肛门进入,这类异物原因多种,主要是性活动或性攻击,也可由意外伤害、医源性等引起,异物引起肛门疼痛及局部炎症,使得肛门括约肌痉

挛,常导致异物能够进入肛门而不能自行排出,这时常常需要内镜,甚至外科手术取出。异物可通过多种途径进入到结直肠肛管:

(一)性活动或性攻击

常见进入途径。其中性活动占75%~78%,性攻击占10%~12.5%。患者病史中近期有特殊的性行为或受过性侵害。

(二)口腔意外吞入

包括动物骨头、义牙、牙具、口腔器械等,常因意外进入体内,醉酒、异食症及精神障碍或自杀倾向者等亦是重要原因。异物经全消化道进入到结直肠肛管,大多数圆钝的小型异物可自行排出。形状不规则、带有钩刺的异物不易排出,尖锐的异物即使到达直肠后,也常由于刺激肛门括约肌的收缩,难以排出体外,可引起穿孔、出血、脓肿,甚至腹膜炎等并发症。

(三)穿刺伤

患者因高处坠落尖锐物体刺入盆腔,合并多处脏器损伤,常需急诊手术处理。也有患者因交通意外、建筑工地意外等引起异物进入而导致损伤。

(四)医源性

医务人员操作结直肠镜时活检器械掉入肠腔,灌肠接头滞留,外科手术滞留异物等也可引起感染致异物进入肠腔。

(五)违法藏匿

走私犯为躲避检查把毒品藏匿于直肠肛管,监狱囚犯为逃脱或安全而藏匿刀枪、匕首等。

(六)邻近器官移行

很少见。体内邻近器官的器械或异物移行至结直肠肛门,形成异物,如子宫内避孕器械穿入盆腔并可刺入直肠。

另外,根据异物进入肠道是否为意志支配可分为:①无意识的进入,或称意外进入。主要通过口腔进入,见于儿童游戏或进食时异物意外进入,老年人义牙脱落,口腔牙具意外掉入等。②有意识的进入,见于性虐者、同性恋、精神障碍者、监狱囚犯、自杀倾向者、药物或酒精滥用者等,也有恶作剧引起的。

二、临床表现

临床症状因异物的大小、滞留时间和部位及引起的损伤而不同,多表现为便秘、下腹部及肛周不适、肛门出血,部分患者因"期待疗法"失败后无症状求诊。少数患者也会因异物导致的并发症求诊:异物导致肠道急性穿孔后可有发热、腹痛明显;异物导致慢性穿孔可形成腹腔脓肿,引起长期低热;异物嵌顿于肠管后可使肠壁缺血坏死,引起便血、腹痛加剧;大体积异物引起机械性肠梗阻可表现为下腹阵发性绞痛。

三、诊断

对多数结直肠肛管异物而言,诊断并不困难,结合病史、查体及检查一般能够诊断。

(一)病史

追问病史常常能够帮助诊断,但有意识放入异物的患者常因尴尬或者害羞隐瞒或编造病情,增加诊断难度。

（二）查体

仔细的腹部查体对于并发症的诊断有明显帮助，直肠指检作为常规体格检查，有利于诊断低位异物，直接了解异物的大小、形状、性质及与直肠肛管的关系。

（三）腹部

X线片及CT对于考虑结直肠肛管异物患者常规行平卧位、腹部站立位X线片，尤其对于直肠指检不能扪及的高位异物，诊断价值较大，对怀疑穿孔的患者站立位X线片可以排除是否有膈下积气。怀疑并发症如腹膜炎、腹盆腔脓肿、肠梗阻患者应行腹部CT。

（四）内镜检查

肛门镜和结直肠镜不仅可以明确异物的性质、数量、位置，还能帮助直接取出异物。

（五）B超

腹部及肛周B超对X线片阴性的非金属异物有一定的诊断意义。超声探头可经肛门进入直肠直接探查，也可从肛周探查低位异物。

另外，对怀疑违法私藏毒品患者应行血清毒理学检验。

四、并发症

结直肠肛管异物较少引起并发症，有报道直肠异物发生损伤率小于5%。常见的并发症包括肠道黏膜撕裂伤，穿孔，肠梗阻，腹膜炎，腹腔脓肿，严重时可出现感染性休克。有报道牙签引起穿孔，并可进一步导致如瘘管、输尿管梗阻、化脓性肾盂肾炎、动脉-肠瘘等少见并发症，甚至可导致细菌性心内膜炎。

五、治疗

异物的取出关键在于医师对异物性质、滞留位置和时间及并发症的综合评价，患者就诊时合并感染表现者常需要外科手术干预，高位异物需手术干预的可能性是低位异物的2.5倍。对于不同异物应采取的取出方式也变化很大：玻璃瓶如电灯泡取出时应避免破碎引起肠道损伤，钩、刺、匕首等尖锐异物应注意再次引起医源性损伤。常见的异物取出方式如下。

（一）自然排出

患者无明显临床症状，经直肠镜或X线片已明确为圆钝、规则、小体积异物时可考虑等待观察，观察每次大便是否伴有异物排出。可进食高纤维素的食物促进肠道蠕动，加速异物排出。期间如果出现临床症状或观察时间超过1周，则需要停止观察，进一步取出异物。

（二）内镜下取物

自然排出失败后可考虑采用结直肠镜取物，大多数异物能够可通过此法取出，尤其对于高位异物更能够体现优势，常采用的抓取工具包括活检钳、异物钳、圈套器。操作前常规灌肠可保持取物时视野清楚。对于较难配合者可考虑适当使用麻醉，松弛肛门括约肌。

（三）经肛门取物

异物位于低位时可考虑使用此法。一般借助肛门镜或阴道窥镜直视下采用卵圆钳、产钳或其他妇产科器械取出异物，操作前注意肛门括约肌的局部麻醉，取物过程注意避免直肠黏膜及肛门括约肌损伤。

（四）全麻下剖腹探查

多数患者能够通过非手术方式取出异物，少数患者（一般小于10%）因异物较大、不规则难于从肛门取出。对于合并有穿孔、出血、腹膜炎等并发症者,应尽早剖腹探查手术,术中未见穿孔者可向下推挤异物经肛门取出,不能取出者则行肠管切开取物。术中有时需要联合结直肠镜寻找异物。少数患者一般情况差,感染严重者可行 Hartmann's 手术。

（五）其他特殊方法

有经验的医务人员常采用临床中的非常规器械经肛取出异物,无齿镊子、球囊、带窗无创钳、肝牵开器等都有报道用于特殊异物的取出。

经直肠异物取出后可复查结肠镜或腹部 X 线片,进一步确认是否有异物残留及是否存在黏膜撕裂、穿孔、出血等。精神障碍者、自杀倾向者都应建议进一步心理卫生治疗。肛门括约肌受损的患者建议至少随访 3 个月。

结直肠肛管异物处理具体流程可参见图 7-1。

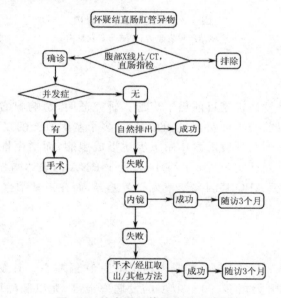

图 7-1　结直肠肛管异物处理流程

（李树平）

第三节　结直肠息肉

一、概述

肠息肉（polyp）是指一类从黏膜表面突出到肠腔内的隆起状病变。肠息肉是一类疾病的总称。1981 年,全国大肠癌病理专业会议参考了国外对大肠息肉的分类,结合我国病理学家的实践经验,按照病理性质的不同分为:①腺瘤性息肉:包括管状、绒毛状及管状绒毛状腺瘤。②炎性息肉:黏膜炎性增生、血吸虫卵性及良性淋巴样息肉。③错构瘤性息肉:幼年性息肉及色素沉着息肉综合征（Peutz-Jeghers 综合征,P-J 综合征）。④其他:化生性息肉及黏膜肥大赘生物。不同性质的息肉,其预后和处理亦不相同。息肉在形态上可分为有蒂、无蒂、广基、扁平状等。在数目上又有单发与多发两类(图 7-2)。息肉病是指息肉数目在 100 枚以上(仅 P-J 综合征除外),反之,则称散发性息肉。本节仅限于讨论单发的各种息肉。多发的息肉将在下一节讨论。

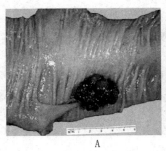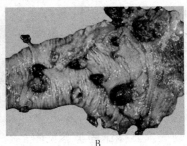

图 7-2 单发与多发肠息肉

A.结肠单发息肉;B.结肠多发息肉

二、病因

结直肠息肉的病因及发病机制目前仍不清楚。研究证明,影响腺瘤性息肉与结直肠癌发病的危险因素基本一致。目前初步证实:腺瘤的发生是多个基因改变的复杂过程,而环境因素改变致基因表达异常或突变基因在环境因素作用下表达形成腺瘤;而增生性息肉或炎性息肉则与感染和损伤相关。有研究已经证实,息肉与 CD44 基因 mRNA 的表达明显相关。散发性结直肠肿瘤中,结直肠息肉和癌组织 APC 基因突变率无显著差异,而在正常结直肠黏膜、炎性息肉和增生性息肉中均无突变。

三、发病

结直肠息肉的发生率各国不同,总的肠镜检出率为 10% 左右。其发病率随年龄的增长而增加,30 岁以上结直肠息肉开始增多,60~80 岁的发病率最高,尤以腺瘤增加显著,女性略低于男性。以腺瘤性息肉为多见,约占 70%,其次是增生性息肉和炎性息肉,错构瘤性息肉主要见于幼年性息肉和 P-J 综合征(Peutz-Jeghers息肉)。我国肠息肉发病率较低,成人多为腺瘤性息肉,好发于乙状结肠、直肠,占全结直肠息肉的 70%~80%。大小一般为 0.5~2.0 cm。

四、组织学分类

(一)腺瘤性息肉

腺瘤是息肉中最常见的一种组织学类型。腺瘤在病理切片中除可见管状腺体结构外,还常伴乳头状成分,亦即绒毛状成分,根据组织学中两种不同结构成分所占比例决定腺瘤的性质。Appel 提出管状腺瘤中绒毛状成分应<5%,当绒毛状成分达 5%~50% 时属混合性腺瘤,>50%者则属绒毛状腺瘤。Shinya 则认为管状腺瘤中绒毛状成分应<25%,在 25%~75%者属混合性腺瘤,>75%者属绒毛状腺瘤。鉴于标准不同,各家报道腺瘤中各种腺瘤的比例可有较大差异,且无可比性。为此,1981 年我国第一次大肠癌病理会议上建议统一标准为:绒毛状成分<20%者属管状腺瘤,>80%者为绒毛状腺瘤,介于20%~80%者则属混合腺瘤。

1.管状腺瘤

管状腺瘤是最常见的组织学类型,占腺瘤的 60%~80%,发病率随年龄增加而增加,在小于 20 岁的年轻人中极少存在。多为带蒂型(占 85%),亚蒂、无蒂少见。常多发,小于 0.5 cm 的小腺瘤多由正常的黏膜覆盖,多数管状腺瘤为 1.0~2.0 cm 大小,少数大于 3 cm,腺瘤的恶变与其大小直接相关。常有蒂、呈球状或梨状,表面光滑,可有浅沟或分叶现象,色泽发红或正常,质地软。活检组织学检查管状腺瘤由密集的增生的腺体构成,腺体大小、形态不一致,常见有分枝和发芽(图 7-3)。多数管状腺瘤仅表现为轻度不典型增生。然而,可以有高达 20%的表现为重度非典型增生、原位癌或浸润性癌,仅 5%管状腺瘤是恶性的。

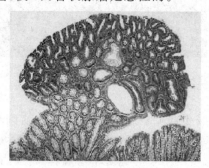

图 7-3 管状腺瘤

2.绒毛状腺瘤

较少见,又称乳头状腺瘤,这是一种癌变倾向极大的腺瘤,一般癌变率为 40%,故被认为是一种癌前病变,其发病率仅为管状腺瘤的 1/10,好发于直肠和乙状结肠,临床所见绝大多数为广基型,呈绒毛状或粗颗粒状隆起,伴有宽广的基底,有时可侵占肠周径的大部分,其表面可覆盖一层黏液,质地较管状腺瘤为软(图 7-4)。在少数病例中绒毛状腺瘤可以有蒂,活动度极大。体积大,一般直径大于 3.0 cm,可达 10~20 cm。活组织检查见绒毛结构占据腺瘤的 80%以上。

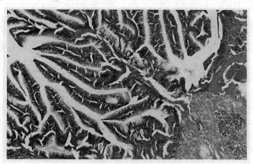

图 7-4 绒毛状腺瘤

3.绒毛状管状腺瘤

这类息肉兼有管状腺瘤和绒毛状腺瘤两种组织学特点(图 7-5)。即有分支状的腺体,同时也有像手指一样突起的长长的腺体。绒毛状管状腺瘤是 10~20 mm 息肉中最常见的一种。其恶变率介于管状腺瘤与绒毛状腺瘤之间。

(二)炎性息肉

炎性息肉是由对炎症反应的再生上皮组成。可以继发于任何一种炎症反应,但是最常见的原因是溃疡性结肠炎。炎性息肉也可以继发于感染性疾病,如阿米巴性结肠炎、慢性血吸虫病或细菌性痢疾。炎性息肉没有恶变倾向,但是,对溃疡性结肠炎患者,可以有某些部位的异型性改变或恶性变同时存在。

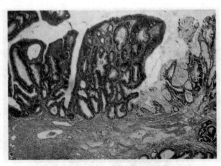

图 7-5　绒毛状管状腺瘤

1.假息肉病

主要发生于慢性溃疡性结肠炎或克罗恩病,由于慢性炎症刺激,形成多发性肉芽肿。在其形成的早期,如炎症能获控制,肉芽肿有可能随之消失。但如慢性炎症不能得到有效的控制,而呈持久的慢性刺激,肉芽肿就有恶变的可能。癌变率与病程长短往往呈正相关。病程超过 30 年时癌变率高达 13%～15%。慢性溃疡性结肠炎具有极高的癌变率,是公认的癌前病变之一。因此,对这些假息肉病应慎重处理。

2.炎性息肉

指单发的非特异性炎症所引起的息肉,组织结构与上述相同,但不会癌变。往往炎症消退后,息肉可自行消逝。

3.血吸虫性息肉

在慢性血吸虫病时,大肠黏膜下常有血吸虫卵沉着,其周围伴纤维组织增生,或形成虫卵结节。当虫卵多时,固有膜内亦可有虫卵沉着,并破坏腺管和引起增生。一般血吸虫卵结节体积不大,呈小球状或条索状,并常呈簇状分布,外观中央呈橘黄色,周围呈灰白色。在长期慢性、反复感染的病例,这类息肉可进一步发展成炎性肉芽肿,具有很大癌变倾向,也是一种癌前病变。

4.良性淋巴样息肉

直肠具有丰富的淋巴组织,在肠道炎症时,直肠黏膜下的淋巴滤泡即可增生并形成息肉而突入肠腔。因此,所谓息肉实质上是增生的、高度活跃的淋巴样组织。细胞分化成熟,其上覆盖有正常的直肠黏膜上皮,是一种良性病变,应与恶性淋巴瘤区分。因为本病不会恶变,无须做肠断切除。

(三)错构瘤性息肉

幼年性息肉是一种错构瘤,属大肠黏膜上皮的错构瘤,又称先天性息肉,主要发生于儿童,以10 岁以下多见,尤以 5 岁左右为最多。息肉好发于直肠和乙状结肠,多数发生在距肛缘5 cm 以内的直肠内。

息肉多呈圆球形或椭圆形,鲜红、粉红或暗红色,表面光滑,如激发感染可呈现粗糙颗粒状或分叶状。其大小平均 1 cm 左右,多数有蒂。组织学上息肉蒂为正常结直肠黏膜,当形成息肉时,结直肠黏膜上皮即转为慢性肉芽组织,由大量结缔组织、血管组织、单核细胞和嗜酸性细胞浸润,其中还有许多黏液腺增生和含有黏液囊肿组成。因此,组织学上这不是肿瘤,也不属肿瘤性质,而是正常组织的异常组合,故称为错构瘤。

关于错构瘤形成的机制尚不清楚。有人认为其发生与黏膜慢性炎症、腺管阻塞、黏液滞留相关,故又有滞留性息肉之名。肠道错构瘤有恶变可能。为进行组织学检查和去除症状,应当切除。多数可以经内镜切除,需特别小心将其富含血管的蒂处理好。在直肠下端或从肛门脱垂出的病变可以经肛门切除。切除后复发非常少见。

(四)增生性息肉

增生性息肉是在结肠和直肠内发现的最常见的非肿瘤性息肉,常常是多发的,多无蒂,直径多小于 5 mm;大于 10 mm 的增生性息肉非常罕见。在无症状患者的结肠镜检查中,可以发现增生性息肉约占 10%。这些病变一般可以保持大小不变和无症状。然而,由于它们从外表与肿瘤性息肉不能区分,因此常常将其切除并活检。

组织学方面,增生性息肉表现为黏膜隐窝拉长的正常乳头状的表现。没有细胞异型表现。隐窝基底可见有丝分裂,表现为正常的成熟过程。其发生机制尚不清楚,可能与正常细胞在成熟过程中未脱落有关,演变成了一大的增生区。对这些病变不需要特殊的治疗。仅仅有增生性息肉存在也不需要进行结肠镜随访。

五、临床表现

大多数息肉并无任何自觉症状,而在纤维结肠镜检查或 X 线钡剂灌肠造影时无意中发现。大肠息肉约半数无临床症状,仅当发生并发症时才被发现,表现:①肠道刺激症状,腹泻或排便次数增多,继发感染者可出现黏液脓血便。②便血可因部位及出血量而表现不一,高位者粪便中混有血,直肠下段者粪便表面附有血,出血量多者为鲜血或血凝块。③肠梗阻及肠套叠,以盲肠息肉多见。④位于直肠内较大的有蒂息肉可随排便脱出肛门外,甚至需反复手法帮助回纳。偶尔,蒂细长的息肉可发生蒂部扭转,坏死而自行脱落。

炎性息肉主要表现为原发疾病如溃疡性结肠炎、肠结核、克罗恩病及血吸虫病等的症状,炎性息肉乃原发疾病的表现之一。

六、诊断

发生在直肠中下段的息肉,直肠指检可以触及,发生在乙状结肠镜能达到的范围内者,也易确诊,但国内已较少开展这种简便、经济的乙状结肠镜检查方法,这可能与当前社会的医患关系紧张、恐漏诊引起纠纷有关。位于乙状结肠以上的息肉需做钡剂灌肠气钡双重对比造影或纤维结肠镜检查确认。结直肠息肉明确诊断并无困难,重要的是应认识结直肠腺瘤呈多发性者及与癌肿并存者并不少见,临床检查时切勿因在某一段结肠或直肠内发现病变后,忽视全面的结肠检查。

结直肠腺瘤性息肉被认为是结直肠癌的癌前病变,但并非所有腺瘤都会癌变。一般认为腺瘤的大小对癌变的可能性具有很大影响。<1.0 cm 的腺瘤未见有发生浸润性癌者,>1.0 cm 者癌变机会增大,1~2 cm腺瘤的癌变率在 10%左右,>2 cm 腺瘤的癌变率可高达 50%。息肉数目越多,越密布,癌变率越高。有文献认为,多发性息肉患者体内可能存在基因突变,因此,即使息肉切除仍易癌变。统计表明,息肉数目少于 3 枚,癌变率为 12%~29%;等于或超过 3 枚,癌变率增至 66.7%。腺瘤中绒毛状成分的多少对确定癌变的可能性则是另一个重要因素。绒毛状腺瘤的癌变率明显高于管状腺瘤,绒毛状管状腺瘤(混合腺瘤)的恶变率则居于两者之间。另一个因素是腺瘤的形态,广基腺瘤的癌变率比有蒂腺瘤高,而且广基腺瘤发展为浸润型癌的机会也比有蒂腺瘤为高,因为有蒂腺瘤癌变罕有侵入其蒂部者。

七、治疗

肠镜下息肉电切术安全、有效、简单,已经基本取代了传统的开腹手术。其中高频电息肉切除术是最成熟也是最普及的肠镜治疗方法,还可以选择行内镜下黏膜切除术或内镜下黏膜剥离术。腺瘤肠镜下治疗的关键是保证治疗的彻底性。对于广基或巨大息肉,有条件的单位可以双镜联合(内镜与腹腔镜)行息肉切除,以保证切除彻底性并减少并发症。术后应行全瘤病理检查并特别注意观察标本边缘有无癌组织浸润。对腺瘤癌变的处理应根据癌变浸润深度和腺瘤部位来决定,凡符合下列情况者应追加外科根治性切除术:①腺瘤基底部发生癌变已浸润至黏膜下层者。②癌细胞分化程度包括低分化与未分化癌。③癌细胞已浸润淋巴管、血管、神经周围或血管内发现癌栓。④切缘有癌组织。

如息肉位于腹膜反折下直肠内时(距肛缘 6~8 cm 内,直肠指检可触及范围内),可经肛门直视下予以局部切除。对位于黏膜内的局灶性癌或原位癌,局部切除已经足够。黏膜下癌则在局部切除后可加做术后辅助性放疗,对已经浸润至肌层的病例,则应追加根治性经腹直肠切除术。对位于腹膜反折以上直肠或结肠内的广基腺瘤癌变,因为不涉及切除肛门和永久性结肠造口的问题,多以经腹病变肠段切除为首选。现在有条件的医院对距肛缘 16 cm 以内的适合局部切除的肿瘤可采用经肛内镜显微手术(TEM)。

八、随访

由于腺瘤性息肉具有复发和恶变的潜能,息肉切除术后必须进行结肠镜随访。腺瘤性息肉术后的复发往往与腺瘤的数目、大小、病理类型及不典型增生程度相关。息肉数目大于 3 个、直径≥10 mm、绒毛状结构、重度不典型增生是息肉复发和癌变的高危因素。对已经进行了结肠镜下腺瘤切除的患者进行随访要遵循个体化的原则。息肉进行内镜下切除后,在 3~6 个月内要进行结肠镜随访检查,以确保切除干净。所有残留的息肉应当切除,同时再随访 3~6 个月。在经过 2~3 次随访后,仍没有切除干净的患者,多数应行手术切除。在完全切除后,多数患者应在 1~3 年后重复结肠镜检查。随访中没有发现异常的患者可以自此每 5 年检查一次。

(李树平)

第四节　溃疡性结肠炎

一、溃疡性结肠炎的临床

(一)病理

溃疡性结肠炎是一种局限于结肠黏膜及黏膜下层的炎症过程。病变多位于乙状结肠和直肠,也可延伸到降结肠,甚至整个结肠。炎症常累及黏膜上皮细胞包括隐窝细胞。急性期和早期浸润的炎细胞主要是中性粒细胞和嗜酸性粒细胞,慢性期和极期,则浆细胞、淋巴细胞充斥于黏膜固有层。炎细胞侵入形成隐窝脓肿,许多细小脓肿融合、扩大,就形成溃疡。这些溃疡可延结肠纵轴发展,逐渐融合成大片溃疡。由于病变很少深达肌层,所以合并结肠穿孔、瘘管形成或结肠周围脓肿者少见。少数重型或暴发型患者病变侵及肌层并伴发血管炎和肠壁神经丛损害,使肠生变薄、肠腔扩张、肠运动失调而形成中毒性巨结肠。炎症反复发作可使大量新生肉芽组织增生,形成炎性息肉;也可使肌层挛缩、变厚,造成结肠变形、缩短、结肠袋消失及肠腔狭窄,少数病例可有结肠癌变。

(二)临床表现

溃疡性结肠炎的好发年龄为 20～40 岁,临床症状差异很大,轻者仅有少量出血、重者可有显著的全身和消化道症状甚至危及生命。常见症状有腹痛、腹泻、便血等,严重病例可有发热及体重减轻。出血原因可以是溃疡、增生和血管充血所致的炎症及黏膜假息肉。腹泻多继发于黏膜损害,常伴有水、电解质吸收障碍、血清蛋白渗出。直肠炎时可使直肠的激惹性增加。腹痛常为腹泻的先兆。偶可有肠外表现,甚至掩盖了肠道本身的症状。约 10% 的患者可有坏疽性脓皮病、结节性红斑、虹膜炎、口腔阿弗他溃疡和多关节炎。

(三)实验室检查

患者并无特异性检查的异常。贫血较常见,且为失血量的一种反映,但慢性患者的贫血可由慢性疾病所致。急性期、活动期或重症病例可有白细胞增多。和低钾血症、低蛋白血症一样,血沉亦为疾病严重程度的一种反映。首发病例须做寄生虫学检查及粪便培养,以除外特殊原因所致的腹泻,如阿米巴病、志贺氏菌痢疾和螺旋菌感染。

(四)内窥镜检查

溃疡性结肠炎直肠-乙状结肠镜检查适用于病变局限在直肠与乙状结肠下段者,病变向上扩展时做纤维结肠镜检查有重要价值,可赖以确定病变范围。镜检可见黏膜弥漫性充血、水肿,正常所见的黏膜下树枝状血管变成模糊不清或消失,黏膜表面呈颗粒状,脆性增加,轻触易出血。常有糜烂或浅小溃疡,附着黏液或脓性分泌物;重型患者溃疡较大,呈多发性散在分布,可大片融合,边缘不规则。后期可见炎性息肉,黏膜较苍白,有萎缩斑片,肠壁僵直而缺乏膨胀性,亦可见癌瘤。

(五)X 线检查

溃疡性结肠炎应用气钡双重对比灌肠检查,有利于观察黏膜形态。本病急性期因黏膜水肿而皱襞粗大紊乱;有溃疡及分泌物覆盖时,肠壁边缘可呈毛刺状或锯齿状。后期纤维组织增生,结肠袋形消失、肠壁变硬、肠管缩短、肠腔变窄,可呈铅管状。有炎性息肉时,可见圆或卵圆形充盈缺损。重型或暴发型患者一般不宜做钡灌肠检查,以免加重病情或诱发中毒性巨结肠。钡餐检查有利于了解整个胃肠道的情况,特别是小肠有无受累。

(六)诊断和鉴别诊断

溃疡性结肠炎的主要诊断依据包括慢性腹泻、脓血或黏液便、腹痛、不同程度的全身症状、反复发作趋势而无病原菌发现。内镜或 X 线检查有炎症病变存在,且有溃疡形成等。因本病缺乏特征性病理改变,故需排除有关疾病(包括慢性痢疾、克隆氏病、结肠癌、血吸虫病、肠激惹综合征、肠结核、缺血性肠炎、放射性肠炎、结肠息肉病、结肠憩室炎等)方能确诊。

二、溃疡性结肠炎的内科治疗原则

溃疡性结肠炎的内科治疗目标是终止急性发作、预防复发和纠正营养及水电失衡。

在着手治疗前必须考虑四种因素。

(一)病变的部位

除了偶然的例外,溃疡性结肠炎只累及结肠。在结肠范围内,病变可累及局部或全部结肠(全结肠炎)。病变的范围与预后相关,并是决定疗效的一个重要因素。

(二)疾病的活动性

急、慢性溃疡性结肠炎有着不同的临床表现,其治疗效果也各有不同。治疗方案也必须与病情严重程度相适应。

(三)病程的长短

病程长短也是影响疗效的一项重要因素。

(四)全身状况

患者一般状况较差时,其疗效亦稍逊。某些病例常有心理因素存在,可能成为疾病慢性化的因素之一。

此外,在策划治疗方案时还有一些其他因素应当考虑,如起病年龄超过 50 岁时,多呈轻型经过并可伴发另外系统的疾病。患者既往发作的严重性也与患者可能出现的治疗反应有关。

如果已经确诊,医师须进一步确定治疗目标及与之相关的生命质量。由于存在着少数患者不能彻底治愈的可能性,医师与患者还应就"治疗失败"问题达成共识。不切实际的奢望可构成制约疗效的重要因素,并可损害医患之间的友善关系,妨碍治疗计划的实施。

三、溃疡性结肠炎的治疗方式

(一)营养

患者的营养状况与疗效息息相关,良好的营养状况可以增进疗效。但实际上许多患者的体重低于正常标准 10%～20%,还有不少患者呈现出特殊性营养缺乏的症状。过去对避免粗糙食物代之以易消化、高蛋白饮食强调颇多,目前至少仍适用于急性期患者。对已发展成慢性营养不良者(低于标准体重20%以上),更应采取营养治疗。

(二)对症治疗

对症治疗既可改善患者的一般状况和营养,又可减轻症状。临床上常可遇到这样的情况,患者为减轻症状而过度或过久地用药,一旦药物成瘾又对健康构成新的危害。再者麻醉药品可影响肠道运动甚至诱发中毒性巨结肠。非麻醉性镇痛药可酌情使用,但也应随时警惕毒副反应,少数溃疡性结肠炎患者服用阿司匹林后促发了消化性溃疡。

抗胆碱能药物也有促发中毒性巨结肠之虞,而且对缓解腹部痉挛不一定有效。一般来讲,对溃疡性结肠炎患者最好不用这些药物,除非对非活动期或轻、中型患者做短时间的应用。

对症治疗的关键是抗腹泻制剂,尤其是苯乙哌啶和氯苯哌酰胺(易蒙停)。虽然两者均属"局限药品",且后者很少毒副反应。但抗腹泻制剂的成瘾性仍不容忽视。有些患者为急于控制腹泻常自行超量服药。从某种程度上讲,这类药物的效力要基于不间断地服用。因此,对于控制腹泻所需的剂量及用药指征都应有一个严格的标准,以保无虞。

在支持治疗中多种维生素和铁剂常被应用,患者亦常诉服用上述药品后症状有所改善,但是维生素、矿物盐和其他补品(除已出现缺乏症外)仍属经验用药,几乎没有证据支持"大剂量维生素"疗法。

急性期或危重患者可能需要输液、输血或静脉滴注抗生素。但对溃疡性结肠炎患者来讲,抗生素并不常用,而且也无证据表明溃疡性结肠炎患者须长期使用抗生素。抗生素应用的主要指征是:存在或疑有腹腔内感染或腹膜炎,后者可见于中毒性巨结肠病例。当有败血症和营养不良存在时,由中毒性巨结肠而致死的病例增加。在这种情况下,适当地使用抗生素可能会挽救生命。McHenry 指出:大多数腹腔内感染是由需氧和厌氧菌混合性败血症所致,因此所选用的抗生素应能兼顾这两类细菌。一般公认氨基糖甙类抗生素对需氧的革兰阴性杆菌有效,而氯霉素、林可霉素、头孢噻吩、甲硝唑或羧苄西林等则可针对厌氧菌群。业经证实庆大霉素与林可霉素联用对腹腔内感染的有效率为 68%~93%,可谓安全有效。庆大霉素与甲硝唑联用或托布霉素与甲硝唑联用也有良好的效果。Harding 等通过前瞻随机对照性研究发现林可霉素,氯霉素分别与庆大霉素联用治疗腹腔内感染同样有效。

静脉高营养或全胃肠道外营养(TPN)在以下情况时十分有价值:①严重营养不良者或需切除结肠者的一种术前辅助治疗;②已做过结肠切除术者的术后治疗。一般来讲,TPN 应连续进行 2~3 周,长期应用的价值不大。目前认为:TPN 作为一种主要治疗手段时很少有效,而作为一种辅助治疗则具有一定价值。

(三)机能锻炼

溃疡性结肠炎患者,每天坚持一定的体力或脑力活动十分重要。因为慢性疲劳、不适、抑郁、忧虑等症状可能都很突出,而坚持机体的功能活动则可减轻这些症状。值得指出的是:当患者一般状况欠佳时,医师和患者家属均有鼓励患者休息的倾向,但实际上那些坚持功能锻炼的患者却更常获得症状改善,甚至治疗效果会更好。

(四)住院治疗

下列原因适于住院治疗。

(1)轻型病例经 1 个月治疗未见显著改善者。住院可实现两个目标:摆脱加重病情的环境、给医师提供进行更有效的强化治疗的条件。

(2)伴厌食、恶心、呕吐、发热和腹泻难控制的严重病例(急性暴发型)。这类患者立即住院不仅可及时提供必要的治疗措施,还可预防并及时识别并发症(如中毒性巨结肠)。

(3)发生了全身或局部并发症:如严重出血及贫血、严重的低清蛋白血症或疑有癌变等。外科治疗的指征不仅针对结肠的并发症(中毒性巨结肠、行将发生的穿孔),也包括多种内科治疗无效的顽固性病例,这些病例均须住院治疗。

(4)为了排除来自家庭或工作环境中的心理负担。

(五)心理治疗

保持医患之间长期友谊十分重要,但偶尔也需要心理科或精神科医师的会诊。安定药或抗抑郁药的应用只限于那些有显著忧虑或抑郁症的患者,它能帮助年轻患者克服他们自己过于简单的想法,并使其病情好转。

(六)局部治疗

对远端溃疡性结肠炎,尤其是直肠炎和直肠-乙状结肠炎,氢化可的松灌肠(100 mg 氢化可的松加于 60 mL 生理盐水之中)已证实无论对缓解症状或减轻炎症反应均十分有效。每天用药连续三周之内不致引起肾上腺的抑制。虽然尚无一项有关类固醇局部治疗与安慰剂或口服类固醇治疗的对照性研究,但在临床上常用氢化可的松灌肠以治疗溃疡性直肠炎或直肠-乙状结肠炎,取得一定疗效。氢化可的松灌肠还可对全结肠炎型溃疡性结肠炎伴显著里急后重和直肠出血的患者有一定的辅助治疗价值。

柳磺吡啶及其各种衍生物局部灌肠已引起医家注目。已经证实,5-氨基水杨酸(5-ASA)灌肠或制成栓剂可有效地治疗远端结肠炎或直肠炎,与皮质激素不同,这一疗法虽长期应用亦不会发生肾上腺抑制。

某些患者对 5-ASA 的反应迅速,症状可于 1～2 天内消失。大多数患者病情在 1～3 周内逐渐改善,也有经 1～3 个月治疗后好转者,足见敏感性和有效率在人群中有很大差异。一般来说,取得乙状结肠镜下的改善常需较长时间,而取得组织学的改善则需更长时间。

用 5-ASA 灌肠所达到的缓解大部分在停药几个月之内复发,尽管柳磺吡啶(SASP)还在维持用药。Allen 认为这种高复发率应归结为接受治疗者多是顽固病例或经安慰剂对照实验证实为耐药的病例。因为在许多使用 5-ASA 局部灌肠治疗的研究中,大多数患者都有对各种疗法失效的历史。

由于 5-ASA 局部灌肠治疗的费用昂贵,"疗程以多长为宜？是否须坚持到组织学上的炎症消失？"成了人们关注的问题。许多经验表明:如只达到临床症状缓解就停止灌肠,短期内即可复发;如能达到乙状结肠镜下或组织学上的缓解,则疗效较为持久。

停用灌肠后有些病例又有急性发作,此时可再行灌肠治疗 BiddLe 等用 1 mg 5-ASA 维持保留灌肠使得 12 例患者 9 例 1 年没有复发。而 13 例随机对照病例中有 11 例在平均 16 周内复发。隔天或每 3～4 晚维持灌肠一次的疗法正在评估之中,虽也有成功的报道,但最理想的维持疗法尚未确立。

虽然持续维持治疗或隔天灌肠治疗已显著降低了恶化的可能性,但这一结论并非完全正确。有时某些未知因素可以破坏已取得的成果。据 Allen 的经验:病变范围超过 45～55 cm,尤其是在同一时期病变范围＞60 cm 的病例即使在灌肠治疗中也有病情恶化的可能。如果肠壁的全层已受累及、伴有肥厚、狭窄或瘘管存在时,仅作用于黏膜层的局部疗法难以奏效。

(七)难治性直肠-乙状结肠炎的处理

约 15% 的远端溃疡性结肠炎患者有复发倾向且对多种疗法不起反应。患者可有直肠出血,却常无腹泻或其他症状。难治的焦点有二:①频发性直肠出血和里急后重;②持续性直肠出血。这些症状如已持续多年,其扩散的危险性很低;据 Richard 报道,多数患者的病情扩散发生在起病的两年之内。

对难治性病例,澄清下列情况特别重要:①确认无其他感染(如螺旋菌、难辨性梭状芽孢杆菌)的存在;②如有可能,通过结肠镜检查确定肠管内炎症损害的范围及其上界。

几乎所有的难治性病例均已接受过某种形式的治疗,但仍可重新使用这些药物,尤其是联合用药。因此,定期氢化可的松灌肠 3 周、类固醇栓剂局部治疗与 SASP 口服治疗就构成了针对这种情况的最常应用的方法。此外,有的患者夸大病情,此时应鼓励他恢复信心。

四、特异性药物治疗

(一)柳磺吡啶(SASP)

SASP 是治疗溃疡性结肠炎时最常使用的药物。许多临床试验已证实了它的应用价值,但其确切的作用机制还不十分清楚。

1.体内过程

SASP 是 5-ASA 和磺胺吡啶(SP)以偶氮键相互结合的产物。摄入量大部分自小肠吸收,约 10% 经肾脏排泄,其余部分经胆汁无变化地返回肠道。在靠近结肠部位,SASP 被细菌分解为

5-ASA和磺胺吡啶,以原型存留于粪便中者极少。偶氮键可在结肠菌丛的作用下分离,释放出的磺胺吡啶大部分被吸收并由尿中排泄,而约占半数的5-ASA滞留于结肠并经粪便排泄。若将抗生素与SASP同服,就会因结肠菌丛的变化而影响到菌丛对SASP的分解。IBD的腹泻加速了肠道排空过程也会影响到对细菌SASP的分解。

2.作用机制

多年来有关SASP作用机制的研究颇多,仁智各见,尚无一个系统完整的理论。据已发表的资料,SASP的作用机理可归纳为以下几个方面:①SASP可做为其活性代谢产物——5-ASA的运输工具,使后者以口服难于达到的浓度运抵结肠,从而在结肠局部发挥抗感染作用。②SASP及其代谢产物的局部和全身免疫作用。体外试验证实SASP和SP均可抑制有丝分裂所致的淋巴细胞毒;溃疡性结肠炎患者服用SASP后,可使异常的免疫功能恢复正常,这一免疫学变化并与临床症状的改善相符;进一步研究证实:SASP和SP可抑制自然性T细胞介导细胞毒,而5-ASA则可抑制免疫球蛋白的分泌。③SASP及5-ASA对IBD的治疗作用主要是它影响了花生四烯酸代谢和一个或几个环节。研究表明:有两种花生四烯酸的代谢产物可能是肠道炎症的重要调节者,这两种代谢产物是环氧化酶产物(主体是前列腺素)和脂氧化酶产物(主体是白细胞三烯)。在活动性溃疡性结肠炎患者的直肠黏膜、门静脉血和粪便中前列腺素含量的增加已得到证实。体外试验也证实了SASP与5-ASA能抑制前列腺素的合成与释放,并抑制前列腺素合成酶的活性。④有些学者注意到一些非甾体抗炎药如吲哚美辛、氟吡咯酚均比SASP和5-ASA有更强的前列腺素合成抑制作用,服用此类药物后虽血清和直肠黏膜中前列腺素水平下降,但临床情况并未随之改善。这表明前列腺素并非肠道炎症的主要调节者,也表明SASP和5-ASA的治疗作用并非源于前列腺素含量的下降。进一步研究发现:5-ASA的确可促进前列环素的合成、SASP也的确可抑制前列腺素-F_2的破坏,于是又有人提出一种对立的理论即:前列腺素对结肠黏膜行使着一种细胞保护作用。⑤新近的几项研究又指出了SASP和5-ASA的另一作用——反应性氧气清除剂作用可对IBD的疗效有重要的影响。

3.临床应用

(1)初始治疗:轻症病例第一周内SASP按每天4 g的剂量服用,第二、第三周按每天2 g剂量服用,三周后80%患者症状改善,25%患者完全缓解(依临床和乙状结肠镜的标准)。重症病例多联用其他药物,原则上并不单用SASP治疗。

(2)维持治疗:1965年Misiewicc等对34例溃疡性结肠炎患者进行了前瞻、随机、对照性观察,追踪12个月后发现:每天服SASP 2 g维持治疗者的复发率是28%,而对照组复发率竟达72%。其他几项研究表明:约86%处于临床静止期患者每天服用2 g SASP后仍然没有症状,而不足20%的对照组患者则复发。这些研究充分证明了维持治疗的必要性。在一项172例的随机试验中,复发率与维持量的大小有关,每天服1 g、2 g、4 g SASP患者的复发率分别是33%、14%和9%(随诊时间12个月)。无论在初始治疗或维持治疗阶段,剂量越大疗效越高,但不良反应也越多。权衡起来,每天2 g SASP当属耐受性最佳的维持剂量,也是复发率较低的维持剂量。如遇严重复发,此剂量可酌增至每天3~4 g。

维持治疗所需的时间还存有争议。多数学者认为:在主要症状缓解后,持续至少一年的维持治疗是适宜的。

(3)药物间的相互作用:因为SASP的代谢取决于正常肠道菌群,如同时服用抗生素就会延缓此药的代谢。对人类的观察表明:由壅塞症、盲襻综合征或憩室病所致的菌群失衡可导致药物更快的代谢和吸收。

如将硫酸亚铁与 SASP 同时服用可导致血中 SASP 含量的下降。这是由于 SASP 与铁离子螯合,从而干扰了铁的吸收。

此外,SASP 还可加强抗凝剂、口服降糖药和保太松类的作用。SASP 而非 SP 或 5-ASA 还可竞争性地抑制叶酸轭合酶来抑制叶酸的吸收。考来烯胺与 SASP 联用会妨碍后者在肠道的吸收。同时服用SASP 及地高辛,可使后者的生物利用度减少 25%。

(4)SASP 的主要毒副作用:文献报道在治疗 IBD 过程中,SASP 不良反应的发生率为 20%～45%。

(二)肾上腺皮质激素

肾上腺皮质激素(简称激素)是治疗急性期、重型或暴发型溃疡性结肠炎的首选药物,而泼尼松则是最常应用的激素类型。其作用机理是激素有助于控制炎症、抑制自身免疫过程、减轻中毒症状。具体剂量、用药途径和疗程依病变部位、范围及严重程度而定。

1.直肠炎

如炎症只局限于直肠且硬式乙状结肠镜可以界定其上限时,可局部应用激素治疗,亦常与口服SASP 联用。栓剂或泡腾剂最为理想。但有的病例无效,其中有些严重病例须静脉点滴激素或做外科手术。

2.轻型发作

轻型发作是指每天腹泻少于四次,伴有或不伴有血便,无全身症状而炎症范围超出直肠以外的病例。此类患者同时口服激素及激素保留灌肠。疗程需 3～4 周,如病情缓解,再用 3～4 周后可将强的松减量。如在疗程中或减量期中病情恶化,应按中度发作处理其至住院静脉输液治疗。

3.中型发作

中型发作的表现介于轻、重型发作之间。每天腹泻超过四次,但一般状况好,无全身症状。这类患者也需在口服泼尼松龙(40 mg/d)的同时给予激素灌肠治疗。第二周口服激素剂量减至 30 mg/d、第三周减至 20 mg/d 维持 1 个月。此疗法可令大多数患者达到缓解,口服激素剂量可以减少到 0。如患者未获缓解,则应住院、按重型发作治疗。

4.重型发作

此型发作的表现为伴有全身症状的严重发作(伴发热、心动过速、贫血、低蛋白血症或血沉增快等)。重型患者均须住院治疗,可予输液的同时加用激素(氢化可的松 400 mg 或泼尼松龙 64 mg/d),并加用局部灌肠治疗(氢化可的松 100 mg 加于 100 mL 生理盐水中保留灌肠,1 天 2 次)。静脉输液期间除饮水外,禁用其他食物,但营养不良者需给静脉高营养。

尽管静脉滴注氢化可的松对严重发作是有效的,但仍有四分之一患者需做紧急结肠切除术。

与安慰剂相比,无论可的松(50 mg/d×一年)或泼尼松龙(15 mg/d× 6 个月)均未显示其维持缓解的作用,因此,肾上腺皮质激素无须用做维持治疗。

(三)免疫抑制药

由于多数溃疡性结肠炎病例可用 SASP 和/或肾上腺皮质激素治愈,外科手术对溃疡性结肠炎的疗效也很好,所以临床医师并不经常使用免疫抑制药来治疗溃疡性结肠炎。但若遇到下列情况则可考虑使用免疫抑制药:①疾病转为慢性且经激素和 SASP 治疗无效者;②出现激素的毒副作用如高血压、骨质疏松、糖尿病和精神病时;③激素剂量＞15 mg/d,用药超过 6 个月而仍未获缓解者;④直肠-乙状结肠炎患者对常规口服和局部治疗(SASP、5-ASA 和/或激素)无效者。

免疫抑制药如 6-MP、硫唑嘌呤、氨甲蝶呤可使 70%的溃疡性结肠炎获得缓解,一旦达到缓解,这类药物须维持治疗 2~3 年。

(四)其他药物

鉴于复发性溃疡性结肠炎患者常有主细胞数量的增加,有人提出主细胞稳定剂——色甘酸钠可有治疗作用,但还未被公认。

五、溃疡性结肠炎的外科治疗

切除病变的结肠或直肠可治愈大多数的溃疡性结肠炎。为此患者须经受一定的手术风险。十余年前几乎没有术式选择的余地,多主张行"短路"手术,认为这种手术操作简单,对患者打击小,效果同样可靠。但经长期随诊观察发现这类"短路"手术不仅会引起"盲袢综合征",而且多数在术后复发。今天,已有多种术式开展成功,临床上可根据病变性质、范围、病情及患者全身情况加以选择。

(一)手术指征

肠穿孔或濒临穿孔;大量或反复严重出血;肠狭窄并发肠梗阻;癌变或多发性息肉;急性结肠扩张内科治疗 3~5 天无效;结肠周围脓肿或瘘管形成;活检显示有增生不良;长期内科治疗无效,影响儿童发育。

(二)术前准备

全面的斟酌在过去的数十年中,外科治疗溃疡性结肠炎的方式比较恒定,患者多需接受并非情愿的回肠造口术。至今,直肠结肠切除术与末端回肠造口术仍是溃疡性结肠炎外科治疗中最常应用的方法。

医师在与患者谈论手术问题时,首先要取得患者的信任。向患者详细介绍回肠造口术的相关资料,以求最大限度地增强患者对这一造口术的心理承受能力。一般来讲,术前病情越紧急、病体越虚弱者,其心理承受力越强。如有可能,向患者提供图解资料并安排患者与性别相同、年龄相近、康复较好的回肠造口病友会面。

尽管做了这些努力,仍有些患者不愿或拒绝外科手术。此时有两种选择:①节制性回肠造口术;②盆腔内贮藏的回肠-肛门吻合术。明智的做法是在外科会诊前将这两种选择余地告知患者。患者可能对手术提些问题及可能出现哪些并发症等。医师所做的答复可能因人而异,Victo的意见是应当告诉患者,术后伤口愈合不良、阳痿及某些回肠造口术的并发症可能出现。

全身的准备有贫血时可输全血或红细胞来纠正。电解质紊乱也需纠正。结肠炎急性发作时可发生严重的低钾血症。低清蛋白血症则反映了慢性营养不良状态或继发于急性暴发型结肠炎所致的大量蛋白的渗出。术前输注清蛋白可恢复正常水平,也可考虑给予全胃肠道外高营养(TPN)。TPN 适用于严重营养不良有可能帮助患者渡过急性发作的险关并于术前改善患者的一般情况,凝血障碍可用维生素 K 纠正。

如果患者已用皮质类固醇半年以上,术前或术后仍需使用。

抗生素可注射和口服同时应用。术前日,于下午 1 点、2 点和晚上 10 点钟各服红霉素及新霉素 1 g。对需氧或厌氧的革兰阴性杆菌敏感的抗生素,应于术前即刻静脉滴注并维持到24 小时之后,如发生手术污染,抗生素应延长到 5 天以上。实践证实,联用妥布霉素与克林霉素或甲硝唑特别有效。

判断结肠炎的活动性可用导泻法。在某些病例中,小剂量(100 mL)枸橼酸镁或 10%甘露醇常能较好耐受。

术前安排 2~3 天的要素或半要素饮食也有一定的价值。

造口处的标记对将做回肠造口术者应于术前做好腹壁造口处的标志。定位是否得当关系到患者能否长期恢复工作,因此可视为决定手术是否成功的关键。Frank 主张切口位置选定于左正中线旁为宜,此切口便于放置结肠造口袋。如切口过低或太靠外侧,会给回肠造口的照顾和功能带来严重问题。造口处应位于腹部脂肪皱襞的顶峰,并避开疤痕和皮肤的皱褶。

(三)手术方法

如果选择应根据患者年龄、病程、病变范围及患者意愿予以综合考虑。具体可供选择的术式如下。

1.回肠造口术

不做结肠切除或结肠-直肠切除术的单纯回肠造口术目前已很少施行,因病变结肠仍在,大出血、穿孔、癌变和内瘘等并发症仍可发生。但在下列特殊情况下仍可采用:①患者营养不良而不可能实施全身或胃肠道高营养者,通过单纯回肠造口术可使结肠得到休整,为二期手术做准备;②作为中毒性巨结肠治疗程序中的一个步骤;③结肠炎性质未定,有逆转可能性者。但所有这些理由都存有争议。

2.全直肠-结肠切除术及回肠造口术

这是目前治疗溃疡性结肠炎患者的标准术式之一。术后可消除所有的结肠症状、复发的威胁和癌变的危险并恢复健康,手术可选择最佳时机进行。紧急手术却有较高的病死率,尤其是在那些极少见过这种严重病例的医院,病死率达 7%~15%。当患者情况允许时,可先行一期手术。对急腹症患者、极度虚弱患者或已做了次全结肠切除及回肠造口术的患者,可于数月后再做二期的直肠切除术。某些有经验的外科医师认为,即使在急症情况下,也能安全完成全直肠-结肠切除术:保留直肠所招致的不良影响更甚于疾病自身(存在着癌变的危险)。

虽尚无外科手术方法能有效地逆转肝胆或脊柱关节的并发症,但大多数病例,经直肠-结肠切除术后溃疡性结肠炎的肠外表现可以缓解。

全结肠切除术后回肠造口术的要点是切除病变肠管,远端闭合,取回肠末端于腹壁造瘘,形成永久性人工肛门。造口肠段的长度也很关键,应拉出皮肤表面 13.2 cm 长,这样当肠段顶端本身反折时在皮肤表面还留有 6.6 cm。这样反折可防止浆膜发炎,并保证回肠"乳头"有较多的组织突出腹壁,从而使回肠内容物排入回肠造口袋时不致污染皮肤。回肠造口袋用来收集肠内容物。

此简易装置不仅可防止术后皮肤发炎,还便于患者适应新的生活。

3.Kock 氏内囊袋手术

切除病变结肠,游离出一段带系膜的末端回肠,长约 45 cm,将近侧 30 cm 长肠管折叠,并在系膜对侧行浆肌层侧侧缝合。距缝合线 0.5 cm 纵行切开肠壁,然后行全层缝合,使成一单腔肠袋,再将远端15 cm 长肠管向近端套叠,成一人工活瓣,使长约 5 cm,于其周围缝合固定瓣口,将内囊袋固定于壁层腹膜上,其末端行腹壁造瘘。

这种术式的并发症主要与活瓣的机械结构有关。套叠而成的活瓣沿着肠系膜方向有滑动或脱出的倾向。由此可造成插管困难、失禁和梗阻。

并非所有内科治疗无效的溃疡性结肠炎均可接受这一手术。凡有精神病倾向者均不宜行此手术。次全结肠切除术伴回-肛肠内囊袋吻合术者也不宜做此手术,因为内囊袋周围的粘连会给继后的直肠切除术造成很大的困难。

4.直肠黏膜剥脱、回-肛肠吻合术

切除全部结肠及上三分之二直肠,保留 5~8 cm 一段直肠。在直肠黏膜与肌层之间,从上向下或自齿线向上将黏膜剥去,留下肌性管道,将游离的回肠(注意保留良好血运)在没有张力情况下自扩张的肛门拉出,与直肠肛管交界处的直肠黏膜残缘进行吻合。吻合旁放置引流管自会阴部戳创引出,然后进行腹壁回肠造瘘。术后 2~4 天拔去会阴部引流,术后 10 天行肛门扩张,并开始做肛门括约肌练习,每周一次,3~6 个月后,回-肛肠吻合完全愈合,再关闭腹壁回肠造瘘口。

之所以将直肠黏膜剥脱,意在消除暴发型炎症和癌变的危险,这两种情况均可发生于回-肛肠吻合术后。而且,与保存肛管手术相比较,此术式可相应减轻某些持续存在的未完全消除的肠外表现。

此种术式的并发症有盆腔脓肿、出血、瘘管及括约肌障碍。

5.直肠黏膜剥脱、回-肛肠内囊袋式吻合术

Parks 等认为如将回肠、直肠缝合成内囊袋形,会有比回-结肠切除兼回-肛吻合术更理想的功能改善。具体方法:全结肠切除、直肠黏膜剥脱后,游离回肠,将其末端折叠成 S 型,再将系膜对侧的三排折叠肠祥剪开,行侧侧吻合,形成 S 形内囊袋,长约 6 cm,容量大约 100 mL,游离端与肛管吻合。术后4~6 周内囊袋扩张,平均容量约 245 mL。

(四)术后护理

任何重要的肠管手术之后都有相似的护理常规。在肠功能恢复之前应予静脉输液并记录 24 小时出入量。肠蠕动恢复前应行胃肠减压术。回肠功能的恢复一般须 2~4 天,但仍须随时密切观察肠功能的状况。当有稀薄而淡蓝色流出物伴白色物质出现时,常提示着回肠或高位小肠梗阻。胃肠减压术应继续维持。术后抗生素治疗应维持 24 小时,如有术后感染,应延长应用抗生素 5~7 天。回-肛吻合术后的早期阶段可有腹泻,一般无须服药,但若腹泻持续 2~3 天,则应想到反跳的因素,由此还可引起肠梗阻。

如术中包括直肠切除,则须保留尿管一周,提前拔管会引起尿潴留。拔除尿管的同时应做尿液细菌培养。对连续用类固醇激素的患者要安排一个减量方案,减药剂量和速度须参照术前用药情况。

做过 Kock 氏内囊袋手术者需特别护理。囊袋中须留置一导管,以利于术后 48 小时内每隔 2 小时用少量盐水冲洗囊腔。导管周围的固定缝线于术后第三天剪除,另附一护板将导管随体位固定,使患者更觉舒适。出院前教会患者如何做囊袋内插管,如何佩戴腿袋,以保证患者在行走中能得到满意的连续引流。

腹部造口处应安放一种 Karaya 橡胶垫并与一种清洁塑料袋相联结。安息香酊因可刺激皮肤而不宜使用。塑料造口袋应用简便、效果佳良。术后第 6~7 天开始学习造口的护理,经过 3~4 天学习,熟练掌握了造口护理的专门技术后始可出院回家。出院前最好能把造口医师的电话号码告诉患者,以便及时咨询。

六、溃疡性结肠炎的预后

溃疡性结肠炎的长期预后取决于下列四种因素。

(一)病变部位

病灶较局限者预后较病灶广泛者为好。

（二）疾病活动性

本病活动程度各有不同（急性、重型、暴发型、慢性复发型、慢性持续型等），预后各异。即使非活动期，其潜在的癌变危险亦不容忽视。

（三）病程

罹病时间长短除与临床类型有关外，还与患者营养状况、疗效、不良反应有关。此外病程长短也是决定应否手术的重要参考因素。

（四）疾病对患者的总体影响

这些影响包括患者参与社会、经济活动的能力、心理状态、家族史、患者对溃疡性结肠炎的适应能力以及生命质量等。

直肠炎或直肠-乙状结肠炎患者中 90％以上的预后良好。这些患者病情稳定、很少或全无症状、无须连续治疗。另外的 10％的病例炎症扩散、波及全部结肠，其预后与全结肠型患者相似。

如将直肠炎与直肠-乙状结肠炎两组病例的预后相比较，就会发现前者的预后较后者略好。追踪观察还表明：即使大多数患者的预后良好，确定其中个例的预后仍有困难。

（李树平）

第五节　结　肠　扭　转

结肠扭转是以结肠系膜为轴的部分肠祥扭转及以肠管本身纵轴为中心扭曲。其发病在世界各地很不一致，以非洲、亚洲、中东、东欧、北欧和南美等地多见，西欧和北美少见，Halabi 等报道，在美国结肠扭转约占所有肠梗阻的 1.9％；在巴基斯坦占 30％；巴西占 25％；印度占 20％。国内报道其发生率为 3.6％～13.17％，以山东、河北等地多见。本病可发生于任何年龄，乙状结肠扭转多见于平均年龄大于 70 岁的老年人，男性居多，男与女之比，据统计，在 9∶1～1∶1，平均发病年龄 40～69 岁，而盲肠扭转多见于年轻女性。乙状结肠是最常见的发生部位，约占 90％，其次是盲肠，偶见横结肠和脾曲。该病发展迅速，有较高的病死率 9％～12％，术后并发症多，应早期诊断，早期治疗。

一、病因

结肠扭转常由于肠系膜根部较窄，且所属肠段冗长，活动度大，如乙状结肠。冗长的肠段随着年龄的增长而延长 。此外，Kerry 和 Ransom 归纳了 4 个诱发因素：①肠内容物和气体使肠祥高度膨胀，如长期慢性便秘等。②肠活动的增强和腹内器官位置的变化，如妊娠和分娩。③有过腹腔手术病史而使腹腔内粘连。④先天性异常如肠旋转不良或后天因素造成远端肠管梗阻。盲肠正常固定在后腹壁，正常盲肠可以旋转 270°，不会发生扭转，但有 10％～22％的人群在胚胎发育期间盲肠与升结肠未完全融合于后腹膜，形成游动盲肠，因活动范围大，其中有 25％的人会发生盲肠扭转。此外，东欧与非洲扭转多与高纤维饮食有关，西欧与北美多与慢性便秘、滥用泻药与灌肠有关。

二、病理

乙状结肠扭转多为逆时针方向,但也有顺时针方向扭转,扭转程度可由 180°～720°。旋转少于180°时,不影响肠腔的通畅,尚不算扭转,有自行恢复可能,特别是女性,盆腔宽大,更易恢复,当超过此限,即可出现肠梗阻。肠扭转造成的主要病理改变是肠梗阻和肠管血运的改变。乙状结肠扭转后,肠袢的入口及出口均被闭塞,因此属闭袢性梗阻,肠腔内积气、积液、压力增高,也会影响肠壁血运。除扭转的肠袢外,扭转对其近侧结肠也造成梗阻。乙状结肠扭转后发生肠管血运障碍来自两个方面:一是系膜扭转造成系膜血管扭转不畅,另一方面是肠袢的膨胀,压力高而影响肠壁血循环,先影响毛细血管,然后是静脉,最后是动脉,引起肠腔内和腹腔内出血,肠壁血管发生栓塞、坏死和穿孔。大致可分为以下 3 个阶段。①肠淤血水肿期:淤血水肿致肠壁增厚,常发生在黏膜和黏膜下层。②肠缺血期:在肠壁血运受阻时,肠壁缺血缺氧致张力减低或消失而扩张,除肠腔内大量渗液外,常伴有腹腔游离液体。③肠坏死期:肠缺血时间过长,导致组织缺氧、变性,黏膜面糜烂坏死。但由于肠腔内大量积气,高压气体常能循糜烂面溢出,溢出的气体可仅存留在黏膜下层或浆膜下层,此少量气体呈线状围绕肠壁排列,形成肠壁间积气。

盲肠扭转常以系膜为轴呈顺时针方向扭转,也偶见逆时针方向扭转。盲肠扭转是由于盲肠没有固定而具有高度活动性,这种高度活动性更有利于肠管迅速而又过紧地扭转,血管突然闭塞,扭转后盲肠迅速膨胀,压力增高,引起浆膜破裂、血运障碍,出现高比例的肠坏死。肠扭转不包括盲肠折叠,后者又称盲肠并合。是游离盲肠向前向上翻折,虽可发生梗阻,但不影响系膜血管,也不发生盲肠坏死。

三、临床表现

乙状结肠扭转的表现多样化,可呈急性发作,也可呈亚急性或慢性发作。早期肠坏死出现腹膜炎、休克等严重表现,亚急性、慢性发作发病缓慢,多有发作史,腹痛轻,偶为痉挛性,但腹胀严重,以上腹明显,常偏于一侧。腹部体征除明显腹胀外,可有左下腹轻压痛及肠鸣音亢进,有时可扪及腹部包块且有弹性。指诊直肠空虚。

盲肠扭转的临床症状、体征与小肠扭转基本相同,而且病情进展更为迅速,发病急,腹中部或右下腹疼痛,为绞痛性质,阵发性加重。并可有恶心、呕吐,开始尚可排出气体和粪便。查体见腹部膨隆,广泛触痛,肠鸣音亢进并有高调,叩诊鼓音。在腹中部或上部可摸到胀大的盲肠,如发生肠系膜血循环障碍,短时间内可发生肠壁坏死,腹膜刺激征明显。

四、诊断

结肠扭转的诊断并不困难,腹痛、腹胀、便秘或顽固性便秘为 扭转三联征。盲肠扭转或急性结肠扭转常出现恶心、呕吐。查体有腹胀,腹部压痛、腹部包块、肠鸣音亢进、体温升高、休克、腹膜炎体征。再结合病史、诱发易患因素,腹痛、腹块的部位,一般可做出结肠扭转的诊断。Stewardson选择"持续腹痛""发热""心动过速""腹膜炎体征""白细胞计数增高"5 个经典表现作观察,发现约 90% 的肠绞窄患者同时具有 2 种或 2 种以上的表现。

腹部 X 线片对诊断帮助很大,应作为怀疑结肠扭转的常规检查,乙状结肠扭转的典型 X 线表现是显著充气的孤立肠袢,自盆腔至上腹或膈下,肠曲横径可达 10～20 cm,立位片可见两个巨大且相互靠拢的液平面。其他各段小肠和结肠也有胀气与液平,钡灌肠见钡剂止于直肠上端,呈典型的鸟嘴样或螺旋形狭窄。盲肠扭转时腹部 X 线片显示单个卵圆形胀大肠祥,有长气液平面,如位于上腹可误诊为急性胃扩张,但胃肠减压无好转,可以此鉴别。后期在盲肠扭转上方常可见小肠梗阻的 X 线征象。并可在盲肠右侧见到有气体轮廓的回盲瓣。钡剂灌肠充盈整个左侧结肠和横结肠,可与乙状结肠扭转鉴别。当怀疑有坏疽时,严禁做钡灌肠,因为有坏死段肠管穿孔的危险。横结肠扭转扩张,肠曲于中上腹呈椭圆形扩张,中间也可见双线条状肠壁影,降结肠萎陷。

CT 也是急腹症常规的检查,也是目前诊断结肠扭转最有意义的诊断方式,Delabrousse 等认为,随着螺旋 CT 不断应用于急腹症的检查,使肠梗阻的诊断准确性明显提高,在明确结肠扭转的病因、梗阻位置及病情的严重程度方面具有极其重要的作用。结肠扭转 CT 表现主要有以下特征:①"漩涡征"。"漩涡征"为肠曲紧紧围着某一中轴盘绕聚集,大片水肿系膜与增粗血管同时旋转,漩涡中心尚见高密度系膜出血灶,CT 上呈"漩涡"状影像。若 CT 片示漩涡征出现在右下腹,多提示盲肠扭转。②"鸟喙征"。扭转开始后未被卷入"涡团"的近端肠管充气、充液或内容物而扩张,其紧邻漩涡缘的肠管呈鸟嘴样变尖,称之为"鸟喙征",盲肠扭转时,其鸟嘴尖端指向左上腹。③肠壁强化减弱、"靶环征"和腹水。④闭祥型肠梗阻常见肠管呈 C 字形或"咖啡豆征"排列。现在增强 CT 及 CT 的三维重建也逐步推广于临床,使得结肠扭转的诊断更准确,更直观。

对于肠梗阻的诊断,虽然超声的敏感性及特异性低于腹部 CT 检查,但因其实施动态、诊断快速,也是常规检查方法之一。急性肠梗阻的超声表现:①一般表现为近端肠管扩张(93.7%),明显的内容物反流,远端肠管多空虚。②并发症表现为当肠管发生坏死、穿孔时,穿孔近端肠壁明显增厚,腹水增多,并可探及游离气体。且超声对判断肠系膜血管有无血流以及有无栓塞都有较高的准确率。

低压盐水灌肠即是治疗手段之一,也是一种重要诊断方法,如不能灌入 300～500 mL 盐水,则提示梗阻在乙状结肠。此外,随着内镜技术的发展,乙状结肠镜和纤维结肠镜也日益成为结肠扭转常规的诊断及治疗方法。

五、治疗

结肠扭转的治疗,除禁食、胃肠减压、输液等肠梗阻的常规治疗措施外,根据病情进展程度的不同、有无并发症等情况而采取非手术治疗或手术治疗。

(一)非手术治疗

非手术治疗一般用于乙状结肠扭转,且为发病初期,而盲肠扭转和晚期病例怀疑有肠坏死时禁用这种疗法。具体方法如下。

1.高压盐水灌肠和钡剂灌肠

温盐水或肥皂水均可,灌肠时逐渐加压,如有气体和粪便排出腹胀消失,腹痛减压,表示扭转复回,成功率分别可达 66.7%～78.6%。

2.乙状结肠镜或纤维结肠镜插管减压

由于镜管细,镜身软,光源强,视野清晰,不易损伤肠壁,可清晰地观察黏膜水肿程度,且患者耐受性好,故多采用纤维结肠镜复位。内镜循腔经直肠进入乙状结肠,如发现黏膜出血、溃疡或由上方流出脓血,提示肠壁已部分坏死,不宜继续插管,如检查无异常,将软导管通过结肠镜,缓慢经梗阻处远端,进入扭转肠祥,若顺利可排出大量气体和粪便,扭转自行复回,症状好转,插管全程要细致轻柔,不可用力过猛,注意此软管不要立即拔出,要保留 2～3 天。以免扭转短期内复发,还可通过观察导管引出物有无血性物质,以判断扭转肠袢有无坏死。内镜检查作为一种微创治疗,能够有效缓解梗阻症状,避免急诊手术,使外科医师获得充分时间全面评估和判断患者病情,选择最佳的个体化治疗方案,以达到更好的疗效。

尽管非手术疗法复位成功率高达 77%,病死率和并发症率均较手术治疗为低,但由于发生扭转的根本原因依然存在,复发率高达 46%~90%。因此,国内外学者近年均主张,若患者无手术禁忌证,在非手术疗法复位后,短期内应行根治性的手术治疗。

(二)手术治疗

如果非手术疗法失败,或出现弥散性腹膜炎并怀疑有肠坏死、穿孔时,均应及时手术,术中根据有无肠管坏死、腹腔污染情况及患者自身状况,再决定做姑息性手术,还是根治性手术。主要手方术式包括固定术、造口术和切除吻合术等。

1.固定术

由于单纯乙状结肠扭转复位术后复发率可达 28%,单纯盲肠复位术有 7% 的复发率,故术中逆扭转方向复位后,若肠管血运良好,肠壁色泽正常,有蠕动,多加以固定术。手术方法有乙状结肠腹壁固定术、乙状结肠系膜固定术,乙状结肠横结肠固定术,乙状结肠腹膜外被覆术。盲肠扭转多采用后腹膜盲肠固定术。

2.结肠造口术

结肠造口术一般用于手术时发现肠壁明显水肿、肠腔过度扩张、腹腔污染严重、肠壁已坏死、穿孔或全身情况较差的病例。可将坏死肠管切除吻合后在其近侧造口;也可行 Hartmann 手术即坏死肠管切除,近端造口,远端缝闭放回腹腔内旷置;或者做双腔结肠造口术,坏死肠管可切除或暂不切除而外置。以上手术都需要行二期手术。

3.切除吻合术

切除吻合术一般用于肠管有坏死或血运不好,腹腔污染较轻。或者乙状结肠特别冗长,估计行固定术效果不佳,则可将乙状结肠切除行根治性治疗。由于两断端管腔内径差别较大,在切除肠管后,多行一期端侧吻合。在非手术治疗有效后,为防复发也可择期行肠道准备后,可行肠切除吻合术。

扭转性结肠梗阻是急性闭袢性肠梗阻,易发生坏死穿孔,应以急诊手术为主。对于右侧大肠梗阻的术式选择意见较为一致,可行梗阻病变的一期切除吻合术。对左侧大肠梗阻的术式选择则有分歧。传统的治疗方法是分期手术,即先行病灶切除和肠造口,然后再择期关闭造口的二次手术方案。这种方法虽能减少腹腔感染和肠漏发生的机会,但却需要二次手术创伤,使术后恢复期延长、整体治疗费用增加。近年来,随着抗生素发展、手术进步,以及对结肠梗阻病理生理认识的提高,越来越主张行一期切除吻合术。为提高一期切除吻合术的成功率,要求术中肠道排空、灌洗,但延长了手术时间,术后肠功能恢复慢,术后并发症发生率高达 40%~60%,因此,当出现急性大肠梗阻时,如果用非手术的方法缓解肠梗阻并改善一般状况,就可以变"急诊手术"为"限期手术",从而最大限度降低手术风险,显然是治疗急性大肠梗阻的最理想方案。

六、评述

扭转性肠梗阻有较高的发病率,其发病急,病情进展快,病死率高。通过询问病史、详细体格检查和辅助 X 线、CT 检查可明确诊断。此病保守治疗大部分可以复位,病情得到缓解,但复发率较高。对于保守治疗无效的患者,应及早进行手术治疗。手术方法有两种:①术中复位后行结肠及系膜进行固定,但术后疗效并不确切。②术中结肠灌洗及一期结肠切除肠吻合术,此手术方式可以达到根治目的,但可能出现一定的术后并发症如吻合口漏、腹腔感染等。当扭转的肠管出现坏疽、穿孔,并发腹膜炎或高龄患者有严重伴随疾病或肠管缺血、水肿明显,而且远近端肠管口径相差悬殊时,应行扭转肠管切除,同时行临时性近端肠管造口术,待病情稳定,度过危险期后,在充分进行术前准备后可择期进行二期手术。

(李树平)

第六节　直肠内脱垂

直肠内脱垂(internal rectal prolapse,IRP)是出口梗阻型便秘的最常见临床类型,31%~40%的排便异常患者排便造影检查可发现直肠内脱垂。直肠内脱垂指直肠黏膜层或全层套叠入远端直肠腔或肛管内而未脱出肛门的一种疾病。直肠内脱垂又称不完全直肠脱垂、隐性直肠脱垂。由于直肠黏膜松弛脱垂,特别是全层脱垂,可导致直肠容量适应性下降、排便困难、大便失禁和直肠孤立性溃疡等。最早在1903年由Tuttle提出,由于多发生于直肠远端,也称为远端直肠内套叠。虽然国内外文献对该疾病有不同的名称,但所表达的意思相同。

一、病因与发病机制

(一)直肠内脱垂与直肠外脱垂的关系

直肠脱垂可分为直肠外脱垂和直肠内脱垂。顾名思义,脱垂的直肠如果超出了肛缘即直肠外脱垂,简称为直肠脱垂。影像学及临床观察结果等均表明直肠内脱垂和直肠外脱垂的变化相似;手术中所见盆腔组织器官变化基本相似;因此,多数学者认为两者是同一疾病的不同阶段,直肠外脱垂是直肠内脱垂进一步发展的结果。

但对此表示异议的研究者认为,排便造影检查发现20%以上的健康志愿者也存在不同程度的直肠内脱垂表现,却很少发展成为直肠外脱垂。

(二)直肠内脱垂的病因和可能机制

试图用一个公认的理论来解释直肠内脱垂的发生机制是困难的,因为目前关于直肠内脱垂的分类缺乏国际标准,不同系列的研究缺乏可比性。中医认为直肠脱垂多因小儿元气不实、老人脏器衰退、妇女生育过多、肾虚失摄、中气下陷等导致大肠虚脱所致。从解剖学的角度看,小儿骶尾弯曲度较正常浅,直肠呈垂直状,当腹内压增高时直肠失去骶骨的支持,易于脱垂。某些成年人直肠前陷窝处腹膜较正常低,当腹内压增高时,肠袢直接压在直肠前壁将其向下推,易导致直肠脱垂。老年人肌肉松弛、女性生育过多和分娩时会阴撕裂、幼儿发育不全均可致肛提肌及盆底筋膜发育不全、萎缩,不能支持直肠于正常位置。综合目前的研究,引起直肠脱垂的可能机制有如下几方面。

1.滑动性疝学说

早在1912年,Moschcowitz认为直肠脱垂的解剖基础是盆底的缺陷。冗长的乙状结肠堆积压迫在盆底的缺损处的深囊内,使得直肠乙状结肠交界处形成锐角。患者长期过度用力排便,导致直肠盆腔陷窝腹膜的滑动性疝,在腹腔内脏的压迫下,盆腔陷窝的腹膜皱襞逐渐下垂,将覆盖于腹膜部分之直肠前壁压于直肠壶腹内,最后经肛门脱出。根据这一理论,可以通过修补Douglas陷窝达到纠正盆底的滑动性疝从而达到治疗目的。然而,术后较高的复发率证明这一理论并不是直肠内脱垂的主要因素。

2.肠套叠学说

最早由 Hunter 提出,认为全层直肠内脱垂实际上是套叠的顶端。这一理论后来被 Broden 和 Snellman 通过 X 线造影所证实。正常时直肠上端固定于骶骨岬附近,由于慢性咳嗽、便秘等引起腹内压增加,使此固定点受伤,就易在乙状结肠直肠交界处发生肠套叠,在腹内压增加等因素的持续作用下,套入直肠内的肠管逐渐增加,由于肠套叠及套叠复位的交替进行,致直肠侧韧带、肛提肌受伤,肠套叠逐渐加重,最后经肛门脱出。肛管直肠测压的研究支持这一理论,但临床患者的排便造影研究并不支持。

3.盆底松弛学说

一些研究者认为直肠缺乏周围的固定组织,如侧韧带松弛、系膜较游离,以及盆底、肛管周围肌肉的松弛是主要原因。正常状况下压迫于直肠前壁的小肠会迫使直肠向远端移位从而形成脱垂。

4.妊娠和分娩的因素

一些学者认为妊娠期胎体对盆腔压迫、血流不畅、直肠黏膜慢性淤血减弱了肠管黏膜的张力,使之松弛下垂。直肠内脱垂80%以上发生于经产妇,也是对这一理论的支持。脱垂多从前壁黏膜开始,因直肠前壁承受了来自直肠子宫陷窝的压力,此处腹膜反折与肛门的距离女性为8～9 cm。局部组织软弱松弛失去支持固定作用,使黏膜与肌层分离,是发生此病的解剖学基础。前壁黏膜脱垂进一步发展,将牵拉直肠上段侧壁和后壁黏膜,使之相继下垂,形成全环黏膜内脱垂。病情继续发展,久之则形成直肠全层内脱垂。分娩造成损伤也可导致直肠内脱垂,相关因素有大体重婴儿、第二产程的延长、产钳的应用,尤其多胎,产后缺乏恢复性锻炼,易导致子宫移位。分娩损伤在大多数初产妇可很快恢复,但多次分娩者因反复损伤,则不易恢复。

5.慢性便秘的作用

便秘是引起直肠黏膜内脱垂的重要因素,且互为因果。便秘患者粪便干结,排出困难。干结的粪便对直肠产生持续的扩张作用,直肠黏膜因松弛而延长,随之用力排便时直肠黏膜下垂。下垂堆积的直肠黏膜阻塞于直肠上方,导致排便不尽感,引起患者更加用力排便,于是形成恶性循环。

二、临床表现

(一)性别与年龄

直肠内脱垂多见于女性,国内外文献报道的女性发病率占70%以上。成人发病率高峰在50岁左右。

(二)临床表现

由于直肠黏膜松弛脱垂造成直肠或肛管的部分阻塞现象,直肠内脱垂的症状以排便梗阻感、肛门坠胀、排便次数增多、排便不尽感为最突出,其他常见症状有黏液血便、腹痛、腹泻及相应的排尿障碍症状等。少数患者可能出现腰骶部的疼痛和里急后重。严重时可能出现部分性大便失禁等。部分性大便失禁往往与括约肌松弛、阴部神经牵拉损伤有关。但这些症状似乎并无特征性。Dvorkin 等对排便造影检查的 896 例患者进行分组:单纯直肠内脱垂、单纯直肠前突和两者兼有。对这三组患者的症状进行统计学分析发现：肛门坠胀、肛门直肠疼痛的特异性最高。

在 8%～27% 的患者中，直肠内脱垂只是盆底功能障碍综合征的其中之一，患者往往可能同时伴有不同程度的子宫、膀胱脱垂及盆底松弛。盆腔手术史、产伤、腹内压增高、年龄增加和慢性便秘都可以成为这一类盆底松弛性疾病的诱因。有研究发现这类盆底脱垂的患者存在盆底肌肉的去神经支配改变。类似的现象也表现在 Marfans 综合征患者，因为盆底支持组织的松弛，发生盆底器官脱垂和尿失禁。有报道手术治疗的直肠内脱垂患者伴有较高比率的尿失禁（58%）和生殖器官脱垂（24%）。

三、直肠内脱垂的分类

1997 年，张胜本等依据排便造影对直肠内脱垂的分类进行了详细的描述。直肠内脱垂分为套入部和鞘部。按照套入部累及的直肠壁的层次，分为直肠黏膜脱垂和直肠全层脱垂；按照累及的范围，分为直肠前壁脱垂和全环脱垂；按照鞘部的不同，分为直肠内直肠脱垂和肛管内直肠脱垂，肛管内脱垂一般为全层脱垂。

通过排便造影和临床观察，发现直肠内脱垂多发生在直肠下段，也可发生在直肠的上段和中段，直肠全层内脱垂多发生在直肠的下段。

四、诊断

根据典型的症状、体征，结合排便造影等辅助检查结果，直肠内脱垂的诊断并不难。但在直肠内脱垂的诊断过程中，必须值得注意的问题：临床或影像学诊断的直肠内脱垂是否能够解释患者的临床症状，是否是引发出口梗阻型便秘系列症状的主要因素。特别是伴随有其他类型的出口梗阻型便秘时，区分主次就显得非常重要，与治疗方法的选择和预后密切相关。

（一）临床症状

典型的临床症状是便意频繁、肛门坠胀、排便不尽感，有时伴有排便费力、费时。多数无血便，除非伴有孤立性直肠溃疡。但包括直肠肿瘤在内的许多疾病都可能出现上述表现，因此直肠内脱垂的诊断必须排除直肠肿瘤、炎症等其他常见器质性疾病。

（二）肛门直肠指诊和肛门镜检查

指诊时可触及直肠壶腹部黏膜折叠堆积、柔软光滑、上下移动，内脱垂的部分与肠壁之间可有环行沟。也有学者报道直肠指诊只能发现括约肌松弛和直肠黏膜堆积，部分患者可触及宫颈状物或直肠外的后倒子宫。典型的病例在直肠指诊时让患者做排便动作，可触及套叠环。肛门镜检查一般采用膝胸位，内脱垂的黏膜往往已经还纳到上方，因此肛门镜的主要价值在于了解直肠黏膜是否存在炎症或孤立性溃疡以及痔疮。

（三）结肠镜及钡灌肠

检查的主要目的是排除大肠肿瘤、炎症等其他器质性疾病。但肠镜退镜至直肠中下段时，适当抽出肠腔内气体后，可以很容易地看到内脱垂的黏膜环呈套叠状，提示存在直肠内脱垂。肠镜下判断孤立性直肠溃疡必须非常慎重，应反复多次活检排除肿瘤后才能确定，而且应该定期随访，切不可将早期直肠癌性溃疡当作直肠内脱垂所引起的孤立性溃疡。

（四）排粪造影

排粪造影是诊断直肠内脱垂的主要手段，而且可以明确内脱垂的类型是直肠黏膜脱垂还是全层脱垂；明确内脱垂的部位：是高位、中位还是低位；并可显示黏膜脱垂的深度。排粪造影的典型表现是直肠壁向远侧肠腔脱垂,肠腔变细,近侧直肠进入远端的直肠和肛管,而鞘部呈杯口状。并常伴有盆底下降、直肠前突和耻骨直肠肌痉挛等。根据严重的临床症状和典型的排便造影而无器质性疾病,其诊断不难。直肠内脱垂的排便造影有以下几种影像学改变。

(1)直肠前壁脱垂:肛管上方直肠前壁出现折叠,使该部呈窝陷状,而直肠肛管结合部后缘光滑延续。

(2)直肠全环内脱垂:排便过程中肛缘上方6~8 cm直肠前后壁出现折叠,并逐渐向肛管下降,最后直肠下段变平而形成杯口状的鞘部,上方直肠缩窄形成锥状的套入部。

(3)肛管内直肠脱垂:直肠套入的头部进入肛管而又未脱出肛缘。

(五)盆腔多重造影

传统的排粪造影检查不能区别直肠黏膜脱垂和直肠全层内脱垂,也不能明确是否存在盆底疝等疾病。为此,张胜本等设计了盆腔造影结合排粪造影的二重造影检查方法,即先腹腔穿刺注入含碘的造影剂,待其引流入直肠陷窝后再按常规方法行排粪造影检查。如果直肠陷窝位置正常,说明病变未累及肌层,为直肠内黏膜脱垂。如果盆底腹膜反折最低处(正常为直肠生殖陷窝低点)下降并进入套叠鞘部,则说明病变已累及腹膜层,为全层脱垂,从而可靠地区分直肠黏膜脱垂或直肠全层内脱垂。

(六)肌电图检查

肌电图是通过记录神经肌肉的生物电活动,从电生理角度来判断神经肌肉的功能变化,对判断括约肌、肛提肌的神经电活动情况有重要参考价值。

五、治疗

直肠内脱垂的治疗包括手术治疗和非手术治疗。研究表明,直肠内脱垂的发生、发展与长期用力排便导致盆底形态学的改变有关。因此,除手术治疗外,非手术治疗也相当重要,很多患者经过非手术治疗可以改善临床症状。

(一)非手术治疗

1.建立良好的排便习惯

让患者了解直肠内脱垂发生、发展的原因,认识到过度用力排便会加重直肠内脱垂和盆底肌肉神经的损伤。因此,在排便困难时,应避免过度用力,避免排便时间过久。

2.提肛锻炼

直肠内脱垂多伴有盆底肌肉松弛,盆底下降,甚至阴部神经的牵拉损伤。坚持定期提肛锻炼,可增强盆底肌肉及肛门括约肌的力量,从而减轻症状。特别是在胸膝位下进行提肛锻炼效果更好。

3.调节饮食

提倡多食富含纤维素的水果、蔬菜等,多饮水,每天2 000 mL以上;必要时每晚可口服芝麻香油20~30 mL,使粪便软化易于排出。

4.药物治疗

针对直肠内脱垂并无特效药物,但从中医的角度来讲,直肠内脱垂属于中气下陷,宜补中益气、升举固脱,可采用补中益气汤或提肛散加减等。临床上应根据患者的症状个体化选择用药。

(二)手术治疗

迄今为止文献报道的针对直肠脱垂的手术方法接近百种,手术的目的是控制脱垂、防止大便失禁、改善便秘或排便障碍。手术往往通过切除冗长的肠管和/或将直肠固定在骶骨岬而达到目的。按照常规的路径,直肠内脱垂的手术方式可分为经腹和经肛门手术两大类。但是,目前评价何种手术方法治疗直肠内脱垂效果较好是困难的,因为缺乏大宗的临床对照研究结果。临床上应根据患者的临床表现,结合术者的经验个体化选择手术方案。

1.直肠黏膜下和直肠周围硬化剂注射疗法

手术适应证:直肠黏膜脱垂和直肠内脱垂,不合并或合并小的直肠前突、轻度的会阴下降。

手术方法:患者取胸膝位,该体位利于操作,使脱垂的黏膜和套叠的直肠复位,以便于将其固定于正常的解剖位置。黏膜下注射经肛门镜,直肠周围注射采用直肠指诊引导。肛周严格消毒后,经肛旁 3 cm 进针,进针 6 cm 至肠壁外后注射。硬化剂采用 5% 鱼肝油酸钠,用量 8~10 mL。一般 2 周注射一次,4 次为 1 个疗程。

手术机制:通过药物的致炎作用和异物的刺激,使直肠黏膜与肌层之间、直肠与周围组织之间产生纤维化而粘连固定直肠黏膜和直肠,以防止直肠黏膜或直肠的脱垂。

手术疗效:有医院报道了 85 例直肠内脱垂行注射疗法的结果,大多数患者临床症状明显改善。国外 Tsiaoussis 等报道了 162 例直肠前壁黏膜脱垂行硬化剂注射治疗的结果,有效率为51%。硬化剂注射疗法治疗后不满意的原因是会阴下降和合并直肠前突。

并发症:如果肛周皮肤消毒不严格,可发生肛周脓肿。

2.直肠黏膜套扎法

手术适应证:直肠中段或直肠下段黏膜内脱垂。

手术方法:患者采用折刀位或左侧卧位。局部浸润麻醉。充分扩肛,使肛管容纳 4 个手指以上。在齿状线上方进行套扎,先用组织钳钳夹齿状线上方 1 cm 左右的直肠松弛的黏膜,用已套上胶圈的两把止血钳的其中一把夹住被组织钳钳夹的黏膜根部,然后用另一把止血钳将胶圈套至黏膜的根部,为防止胶圈的滑脱,可在套扎前在黏膜的根部剪一小口。使胶圈套在切口处。

3.直肠黏膜间断缝扎加高位注射术

手术适应证:直肠远端黏膜脱垂和全环黏膜脱垂,以及直肠全层内脱垂。

(1)体位:取左侧卧位。

(2)钳夹折叠缝合直肠远端松弛的黏膜:先以组织钳夹持齿状线上方 3 cm 处的直肠前壁黏膜,提拉组织钳,随后以大弯血管钳夹持松弛多余的直肠前壁黏膜底部,稍向外拉,以 2-0 铬制肠线在其上方缝合两针,两针的距离约 0.5 cm,使局部的黏膜固定于肌层。以 7 号丝线在大弯血管钳下方贯穿黏膜,然后边松血管钳边结扎。将第一次缝合的组织稍向外拉,再用组织钳在其上方 3 cm 处夹持松弛下垂的黏膜,再以大弯血管钳在其底部夹持,要夹住全部的黏膜,但不能夹住肌层。继以 2-0 可吸收缝线在上方结扎 2 针,再如第一次的方法用丝线结扎黏膜。

(3)硬化剂注射:距肛门缘约 8 cm,在其相同的高度的左右两侧以 5 号针头向黏膜下层注入1∶1消痔灵液 5~8 mL,要求药液均匀浸润,然后,再将消痔灵原液注射于被结扎的黏膜部分,2 分钟后,以血管钳将被结扎的两处黏膜组织挤压成坏死的薄片。至此,对直肠前壁黏膜内脱垂的手术完毕。如果属于直肠全周黏膜脱垂,则在直肠后壁黏膜内再进行一次缝扎。

(4)直肠周围注射法:药物以低浓度大剂量为宜,用左手示指在直肠做引导,将穿刺针达左右骨盆直肠间隙,边退针边注药,呈扇形分布。然后穿刺针沿直肠后壁进针 4 cm 左右,达直肠后间隙,注入药物。每个部位注入药物总量 10~15 mL。

手术原理:手术的要点在于消除直肠黏膜的松弛过剩,恢复肠壁解剖结构。本手术方法中的间断缝扎,能使下垂多余的黏膜因结扎而坏死脱落,消除其病理改变。另外肠线的贯穿缝合,能使被保留的黏膜与肌层粘连,有效地巩固远期疗效;同时也有效地防止了当坏死组织脱落时容易引起的大出血。间断缝扎可以直达直肠子宫(膀胱)陷窝的底部,加固了局部的支持结构。经临床观察,凡直肠黏膜脱垂多起于直肠的中、下瓣,尤以下瓣为多,下瓣的位置正好距离肛缘 8 cm左右。在其两侧壁注射硬化剂,能使两侧的黏膜与肌层粘连,局部纤维化,与间断缝扎产生协同作用,加强固定,增强疗效。

手术疗效:本手术具有方法简单、容易掌握、创伤小、疗效佳、设计符合解剖生理学要求等优点。有报道 32 例,经 3 个月至 1 年的随访,疗效优者 16 例(50%),良者 8 例(25%),中等者 5 例(15.6%),差者3 例(9.4%),总有效率 90.6%。

4.改良 Delorme's 手术

Delorme's 手术是 1900 年第一次报道用于治疗直肠外脱垂的一种手术方法。

(1)手术适应证:直肠远端黏膜脱垂、直肠远端和中位内脱垂。特别适应于长型内脱垂(4~6 cm)。

(2)手术方法:①术前准备同结肠手术,最好采取行结肠镜检查的肠道准备方法。②两叶肛门镜(带有冷光源)牵开肛门,在齿线上 1.5 cm 处四周黏膜下注射 1∶20 万单位去甲肾上腺素生理盐水,总量为 50~80 mL,使松弛的黏膜隆起。③环行切开直肠黏膜:用电刀在齿线上 1~1.5 cm处环形切开黏膜层。④游离直肠黏膜管:组织钳夹住远端黏膜边缘,一边向下牵拉一边用组织剪在黏膜下层做锐性分离,显露直肠壁的肌层。环形分离一周,一直分离到指诊发现直肠黏膜过度松弛的情况消失,无脱垂存在,整个直肠黏膜呈平滑状态时为止。一般游离下的黏膜长度为 5~15 cm。黏膜管游离的长度主要依据术前排便造影所显示的直肠内脱垂的总深度而定。注意切勿分离过长,避免黏膜吻合时张力过大。⑤直肠环肌的垂直折叠缝合:Delorme's 手术要求将分离后的黏膜下肌层做横向折叠缝合,一般用 4 号丝线缝合4~6 针。如果将黏膜下肌层做垂直折叠缝合一方面加强盆底的功能,另一方面可以减少肌层出血,同时关闭无效腔。⑥吻合直肠黏膜:切断黏膜行黏膜端吻合前须再用硫柳汞消毒创面,用 0 号铬制肠线做吻合,首先上、下、左、右各缝合 4 针,再在每两针间间断缝合,针距为 0.3 cm 左右。⑦吻合完毕后:用油纱条包裹肛管,置入肛管内,可起到压迫止血的作用。⑧术后处理:术后 3~5 天进普食后常规应用缓泻剂以防止大便干燥。患者正常排便后即可停用缓泻剂。

(3)手术注意事项:①Delorme's 手术强调剥离黏膜为 5~15 cm,有时手术操作困难,黏膜容易被撕破。对重度脱垂者剥离 15 cm,一般剥离到黏膜松弛消失为止,如果过多黏膜剥离可导致吻合处张力过大,发生缺血坏死,近端黏膜缩回等严重并发症。②Delorme's 手术强调折叠直肠肌层,在剥离黏膜长度<15 cm时,可以不做肌层折叠缝合。这样可简化手术步骤,术中行黏膜吻合前彻底止血,加上术后粘连,同样起到肌层折叠的作用。肌层折叠还有导致折叠处狭窄的可能。③若合并直肠前突,在吻合直肠黏膜前,用 4 号丝线间断缝合两侧的肛提肌,加强直肠阴道隔。④本手术严重的并发症为局部感染,因而术前肠道准备尤为重要,术中严格无菌操作,彻底止血,防止吻合口张力过大。

(李树平)

第七节　直肠外脱垂

一、病因和发病学

直肠外脱垂是指肛管、直肠、甚至乙状结肠下段向外翻出脱垂于肛门之外。直肠全层脱出，因括约肌收缩，直肠壁静脉回流受阻，不及时回纳，可发生坏死、出血，甚至破裂。

(一)发病率

各种年龄均有发病，小儿1～3岁高发，与性别无关，多为直肠黏膜脱垂，5岁内常常自愈。男性20～40岁高发，女性50～70岁多见，多次妊娠妇女及重体力劳动者多发，临床并不常见。

(二)病因

直肠脱垂与多种病因有关。

1.解剖因素

年老衰弱，幼儿发育不全者，盆底组织软弱，不能支持直肠于正常位置；小儿骶骨弯曲度小、过直；手术外伤损伤肛管直肠周围肌肉或神经。

2.腹压增高

发病多与长期腹泻、习惯性便秘，排尿困难，多次分娩等因素相关，腹内压增高，促使直肠向外推出。

3.其他

内痔或直肠息肉经常脱出，向下牵拉直肠黏膜，造成直肠黏膜脱垂。

目前多数学者赞同直肠脱垂的肠套叠学说。该学说认为正常时直肠上端固定于骶骨岬附近，由于慢性咳嗽、便秘、腹泻、重体力劳动等引起腹内压增高，使此固定点作用减弱，就易在直肠、乙状结肠交界处发生肠套叠，在腹内压增强因素的持续作用下，套入直肠内的肠管逐渐增加，由于肠套叠及套叠复位的交替进行，致使直肠侧韧带、肛提肌受损，肠套叠逐渐加重，直肠组织松弛，最后经肛门脱出。

二、病理学

脱垂的黏膜常形成环状，色紫红，有光泽，表面有散在出血点。脱出时期长，黏膜增厚，呈紫色，可伴糜烂。如脱出较长，由于括约肌收缩，静脉回流受阻，黏膜红肿及糜烂。如在脱出后长时间未能回复，肛门括约肌受刺激收缩持续加强，肠壁可因血循不良发生坏死、出血及破裂等。

三、临床表现

排便时直肠由肛门脱出，便后自行回缩到肛门内，以后逐渐发展到必须用手托回，伴有排便不尽和下坠感。严重时不仅大便时脱出，在咳嗽、喷嚏、走路等腹内压增高的情况下，均可脱出。随着脱垂加重，病史延长，引起不同程度的肛门失禁。常有大量黏液污染衣裤，引起肛周瘙痒。当脱出的直肠被嵌顿时，局部水肿呈暗紫色，甚至出现坏死。

检查时令患者蹲位用力，使直肠脱出。不完全性脱垂仅黏膜脱出，可见圆形、红色、表面光滑的肿物,黏膜皱襞呈"放射状"。指诊只是两层折叠黏膜。完全性脱垂为全层肠壁翻出,黏膜呈同心环状皱襞,肿物有层层折叠,如倒"宝塔状"。

四、诊断和鉴别诊断

根据病史,让患者下蹲位模拟排便,多可做出诊断。内脱垂常需排便造影协助诊断。黏膜脱垂和全层脱垂的鉴别方法有扪诊法和双合指诊法。扪诊法是用手掌压住脱垂直肠的顶端,稍加压做复位动作,嘱患者咳嗽,有冲击感者为直肠全层脱垂,否则为黏膜脱垂。双合指诊法是用示指插入脱垂直肠腔,拇指在肠腔外作对指,摸到坚韧弹性肠壁者为全层脱垂,否则为黏膜脱垂,同时注意检查脱垂直肠前壁有无疝组织。与环形内痔鉴别较容易,除病史不同外,环形内痔脱垂呈梅花状,痔块之间出现凹陷的正常黏膜,括约肌收缩有力,而直肠脱垂则脱出物呈宝塔样或球形,括约肌松弛无力。此外,肛门手术后黏膜外翻易与之混淆,但该病一般有痔、肛瘘等手术史,脱出黏膜为片状或环状,可有明显的充血、水肿和分泌物增多,用手不能回纳,色鲜红。

五、外科治疗

(一)注射疗法

直肠黏膜下注射硬化剂,治疗部分脱垂患者,按前后左右四点注射至直肠黏膜下,每点注药1~2 mL。注射到直肠周围可治疗完全性脱垂,造成无菌炎症,使直肠固定。常用药物有5%甘油溶液等。

(二)手术疗法

1.脱垂黏膜切除

对部分性黏膜脱垂患者,将脱出黏膜做切除缝合。

2.肛门环缩术

麻醉下在肛门前后各切一小口,用血管钳在皮下绕肛门潜行分离,使二切口相通,置入金属线(或涤纶带)结成环状,使肛门容一指通过,以制止直肠脱垂。

3.直肠悬吊固定术

以重度的直肠完全性脱垂患者,经腹手术,游离直肠,用两条阔筋膜(腹直肌前鞘、纺绸、尼龙布等)将直肠悬吊固定在骶骨胛筋膜上,抬高盆底,切除过长的乙状结肠。常用术式包括以下几种。

(1)Ripstein手术:经腹切开直肠两侧腹膜,将直肠后壁游离到尾骨尖,提高直肠。用宽5 cm Teflon网悬带围绕上部直肠,并固定于骶骨隆凸下的骶前筋膜和骨膜,将悬带边缘缝于直肠前壁及其侧壁,不修补盆底。最后缝合直肠两侧腹膜切口及腹壁各层。该手术要点是提高盆腔陷凹,手术简单,不需切除肠管,复发率及病死率均较低。但仍有一定的并发症,如粪性梗阻、骶前出血、狭窄、粘连性小肠梗阻、感染和悬带滑脱等并发症。

(2)Ivalon海绵植入术:此术由Well医师首创,故又称Well手术,也称直肠后方悬吊固定术。方法:经腹游离直肠至肛门直肠环的后壁,有时切断直肠侧韧带上半,用不吸收缝线将半圆形Ivalon海绵薄片缝合在骶骨凹内,将直肠向上拉,并放于Ivalon薄片前面,或仅与游离的直肠缝合包绕,不与骶骨缝合,避免骶前出血。将Ivalon海绵与直肠侧壁缝合,直肠前壁保持开放2~3 cm宽间隙,避免肠腔狭窄。最后以盆腔腹膜遮盖海绵片和直肠。本法优点在于直肠与骶骨的固定,直肠变硬,防止肠套叠形成,病死率及复发率均较低。若有感染,海绵片成为异物,将形成瘘管。本术式最主要的并发症是由植入海绵薄片引起的盆腔化脓。

（3）直肠骶岬悬吊术：早期 Orr 医师用大腿阔筋膜两条将直肠固定在骶岬上。肠壁折叠的凹陷必须是向下，缝针不得上，每条宽约 2 cm，长约 10 cm。直肠适当游离后，将阔筋膜带的一端缝于抬高后的直肠前外侧壁，另一端缝合固定骶岬上，达到悬吊目的。近年来主张用尼龙或丝绸带或由腹直肌前鞘取下两条筋膜代替阔筋膜，效果良好。

（4）直肠前壁折叠术：1953 年沈克非根据成人完全性直肠脱垂的发病机制，提出直肠前壁折叠术。方法：经腹游离提高直肠。将乙状结肠下段向上提起，在直肠上端和乙状结肠下端前壁自上而下或自下而上做数层横形折叠缝合，每层用丝线间断缝合 5～6 针。每折叠一层可缩短直肠前壁 2～3 cm，每两层折叠相隔 2 cm，肠壁折叠长度一透过肠腔，只能穿过浆肌层。由于折叠直肠前壁，使直肠缩短、变硬，并与骶部固定（有时将直肠侧壁缝合固定于骶前筋膜），既解决了直肠本身病变，也加固了乙、直肠交界处的固定点，符合治疗肠套叠的观点。有一定的复发率（约 10%），主要并发症包括排尿时下腹痛、残余尿、腹腔脓肿、伤口感染。

（5）Nigro 手术：Nigro 认为，由于耻骨直肠肌失去收缩作用，不能将直肠拉向前方，则盆底缺损处加大，"肛直角"消失，直肠呈垂直位，以致直肠脱出，因此他主张重建直肠吊带。Nigro 用 Teflon 带与下端直肠之后方及侧位固定，并将直肠拉向前方，最后将 Teflon 带缝合于耻骨上，建立"肛直角"。手术后直肠指诊可触及此吊带，但此吊带无收缩作用。此手术优于骶骨固定的地方是：盆腔固定较好，由于间接支持了膀胱，尚可改善膀胱功能。此手术难度较大，主要并发症为出血及感染，需较有经验的医师进行。

4.脱垂肠管切除术

（1）Altemeir 手术：经会阴部切除直肠乙状结肠。Altemeir 主张经会阴部一期切除脱垂肠管。此手术特别适用于老年人不宜经腹手术者，脱垂时间长，不能复位或肠管发生坏死者。优点是：从会阴部进入，可看清解剖变异，便于修补；麻醉不需过深；同时修补滑动性疝，并切除冗长的肠管；不需移植人造织品，减少感染机会；病死率及复发率低。但本法仍有一定的并发症，如会阴部及盆腔脓肿，直肠狭窄等。

（2）Goldberg 手术（经腹切除乙状结肠、固定术）：由于经会阴部将脱垂肠管切除有一定的并发症，Goldberg 主张经腹部游离直肠后，提高直肠，将直肠侧壁与骶骨骨膜固定，同时切除冗长的乙状结肠，效果良好。并发症主要包括肠梗阻、吻合口瘘、伤口裂开、骶前出血、急性胰腺炎等。

（李树平）

第八节 直 肠 癌

一、病因

直肠癌是指直肠齿线以上至乙状结肠起始部之间的癌肿。病因与直肠腺瘤、息肉病、慢性炎症性病变有关，与饮食结构的关系主要是致癌物质如非饱和多环烃类物质的增多，以及少纤维、高脂肪食物有关。少数与家族性遗传因素有关，如家族性直肠息肉病。近 20 年我国结直肠癌的发病率由低趋高,结直肠癌占全部癌症的约 9.4%。直肠癌占大肠癌约 70%。2005 年我国的发病数和死亡数已经超过美国。结直肠癌男多于女,但女性增加速度较快,男女比例由 1.5∶1 增加至 1.26∶1,且发病年龄提前,并随年龄增加而增长。有资料表明合并血吸虫病者多见。在我国直肠癌约 2/3 发生在腹膜反折以下。

二、病理

乙状结肠在相当于 S_3 水平处与直肠相续接。直肠一般长 15 cm,其行程并非直线,在矢状面有一向后的直肠骶曲线,过尾骨后又形成向前会阴曲。在额状面上形成 3 个侧曲,上下两个凸向右面,中间一个凸向左面。由于上述特点,直肠癌手术游离直肠后从病灶到直肠的距离可略有延长,使原来认为不能保留肛门的病例或许能做保留肛门的手术。直肠于盆膈以下长 2～3 cm 的缩窄部分称为肛管,肛管上缘为齿状线,其上的大肠黏膜由自主神经支配,无痛觉;齿状线以下的肛管由脊神经支配有痛觉。直肠肠壁分为黏膜层、黏膜肌层、黏膜下层、肠壁肌层及浆膜层(腹膜反折下直肠无浆膜层)。黏膜下层有丰富的淋巴管和血管网。齿状线上的淋巴管主要向上引流,经直肠上淋巴结、直肠旁淋巴结以后注入肠系膜下动根部淋巴结。淋巴管分短、中、长 3 类,其中大部分为短的,它们直接引流至直肠旁淋巴结。而中、长两类淋巴管则可直接引流至位于肠系膜下动脉分出的左结肠动脉或乙状结肠动脉处的淋巴结。所以临床上可见有些患者无直肠旁及直肠上动脉旁淋巴结转移,但已有肠系膜下动脉旁淋巴结转移。在淋巴结转移的患者中约有12%的病例可发生这种"跳跃性转移",所以直肠癌手术应考虑高位结扎和切断肠系膜下动脉,以清除其邻近之淋巴结。

腹膜反折下的直肠淋巴引流除上述引流途径外,还存在向两侧至侧韧带内的直肠下动静脉旁淋巴结,然后进入髂内淋巴结的途径,以及向下穿过肛提肌至坐骨直肠窝内的肛门动静脉旁的淋巴结再进髂内淋巴结的途径。

(一)病理分型

1.大体分型

(1)肿块型(菜花型、软癌):肿瘤向肠腔内生长、瘤体较大,呈半球状或球状隆起,易溃烂出血并继发感染、坏死。该型多数分化比较高,浸润性小,生长缓慢,治疗效果好。

(2)浸润型(缩窄型、硬癌):肿瘤环绕肠壁各层弥漫浸润,使局部肠壁增厚,但表面无明显溃疡和隆起,常累及肠管全周,伴纤维组织增生,质地较硬,肠管周径缩小,形成环状狭窄和梗阻。该型分化程度较低,恶性程度高,出现转移早。

(3)溃疡型:多见,占直肠癌一半以上。肿瘤向肠壁深层生长并向肠壁外浸润,早期可出现溃疡,边缘隆起,底部深陷,呈"火山口"样改变,易发生出血、感染,并易穿透肠壁。细胞分化程度低,转移早。

2.组织分型

(1)腺癌:结直肠癌细胞主要是柱状细胞、黏液分泌细胞和未分化细胞。主要是管状腺癌和乳头状癌,占 75%～85%,其次为黏液腺癌占 10%～20%。还有印戒细胞癌以及未分化癌,后两者恶性程度高预后差。

(2)腺鳞癌:亦称腺棘细胞癌,肿瘤由腺癌细胞和鳞癌细胞构成。其分化程度多为中度至低度。腺鳞癌主要见于直肠下段和肛管,临床少见。

直肠癌可以在一个肿瘤中出现两种或两种以上的组织类型,且分化程度并非完全一致,这是结直肠癌的组织学特点。

(二)临床分期

临床病理分期的目的在于了解肿瘤发展过程,指导拟订治疗方案及估计预后。国际一般沿用改良的 Dukes 分期以及 TNM 分期法。

1.我国对 Dukes 补充分期

癌仅限于肠壁内为 Dukes A 期。穿透肠壁侵入浆膜和/或浆膜外,但无淋巴结转移者为 B 期。有淋巴结转移为 C 期,其中淋巴结转移仅限于癌肿附近如直肠壁及直肠旁淋巴结者为 C_1 期;转移至系膜淋巴结和系膜根部淋巴结者为 C_2 期。已有远处转移或腹腔转移或广泛侵及邻近脏器无法手术切除者为 D 期。

2.TNM 分期

T 代表原发肿瘤,Tx 为无法估计原发肿瘤;无原发肿瘤证据为 T_0;原位癌为 Tis;肿瘤侵及黏膜下层为 T_1;侵及固有肌层为 T_2;穿透肌层至浆膜下为 T_3;穿透脏腹膜或侵及其他脏器或组织为 T_4。N 为区域淋巴结,Nx 无法估计淋巴结;无淋巴结转移为 N_0;转移至区域淋巴结 1~3 个为 N_1;4 个及 4 个以上淋巴结为 N_2。M 为远处转移,无法估计为 Mx;无远处转移为 M_0;凡有远处转移为 M_1。

(三)直肠癌的扩散与转移

1.直接浸润

癌肿首先直接向肠管周围及向肠壁深层浸润生长,向肠壁纵轴浸润发生较晚,癌肿浸润肠壁1 周需 1~2 年。直接浸润可穿透浆膜层侵入邻近脏器如子宫、膀胱等,下段直肠癌由于缺乏浆膜层的屏障,易向四周浸润,侵入前列腺、精囊腺、阴道、输尿管等。

2.淋巴转移

此为主要转移途径。上段直肠癌向上沿直肠上动脉、肠系膜下动脉及腹主动脉周围淋巴结转移。发生逆行转移的现象非常少见。如淋巴液正常流向的淋巴结发生转移且流出受阻时,可逆性向下转移。下段直肠癌(以腹膜反折为界)向上方和侧方发生转移为主。大量的现代研究表明,肿瘤下缘 2 cm 淋巴结阳性者非常少见。齿状线周围的癌肿可向上、侧、下方转移。向下方转移可表现为腹股沟淋巴结肿大。淋巴转移途径是决定直肠癌手术方式的依据。

3.血行转移

癌肿侵入静脉后沿门静脉转移至肝脏;也可由髂静脉至腔静脉然后转移至肺、骨、脑等。直肠癌手术时有 10%~15% 已有肝转移,直肠癌梗阻时和手术中挤压易造成血行转移。

4.种植转移

十分少见,上段直肠癌时偶有种植发生。

三、临床表现

直肠癌早期无明显症状,癌肿破溃形成溃疡或感染时才出现症状。一般为症状出现的频率依次为便血(80%~90%)、便频(60%~70%)、便细(40%)、黏液便(35%)、肛门疼痛(20%)、里急后重(20%)、便秘(10%)。

(一)肿瘤出血引起的症状

1.便血

肿瘤表面与正常黏膜不同,与粪便摩擦后容易出血。尤其是直肠内大便干硬,故为常见症状。

2.贫血

长期失血超过机体代偿从而出现。

(二)肿瘤阻塞引起的症状

肿瘤部位因肠蠕动加强,可发生腹痛,侵及肠壁或生长到相当体积时可发隐痛。肠管狭窄时可出现肠鸣、腹痛、腹胀、便秘、排便困难。大便变形、变细。

(三)肿瘤继发炎症引起的症状

肿瘤本身可分泌黏液,当继发炎症后,不仅使粪便中黏液增加,还可出现排便次数增多腹痛,病灶越低症状约明显。

(四)其他原发灶引起的症状

当肿瘤位于直肠时常无痛觉,当肿瘤侵及肛管或原发灶起于肛管时可出现肛门疼痛,排便时加剧,有时误认为肛裂。

(五)肿瘤转移引起的症状

1.肿瘤局部浸润引发症状

直肠癌盆腔有较广泛浸润时,可引起腰骶部酸痛、坠胀感;肿瘤浸润或压迫坐骨神经、闭孔神经根,可引起坐骨神经痛及闭孔神经痛;侵及阴道或膀胱可出现阴道流血或血尿;累及两侧输尿管时可引起尿闭、尿毒症。

2.肿瘤血行播散引起的症状

距肛门 6 cm 以下的直肠癌其血行播散的机会比上段直肠癌高 7 倍。相应的出现肺、骨、脑等器官的症状。

3.种植引起的症状

肿瘤穿透浆膜层进入游离腹腔,种植于腹膜面、膀胱直肠窝或子宫直肠窝等部位,直肠指检可触及该区有种植结节。当有腹膜广泛种植时,可出现腹水及肠梗阻。

4.淋巴转移症状

左锁骨上淋巴结转移为晚期表现。也可有腹股沟区淋巴结肿大。

(六)某些特殊表现

1.肿瘤穿孔

可出现直肠膀胱瘘、直肠阴道瘘。可有尿路感染症状或阴道粪便流出等。

2.晚期肿瘤

体重下降、肿瘤热等。肿瘤坏死、感染、毒素吸收引起的发热一般在 38 ℃ 左右。腹水淋巴结压迫髂静脉可引起下肢、阴囊、阴唇水肿。压迫尿道可引起尿潴留。

四、诊断

直肠癌的诊断根据病史、体检、影像学、内镜检查和病理学诊断准确率可达 95% 以上。临床上不同程度的误诊或延误诊断,常常是患者或医师对大便习惯或性状的改变不够重视,或警惕性不高造成的。通常对上述患者进行肛门指检或电子结肠镜检查,发现有直肠新生物的结合活检病理检查即可明确诊断。

(一)直肠肛门指检

简单易行,是直肠癌检查最基本和最重要的检查方法。一般可发现据肛门 7~8 cm 的直肠内肿物,若嘱患者屏气增加腹压则可达更高的部位。检查前先用示指按摩肛门后壁,使肛门括约肌松弛,在嘱患者张嘴哈气的同时将示指缓慢推进。检查时了解肛门是否有狭窄,如有肿块应注意其位置、大小、硬度、基底活动度、黏膜是否光滑、有无溃疡、有无压痛、是否固定于骶骨、盆骨。如病灶位于前壁,男性必须查明与前列腺的关系,女性应查明是否累及阴道后壁。直肠完全固定的患者由于会阴部受侵袭,其各部位检查时都有狭窄的感觉。了解肿瘤下缘距肛门的距离有助于手术方式的选择。对于肥胖或者触诊不佳的患者可采用膝直位(站立屈膝)。

(二)实验室检查

1.大便隐血试验

简便易行,可作为直肠癌普查初筛方法。

2.血红蛋白检查

肿瘤出血可引起贫血。凡原因不明的贫血应建议做钡剂灌肠或电子结肠镜检查。

3.肿瘤标志物检查

目前公认最有意义的是癌胚抗原CEA,主要用于预测直肠癌的预后和监测复发。

(三)内镜检查

凡有便血或大便习惯性状改变、经直肠指检无异常发现者,应常规行电子结肠镜检查。内镜检查可直接观察病灶情况并能取活体组织做病理学诊断。取活检时要考虑不同部位的肿瘤细胞分化存在差异,所以要多点性活检。如果活检阴性,应重复活检,对有争议的病例,更需了解病变的大体形态。

(四)影像学检查

1.钡剂灌肠检查

钡剂灌肠检查是结肠癌的重要检查方法,对直肠癌的诊断意义不大,用以排除结、直肠癌多发癌和息肉病。

2.腔内B超检查

用腔内探头可检查癌肿浸润肠壁的深度及有无侵犯邻近脏器,可在术前对直肠癌的局部浸润程度进行评估。

3.腹部超声检查

由于结、直肠癌手术时有10%～15%同时存在肝转移,腹部B超应列为常规。

4.CT及磁共振(MRI)检查

可以了解直肠癌盆腔内扩散情况,有无侵犯膀胱、子宫及盆壁,是术前常用的检查方法。腹部的CT或MRI检查可扫描有无肝转移癌。对肿瘤的分期以及手术方案的设计均有帮助。

5.正电子发射计算机断层显像(PET)

PET是一种能够检查功能性改变的仪器。它的显像技术分别采用了高科技的医用回旋加速器、热室和PET扫描仪等,是将极其微量的正电子核素示踪剂注射到人体内,然后采用特殊的体外测量装置探测这些正电子核素在体内的分布情况,通过计算机断层显像方法显示人的大脑、心脏及人体其他主要器官的结构和代谢功能状况。其原理是将人体代谢所必需的物质,如葡萄糖、蛋白质、核酸、脂肪酸等标记上短寿命的放射性核素(如^{18}F)制成显像剂(如氟代脱氧葡萄糖,简称FDG)注入人体后进行扫描成像。因为人体不同组织的代谢状态不同,所以这些被核素标记了的物质在人体各种组织中的分布也不同,如在高代谢的恶性肿瘤组织中分布较多,这些特点能通过图像反映出来,从而可对病变进行诊断和分析。PET是目前唯一可在活体上显示生物分子代谢、受体及神经递质活动的新型影像技术,是一种代谢功能显像,能在分子水平上反映人体的生理或病理变化。现已广泛用于多种疾病的诊断与鉴别诊断、病情判断、疗效评价、脏器功能研究和新药开发等方面。其特点是灵敏度高、特异性高、全身显像、安全可靠,对微小癌灶有较高的检出率。但由于其费用昂贵目前尚不能在临床上普及。

(五)其他检查

低位直肠癌伴有腹股沟淋巴结肿大时应行淋巴结活检。肿瘤位于直肠前壁的女性患者应做阴道检查及双合诊检查。男性患者有泌尿系症状时应行膀胱镜检查。

五、鉴别诊断

直肠癌过去易被误诊为痔疮、菌痢、阿米巴痢疾、血吸虫病和慢性直肠炎,主要原因是患者和医师忽视病史及直肠指检。对于经久不愈的肛瘘需注意恶变的可能性,钳取活体组织病理检查有助诊断。对慢性经久不愈的肠腔溃疡、证实为血吸虫肉芽肿者、女性子宫内膜异位症异位于直肠者均需警惕,密切观察,必要时活检病理明确诊断。

(一)类癌

可见于胃底至肛门整个消化道。起于近肠腺腺管底部之嗜银细胞。癌细胞大小、形态、染色较均匀一致,典型的类癌细胞呈多边形,胞质中等,核圆,染色不深,常见巢团状、缎带状、腺泡状和水纹状 4 种结构。类癌侵入黏膜下层时,一般认为不致转移,可以局部切除治疗,担当侵入肠壁肌层时,则可发生转移。肿瘤<2 cm常无转移,超过 2 cm 可有转移。

类癌综合征:由于 5-羟色胺水平异常而表现为皮肤潮红、腹泻、哮喘、发绀、呼吸困难、指间关节疼痛、精神失常及心内膜纤维病变。临床上出现类癌综合征十分罕见。直肠癌和直肠类癌可通过病理诊断鉴别。

(二)腺瘤

直肠黏膜上任何可见的突起,不论其大小、形状及组织学类型,均称为息肉,与直肠癌发病有关的仅为新生物性息肉,即腺瘤。直肠腺瘤为一重要的癌前病变。对于早期的直肠癌需要与之鉴别。主要是内镜下的鉴别。

1.管状腺瘤

以直肠和乙状结肠内最为多见。腺瘤大多有蒂,呈球状或椭圆形,表面光滑,色泽较红,0.2~2.5 cm 大小,绝大多数在 1 cm 以内,有的似米粒或绿豆大小,在内镜下可活检整个咬除或圈套器电烧切除。其癌变率为 10%~15%。

2.绒毛状腺瘤

表面有一层绒毛和乳头状突起,伴有黏液附着。外形似草莓或菜花状,有的呈分叶状结构,基底通常较宽,有的可有蒂,大小为 0.6~0.9 cm,组织松软塌附在肠壁,较脆,触之易出血,癌变率约 50%。

3.混合性腺瘤

即管状-绒毛腺瘤,具有管状和绒毛状腺瘤的两种特征。可有蒂或无蒂,一般体积较大,50%超过1.5 cm。癌变率为 30%~40%。

4.多发性腺瘤

腺瘤呈多发散在各个肠段,2 个以上 100 个以下,绝大多数是在 50 个以下,大小为 0.2~1.5 cm。有时腺瘤密布一处,伴有溃疡、坏死,常提示有癌变,癌变率为 25%~100%。

5.家族性多发性腺瘤病

又称遗传性息肉病,是一种遗传基因失常引起的疾病,有明显的家族史。腺瘤在 100 个以上,呈弥漫性分布,左半结肠为多,其次为盲肠,大小从 0.2～2 cm,大多有蒂似葡萄样悬挂在肠壁,多可达上千或上万个无法计数,如腺瘤呈巢状分布在一处极易发生癌变,癌变率 25%～100%。家族性多发性腺瘤病术前应做电子结肠镜检查全结肠和末端回肠,若末端回肠内有腺瘤,全结直肠切除就失去根治的意义。

六、治疗

直肠癌的治疗方法目前公认的为外科手术、化疗、放疗、生物学治疗,采取外科综合疗法直肠癌的5年生存率已大为提高。

(一)手术治疗

手术切除仍然是直肠癌的主要治疗方法。凡是能切除的直肠癌如无手术禁忌证都应尽早实施直肠癌根治术,切除的范围包括癌肿、足够的两端肠段、已侵犯的邻近器官的全部或部分、四周可能被浸润的组织及全直肠系膜和淋巴结。如不能进行根治性切除时,也应该进行姑息性切除,使症状得到缓解。如伴发能切除的肝转移癌应该同时切除。外科治疗的目标已经从最初单纯追求手术彻底性转向根治和生活质量兼顾两大目标。通过对直肠癌病理解剖的研究,手术操作技术的改进和器械的发展,直肠癌可行保肛手术的比例明显提高,一度被认为是直肠癌的"金标准手术"——腹会阴切除术已被直肠系膜全切除(TME)所取代。近年的临床实践表明,TME 的操作原则为低位直肠癌手术治疗带来了 4 个结果:降低了局部复发率;提高了保肛手术成功率;保全了术后排尿生殖功能;提高了术后 5 年生存率。

Heald 等在 1982 年提出全直肠系膜切除术(total mesorectal excision,TME)或称直肠周围系膜全切除术(complete circumferential mesorectal excision,CCAQ)。TME 正得到越来越广泛的认可和应用,并已成为直肠癌手术的"金标准"。

TME 技术的关键是在直视下沿脏层筋膜和壁层筋膜之间的无血管间隙进行锐性分离,分别距主动脉和脾静脉 1 cm 处结扎肠系膜下动静脉。清扫附近淋巴结,然后在直视下用剪刀沿盆腔壁、脏层筋膜之间进行解剖,将左右腹下丛内侧的盆脏筋膜、肿瘤及直肠周围系膜完全切除,下端至肛提肌平面。切除时沿直肠系膜外表面锐性分离,分离侧方时,在直肠系膜和盆腔自主神经丛(pelvic autonomic nerve plexus,PANP)之间进行锐性分离,使光滑的盆脏筋膜完好无损,就能避免损伤盆壁筋膜,也保护了 PANP。分离"直肠侧韧带"时要尽可能远离肿瘤,避免损伤PANP,否则可能导致副交感神经的损伤。分离后方时,沿骶前筋膜进行,其中只有细小血管,电凝处理即可。在 S_3 平面之下,可遇到直肠骶骨筋膜,它由盆筋膜壁层和脏层在后中线融合而成,将其剪断,使既前间隙充分暴露,然后锐性解剖至尾骨尖。分离前方时,在直肠膀胱/子宫陷窝前1 cm 处将盆腔腹膜切开,腹膜切口应包括全部腹膜反折。在膀胱后方正中,可辨认出分离层次。沿 Denonvilliers 筋膜前面锐性解剖至触及前列腺尖端或至直肠阴道隔的底部,将筋膜和其后方的脂肪组织与标本一并切除。该步骤因此处间隙狭窄颇为困难,须使用深部骨盆拉钩、牵引和对抗牵引。一般在肛提肌上方的肿瘤很少侵犯该肌,因此多可紧贴该肌筋膜分离至肛门;将直肠周围组织松解后,肿瘤远端常可延长出 4～5 cm 的正常肠壁。目前认为直肠癌远端系膜切除 5 cm 肠管是安全的,对低分化癌灶,若远端切除少于 2 cm 或术中有怀疑的患者应将远端吻合圈行术中冷冻切片检查,以保证远端无癌细胞。吻合器技术的进步使得低位吻合变得更加容易,直肠残端在肛提肌以上保留 2～4 cm(吻合口一般距肛门缘 5～8 cm)即能安全吻合,如果做腹会阴切除,应待盆腔解剖至肛提肌的肛缝时再开始会阴组手术。TME 切除了包裹在盆脏筋膜内的全部直肠系膜,其目的在于整块地切除直肠原发癌肿及所有的区域性播散。若在正确的平面中进行操作,除直肠侧血管外无其他血管,直肠侧血管剪断后可用纱布压迫,一般无须结扎(图 7-6,图 7-7)。

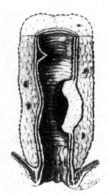

图 7-6 TME 示意图

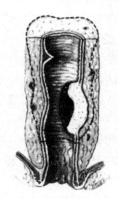

图 7-7 传统手术示意图

临床上将直肠癌分为低位直肠癌(距齿状线 5 cm 以内),中位直肠癌(距齿状线 5～10 cm);高位直肠癌(距齿状线 10 cm 以上)。手术方式的选择根据癌肿所在部位、大小、活动度、细胞分化程度以及术前的排便控制能力等综合因素判断。

1.局部切除术

适用于早期瘤体<2.5 cm、局限于黏膜或黏膜下层、分化程度高的直肠癌。手术方式主要有:①经肛局部切除术;②借助专门的直肠腔内手术器械电视下完成切除。

2.腹会阴联合直肠癌根治切除术(Miles 手术)

适用低位直肠癌无法保留肛门者。①癌肿下缘距肛缘 5 cm 以内;②恶性程度高;③肛管、肛周的恶性肿瘤。切除范围包括乙状结肠远端、全部直肠、肠系膜下动脉及其区域淋巴结、全直肠系膜、肛提肌、坐骨直肠窝内脂肪、肛管及肛门周围 3～5 cm 的皮肤、皮下组织及全部肛门括约肌,于左下腹永久性乙状结肠单腔造口。

3.经腹直肠癌切除、结肠直肠骶前吻合术(Dixon 手术)

经腹直肠癌切除、结肠直肠骶前吻合术(Dixon 手术)是目前最多的直肠癌根治术式,适用于中高位直肠癌。遵循 TME 原则。由于吻合口位于齿状线附近,在术后一段时间内大便次数增多,排便控制较差。

4.腹腔镜直肠癌切除术(腹腔镜 Miles 或 Dixon 手术)

为近年来逐渐成熟的术式。利用腹腔镜专门的器械如电刀、超声刀、智能电刀、结扎锁、切割闭合器、吻合器等进行,据有创伤小,解剖精密清晰,术后恢复快等优点。使得患者总体保肛可能性扩大,改善了术后生存质量。遵循 TME 原则。需要掌握适应证。

5.经腹直肠癌切除、近端造口、远端封闭手术(Hartmann 手术)

适用全身一般情况很差,不能耐受 miles 手术或急性梗阻不宜行 Dixon 手术的直肠癌患者。

6.其他

晚期直肠癌当患者发生排便困难或肠梗阻时,可行乙状结肠双腔造口。

（二）化学治疗

化疗作为根治性手术的辅助治疗可以提高 5 年生存率,对于不能手术切除癌肿的患者亦能有效。给药途径有动脉灌注、门静脉给药、术后腹腔灌注给药及温热灌注化疗等。通常采用联合化疗,静脉给药亦即全身化疗。主要的方案:FOLFOX4 或 mFOLFOX6（奥沙利铂＋亚叶酸钙＋氟尿嘧啶）;FOLFIRI（伊立替康＋亚叶酸钙＋氟尿嘧啶）;CapeOX（奥沙利铂＋卡培他滨）等。为提高疗效可根据病情采用"三明治"方案即手术前辅助放化疗＋手术＋手术后放化疗。

（三）放射治疗

放疗作为手术切除的辅助疗法有提高疗效的作用。对于无法手术的患者也可单独或联合化疗使用。术前的放疗可以令癌症降期,提高手术切除率,减低术后的复发率。术后放疗仅适用于晚期或手术未达到根治或术后复发的患者。

（1）放疗野应该包括肿瘤或者瘤床及 2～5 cm 的安全边缘、骶前淋巴结、髂内淋巴结。T_4 肿瘤侵犯前方结构时需照射髂外淋巴结,肿瘤侵犯远端肛管时需照射腹股沟淋巴结。

（2）应用多野照射技术（一般 3～4 个照射野）。应采取改变体位或者其他方法尽量减少照射野内的小肠。

（3）腹会阴联合切除术后患者照射野应包括会阴切口。

（4）当存在正常组织放疗相关毒性的高危因素时,应该考虑采用调强治疗（IMRT）或者断层治疗。同时也需要注意覆盖足够的瘤床。

（5）治疗剂量。盆腔剂量 40～50 Gy,用 25～28 次。对于可切除的肿瘤,照射 45 Gy 之后应考虑瘤床和两端 2 cm 范围予加剂量。术前追加剂量为 5.4 Gy/3 次,术后放疗为 4.3～9 Gy/3～5 次。小肠剂量应限制在 45 Gy 以内。肿瘤切除后,尤其是 T_4 或者复发性肿瘤,若切缘距肿瘤太近或切缘阳性,可考虑术中放疗（IORT）作为追加剂量。如果没有 IORT 的条件,应尽快在术后、辅助化疗前,考虑予局部追加外照射 10～20 Gy。对于不可切除的肿瘤,放疗剂量应超过 54 Gy。

（6）放疗期间应同期使用以氟尿嘧啶为基础的化疗。可以每天 1 次持续灌注,也可以静脉推注。

（四）生物学治疗

直肠癌的生物治疗目前主要为分子靶向治疗。分子靶向治疗是现在肿瘤治疗领域的突破性和革命性的发展,代表了肿瘤生物治疗目前的最新的发展方向。

靶向治疗分为三个层次,器官靶向、细胞靶向和分子靶向。分子靶向是靶向治疗中特异性的最高层次,它是针对肿瘤细胞里面的某一个蛋白质的分子,一个核苷酸的片段,或者一个基因产物进行治疗。肿瘤分子靶向治疗是指在肿瘤分子细胞生物学的基础上,利用肿瘤组织或细胞所具有的特异性（或相对特异的）结构分子作为靶点,使用某些能与这些靶分子特异结合的抗体、配体等达到直接治疗或导向治疗目的的一类疗法。

分子靶向治疗是以病变细胞为靶点的治疗,相对于手术、放化疗三大传统治疗手段更具有"治本"功效。分子靶向治疗具有较好的分子选择性,能高效并选择性地杀伤肿瘤细胞,减少对正常组织的损伤,而这正是传统化疗药物治疗难以实现的临床目标。

分子靶向治疗在临床治疗中地位的确立源于 20 世纪 80 年代以来的重大进展,主要是对机体免疫系统和肿瘤细胞生物学与分子生物学的深入了解;DNA 重组技术的进展;杂交瘤技术的广泛应用;体外大容量细胞培养技术;计算机控制的生产工艺和纯化等。特别是 2000 年人类基因组计划的突破,成为分子水平上理解机体器官以及分析与操纵分子 DNA 的又一座新里程碑,与之相发展并衍生一系列现代生物技术前沿：基因组学技术、蛋白质组学技术、生物信息学技术和生物芯片技术。除此之外，计算机虚拟筛选、组合化学、高通量筛选都加速了分子靶向治疗新药研究进程。1997 年 11 月美国 FDA 批准 Rituximab 用于治疗某些 NHL，真正揭开了肿瘤分子靶向治疗的序幕。自 1997 年来，美国 FDA 批准已用于临床的肿瘤分子靶向制剂已有十余种，并取得了极好的社会与经济效益。

针对直肠癌的分子靶向治疗药物目前有爱必妥、贝伐单抗、西妥昔单抗。目前分子靶向治疗药物必须与化疗药物一起使用方能起效。

（张　波）

第九节　痔

痔是最常见的肛肠疾病。肛垫的支持结构、静脉丛及动静脉吻合支发生病理性改变或移位称为内痔；齿状线以下静脉丛的病理性扩张或血栓形成称为外痔；内痔通过静脉丛吻合支与相应部位的外痔相互融合称为混合痔。痔确切的发病率很难统计，很多患者已经有了临床症状但并不去就诊，任何年龄都可生痔，随年龄增长，发病率逐渐增高，痔的症状也逐渐加重。据不完全统计，痔手术占肛肠外科手术的 50% 以上，是肛门手术中最基本的手术。

一、病因

痔的致病原因还未完全清楚，静脉回流障碍、肛垫脱垂、饮食结构和行为因素等均是导致痔症状恶化的因素。

(一)静脉回流障碍

在正常应力情况和排便时痔充血，接着就会恢复正常，但如果患者内痔部分承受应力时间延长，如慢性便秘、妊娠、慢性咳嗽、盆腔肿物、盆底功能障碍或腹水状态等，由于腹内压增高，内痔静脉回流受阻，内痔就会持续淤血。也会呈现和慢性便秘相同的状况。门静脉高压症与痔的发生无直接关系。

(二)肛垫脱垂

1975 年 Thomson 指出痔由肛垫形成，包含血管、结缔组织、Trietz 肌和弹性纤维构成。Trietz 肌起于联合纵肌，对痔起到支撑作用，将痔固定于内括约肌。这些支持组织一旦变弱，痔就会变得越来越有移动性并可以出现脱垂，痔脱垂后，静脉回流受阻，痔体积增大，痔支持组织就会进一步弱化，形成恶性循环。

(三)饮食结构和行为因素

饮食结构和行为方式也是产生痔症状的因素。低纤维饮食使得大便干硬、便秘，从而使痔组织承受过多应力，使痔组织脱垂。干硬大便还能损伤局部组织，引起出血。如厕习惯和排便方式被广泛认为可以影响痔症状的进展，长时间坐便使得痔组织承受更长时间的应力。

便秘可以加重痔的临床症状，而腹泻和肠运动增快也会引起相同的结果。区别于其他因素，高龄是一个独立的影响因素，组织学证据表明 Trietz 肌随着年龄的增长，支持作用逐渐下降。

（四）湿热学说

中医学论痔是湿热所致，大肠湿热应随粪便排出，如排出不畅，蓄积日久，肛门和直肠受其毒害，则生成痔。

二、分类

按痔所在解剖部位分为3类。

（一）内痔

发生在齿线上方、被覆直肠黏膜，常位于直肠下端左侧、右前、右后位置。根据痔的脱垂程度将痔分为4度：Ⅰ度——内痔位于肛管内，不脱垂；Ⅱ度——大便时内痔脱出肛门外，可自行还纳；Ⅲ度——内痔脱出，需用手协助还纳；Ⅳ度——内痔脱出无法还纳。

（二）外痔

发生在齿线下方，被覆肛管皮肤。外痔分为血栓性外痔、结缔组织性外痔、静脉曲张性外痔和炎性外痔。

（三）混合痔

发生在齿线附近，有内痔和外痔两种特性。当混合痔逐步发展，痔块脱出在肛周呈梅花状时，称为"环形痔"。

三、临床表现

内痔可能表现为便血、脱出、疼痛、瘙痒和肛周不洁等。

（一）便血

特征性的内痔便血为大便时鲜红色血便，患者往往描述为卫生纸染血、便盆内滴血或者喷血。内痔出血一般发生在排便结束时，由于大便损伤了增大的痔组织从而导致出血。该症状必须和血与大便混合的混合血便相鉴别，后者往往预示着结直肠恶性肿瘤。

（二）痔脱出

内痔内脱垂可引起便后充盈感、便急、或排便不尽感。如果内痔完全脱垂，患者会感到肛门外肿块，常常引起肛周潮湿或污染。当黏膜脱垂时，黏液、血、大便可以污染肛周。脱出的内痔可自动还纳或需用手协助还纳。

（三）疼痛

单纯性内痔无疼痛，可有肛门部坠胀感。如有嵌顿、感染和血栓形成则有疼痛。

（四）瘙痒

痔脱出时分泌物增多，刺激肛门周围皮肤，引起瘙痒。

外痔可以表现为肛周多余组织、包块、便血或者便后清洁困难，另外外痔可以引起肛周炎症，症状往往没有内痔那么严重，部分患者表现为轻微的肛门急性疼痛，这种疼痛往往在腹泻或便秘以后出现，有时也可以没有明显的诱因。

四、诊断和鉴别诊断

痔的诊断主要依靠病史和肛门直肠检查。

（一）病史

详细询问病史，包括排便习惯、便秘、腹泻、便急、便频以及便血情况等。比如混合血便和排便习惯改变,往往预示着恶性病变,慢性腹泻引起肛门疼痛往往提示 CD,肛周包块流脓往往提示脓肿或肛瘘,不伴有便血或脱垂的慢性肛门瘙痒往往提示皮肤炎症,大便后肛门疼痛往往提示肛裂等,如有间断性出血或肿块脱出,应想到内痔。

(二)肛门直肠检查

肛门直肠检查时视诊可以分辨外痔、皮赘、内痔脱出、直肠脱垂、皮肤损伤、肛裂、肛瘘、脓肿、肛管癌、皮疹或皮炎。对硬结、压痛区、包块或外痔血栓应仔细触诊。如为痔,可见突出肿块,其下部被覆皮肤,上部被覆黏膜,上方黏膜可见灰白色鳞状上皮,部分严重患者可见局部溃烂。指诊发现肛门松弛,部分患者可触及软块或纵行褶皱。

直肠镜或肛门镜检查发现在齿线上方可见曲张静脉突起或圆形痔块,红紫色,黏膜光滑,有时可见出血点或溃烂。

五、治疗

痔的治疗就是针对痔临床症状的治疗,由于痔组织是正常解剖结构的一部分,没有必要全部去除。

痔的治疗措施分为三大类:①保守治疗,包括饮食疗法和行为治疗;②门诊治疗;③手术治疗。

治疗时应遵循以下 3 个原则:①无症状的痔无须治疗;②有症状的痔无须根治;③以非手术治疗为主。

(一)保守治疗

在痔的初期,增加纤维进食、增加饮水、改变不良排便习惯即可改善症状,不需特殊治疗。坐浴治疗缺乏客观证据支持,然而,许多患者感到坐浴可以缓解痔的症状,考虑到坐浴成本低、风险小,还是应该继续向患者推荐坐浴疗法。

(二)注射疗法

注射疗法是一种内痔固定技术,这种门诊治疗技术是应用化学药剂来形成局部纤维化并将痔固定于内括约肌,同时,硬化剂破坏内痔血管,使得痔缩小。临床有多种硬化剂,常见硬化剂包括 5% 苯酚植物油、5% 奎宁尿素水溶液、4% 明矾水溶液等。治疗时在齿状线近端 1～2 cm 处的内痔基底部或接近基底部注入 2～3 mL 硬化剂。硬化剂应注入黏膜下层,尽量避免注入黏膜层或肌层,后者会引起局部黏膜脱落,从而导致溃疡形成或引起剧烈疼痛。注射疗法的并发症通常是由于将硬化剂注射到了错误的解剖间隙,从而引起严重的炎性反应,形成脓肿,引起尿潴留,甚至阳痿。

(三)红外线凝固疗法

适用于Ⅰ度、Ⅱ度内痔,红外线凝固疗法采用红外辐射产生热量,使蛋白凝固,局部纤维化、瘢痕形成,从而将内痔固定。该疗法复发率高,且相比套扎疗法昂贵,目前临床应用不多。

(四)胶圈套扎疗法

适用于Ⅰ度、Ⅱ度及Ⅲ度内痔,是一种最常用的内痔门诊治疗方法。由于其疗效好,安全性高,成本低,临床上被广泛采用。胶圈套扎术的治疗原理是通过将一个橡胶圈置入内痔根部,使痔缺血坏死,诱发炎症反应,局部纤维化,从而将内痔固定。胶圈套扎器种类很多,主要有牵拉套扎器和吸引套扎器两类。一次套扎多个痔核是安全的,没有证据表明会明显增加术后并发症。但一次性套扎多个痔核术后相对较痛,出于这个原因,一些外科医师会选择先套扎一个痔核,间隔一段时间后,再套扎更多的痔核。

(五)手术治疗

1.痔切除术

对于非手术治疗无效、症状进行性加重、不适合非手术治疗或外痔严重需要手术切除的患者以及合并其他肛门直肠疾病的患者,如肛裂、肛瘘或脓肿,此时应行痔切除术。另外,无法忍受门诊治疗或抗凝治疗的患者需要确切止血时也适合手术治疗。外科手术治疗方法主要有痔切除术和吻合器痔上黏膜环切术(PPH术),对于血栓性外痔,采用血栓剥离术。

痔切除术的安全性和有效性经受了数十年的考验,相对于其他治疗方法,仍是手术的标准。痔切除术的方法很多,根据切除痔核后肛管直肠黏膜以及皮肤是否缝合分为开放式和闭合式痔切除术两大类。由于闭合式痔切除术存在伤口愈合不良需要再次敞开的风险,目前国内主要采用开放式痔切除术,具体方法如下:取截石位、折刀位或侧卧位,骶管麻醉或局麻后扩肛至4~6指,充分显露痔块,钳夹提起痔块,取痔块基底部两侧皮肤V形切口切开,将痔核与括约肌剥离,根部钳夹后贯穿缝扎,离断痔核。齿状线以上黏膜用可吸收线缝合,齿状线以下皮肤创面用凡士林纱布填塞,丁字带加压包扎。

2.PPH术

主要适用于Ⅲ~Ⅳ度内痔、多发混合痔、环状痔及部分合并大出血的Ⅱ度内痔。另外,对于直肠黏膜脱垂、直肠内套叠以及Ⅰ~Ⅱ度直肠前突的患者,也适用于该术式。其方法是通过吻合器环形切除齿状线上2 cm以上的直肠黏膜2~3 cm,从而将下移的肛垫上移并固定。目前该术式已在国内外广泛应用,临床疗效良好。对于不需要完全环形切除直肠黏膜的患者,可采用经该术式改进的选择性痔上黏膜切除术(TST术)。

3.血栓性外痔剥离术

该术式特异性针对血栓性外痔,于局麻下梭形切开痔表面皮肤,通过挤压或剥除的方式将血栓清除,伤口可一期缝合,但大多数外科医师选择伤口内填塞凡士林纱布后加压包扎。

4.其他治疗方法

如内痔插钉术、内痔扩肛术、环状切除术(Whitehead术)及冷冻疗法等由于疗效和安全性等原因,在临床上已逐步被淘汰。

(六)手术后并发症的预防与处理

痔切除术后常见并发症包括尿潴留、出血、粪便嵌塞、肛门狭窄、肛门失禁及感染等。

1.尿潴留

由于麻醉、术后疼痛、肛管内填塞纱布、前列腺肥大等因素,术后尿潴留发生率较高。手术后限制液体,尽早取出肛管内纱布,会阴部热敷,鼓励患者站立排尿等方式可减少尿潴留,也可皮下注射新斯的明,必要时导尿。

2.出血

术后严重迟发性出血不到5%,但出血仍是常见的痔切除术后并发症。原发性出血是指手术后48小时内出血,这可能更多和技术因素相关。而迟发性出血主要考虑与感染有关。针对大量出血,需在麻醉下找到出血点,结扎或缝合止血。如弥漫性出血,可采用压迫止血,同时补液及抗感染治疗。

3.粪便嵌塞

因肛门部疼痛不敢排粪,导致直肠内蓄积粪块。手术后半流质粗纤维饮食,口服液状石蜡,可防止便秘。一旦出现粪便嵌塞时可采用液状石蜡保留灌肠,然后用盐水灌肠,必要时手辅助排便。

4.肛门狭窄

多因过多切除肛门部皮肤或结扎过多黏膜引起。术后 10 天左右开始扩肛,每周 1～2 次,直至大便恢复正常。

5.肛门失禁

多因括约肌损伤过多、大面积损伤黏膜致排便反射器破坏、肛门及周围组织损伤过重至瘢痕形成,肛门闭合功能不全等引起。术中尽量减少组织损伤,避免大范围瘢痕形成,注意保留足够的黏膜皮肤,保留排便感受器,预防术后肛门失禁。对于完全性肛门失禁可行手术治疗,但疗效欠佳。

(张 波)

第十节 肛 瘘

肛瘘是肛管或直肠与肛周皮肤相通的肉芽肿性管道,经久不愈或间歇性反复发作是其特点。早在公元前 5 世纪 Hippocrates 著文以及 1376 年 John 和 1612 年 Lowe 等著文讨论关于肛瘘的诊治方法以来,肛瘘的发病率不见下降,复杂性肛瘘的处理依然困难,肛瘘手术导致的肛门失禁等并发症仍有发生,故仍需重视。

一、病因及病理

除外先天性、肿瘤及外伤等,直肠肛管感染是肛瘘的主要病因。感染有特异性感染,如结核、克罗恩病、放线菌病及性病等;非特异性感染则多由肛腺隐窝炎症所致。

解剖学显示有两类肛腺起自直肠窦下部,一类是黏膜下层的单纯腺体结构,另一类是穿入肌层的腺体分支管,也称肌内肛腺,其数目在 6～8 个之间,该肛腺主要导管多向外下方穿入内括约肌,Lockhart Mummery 认为这些腺体提供的肠道细菌是引起直肠周围脓肿的途径。肛管感染是沿内、外括约肌行走的肛管纵肌向直肠肛管周围组织蔓延的。肛腺的数目、深度和形态变异很大,半数的肛管可见肛腺管,其中 33% 穿入内括约肌,10% 的导管壁有黏液生成细胞,导管的开口位于肛管的后方,这也就是肛瘘多发于后位的原因。位于肌层内的肛腺和具有黏液分泌功能者一旦发生感染尤易形成肛瘘。Seow-Choen 分析肛瘘管道肉芽组织的细菌学调查,发现大肠埃希菌、肠球菌和脆弱类杆菌是主要的需氧菌和厌氧菌。Goliger 认为肛腺隐窝感染学说并不能完全阐明肛瘘的发病过程,因为肛瘘肉芽组织中细菌量不多,毒力也不大。

总之,肛腺与肛瘘之间的关系至今仍未完全明确,但从肛管、直肠周围脓肿的两种不同类型来看,一类是肛腺与肛瘘有关的原发性急性肛腺肌间瘘管性脓肿,另一类是肛腺与肛瘘无关的急性非肛腺瘘管性脓肿。前一类肛管直肠周围脓肿经破溃或切开引流后,脓腔缩小,形成迂曲的管道,外口缩小,成为肛瘘。肛瘘有内口、外口、瘘管及支管。内口是引起肛瘘的感染入口,多在肛窦内或附近,肛管后部中线两侧多见。有人称肛隐窝炎为肛瘘的伴发症或前驱病。肛隐窝炎好发于肛管后正中,这是因为该部位有较多且明显的隐窝,形似漏斗,易受粪便的刺激,肠腔内病原体可渗透到隐窝底部肛腺开口处,导致腺管水肿、阻塞而使炎症扩散。

肛瘘的主要瘘管是原发内、外口之间的瘘管,管道有弯有直,可浅可深,大多数瘘管行走在内、外括约肌之间,有的经过外括约肌进入坐骨肛门窝内,少数有分支。如主要瘘管引流不畅,可引发周围脓肿,破溃后形成小瘘管。外口是肛管直肠脓肿破溃或切开引流部位,在肛周皮肤上,大多靠近肛门。由于细菌不断通过内口进入瘘管,瘘管迂曲引流不充分,管壁由肉芽和纤维组织构成,故难以自行愈合。一般单纯性肛瘘只有一个内口和一个外口,这种类型最为多见,若外口暂时封闭,引流不畅,可继发脓肿,脓肿可向其他部位破溃形成另一外口。如此反复发作,可使病变范围扩大形成多个外口,这种肛瘘称为复杂性肛瘘。

肛瘘的发病及其发展:内口是感染的入口,已被公认,瘘管久治不愈是由于不断有感染来自内口,因此手术时正确寻找内口、切开或切除内口同时保护肛门括约肌功能是治愈肛瘘的关键。

二、分类

肛瘘的分类方法很多,常用的有 Goodsall 分类法、Milligan 分类法、Goligher 分类法、Steltzner 分类法和 Parks 分类法等。目前临床上最常用的是 Parks 分类法,该分类法对指导手术很有帮助。

Parks 分类法共分成括约肌间瘘(再分成单纯性、高位盲管、高位直肠瘘口和无会阴瘘口等几种)、经括约肌瘘(在高位或低位穿入外括约肌,又分成非复杂性和高位盲管两种)、括约肌上瘘和括约肌外瘘 4 种。

(一)括约肌间瘘

括约肌间瘘多为低位肛瘘,最常见,占 70% 左右,为肛管周围脓肿的结果。瘘管穿过内括约肌间在内、外括约肌间下行,开口于肛缘皮肤。

(二)经括约肌瘘

经括约肌瘘可分高、低位的肛瘘,占 25% 左右,多为坐骨肛门窝脓肿的结果。瘘管穿过内括约肌和外括约肌深、浅部之间,外口有一个或数个,并有分支相互沟通,外口距肛缘较近。

(三)括约肌上瘘

括约肌上瘘为高位肛瘘,较少见。瘘管向上穿过肛提肌,然后向下经坐骨肛门窝穿出皮肤。因瘘管常累及肛管直肠环,故手术需分期进行。

(四)括约肌外瘘

括约肌外瘘最少见,为骨盆直肠脓肿合并坐骨直肠脓肿的后果。瘘管穿过肛提肌而直接与直肠相通。这类肛瘘常见于克罗恩病或由外伤所致。

三、临床表现和诊断

肛瘘常有肛周脓肿自行破溃或切开引流的病史,此后伤口经久不愈,成为肛瘘的外口。主要症状为溢脓,脓液多少与瘘管长短及病程长短有关,有时瘘口暂时封闭,脓液积聚,可出现局部肿痛伴发热,以后封闭的瘘口破溃,又排出脓液。如此反复发作可形成多个瘘管互相沟通。少数患者可由外口排出粪便和气体。肛门皮肤因脓液刺激常感瘙痒、变色和增厚,甚或并发慢性湿疹。

外口常在肛周皮肤表面,凹陷或隆起,挤压有脓液流出,浅部的瘘管可在皮下摸到硬的条索,由外口通向肛门。高位肛瘘位置较深,不易摸到瘘管,且外口常有多个。如肛门左、右侧均有外口,应考虑为"马蹄形"肛瘘,这是一种特殊类型的肛瘘,瘘管围绕括约肌,由一侧坐骨肛门窝通向对侧,或呈半环形,如蹄铁状,在齿状线附近有一个内口,外口数目较多,位于肛门左右两侧。

诊断时需明确瘘管的走向,尽可能找到瘘管内口,方法有以下几种。

(一)直肠指诊

可初步了解内口位置、有无分支及其类型,指诊时可摸到内口似硬结,有压痛,按压后见脓液排出。

(二)肛镜检查

仔细检查齿状线上下,注意肛窦有无充血、凹陷或排脓,对可疑存在的内口可用探针探查以明确诊断。

(三)探针检查

可用探针探查瘘管的行径、方向和深浅。探针应细而软,从外口插入后沿管道轻轻探入,不可用力,以免探针穿破瘘管壁引起感染或假道。

(四)注入亚甲蓝染料

把5%亚甲蓝溶液自瘘管外口注入瘘管内,观察事先放入肛管直肠内白纱布上的染色部位以判断内口位置。对于复杂肛瘘患者有一定帮助。

(五)瘘管造影术

向瘘管内注入30%～40%的碘甘油或复方泛影葡胺,X线摄片可显示瘘管的部位、走向及分布。目前由于准确率不高,存在假阳性可能,故临床应用较少。

(六)Goodsall 规律

在肛门中间画一横线,若肛瘘外口在横线前方,瘘管常呈直型,呈放射状分布;若外口在横线后方,瘘管常呈弯型,内口多在肛管后正中肛隐窝处。

(七)经肛门腔内超声检查

对确定肛瘘分类及内口位置有一定作用,但准确率较MRI略低。另外,腔内超声可用于判断肛门括约肌完整性和寻找较小的括约肌间脓肿。

(八)MRI 检查

MRI检查可能是目前诊断肛瘘最为理想的手段之一,可在术前明确肛瘘类型,排除复发性肛瘘可能存在的其他原因。对复杂性肛瘘、马蹄形肛瘘和手术处理困难的病例,MRI检查有其优势且准确率高,临床正确使用MRI检查尚可提高手术成功率,并有效监测复杂性肛瘘的治疗效果。

四、治疗

肛瘘形成后不能自愈,需采用手术治疗。对有些复杂性或复发的肛瘘,如明确合并有结核、克罗恩病、放线菌病及性病时,需积极治疗合并的疾病,否则仅用手术不易治愈。手术方法是将瘘管切开,必要时将瘘管周围瘢痕组织同时切除,敞开创面以利于愈合。同时必须确定内口,并完全切除之,以防复发。根据瘘管深浅、曲直度及其与肛管括约肌的关系选用肛瘘切开、切除术或挂线疗法等治疗。非手术治疗包括热水坐浴,应用抗菌药物及局部理疗,但只适用于脓肿初期以及术前准备时。

（一）肛瘘切开术

该手术适用于低位肛瘘。手术时充分敞开瘘管，利用肉芽生长使创口愈合。手术中先要确定内口位置，用探针检查或由外口注入亚甲蓝，也可在探针引导下边切开瘘管边逐步探查直至找到内口为止。弄清瘘管与肛管直肠环的关系，如探针在环下方进入，可全部切开瘘管而不引起肛门失禁。如探针在环上方进入直肠（如括约肌上瘘或括约肌外瘘），则不可将瘘管全部切开，应用挂线疗法或分期手术。第一期将环下瘘管切开，环上瘘管用挂线扎紧；第二期等大部分外部伤口愈合后，肛管直肠环已粘连固定，此时再沿挂线处切开肛管直肠环。术中应切除边缘组织及瘘管壁上的腐烂肉芽，使伤口呈底小口大的 V 字形，以便创口由深向浅愈合。

（二）肛瘘切除术

肛瘘切除术适用于瘘管壁较硬的低位肛瘘。术中先确定内口，明确瘘管与肛管直肠环的关系，用组织钳夹住外口的皮肤，从外向内将瘘管壁及周围瘢痕组织一同切除；创面完全敞开或部分缝合，止血后填入碘仿纱条或凡士林纱布。

（三）挂线疗法

该方法适用于高位肛瘘或老年人有肛门手术史及肛管括约肌功能不良者及瘘管走向与括约肌关系不明确的患者。

挂线疗法有两个目的：①松结扎以供引流之用，或用以刺激瘘管壁周围产生炎症并发生纤维化，或标记瘘管。②紧紧结扎挂线以缓慢切割管壁，使被结扎的括约肌发生血运障碍，逐渐受压并坏死，并使基底创面逐渐愈合。

此法的优点是肛管括约肌虽被切割，但不会收缩过多而改变位置，一般不会引起肛门失禁，术后 2 周左右被扎组织自行断裂。

该方法成功的要点是：①要准确找到内口；②伤口必须从基底部开始，使肛管内部伤口先行愈合，防止表面皮肤过早粘连封闭。应用挂线疗法治疗复杂或高位肛瘘疗效满意，仅少数患者出现肛门失禁，复发率低。

（四）瘘管切除一期缝合术

适用于单纯性或复杂性低位肛瘘。术前需作肠道准备，术后控制排便 5～7 天，手术前、后使用抗菌药物。手术要点：①瘘管全部切除，留下新鲜创面；②皮肤及皮下脂肪不宜切除过多，便于伤口缝合；③伤口要缝合对齐，不留无效腔；④术中严格无菌操作，防止污染。

（五）视频辅助治疗肛瘘

视频辅助治疗肛瘘（VAAFT）是 Meinero 等在 2006 年提出的一种既可用于诊断，又可用于治疗复杂或高位肛瘘的新的微创手术方式，通过肛瘘镜直观地找到内口，在视频下准确处理内口，然后由内向外清除瘘管。通过对 136 例经 VAAFT 治疗的肛瘘患者随访，术中内口发现率达 82.6%，术后一年治愈率达 87.1%，未发现并发症。目前国内对该技术应用还较少，远期疗效还需进一步观察。但 VAAFT 对于肛瘘外科治疗器械的改进有一定的价值，有望为肛瘘的微创治疗开辟一条新的途径。

（张　波）

第十一节　肛　　裂

肛裂是齿状线下肛管皮肤层裂伤后形成的纵形缺血性溃疡,呈梭形或椭圆形,常引起剧烈疼痛,反复发作,难以自愈。肛裂绝大多数是在肛管后正中线上。

肛裂分急性和慢性两种。急性肛裂病史短,裂口创面新鲜,色红,基底浅平,无瘢痕形成。慢性肛裂病史长,裂口色苍白,基底深,底部肉芽组织增生、裂口上端常见肥大肛乳头,下端皮肤水肿增生形成"前哨痔"。此三者被称为肛裂"三联症"。慢性肛裂用非手术治疗很难痊愈。

一、病因

肛裂的发生可能与肛管的特殊解剖有关,肛管外括约肌在肛门后方形成肛尾韧带,该韧带的血供及伸缩性差。肛管向后、向下形成肛管直肠角,排便时肛管后侧所承受压力较大,在后正中位处易受损伤。慢性便秘患者,因大便干硬,排便时用力过猛,容易损伤肛管皮肤。如此反复损伤会使局部裂伤深及皮肤全层,形成一慢性溃疡。此外,齿状线附近的慢性感染,如肛窦炎等向下发展形成皮下脓肿,脓肿破溃后即形成慢性溃疡。

近来研究发现,肛裂的形成与内括约肌痉挛有关。内括约肌痉挛导致肛管压力增高,引起肛管在后壁本身血供差的基础上缺血症状加重。

二、症状与诊断

肛裂常见于中、青年人,常见症状为疼痛、便秘和便血,疼痛是肛裂的主要症状。排便时肛管扩张、干硬的粪块直接刺激肛裂溃疡面的神经末梢及排便后肛管括约肌的长时间痉挛,导致了患者排便时和排便后肛门的剧烈疼痛,患者因肛门疼痛而不愿大便,久而久之引起便秘并使便秘加重,便秘后更为干硬的粪块通过肛管,使肛裂进一步加重,如此形成恶性循环。出血也是肛裂的常见症状,色鲜红,但出血量不多,仅见于粪便表面或在便纸上发现,很少发生大出血。

根据上述典型症状,结合体检发现肛管后正中位上的肛裂溃疡创面或肛裂"三联症",即可明确诊断。若侧方有肛裂或患多处裂口,应考虑克罗恩病、溃疡性结肠炎、结核病、白血病、AIDS或梅毒的可能。如溃疡创面经适当的治疗后难以愈合,则有必要行活检以排除恶性肿瘤。

三、治疗

对肛裂的治疗原则是软化、通畅大便,制止疼痛,解除括约肌痉挛,促进溃疡创面愈合。具体需根据急、慢性肛裂来选择不同的治疗方案。浅表的急性肛裂可采用非手术治疗,多能治愈;慢性肛裂者多需手术治疗。

(一)非手术治疗

1.坐浴、照射

急性肛裂患者可通过软化大便,保持大便通畅,局部用浓度为 1∶5 000 高锰酸钾温水坐浴,或局部红外线、微波照射进行治疗。肛裂创面可用 20% 的硝酸银烧灼以利于肉芽组织生长。疼痛甚者,局部涂以镇痛油膏。

2.药物治疗

期望通过药物缓解内括约肌痉挛,改善局部血供,达到肛裂溃疡愈合的目的。由此诞生了几类有"化学性内括约肌切开术"作用的药物。

(1)一氧化氮供体:其代表药物为硝酸甘油膏(GTN),局部应用可降低肛管压力,使肛管的血管扩张。主要不良反应是头痛。耐受性和依从性差是影响疗效的重要因素。

(2)钙通道阻滞剂:通过限制细胞的钙离子内流降低心肌和平滑肌的收缩力,从而降低肛门内括约肌张力。常用的有硝苯地平和地尔硫草。硝苯地平局部应用与肛门内括约肌侧切术相比,治愈率分别为93%和100%。但口服钙通道阻滞剂治愈率低,且会出现较多的不良反应。

(3)肉毒杆菌毒素(BT):其注射治疗肛裂的主要机制是阻断神经和肛门内括约肌的联系,缓解内括约肌痉挛,降低肛管压力。1990年始用于肛裂的治疗。有研究将其与硝酸甘油膏、地尔硫草软膏进行治疗比较,三者的治愈率相近,应用肉毒杆菌毒素的复发较多。主要不良反应是暂时性的肛门失禁。

慢性肛裂的药物治疗大部分学者认为应首选GTN,GTN治疗失败时采用BT注射疗法。

(二)手术治疗

1.肛管扩张术

该手术适用于急、慢性肛裂不伴有肛乳头肥大或"前哨痔"者。局麻下进行,要求扩肛逐步伸入4～6指,以解除括约肌痉挛。优点是操作简便,不需特殊器械,疗效快,术后只需每天坐浴即可。但此法可并发出血、肛周脓肿、痔脱垂及短时间大便失禁,并且复发率较高。

2.肛裂切除术

切除肛裂及周围瘢痕组织,使之形成一新鲜创面而自愈。全部切除"前哨痔"、肛裂和肛乳头肥大,并切断部分内括约肌。目前此法仍常采用,优点是病变全部切除,引流畅,便于创面从基底愈合;缺点是创面大,伤口愈合缓慢。

3.内括约肌切断术

基于慢性肛裂患者内括约肌张力过高的学说,内括约肌发生痉挛及收缩是造成肛裂疼痛的主要原因,故可用括约肌切断术治疗肛裂。自1959年Eisenhammer提出侧位内括约肌切断术以来,该手术已成为慢性肛裂的首选手术方法。但术者必须有熟练技术,掌握内括约肌切断的程度,否则可能造成肛门失禁的不良反应。方法有下列两种。

(1)侧位开放式内括约肌切断术:在肛管一侧距肛缘1～1.5 cm做约1 cm的横切口,确定括约肌间沟后用弯血管钳由切口伸到括约肌间沟,显露内括约肌后,直视下用电刀切断内括约肌,并切取一小段肌肉送活检,两断端严密止血。可一并切除肥大肛乳头和"前哨痔"。此法优点为直视下手术,切断肌肉完全,止血彻底,并能进行活组织检查。

(2)侧位皮下内括约肌切断术:摸到括约肌间沟,用小尖刀刺入内、外括约肌之间,由外向内将内括约肌切断。此法优点是避免开放性伤口,痛苦少,伤口小,愈合快;缺点是肌肉切断不够完全,有时易并发出血。

上述各式有各自的特点,二者在治愈率和失禁率方面无明显差异。术者应根据患者病情及自身情况酌情选用。

(张　波)

第八章

肝 疾 病

第一节 肝脏外伤

肝脏外伤是指由锐性或钝性暴力而引起的肝脏完整性被破坏,病理学可分类为被膜下破裂、中央型肝破裂和真性肝破裂。病因分为因锐性外力所致的开放性肝外伤和钝性暴力所致的闭合性肝外伤。肝外伤的临床表现因肝脏损伤的病理类型、损伤范围和严重程度而不同。最常见的为右上腹痛和腹膜刺激征,严重者会有休克表现。休克发生率及病情分级和肝外伤的严重性呈正相关。严重肝外伤导致肝内的大量血液和胆汁的混合液积聚在肝脏周围,可刺激膈肌,放射致右下胸及右肩痛。腹膜刺激征较胃穿孔等消化液直接刺激为轻。积血量大者可伴明显腹胀。肝脏外伤较轻者仅有局限性小的裂伤或肝被膜下破裂,患者症状局限,可仅表现为右上腹疼痛和不明显的压痛。

注意:肝右叶比肝左叶更易遭受外伤,平均高达4~7倍。以右膈顶部外伤最多见。肝内血肿若与胆道相通可致胆道出血,血肿的继发感染可出现肝脓肿,血肿压迫可致肝组织缺血坏死。

一、诊断要点

(一)病史与体检
(1)病史:①上腹痛为主,可伴有腹胀、恶心、呕吐。②往往有暴力或锐器直接或间接作用于胸腹部的外伤史。③不断加重的腹腔内出血和腹膜刺激征。

注意:肝硬化及肝癌患者,仅需轻度外伤即可破裂。部分肝癌患者甚至出现自发性肝破裂。

(2)体格检查:①右上腹出现压痛、反跳痛,伴随局限性甚至全腹肌紧张。②被膜下的血肿可表现为右上腹胀痛、肝区包块、肝脏浊音区扩大。③积血量大者可有腹部移动性浊音和直肠刺激症状。④右上腹、右下胸或右腰部皮肤挫伤及右胸部第六肋以下骨折应考虑肝外伤。

(二)辅助检查
(1)腹部超声、超声造影:彩超可检查腹腔和腹膜后积血,显示肝脏被膜连续性破坏的部位和形态。发现可疑无回声区,有凝血块出现时显示异常高回声。超声造影能更清晰地显示肝脏创面,尤其通过静脉造影剂发现肝脏异常增强区可判断活动性出血的部位和出血量。

注意:超声造影相较于超声更易检测出创面的活动性出血,可显著提高肝外伤的诊断率。

(2)诊断性腹腔穿刺术、腹腔穿刺灌洗术:诊断性腹腔穿刺术抽出不凝血证实腹腔内出血的正确率达 80% 以上,腹腔穿刺灌洗术的正确率几乎为 100%。腹腔内出血是手术探查的重要指征。

注意:腹腔穿刺术出血量少可能有假阴性的结果。一次结果阴性不能除外肝脏损伤可能,怀疑肝脏创伤者,需在不同位置及时间,重新穿刺检查。

(3)实验室检查:疾病早期可有白细胞计数、血清丙氨酸氨基转移酶(谷丙转氨酶)和天冬氨酸氨基转移酶(谷草转氨酶)升高。随病情加重,红细胞计数、血红蛋白和血细胞比容会逐渐下降。

注意:血清谷丙转氨酶在肝中选择性浓缩,肝损伤后大量释放,所以肝外伤时谷丙转氨酶较谷草转氨酶更有诊断意义。怀疑腹腔内出血时需定期复查血常规,以免延误病情。

(4)X 线检查:X 线征象多为间接表现。肝创伤时可能显示肝区阴影增大,右侧膈肌升高,右侧胸腔积液,甚至右侧肋骨骨折。X 线透视可见膈肌运动减弱。

(5)CT 检查:肝脏被膜下破裂会在肝被膜与肝实质之间形成新月形或凸透镜形低密度区。中央型肝破裂显示肝实质内边缘模糊的异常低密度区。真性肝破裂可见肝脏一处或多处不规则线性低密度影。

(6)MRI 检查:MRI 检查能更精确地显示肝损伤程度。急性肝外伤 T_2WI 出现明显高信号,6~8 天后转变为血肿外缘高信号并逐渐向中心转变。

注意:当血流动力学不稳定时,切忌苛求完善各种影像学检查而延误诊治。

(7)肝动脉造影:肝动脉造影既是检查手段又是治疗方法,必要时可及时栓塞外伤所致的出血动脉以控制出血。

(三)分级标准

较为通用的是美国创伤外科学会(AAST)的肝外伤分级标准,共分 6 级。

Ⅰ级:包膜下血肿,<10% 表面积的非膨胀性血肿裂伤,包膜下涉及实质深度<1 cm 的撕裂。

Ⅱ级:包膜下血肿,占肝脏表面积 10%~50% 的实质内血肿,直径<10 cm 的非膨胀性血肿;裂伤,包膜撕裂长度<10 cm,深度在 1~3 cm。

Ⅲ级:包膜下血肿,大于肝脏 50% 表面积的血肿或进行性扩张的膨胀性血肿;实质内血肿,直径>10 cm 的血肿或膨胀性血肿;裂伤,实质裂伤深度>3 cm。

Ⅳ级:裂伤,实质裂伤累及 25%~75% 肝叶,或在一肝叶中累及 1~3 个肝段。

Ⅴ级:裂伤,实质裂伤累及>75% 肝叶,或在同一肝叶内累及 3 个以上肝段;血管,近肝静脉的损伤。

Ⅵ级:肝血管性撕脱伤。

(四)鉴别诊断

(1)胸腹壁挫伤:局限性的压痛,皮下淤血、血肿。做腹肌收缩动作时疼痛加重,屈身侧卧位时疼痛减轻。

鉴别要点:胸腹壁挫裂症状往往更局限,病情变化波动小,少有全身症状,挫伤广泛时可有发热。

(2)脾脏破裂:左上腹腹痛为主,左上腹体征明显,腹式呼吸受限。

鉴别要点:脾脏破裂可扪及左上腹固定包块,伴脾大的 Balance 征。

(3)小肠损伤:腹胀、腹痛症状明显,伴恶心、呕吐,腹膜刺激征强烈。创伤后肠鸣音消失。

鉴别要点:小肠破裂时,诊断性腹腔穿刺可抽出肠液、胆汁以及食物残渣。

(4)结直肠损伤:腹膜内结肠破裂诊断性腹腔穿刺液呈粪便样液体,腹膜外结肠破裂者腰部压痛较腹部压痛更明显,影像学检查发现腹膜后积气及腰大肌阴影模糊。直肠损伤时直肠指诊指套染血。

(5)胰腺损伤:上腹部深入腹腔的损伤都要考虑。腹腔穿刺或腹腔灌洗液淀粉酶升高。彩超及 CT 检查方便证实。

鉴别要点:胰腺损伤后血清淀粉酶测定缺乏特异性。

二、治疗

(一)非手术治疗

卧硬板床休息,加强腰背肌锻炼,辅以理疗、NSAIDs 类药物及牵引治疗。

非手术治疗指征包括以下几点。

(1)患者血流动力学稳定。

(2)患者神志清楚,无昏迷、休克。

(3)有影像学资料证实肝实质裂伤轻微或肝内血肿,无活动性出血。

(4)未合并其他需手术的腹内脏器损伤。

注意:血流动力学稳定且无腹膜刺激征的患者,无论损伤程度,应以保守治疗为主。

方法:绝对卧床休息,禁食,胃肠减压,预防性广谱抗生素应用(以减少形成肝脓肿和腹腔脓肿),定期监测肝功,定期腹部 CT 检查,选择性肝动脉造影。

(二)手术治疗

(1)适应证:①肝脏外伤休克患者;②积极补液治疗,血流动力学仍不稳定者;③创伤性肝血肿进行性增大者;④创伤性肝血肿并发感染者;⑤经观察,病情不好转甚至加重者。

(2)禁忌证:高龄体弱及血友病患者慎行手术治疗

(3)术前准备:①完善常规术前检查;②肝脏及腹部彩超或 CT 等影像学诊断依据;③迅速建立输液通道;④积极交叉配血并术中备血。

(4)手术方式:①单纯缝合术;②局部清创加大网膜填塞及缝合修补术;③筛网肝修补术;④肝动脉结扎术;⑤填塞法;⑥肝切除术;⑦肝移植术;⑧腹腔镜破裂修补术。

(5)手术常见并发症:①感染;②出血;③创伤性胆道出血;④胆漏;⑤创伤性肝囊肿;⑥肝肾综合征。

(6)术后康复:①开腹手术术后 2～3 天可下地活动;②腹腔镜破裂修补患者,术后 1 天后可下地活动;③排气后即可拔除胃肠减压管;④术后第 1 天间断性夹闭尿管,患者有憋尿感后拔除尿管;⑤排气后即可进食,如无合并腹腔内其他脏器损伤,建议早期进食或肠内营养;⑥术后 1 个月可适当进行轻体力劳动。

三、健康教育

了解患者一般状况,把握患者心理动态,客观阐述病情,指导患者及家属配合。

因急诊入院,术前无充足时间详细指导,故术后应加强指导呼吸功能锻炼,重视消毒卫生重要性,练习有效排痰,加强活动及卧床指导,加强营养指导。

注意:尤其是钝性所致肝外伤,诊断难度较大,病死率高于开放性肝外伤,更要敦促患者积极就诊。

四、转诊条件

(1)涉及医疗服务内容超出医疗机构核准登记的诊疗科目范围的。

(2)依据卫生计生委规定,基层医疗卫生机构不具备相关医疗技术临床应用资质或手术资质的。

(3)重大伤亡事件中伤情较重及急危重症,病情难以控制的。

(4)在基层医疗卫生机构就诊3次以上(含3次)仍不能明确诊断,需要进一步诊治的。

(5)病情复杂,医疗风险大、难以判断预后的。

(谢世富)

第二节　门静脉高压症

一、临床表现

门静脉高压症可发生于任何年龄,多见于30~60岁的中年男性。病因中以慢性肝炎为最常见,在我国占80%以上,其他病因有血吸虫病、长期酗酒、药物中毒、自身免疫性疾病和先天异常等。其临床表现包括2个方面:一是原发疾病本身如慢性肝炎、肝硬化或血吸虫病引起的虚弱乏力、食欲缺乏、嗜睡等;二是门静脉高压所引起的,如脾大和脾功能亢进、呕血、黑便及腹水等。

(一)症状

1.脾大和脾功能亢进

所有门静脉高压症患者都有不同程度的脾大。体检时,多数可在肋缘下扪及脾脏,严重者脾下极可达脐水平以下。随着病情进展,患者均伴有脾功能亢进症状,出现反复感染、牙龈及鼻出血、皮下瘀点、瘀斑、女性月经过多和头晕乏力等症状。

2.黑便和/或呕血

所有患者均有食管胃底静脉曲张,其中50%~60%可在一定诱因下发生曲张静脉破裂出血。诱因有胃酸反流、机械性损伤和腹压增加。出血的表现形式可以是黑便、柏油样便,也可以是呕血伴黑便,这与出血量和出血速度相关。如出血量大、速度快,大量血液来不及从胃排空,即可发生呕血伴黑便,出血量特大时,可呕吐鲜血伴血块,稀粪便也呈暗红色。少量的出血可以通过胃肠道排出而仅表现为黑便。由于食管胃底交通支特殊的位置和组织结构,以及肝功能损害使凝血酶原合成障碍,脾功能亢进使血小板计数减少,因此出血自止困难。

出血早期可出现脉搏加快、血压下降等血容量不足的表现,如不采取措施或者出血速度极快,患者很快就进入休克状态。组织灌注不足、缺氧等可使肝功能进一步损害,最终导致肝性脑病。据统计,上消化道大出血是门静脉高压症死亡的主要原因之一,占42%。首次大出血的病死率为19.3%,再次出血的病死率为58%。而一旦发生出血,1年内再出血率可达70%,2年内接近100%。

3.腹水

1/3 的患者有腹水。腹水的产生往往提示肝功能失代偿,出血、感染和手术创伤可以加重腹水。少量腹水时患者可以没有症状,大量腹水时患者出现腹胀、气急、下肢水肿和尿少等症状,合并感染时会出现腹膜炎征象。如果通过保肝、利尿和休养等措施使腹水得以消退,说明肝功能有部分代偿能力。有些患者的腹水治疗后亦难消退,即所谓难治性腹水,提示预后不佳。

(二)体征

患者一般营养不良,可有慢性肝病的征象如面色晦暗、巩膜黄染、肝掌、蜘蛛痣、男性乳房发育和睾丸萎缩。腹部检查可见前腹壁曲张静脉,程度不一,严重者呈蚯蚓样,俗称"水蛇头"。肝右叶不肿大,肝左叶可在剑突下扪及,质地硬,边缘锐利,形态不规则。脾脏肿大超过左肋缘,严重者可达脐下。肝浊音界缩小,移动性浊音阳性。部分患者下肢有指压性水肿。

二、检查

(一)实验室检查

1.血常规

脾功能亢进时全血细胞计数均减少,其中白细胞和血小板计数下降最早,程度重。前者可降至 $3×10^9/L$ 以下,后者可降至 $30×10^9/L$ 以下。红细胞计数减少往往出现较晚,程度较轻。

2.肝功能

门静脉高压症患者的肝功能均有不同程度异常,表现为总胆红素升高,清蛋白降低,球蛋白升高,清球蛋白比例倒置,凝血酶原时间延长,转氨酶升高等。肝炎后和酒精性肝硬化的肝功能异常往往比血吸虫性肝硬化严重。

3.免疫学检查

肝硬化时血清 IgG、IgA、IgM 均可升高,一般以 IgG 升高为最显著,可有非特异性自身抗体,如抗核抗体、抗平滑肌抗体等。乙肝患者的乙肝病毒标记可阳性,同时应检测 HBsAg、HbcAb IgM 和 IgG、HbeAg、HbeAb 和 HBV-DNA,了解有无病毒复制。丙肝患者的抗 HCV 抗体阳性。乙肝合并丁肝患者抗 HDV 阳性。

肝活检虽然可以明确肝硬化的病因和程度,肝炎的活动性,但是无法了解门静脉高压的严重程度,而且可能引起出血、胆漏,存在一定的风险,应该慎用。

(二)特殊检查

1.食管吞钡 X 线检查

钡剂充盈时,曲张静脉使食管轮廓呈虫蚀状改变;排空时,曲张静脉表现为蚯蚓样或串珠样负影。此项检查简便而安全,容易被患者接受。但是它仅能显示曲张静脉的部位和程度,无法判断出血的部位,对上消化道出血的鉴别诊断有一定的局限性。

2.内镜检查

内镜已经广泛应用于食管静脉曲张检查,基本取代吞钡 X 线检查,成为首选。过去认为内镜检查容易引起机械性损伤,诱发曲张静脉破裂出血。随着内镜器械的更新换代和操作技术的熟练,对有经验的内镜医师而言这种风险已经很小。内镜检查可观察食管胃底曲张静脉的范围、大小和数目,观察曲张静脉表面黏膜有无红色条纹、樱红色斑或血泡样斑,这些改变统称为红色征,红色征往往预示着患者出血的风险明显加大。急症情况下内镜可清楚、直观地观察出血部位,有条件时,可对曲张静脉进行硬化剂注射或者套扎。同时,内镜可深入胃及十二指肠,了解有无出血病灶,有很好的鉴别诊断价值。

3.腹部超声检查

B超可以显示肝的大小、密度、质地及有无占位,脾脏大小,腹水量。彩色多普勒超声可以显示门静脉系统血管的直径、血流量、血流方向、有无血栓以及侧支血管开放程度。

4.磁共振门静脉系统成像(MRA)检查

可以整体地、三维显示肝血管系统、门静脉系统、侧支血管分布位置、肾血管及肾功能状态,具有无创、快捷、准确和直观等优点,对门静脉高压症的手术决策有重要的指导作用。MRA结合多普勒超声已经成为门静脉高压症的术前常规检查项目。

5.CT检查

CT结合超声检查可以了解肝体积、密度及质地,腹水量,有助于判断患者对手术的耐受力和预后,但更重要的是排除可能同时存在的原发性肝癌。

三、诊断

详细询问病史以了解病因。例如,有无血吸虫病、病毒性肝炎、酗酒或者药物中毒等引起肝硬化的病史;有无腹部外伤、手术、感染或者晚期肿瘤等可能引起门静脉炎症、栓塞或外在压迫的因素。询问上消化道出血的情况,主要是出血的时间、程度、次数、频度和治疗措施。有无输血史。了解有无脾功能亢进的表现,如贫血、经常感冒、牙龈和皮下出血、月经量多等。了解是否有过腹水的表现,如腹胀、食欲缺乏、乏力和下肢水肿等。

体检时注意营养状况,有无贫血貌、黄疸、肝掌、蜘蛛痣、腹壁脐周静脉曲张、肝脾大及腹水等。

对于血常规结果变化不完全符合脾功能亢进者,必要时需行骨髓穿刺涂片检查,以除外骨髓造血功能障碍。按照Child标准或者国内标准对肝功能检查指标进行分级,以评价患者的肝功能储备。病原学检查时应同时检测甲胎蛋白以除外伴发肝癌的可能。

影像学检查可显示肝、脾、门静脉系统的改变,内镜检查可显示食管胃底曲张静脉的情况,两者结合可为门静脉高压症提供一幅三维图像。这既有助于明确诊断,又可为制订治疗方案提供参考。

如有典型的病史,结合实验室检查、影像学检查和内镜检查,门静脉高压症的诊断均可确立。

四、鉴别诊断

(一)上消化道出血

凡遇急性上消化道出血患者,首先要鉴别出血的原因及部位,除了曲张静脉破裂出血以外,常见原因还有胃癌和胃十二指肠溃疡。

从病史上分析,胃癌好发于老年患者,多数有较长时间的中上腹隐痛不适、食欲缺乏、呕吐和消瘦。门静脉高压症好发于中年患者,有较长的肝炎、血吸虫病或者酗酒病史,表现为面色晦暗、肝掌、蜘蛛痣、腹壁静脉曲张、脾大和腹水。溃疡病好发于青年患者,季节变化易发,多数有空腹痛、嗳气和反酸等典型症状。从出血方式和量上分析,溃疡病和胃癌的出血量少,速度慢,以黑便为主,药物治疗有效。曲张静脉破裂的出血量大,速度快,以呕吐鲜血为主,同时伴有暗红色血便,药物治疗往往无效。

内镜检查对于急性上消化道出血的鉴别诊断很有价值,它既能及时地查明出血部位,进而明确出血原因,也能做应急止血治疗。值得注意的是,在门静脉高压症伴上消化道出血的患者中,有 25% 不是因为曲张静脉破裂,而是门静脉高压性胃黏膜病变(PHG)或者胃溃疡。这些患者常合并有反流性胃炎,同时胃黏膜淤血、缺氧,从而导致胃黏膜糜烂出血。

如果情况不允许做内镜检查,可采用双气囊三腔管压迫法来帮助鉴别诊断。如经气囊填塞压迫后出血停止,胃管吸引液中不再有新鲜血液,可确定为食管胃底曲张静脉破裂出血。三腔管压迫同时也可用来暂时止血,避免患者失血过多,为下一步治疗争取时间。

(二)脾大和脾功能亢进

许多血液系统疾病也可能有脾大、外周血全血细胞计数减少等情况,但这些患者无肝炎病史,肝功能正常,内镜和影像学检查也没有门静脉压力增高的征象,一般容易鉴别。鉴别困难时可行骨髓穿刺涂片或活检。

(三)腹水

肝硬化腹水需要与肝静脉阻塞综合征、缩窄性心包炎、恶性肿瘤及腹腔炎症(特别是结核性腹膜炎)引起的腹水进行鉴别。除了典型的病史和体征以外,影像学检查是很好的鉴别方法。绝大多数可借此得到明确的诊断。如果怀疑是恶性肿瘤和炎症引起的腹水,还可通过腹腔穿刺抽液来获得直接证据。

五、治疗

肝硬化的病理过程是难以逆转的,由肝硬化引起的门静脉高压症也是无法彻底治愈的。外科治疗只是针对其所引起的继发症状,如食管胃底静脉曲张、脾大和脾功能亢进、腹水而进行。其中又以防治食管胃底曲张静脉破裂出血为最主要的任务,目的是为了暂时挽救患者的生命,延缓肝功能的衰竭。本节主要介绍这方面的内容。

根据食管胃底曲张静脉破裂出血的自然病程,预防和控制上消化道出血的治疗包括 3 个层次:①预防首次出血,即初级预防;②控制活动性急性出血;③预防再出血,后两项称为次级预防。

(一)预防首次出血

药物是预防曲张静脉出血的重要方法。首选非选择性 β 受体阻滞剂,如普萘洛尔、纳多洛尔及噻吗洛尔等,这类药物的作用机制:①通过 β_1 受体阻滞减少心排血量,反射性引起脾动脉收缩,减少门静脉血流量;②通过 β_2 受体阻滞,促进内脏动脉收缩,减少门静脉血流量;③直接作用于门静脉侧支循环,降低食管、胃区域的血流量。研究证实给予足量非选择性 β 受体阻滞剂后门静脉压力可降低 20%~30%,奇静脉压力可降低 30%,首次出血的相对风险降低 45%~50%,绝对风险降低 10%。目前临床常用的是普萘洛尔(心得安),10~20 mg,一天 2 次,每隔 1~3 天增加原剂量的 50% 使之达到有效浓度。目标是使静息时心率下降到基础心率的 75% 或达 50~60 次/分,然后维持治疗至少 1 个月。可长期用药,根据心率调整剂量。普萘洛尔的禁忌证包括窦性心动过缓、支气管哮喘、慢性阻塞性肺部疾病、心力衰竭、低血压、房室传导阻滞及胰岛素依赖性糖尿病等。

扩血管药物如硝酸酯类也能降低门静脉和侧支循环的阻力,从而降低门静脉压力。但没有证据表明其在降低首次出血发生率和病死率方面的优势。所以,目前不主张单独或联合使用硝酸酯类药物来预防首次出血。

内镜治疗也可以用于预防首次出血。相比硬化剂治疗,套扎治疗根除曲张静脉快,并发症少,疗效优于药物治疗,因此可推荐使用。

是否需要行手术以预防首次出血,目前还存在争议。大量统计数据表明,肝硬化患者中约有40%存在食管胃底静脉曲张,而其中50%~60%可能并发大出血。这说明有食管胃底静脉曲张的患者不一定会发生大出血。临床上还看到,部分从未出血的患者在预防性手术后反而发生出血。另外,肝炎后肝硬化患者的肝功能损害都比较严重,手术也会给他们带来额外负担,因此一般不主张做预防性手术。

(二)控制活动性急性出血

食管胃底曲张静脉破裂出血的特点是来势迅猛,出血量大,如不及时治疗很快就会危及生命。因此,处理一定要争分夺秒,不一定非要等待诊断明确。

1.初步处理

包括维持循环、呼吸功能和护肝疗法3个方面。在严密监测血压、脉搏和呼吸的同时,应立即补液、输血,防止休克。如果收缩压低于10.7 kPa(80 mmHg),估计失血量已达800 mL以上,应快速输血。补液、输血时应该注意:①切忌过量输血,由于肝硬化患者均存在水钠潴留,血浆容量比正常人高,过多的输注反而会导致门静脉压力增高而再出血。因此,在补充丧失量时只需维持有效循环或使血细胞比容维持在30%即可。②以输注24小时内新鲜血为宜,由于肝硬化患者缺乏凝血因子并伴有纤溶系统异常,血小板计数也明显减少,大量输注库存血会加重凝血功能障碍。另外,肝硬化患者红细胞内缺乏具有将氧转运到组织能力的2,3-双磷酸甘油酸,而库存血中此物质也呈进行性降低,因此新鲜血不但能纠正凝血功能障碍,而且还能改善组织的氧供。如果无条件输注新鲜血,可在输血的同时加输适量新鲜血浆及血小板。③避免或少用含盐溶液,因为肝硬化患者存在高醛固酮血症,水钠潴留,含盐溶液会促进腹水的形成。

出血时应维持呼吸道的通畅,给氧。有大量呕血时应让患者头侧转,防止误吸导致窒息。年老体弱、病情危重者可考虑呼吸机维持呼吸。

出血时应给予护肝药物,改善肝功能。忌用任何对肝肾有损害的药物,如镇静剂、氨基糖苷类抗生素。出血时容易并发肝性脑病,原因有血氨升高、脑缺氧、低钾血症和过量使用镇静剂等,而血氨升高是主要原因。因此,预防肝性脑病除了积极改善肝血供以外,可给予高浓度葡萄糖液和大量维生素,必要时还可加用脱氨药物如乙酰谷氨酰胺与谷氨酸盐,以及左旋多巴(对抗假性神经递质制剂)。支链氨基酸对维持营养和防治肝性脑病有重要价值。同时清除肠道内积血。为抑制肠道细菌繁殖以减少氨的形成和吸收,可经胃管或三腔管用低温盐水灌洗胃腔内积血。然后用50%硫酸镁60 mL加新霉素4 g由胃管内注入,亦可口服10%甘露醇溶液导泻或盐水溶液灌肠。忌用肥皂水灌肠,因碱性环境有利于氨的吸收,易诱发肝性脑病。半乳糖苷-果糖口服或灌肠也可减少氨的吸收,还可以促进肠蠕动,加快肠道积血的排出。

由于呕吐(吐血)、胃肠减压及冲洗,患者容易出现低钾血症和代谢性碱中毒。使用利尿剂也可增加尿钾的丢失,加重碱中毒。两者共同作用既可以阻碍氧向组织中释放,又可增加氨通过血-脑屏障的能力,加重肝功能的损害,诱发肝性脑病。因此,应密切监测血气分析和电解质,及时纠正低钾血症和代谢性碱中毒。

2.止血治疗

(1)药物止血:门静脉压力的高低取决于门静脉血流量的多少,以及肝内和门体间侧支循环的压力高低这两个因素。门静脉血流量取决于心排血量和内脏小动脉的张力。血管收缩剂和血管扩张剂是经常使用的两类止血药物,前者选择性作用于内脏血管床,通过减少门静脉血流量直接降低门静脉压力,而后者是通过减小门静脉和肝血窦的阻力来降低门静脉压力,两类药物联合应用可以最大限度地达到降压的目的。

特利加压素是人工合成的赖氨酸血管升压素,具有双重效应:即刻发挥缩血管作用,然后其末端甘氨酰基脱落,转化为血管升压素继续发挥晚发的缩血管效应。因此它的生物活性更持久,且因为对平滑肌无作用而使全身反应轻,临床推荐为一线使用。特利加压素的标准给药方式:最初 24 小时用 2 mg,每4 小时静脉注射 1 次,随后 24 小时用 1 mg,每 4 小时静脉注射 1 次。

血管升压素:属半衰期很短的肽类,具有强烈的收缩内脏血管、减少心排血量、减慢心率、减少门静脉血流量以及降低肝静脉楔压的作用。常用剂量:以 5%葡萄糖将药物稀释成 0.1~0.3 U/mL,用0.4 U/min速度作外周静脉滴注,并维持 24 小时。若有效,第 2 天减半用量,第 3 天用 1/4 剂量。此药最严重的并发症为脑血管意外、下肢及心肌缺血,因此不作为一线治疗。使用时应同时静脉滴注硝酸甘油(10~50 μg/min),这样不仅可抵消对心肌的不良反应,而且可使门静脉压力下降更明显。另外,血管升压素还具有抗利尿激素作用,可导致稀释性低钠血症、尿少及腹绞痛,使用时应注意。

生长抑素:天然的生长抑素为 14 肽,由下丘脑的正中隆起和胰岛的 α 细胞合成和分泌。除了具有调节内分泌激素的作用外,还具有血管活性作用,故可用于急性出血的治疗。生长抑素可选择性地减少内脏尤其是肝的血流量,因此具有降低门静脉压力和减少侧支循环血流量的作用。同时对全身其他部位血管没有影响,心搏出量和血压不会改变。生长抑素在肝代谢,其半衰期非常短,正常人仅 2~3 分钟,肝硬化者为 3~4.8 分钟。所以需要不间断静脉滴注。用法为首剂 250 μg 静脉推注,继以 250 μg/h 持续静脉滴注,必要时将剂量加倍。有证据表明双倍剂量的效果优于标准剂量。人工合成的 8 肽生长抑素类似物——奥曲肽,其半衰期可达 70~90 分钟,作用更强,持续时间更长。用法为首剂 100 μg 静脉推注,继以 25~50 μg/h 持续静脉滴注。生长抑素应该在出血后尽早使用,一般维持 3~5 天,短期内无效应考虑其他止血措施。

(2)三腔管止血:由于患者出血程度的减轻和药物控制出血的效率提高,真正需要使用三腔管来止血的患者明显减少,占 5%~10%。这项措施是过渡性的,目的就是暂时止血或减少出血量,为后续治疗赢得时间。它操作简便,不需要特殊设备,止血疗效确切,可以在大多数医院开展。现在最常用的是双气囊三腔管,胃气囊呈球形,容积 200 mL,用于压迫胃底及贲门以减少自胃向食管曲张静脉的血流,也能直接压迫胃底的曲张静脉。食管气囊呈椭圆形,容积 150 mL,用于直接压迫食管下段的曲张静脉。三腔管还有一腔通胃腔,经此腔可以行吸引、冲洗和注入药物、营养等治疗。三腔管主要用于下列情况:①药物治疗无效且无内镜治疗条件;②内镜治疗无效且无手术条件;③作为术前准备以减少失血量,改善患者情况的措施。首次使用三腔管止血的有效率达 80%,但拔管后再出血率为 21%~46%,且与肝功能代偿情况直接有关。再出血后再压迫的止血率仅为 60%,而第 2 次止血后再出血率为 40%。

应用三腔管的患者应安置在监护室里。放置前应做好解释工作,减轻患者的心理负担。放置时应该迅速、准确。放置后应让患者侧卧或头部侧转,便于吐出唾液。定时吸尽咽喉部分泌物,以防发生吸入性肺炎。三腔管放置后应做标记,严密观察,慎防气囊上滑堵塞咽喉引起窒息。注水及牵引力量要适度,一般牵引力为 250 g。放置期间应每隔 12 小时将气囊放空 10~20 分钟,以免压迫过久使食管胃底黏膜糜烂、坏死,甚至破裂。三腔管一般先放置 24 小时,如出血停止,可先排空食管气囊,再排空胃气囊,观察12~24 小时。如又有出血可再向胃、食管气囊注水并牵引,如确已止血,可将管慢慢拉出,拔管前宜让患者口服适量液状石蜡。放置三腔管的时间不宜超过 3~5 天,如果仍有出血则三腔管压迫治疗无效,应考虑采取其他方法。三腔管的并发症发生率为 10%～20%,主要有鼻孔区压迫性坏死、吸入性肺炎、纵隔填塞、窒息、食管破裂等。已有致死性并发症的报道。

(3)内镜止血:急症内镜既可以明确或证实出血的部位,又可以进行止血治疗,是非手术止血中必不可少的、首选的方法。

硬化剂注射治疗(EST):经内镜将硬化剂注射到食管胃底的曲张静脉周围或血管腔内,既可栓塞或压迫曲张静脉而控制出血,又可保留其他高压的门静脉属支以维持肝的血供。常用硬化剂为 1%乙氧硬化醇,每次注射 3～4 个点,每点 4～5 mL,快速推注。注射后局部变白,24 小时形成静脉血栓、局部坏死。7 天左右形成溃疡,1 个月左右纤维化。出血患者经药物或三腔管压迫初步奏效后6～24 小时或止血后1～5 天就可行 EST。初步止血成功后,需在 3 天或 1 周后重复注射。如经注射治疗后未再出血,亦应在半年及一年时再注射一次,以防血管再通而再次出血。EST 的急症止血率可达 90%以上,但近期再出血率为25%～30%。说明 EST 适用于急症止血,待出血停止后还应采用其他措施以防止再出血。EST 的并发症发生率为 9%,主要有胸痛、食管黏膜脱落、食管漏、食管狭窄、一过性菌血症、门静脉栓塞及肺栓塞等。

食管曲张静脉套扎治疗(EBL):在内镜下用橡皮圈套扎曲张静脉以达到止血的目的。其方法是在贲门上 5 cm 范围内套扎 6～8 个部位的曲张静脉。EBL 的急症止血率为 70%～96%,并发症发生率低于 EST,但再出血率高于 EST。

EST 和 EBL 不适合用于胃底曲张静脉破裂出血,因为胃底组织较薄,易致穿孔。

组织黏合剂注射治疗:组织黏合剂是一种合成胶,常用的是氰丙烯酸盐黏合剂。黏合剂一旦与弱碱性物质如水或者血液接触则迅速发生聚合反应,有使血管闭塞的效果。方法是将 1∶1 的碘油和黏合剂混合液 1～2 mL 快速注入曲张静脉腔内,每次注射 1～2 点。注射后黏合剂立即闭塞血管,使血管发生炎症反应,最终纤维化,而黏合剂团块作为异物被自然排入胃腔,这一过程需 1～12 个月。此方法的急症止血率为 97%,近期再出血率仅 5%。并发症发生率为5.1%,主要有咳嗽、脾梗死、小支气管动脉栓塞、脓毒症、短暂偏瘫等。此方法可用于胃底曲张静脉破裂出血的治疗。

(4)介入治疗止血:介入治疗包括脾动脉部分栓塞术(PSE)、经皮肝食管胃底曲张静脉栓塞术(PTVE)和经颈静脉肝内门腔静脉分流术(TIPSS)。后两者可用于急症止血治疗。

PTVE:1974 年由瑞典人 Landerquist 和 Vang 首先应用于临床。在局麻下经皮穿刺肝内门静脉,插入导管选择性地送入胃冠状静脉,注入栓塞剂堵塞曲张静脉可达到止血目的。常用栓塞剂有无水乙醇、吸收性明胶海绵和不锈钢圈等。这种方法适用于药物、三腔管和内镜治疗无效而肝功能严重失代偿的患者。PTVE 的急症止血率为 70%～95%,与内镜治疗相当。技术失败率为 5%～30%。早期再出血率为20%～50%。并发症有腹腔内出血、血气胸和动脉栓塞(肺、脑、门静脉)等。由于 PTVE 不能降低门静脉压力,再出血率较高,故它只是一种暂时性的止血措施。待患者病情稳定、肝功能部分恢复后,还应该采取其他的治疗预防再出血。

TIPSS:1988 年由德国人 Richter 首先应用于临床。它是利用特殊的器械,通过颈静脉在肝内的肝静脉和门静脉之间建立起一个有效的分流通道,使一部分门静脉血不通过肝而直接进入体循环,从而降低门静脉压力,达到止血的目的。常用的金属内支架有 Wallstent、Palmaz、Strecker-stent 及国产内支架等。适应证:①肝移植患者在等待肝供体期间发生大出血;②非手术治疗无效而外科手术风险极大的出血患者;③外科手术后或内镜治疗后再出血的患者。如肝内外门静脉系统有血栓或闭塞则不适用。据资料报道,TIPSS 术后门静脉主干压力可由

29.3 mmHg±2.4 mmHg 降至 16.5 mmHg±1.5 mmHg。血流量可由 13.5 cm/s±4.8 cm/s 增至 52.0 cm/s±14.5 cm/s。曲张静脉消失率为 75%,急症止血率为 88%,技术成功率为 85%～96%。并发症有腹腔内出血、胆道损伤、肝功能损害、感染和肝性脑病等。TIPSS 术后支架的高狭窄率和闭塞率是影响其中远期疗效的主要因素。6 个月、12 个月的严重狭窄或闭塞发生率分别为 17%～50%、23%～87%。若能解决好这一问题,则 TIPSS 可能得到更广泛的应用。

(5)手术止血:如果选择适当,前述的几种治疗方法可使大多数患者出血停止或者减轻,顺利地度过出血的危险期,为下一步预防再出血治疗创造全身和局部条件。所以,目前多不主张在出血时行急诊手术。当然,如果经过 24～48 小时非手术治疗,出血仍未被控制,或虽一度停止又复发出血,此时过多的等待只会导致休克、肝功能恶化,丧失手术时机。因此,在这种情况下,只要患者肝功能尚可,如没有明显黄疸和肝性脑病,转氨酶正常,少量腹水,就应该积极地施行急症手术以挽救生命,手术方式以创伤小、时间短、止血效果确切的断流术为主。据资料报道断流术的急症止血率为 94.9%。

(三)预防再出血

如前所述,门静脉高压症患者一旦发生出血,1 年内再出血率可达 70%,2 年内接近 100%。每次出血都可加重肝功能损害,最终导致肝功能衰竭。所以,预防再出血不仅能及时挽救患者的生命,而且能阻止或延缓肝功能的恶化,所以是治疗过程中的重要举措。

1.内镜治疗

由于技术和器械的进步,内镜已经成为预防再出血的重要手段。其优点是操作容易,创伤小,可重复使用,在一定时期内可降低再出血风险。缺点是曲张静脉复发率高,因此长期效果不甚理想。相比硬化剂注射,套扎术更加适合用于预防再出血。

2.药物治疗

β受体阻滞剂是预防再出血的主要药物。与内镜相比,药物具有风险低、花费少的优点,但再出血率较高。因此,现在多数是将药物和内镜治疗联合应用。文献报道,套扎术联合β受体阻滞剂的疗效优于单独使用药物或内镜治疗的疗效。

3.介入治疗

脾动脉部分栓塞术(PSE)可以用于预防再出血。优点是创伤小、并发症少、适应证广,特别适用于年老体弱、肝功能严重衰竭无法耐受手术的患者。但是,PSE 降低门静脉压力的作用是短暂的,一般 3～4 天后就逐渐恢复到术前水平。因此其远期疗效不理想。而且脾动脉分支栓塞后,其所供应的脾组织发生缺血、坏死,继而与膈肌致密性粘连,侧支血管形成,增加以后脾切除术的难度。因此,对于以后可能手术治疗的患者来说,PSE 应当慎用。

经颈静脉肝内门腔静脉分流术(TIPSS)相当于外科分流手术,也可用于预防再出血。但是,TIPSS 术后的高狭窄率和闭塞率是影响其中长期效果的主要因素,所以目前主要应用于年老体弱、肝功能 Child C 级不适合手术,或者在等待肝移植期间有出血危险的患者。

4.手术治疗

虽然肝移植是治疗门静脉高压症的最好方法,但是由于供肝有限,治疗费用昂贵等原因,肝移植还难成为常规治疗手段。因此,传统的分流或断流手术在预防再出血中仍然占有重要地位。尽管手术也是一种治标不治本的方法,但相对于其他治疗手段来说,其预防再出血的长期效果仍有优势。

(1)手术时机:手术时机的选择非常重要,因为出血后患者的全身状况和肝功能都有不同程度的减退。表现为营养不良、贫血、黄疸、腹水和凝血功能障碍。过早手术不仅会使手术本身风险增加,而且会增加术后并发症发生率和病死率。但是过长时间的准备可能会等来再次出血,从而错失手术时机。有上消化道大出血史的患者,只要肝功能条件允许,宜尽早手术。近期有大出血的患者,在积极护肝、控制门静脉压力的准备下,宜在1个月内择期手术。

(2)术式选择:以往的经验是根据肝功能 Child 分级来选择手术方式。对 A、B 级的患者,可选择行分流或断流术。对 C 级的患者应积极内科治疗,待恢复到 B 级时再手术,术式也宜选择断流术。若肝功能始终处于 C 级,则应放弃手术。但是肝功能 Child 分级反映的是肝功能储备,强调的是手术的耐受性,它没有考虑门静脉系统的血流动力学变化。

随着对门静脉系统血流动力学的认识加深,现在的个体化治疗是强调根据术前和/或术中获得的门静脉系统数据来选择手术方式。术前主要依靠影像学资料,其中最简便和常用的是磁共振门静脉系统成像(MRA)和彩超,从中可以估计门静脉血流量和血流方向,为术式的选择提供一定的参考:①如果门静脉为向肝血流且灌注接近正常,可行断流术;②如果门静脉为离肝血流,可行脾-肾静脉分流术、肠-腔静脉侧-侧或架桥分流术,不宜行断流术、肠-腔静脉端-侧分流术及远端脾-肾静脉分流术(Warren 术);③如果门静脉系统广泛血栓形成,则不宜行断流术或任何类型的分流术。术中插管直接测定门静脉压力是最简单、可靠的方法,比较脾切除前后的门静脉压力改变对选择术式、判断预后具有较强的指导意义。如果切脾后门静脉压力<3.4 kPa(35 mmH$_2$O),仅行断流术即可。如>3.4 kPa(35 mmH$_2$O),则宜在断流术基础上再加行分流术,如脾-肾或脾-腔静脉分流术。

(3)分流术:分流术是使门静脉系统的血流全部或部分不经过肝而流入体静脉系统,降低门静脉压力,从而达到止血的目的。分流术的种类很多,根据对门静脉血流的不同影响分为完全性、部分性和选择性3种。完全性分流有门-腔静脉分流术。部分性分流有脾-肾或脾-腔静脉分流术、肠-腔静脉分流术及限制性门-腔静脉分流术等。选择性分流有 Warren 术和冠-腔静脉分流术。这样的分类是有时限性的,如部分性分流随着时间的推移可转变为完全性分流,选择性分流到后期可能失去特性而成为完全性分流。血管吻合的方式也很多,有端-侧、侧端、侧-侧和 H 架桥,主要根据手术类型、局部解剖条件和术者的经验来选择。许多分流术式由于操作复杂、并发症多和疗效不甚理想而已被淘汰,目前国内应用比较多的有脾-肾静脉分流术、脾-腔静脉分流术、肠-腔静脉侧-侧或 H 架桥分流术和 Warren 术。

脾-肾静脉分流术:1947 年由 Linton 首先应用于临床。方法就是脾切除后行脾静脉与左肾静脉端-侧吻合,使门静脉血通过肾静脉直接进入体循环。它的优点在于:①直接降低胃脾区静脉压力;②减少脾脏回血负荷,同时有效解除脾功能亢进症状;③维持一定的门静脉向肝血流,减少肝性脑病的发生;④脾静脉口径相对固定,不会随时间推移而明显扩张;⑤保留门静脉和肠系膜上静脉的完整性,留作以后手术备用。北京人民医院报道 140 例的术后再出血率为 2.7%,肝性脑病发生率为 3.8%,5、10 和 15 年生存率分别为 67.8%、52% 和 50%,总体疗效较好。适应证:肝功能 Child A、B 级,反复发生上消化道出血伴中度以上脾大和明显的脾功能亢进,食管胃底中重度静脉曲张,术中脾切除后门静脉压力>3.4 kPa(35 cmH$_2$O),脾静脉直径>10 mm,左肾静脉直径>8 mm,左肾功能良好。禁忌证:年龄>60 岁,伴有严重的心、肺、肾等器官功能不全;肝功能 Child C 级;急性上消化道大出血;有食管胃底静脉曲张,但无上消化道出血史;有胰腺炎史或脾静脉内血栓形成。

脾-腔静脉分流术:1961 年由麻田首先应用于临床,是脾-肾分流术的变种,适用于肥胖、肾静脉显露困难和肾有病变的患者。由于下腔静脉管壁厚、管径大,故无论是解剖还是血管吻合均较肾静脉容易。另外,下腔静脉血流量大,吻合口不易发生狭窄或血栓形成。其疗效优于脾-肾分流术,而肝性脑病发生率低于门-腔分流术。钱志祥等报道 24 例的手术病死率为 4.2%,无近期再出血。平均随访 18 年,再出血率为 4.3%,肝性脑病发生率为 4.3%。5、10 和 15 年生存率分别为 87%、78.3%和 74%。但是,由于脾、腔静脉距离较远,所以要求脾静脉游离要足够长,在有胰腺炎症或脾蒂较短的患者,解剖难度较大。另外,在吻合时要尽量避免脾静脉扭曲及成角,防止吻合口栓塞。所以,从解剖条件上来看能适合此术式的患者并不多。适应证和禁忌证同脾-肾分流术。

肠-腔静脉分流术:20 世纪 50 年代初由法国的 Marion 和 Clatworthy 首先应用于临床。现在多用于术后再出血和联合手术中。该术式的优点是操作简便、分流量适中、降压范围合理、术后肝性脑病发生率低。常用的吻合方式有 H 型架桥、侧-侧吻合和端-侧吻合。后者由于存在术后下肢水肿和严重的肝性脑病而被弃用。H 型架桥有两个吻合口,且血流流经此处时呈直角状态,所以容易导致血流缓慢、淤滞,血栓形成。这在选用人造血管架桥时更加明显。侧-侧吻合时血流可以直接从高压的肠系膜上静脉注入下腔静脉,不需要转两个直角,降压效果即刻出现且不容易形成血栓。因此,目前首选侧-侧吻合,吻合口径<10 mm。此方法受局部解剖条件的限制较多,如肠系膜上静脉的外科干长度过短或肠、腔静脉间距过宽,易使吻合口张力过大甚至吻合困难。所以在解剖条件不理想时宜采用 H 形架桥。适应证:反复发生上消化道出血,食管胃底中重度静脉曲张,且脾、肾静脉局部条件不理想;断流术后或门-体分流术后再出血。

Warren 术:1967 年由 Warren 首先应用于临床。1989 年 Warren 又提出应在分流前完全离断脾静脉的胰腺属支。因此,现在的 Warren 术应包括远端脾-肾静脉分流术+脾-胰断流术,它属于选择性分流术。在门静脉高压状态下,内脏循环分为肠系膜区和胃脾区,两者在功能上保持相对独立。Warren 术能够降低胃脾区的压力和血流量以防止食管胃底曲张静脉破裂出血,同时保持肠系膜区的高压状态以保证门静脉向肝血流。为防止术后脾静脉"盗血",要求术中结扎脾静脉的所有属支、肠系膜下静脉、胃右静脉、胃网膜右静脉和胃左静脉。Henderson 分析 25 所医院的 1 000 例患者,手术病死率为 9%,再出血率为 7%,肝性脑病发生率为 5%～10%,5 年生存率为 70%～80%。虽然此术式在理论上最符合门静脉高压症的病理生理改变,但在实践中仍存在不少问题,比如手术操作复杂,手术时间长,术后易产生吻合口血栓、腹水、淋巴漏和乳糜漏等,临床效果远不如报道的好。因此,目前主要用于肝移植等待供体以及有保留脾脏要求(如青少年)的患者。

(4)断流术:断流术是通过阻断门、奇静脉之间的反常血流,达到止血的目的。近年来国内应用广泛,目前已占到门静脉高压症手术的 90%。与分流术相比,断流术有以下特点:①术后门静脉压力不降反升,增加了门静脉向肝血流;②主要阻断脾胃区,特别是胃左静脉(冠状静脉食管支)的血流,针对性强,止血效果迅速而确切;③术后并发症少,肝功能损害轻,肝性脑病发生率低;④手术适应证较宽;⑤操作相对简单,适合在基层医院开展。断流术的方式很多,国内主要应用贲门周围血管离断术以及联合断流术。

贲门周围血管离断术(Hassab 手术):1967 年由 Hassab 首先应用于临床。原方法仅游离食管下段约 3 cm,没有切断、结扎高位食管支和/或异位高位食管支。虽然操作简单,急症止血效果确切,但术后再出血率较高。因此,裘法祖等对其进行了改进,要求至少游离食管下段 5～7 cm,结扎冠状静脉食管支、高位食管支和异位高位食管支。经过多年的实践,此术式更趋完善,逐渐成为治疗门静脉高压症的主要术式。操作上主要有以下几方面要求。①有效:紧贴胃食管外壁,彻底离断所有进入的穿支血管;②安全:减轻手术创伤,简化操作步骤;③合理:保留食管旁静脉丛，在一定程度上保留门-体间自发形成的分流。杨镇等报道 431 例的手术病死率为 5.1%，急诊止血率为 94.9%。平均随访 3.8 年，5、10 年再出血率为 6.2%、13.3%。5、10 年肝性脑病发生率为 2.5%、4.1%。5、10 年生存率可分别达到 94.1%、70.7%。适应证：反复发生上消化道出血；急性上消化道大出血，非手术治疗无效；无上消化道出血史，但有食管胃底中重度静脉曲张伴红色征、脾肿大和脾功能亢进；分流术后再出血；区域性门静脉高压症。禁忌证：肝功能 Child C 级，经过积极的内科治疗无改善；老年患者伴有严重的心、肺、肾等器官功能不全；门静脉和脾静脉内广泛血栓形成；无上消化道出血史，仅有轻度食管胃底静脉曲张、脾肿大和脾功能亢进；脾动脉栓塞术后。

联合断流术（改良 Sugiura 术）：1973 年由 Sugiura 首先应用于临床。Sugiura 认为食管胃底黏膜下曲张静脉内的反常血流占到脾胃区的 1/8～1/6，这是 Hassab 术后再出血率较高的主要原因。因此，他主张在 Hassab 手术后再横断食管下端或胃底的黏膜下静脉网以降低再出血率。Sugiura 报道 671 例的手术病死率为 4.9%，术后再出血率为 1.4%，无肝性脑病。由于 Sugiura 术式要分胸、腹二期施行，患者往往无法耐受，手术病死率高。因此，许多学者对 Sugiura 术进行了改良，目前常用的方法是完全经腹行脾切除＋Hassab 术，然后再阻断食管胃底黏膜下的反常血流。阻断方法：①食管下端或胃底横断再吻合术；②食管下端胃底切除术；③食管下端或胃底环形缝扎术；④胃底黏膜下血管环扎术；⑤Nissen 胃底折叠术等。目前这部分操作基本上由吻合器或闭合器来完成。复旦大学中山医院普外科在 1995－2005 年共完成 174 例改良 Sugiura 术，采用的是闭合器胃底胃壁钉合术。在完成脾切除＋Hassab 术后，在胃底、体交界处大弯侧切开胃壁 1 cm，放入直线型切割吻合器（75～80 mm，先将刀片去除）或钳闭器（XF90），先钳夹胃前壁，换钉仓后再钳夹胃后壁，最后缝合胃壁上小切口。手术病死率为 2.3%，并发症发生率为 11.5%，无肝性脑病。远期再出血率、肝性脑病发生率和 5 年生存率分别为 15%、2%和 95.2%，因此我们认为改良 Sugiura 术是治疗门静脉高压症的理想术式。手术适应证和禁忌证同贲门周围血管离断术。

（5）联合手术：由于分流、断流术的疗效不能令人满意，因此，从 20 世纪 90 年代开始有人尝试行联合手术，以期取长补短，获得较分流或断流单一手术更好的临床效果。所谓的联合手术就是在一次手术中同时做断流术和分流术，断流术采用贲门周围血管离断术，分流术采用脾-肾静脉分流术，肠-腔静脉侧-侧或 H 型架桥分流术。目前认为分、断流联合手术具有以下优点：①直接去除引起上消化道出血的食管胃底曲张静脉，减少再出血的机会；②缓解离断侧支后的门静脉高血流状态，降低门静脉压力；③减轻和预防门静脉高压性胃病。第二军医大学长征医院总结了 12 年 117 例联合手术的效果。与术前相比，门静脉直径平均缩小 0.4 cm，压力平均下降 16%。无手术死亡，近期无再出血，远期再出血率为 8.3%，肝性脑病发生率为 16.6%。5、10 年生存率分别为 98.3%及 84.6%。吴志勇等指出在各种联合手术中，脾切除、脾-肾静脉分流加贲门周围血管离断术不受门静脉血流动力学状态的限制，手术适应证宽，而且可预防脾、门静脉血栓形成，保持肠系膜上-门静脉的血流通畅，为将来可能的分流术或肝移植保留合适的血管条件。认为这种术式可作为联合手术中的首选。但也有学者提出，门静脉高压症的手术效果取决于患者的肝功能状况，与术式关系不大。既然如此，就没有必要在断流术的基础上再行分流术，这样只能增加手术难度和创伤，延长手术时间，加重肝功能的损害。分、断流联合手术有无优势，尚需要大样本前瞻性临床研究进行深入的探讨。

（谢世富）

第三节　原发性肝癌

肝癌即肝脏恶性肿瘤,可分为原发性和继发性两大类。原发性肝脏恶性肿瘤起源于肝脏的上皮或间叶组织,前者称为原发性肝癌,是我国高发的,危害极大的恶性肿瘤;后者称为肉瘤,与原发性肝癌相比较较为少见。继发性或称转移性肝癌系指全身多个器官起源的恶性肿瘤侵犯至肝脏。一般多见于胃、胆道、胰腺、结直肠、卵巢、子宫、肺、乳腺等器官恶性肿瘤的肝转移。近年,肝癌外科治疗的主要进展包括:早期切除、难切部位肝癌的一期切除和再切除、不能切除肝癌的二期切除、姑息性外科治疗、肝移植等。小肝癌治疗已由单一切除模式转变为切除为主的多种方法的合理选用。

一、流行病学

(一)发病率

原发性肝癌较之继发性肝癌虽为罕见,但在我国其实际发病率却远较欧美为高。据统计:美洲原发性肝癌与继发性肝癌之比例在 1：(21～64),Bockus 估计则在1：40左右;但在我国,原发性肝癌与继发性肝癌之比则通常在 1：(2～4)。

患者大多为男性,其与女性之比为(6～10)：1。患者之年龄则多在中年前后,以 30～50 岁最多见,20～30 岁者次之,其发病年龄较一般癌瘤为低。文献中报道的原发性肝癌,最幼患者仅为 4 个月的婴儿。徐品琏等报道,男女之比为3.3：1,年龄最小者为 12 岁,最大者 70 岁,绝大多数患者(50/57 例,87.7%)在 30～59 岁。

(二)病因

不同地区肝癌的致病因素不尽相同。在我国病毒性肝炎(乙型和丙型)、食物黄曲霉毒素污染以及水污染,被认为是主要的危险因素。另外,北部地区的饮酒、肥胖、糖尿病、吸烟、遗传等因素,亦可能发挥重要作用。

1.肝炎病毒

在已知的肝炎病毒中,除甲型、戊型肝炎病毒外,均与肝癌有关。HBV 感染与肝癌发生的密切关系已被诸多研究证实。在发达国家肝癌患者血清中 HCV 流行率超过 50%。对于 HBV 与HCV 合并感染者,发生肝癌的危险性进一步增加,因为两者在发生过程中具有协同作用。

2.慢性炎症

任何病变可导致肝脏广泛炎症和损害者,均可能引起肝脏的一系列变化,并最后导致肝癌之发生。Sanes 曾观察到在肝内胆管结石及胆管炎的基础上发生胆管细胞癌的事实。Stewart 等则曾结扎试验动物的肝胆管使发生胆汁积滞,结果导致胆管黏膜的乳头状及腺瘤样增生,且伴有明显的核深染色及丝状分裂现象。

3.肝寄生虫病

肝寄生虫病与肝癌的发生可能有关。它可能先引起肝脏的硬变,再进而发生癌变;也可能是由于肝细胞直接受到刺激的结果。但不少学者也注意到在印度尼西亚爪哇地方肝癌很常见,而该地既无肝蛭亦无血吸虫流行;在埃及则血吸虫病颇多而肝癌鲜见;因此肝寄生虫病与肝癌的关系尚有待进一步研究。

4.非酒精性脂肪变性肝炎(NASH)

近年的研究表明,肥胖、2型糖尿病和非酒精性脂肪变性肝炎,导致肝脏脂肪浸润,进而造成NASH,并与肝癌的发生发展有关。美国学者报道,NASH致肝硬化患者的肝癌发生危险率增加,多因素回归分析显示,年龄大和酒精饮用量是NASH相关肝硬化患者发生肝癌的独立影响因素,与非饮酒者相比,规律饮酒者的肝癌发生危险率更高(风险比为3.6)。

5.营养不良

长期的营养不良,特别是蛋白质和B族维生素的缺乏,使肝脏易受毒素作用,最终导致肝癌。

6.其他因素

霉菌毒素中的黄曲霉毒素对试验动物有肯定的致癌作用,故人类如食用被黄曲霉毒素污染的花生或其他粮食制品,也可引起肝癌。先天性缺陷及种族或家族的影响,亦曾疑与某些肝癌的发生有关。

二、病理

(一)大体分型

1.结节型

肝脏多呈硬变,但有结节性肿大;其结节为数众多,常在肝内广泛分布,直径自数毫米至数厘米不等,颜色亦有灰黄与暗绿等不同。

2.巨块型

肝脏往往有明显增大,且包有一个巨大的肿块;该肿块大多位于肝右叶,在肿块的周围或表面上则有继发的不规则突起。

3.弥散型

肝大小多正常,有时甚至反而缩小,似有广泛的瘢痕收缩;肝表面有无数的细小结节,外观有时与单纯的肝硬化无异,只有用显微镜检查方可确认。

我国最新的肝癌诊治专家共识,将肝癌分为:①弥漫型;②巨块型,瘤体直径>10 cm;③块状型,瘤体直径在5～10 cm;④结节型,瘤体直径在3～5 cm;⑤小癌型,瘤体直径<3 cm。

(二)组织学分型

以组织学论之,则原发性肝癌也可以分为以下3类。

1.肝细胞癌(恶性肝瘤)

一般相信是由实质细胞产生,占肝癌病例的90%～95%,主要见于男性。其典型的细胞甚大,呈颗粒状,为嗜酸性,排列成索状或假叶状,于同一病例中有时可见结节性增生、腺瘤和肝癌等不同病变同时存在,且常伴有肝硬化。

2.胆管细胞癌(恶性胆管瘤)

可能由肝内的胆管所产生,患者以女性为多。其肿瘤细胞呈圆柱状或立方形,排列成腺状或泡状。

3.混合型

混合型即上述两种组织的混合,临床上甚为罕见。

上述组织学上之不同类别与肉眼所见的不同类型之间并无明显关系;不论是何种组织型类,

肿瘤都可呈巨块型,或者分布在整个肝脏中。总的说来,原发性肝癌绝大多数是肝细胞癌,主要见于男性,而在女性则以胆管细胞癌为多见。

由于肿瘤细胞的侵袭,肝内门静脉和肝静脉内可有血栓形成,因此约1/3的肝癌病例可有肝外的远处转移;以邻近的淋巴结和肺内最多,肋骨或脊柱次之,其他的远处转移则属罕见。远处转移,亦以肝细胞癌发生较早,而胆管细胞癌发生肝外转移者少见。

三、临床表现

原发性肝癌的临床病象极不典型,其症状一般多不明显,特别是在病程早期;而其病势的进展则一般多很迅速,通常在数星期内即呈现恶病质,往往在几个月至1年内衰竭死亡。临床病象主要是两个方面:①肝硬化的表现,如腹水、侧支循环的发生、呕血及肢体的水肿等;②肿瘤本身所产生的症状,如体重减轻、周身乏力、肝区疼痛及肝大等。

根据患者的年龄不同、病变之类型各异,是否并有肝硬化等其他病变亦不一定,故总的临床表现亦可以有甚大差别。一般患者可以分为4个类型。①肝硬化型:患者原有肝硬化症状,但近期出现肝区疼痛、肝大、肝功能衰退等现象;或者患者新近发生类似肝硬化的症状如食欲减退、贫血清瘦、腹水、黄疸等,而肝脏的肿大则不明显。②肝脓肿型:患者有明显的肝大,且有显著的肝区疼痛,发展迅速和伴有发热及继发性贫血现象,极似肝脏的单发性脓肿。③肝肿瘤型:此型较典型,患者本属健康而突然出现肝大及其他症状,无疑为一种恶性肿瘤。④癌转移型:临床上仅有肿瘤远处转移的表现,而原发病灶不显著,不能区别是肝癌或其他恶性肿瘤;即使肝大者亦往往不能鉴别是原发性还是继发性的肝癌。

上述几种类型以肝肿瘤型最为多见,约半数患者是以上腹部肿块为主诉,其次则为肝脓肿型,约1/3以上的病例有上腹部疼痛和肝大。肝癌的发生虽与肝硬化有密切关系,但临床上肝癌患者有明显肝硬化症状者却不如想象中之多见。

(一)症状

肝癌患者虽有上述各种不同的临床表现,但其症状则主要表现在全身和消化系统两个方面。60%～80%的患者有身体消瘦、食欲减退、肝区疼痛及局部肿块等症状;其次如乏力、腹胀、发热、腹泻等亦较常见,30%～50%的患者有此现象;而黄疸和腹水则较国外报道者少,仅约20%的患者有此症状。此外还可以有恶心、呕吐、水肿、皮肤或黏膜出血、呕血及便血等症状。

(二)体征

患者入院时约半数有明显的慢性病容(少数可呈急性病容)。阳性体征中以肝大最具特征:几乎每个病例都有肝大,一般在肋下5～10 cm,少数可达脐平面以下。有时于右上腹或中上腹可见饱满或隆起,扣之有大小不等的结节(或肿块)存在于肝脏表面,质多坚硬,并伴有各种程度的压痛和腹肌痉挛,有时局部体征极似肝脓肿。唯当腹内有大量腹水或血腹和广泛性的腹膜转移时,可使肝脏的检查发生困难,而上述的体征就不明显。约1/3的患者伴有脾脏肿大,多数仅可扪及,少数亦可显著肿大至脐部以下。20%的患者有黄疸,大多为轻、中度。其余肝硬化的体征如腹水、腹壁静脉曲张、蜘蛛痣及皮肤黏膜出血等亦时能发现;约40%的患者可出现腹水,比较常见。

上述症状和体征不是每例原发性肝癌患者都具有,相反有些病例常以某几个征象为其主要表现,因而于入院时往往被误诊为其他疾病。了解肝癌可以有不同类型的表现,当可减少诊断上的错误。

(三)少见的临床表现

旁癌综合征为肝癌的少见症状,如红细胞增多症、低血糖等。红细胞增多症占肝癌患者中的10%左右,可能与肝细胞癌产生促红细胞生成素有关。低血糖发生率亦为10%左右,可能与肝癌细胞可异位产生胰岛素或肝癌巨大影响肝糖的储备有关。但近年临床上肝癌合并糖尿病者并不少见。

(四)转移

肝癌的血路转移较多。侵犯肝内门静脉可致肝内播散;侵入肝静脉则可播散至肺及全身其他部位。肺转移常为弥散多个肺内小圆形病灶,亦有粟粒样表现或酷似肺炎和肺梗死者;如出现在根治性切除后多年者,则常为单个结节。肺转移早期常无症状,以后可出现咳嗽、痰中带血、胸痛、气急等症状。骨转移在晚期患者中并不少见,肾上腺、脑、皮下等转移亦可见到。骨转移常见于脊椎骨、髂骨、股骨、肋骨等,表现为局部疼痛、肿块、功能障碍等,病理性骨折常见。脑转移可出现一过性神志丧失而易误为脑血管栓塞。肝癌亦可经淋巴道转移至附近的淋巴结或远处淋巴结,常先见于肝门淋巴结,左锁骨上淋巴结转移亦时有发现。肝癌还可直接侵犯邻近器官组织,如膈、胃、结肠、网膜等。如有肝癌结节破裂,则可出现腹膜种植。

(五)并发症

常见的并发症包括肝癌结节破裂、上消化道出血、肝功能障碍、胸腔积液、感染等。

(六)自然病程

过去报道肝癌的平均生存期仅2~5个月,但小肝癌研究提示,肝癌如同其他实体瘤一样也有一个较长的发生、发展阶段。复旦大学肝癌研究所资料显示,肝癌的自然病程至少两年。如果从患者患肝炎开始,由最早证实乙型肝炎开始至亚临床肝癌的发生,中位时间为10年左右。

四、实验室检查

肝癌的实验检查包括肝癌及其转移灶,肝病背景,患者的免疫功能,其他重要脏器的检查等,其中肝癌标记占最重要的地位。

(一)甲胎蛋白(AFP)

1956年Bergstrand和Czar在人胎儿血清中发现一种胚胎专一性甲种球蛋白,现称甲胎蛋白。这种存在于胚胎早期血清中的AFP在出生后即迅速消失,如重现于成人血清中则提示肝细胞癌或生殖腺胚胎癌,此外妊娠、肝病活动期、继发性肝癌和少数消化道肿瘤也能测得AFP。至今,AFP仍为肝细胞癌诊断中最好的肿瘤标记,其引申包括AFP的异质体与单抗。我国肝癌患者60%~70% AFP高于正常值。如用免疫反应或其他方法测得患者血内含有此种蛋白,要考虑有原发性肝细胞癌可能,而在胆管细胞癌和肝转移性癌则不会出现此种异常蛋白。试验的准确性仅为70%~80%,但本试验一般只有假阴性而极少假阳性;换言之,原发性肝癌患者AFP测定有可能为阴性,而试验阳性者则几乎都是肝癌患者,这对肝细胞癌与其他肝病的鉴别诊断有重要意义。

(二)其他实验室检查

随着病情的发展,多数患者可有不同程度贫血现象。白细胞计数虽多数正常,但有些病例可有明显的增加。林兆耆报道的207例肝癌中有2例呈类白血病反应,中性粒细胞分别占95%与99%,且细胞内出现毒性颗粒。

各种肝功能试验在早期的原发性肝癌病例多无明显变化,仅于晚期病例方见有某种减退。

总体来说,肝功能试验对本病的诊断帮助不大。

五、影像学检查

(一)超声检查

肝癌常呈"失结构"占位,小肝癌常呈低回声占位,周围常有声晕;大肝癌或呈高回声,或呈高低回声混合,并常有中心液化区。超声可明确肝癌在肝内的位置,尤其是与肝内重要血管的关系,以利指导治疗方法的选择和手术的进行;有助了解肝癌在肝内以及邻近组织器官的播散与浸润。通常大肝癌周边常有卫星结节,或包膜不完整;超声显像还有助了解门静脉及其分支、肝静脉和下腔静脉内有无癌栓,对指导治疗选择和手术帮助极大。

(二)计算机断层扫描(CT)

CT 在肝癌诊断中的价值有:有助提供较全面的信息,除肿瘤大小、部位、数目外,还可了解肿瘤内的出血与坏死,其分辨力与超声显像相仿;有助提示病变性质,尤其增强扫描,有助鉴别血管瘤。通常肝癌多呈低密度占位,增强扫描后期病灶更为清晰;近年出现的螺旋CT,对多血管的肝癌,动脉相时病灶明显填充;肝癌典型的 CT 强化方式为"早出早归"或"快进快出"型;CT 肝动脉-门静脉显像在肝癌诊断中的价值也得到重视;碘油 CT 有可能显示 0.5 cm 的肝癌,即经肝动脉注入碘油后 7~14 天再做 CT,则常可见肝癌结节呈明显填充,既有诊断价值,又有治疗作用;CT 还有助了解肝周围组织器官是否有癌灶。CT 的优点是提供的信息比较全面,缺点是有放射线的影响,且价格比超声高。

(三)磁共振成像(MRI)检查

MRI 检查的优点是:能获得横断面、冠状面和矢状面三维图像;对软组织的分辨较好;无放射线影响;对与肝血管瘤的鉴别有特点;不需要增强即可显示门静脉和肝静脉分支。通常肝癌结节在 T_1 加权图呈低信号强度,在 T_2 加权图示高信号强度。但亦有不少癌结节在 T_1 示等信号强度,少数呈高信号强度。肝癌有包膜者在 T_1 加权图示肿瘤周围有一低信号强度环,而血管瘤、继发性肝癌则无此包膜。有癌栓时 T_1 呈中等信号强度,而 T_2 呈高信号强度。

(四)放射性核素显像

正电子发射计算机断层扫描(PET/CT)的问世是核医学发展的一个新的里程碑,是一种无创性探测生理、生化代谢的显像方法。有助了解肿瘤代谢,研究细胞增殖,进行抗癌药物的评价以及预测复发等。PET/CT 是将 PET 与 CT 融为一体的成像系统,既可由 PET 功能显像反映肝占位的生化代谢信息,又可通过 CT 形态显像进行病灶精确解剖定位。[11]C-醋酸盐与[18]F-脱氧葡萄糖结合可将肝癌探测敏感性提升到 100%。

(五)肝动脉和门静脉造影

由于属侵入性检查,近年已不如超声显像与 CT 常用。通常仅在超声与 CT 仍未能定位的情况下使用。近年出现数字减影血管造影(DSA)使其操作更为简便。肝癌的肝动脉造影的特征为:肿瘤血管、肿瘤染色、肝内动脉移位、动静脉瘘等。肝动脉内注入碘油后 7~14 天做 CT,有助 0.5 cm 小肝癌的显示,但有假阳性。目前肝癌作肝血管造影的指征通常为:临床疑肝癌或 AFP 阳性,而其他影像学检查阴性;多种显像方法结果不一;疑卫星灶需做 CTA 者;需做经导管化疗栓塞者。

六、临床分期

国际抗癌联盟(UICC)的肝癌 TNM 分类主要依据体检、医学影像学和/或手术探查。

T_0：无肿瘤。

T_1：单发肿瘤，无血管浸润。

T_2：单个肿瘤，有血管浸润；多个肿瘤，最大者直径$\leqslant 5$ cm。

T_3：多发肿瘤，最大者直径> 5 cm，侵及门静脉或肝静脉的主要属支。

T_4：侵及除胆囊以外的邻近器官，穿透脏腹膜。

N_0：无区域淋巴结转移。

N_1：有区域淋巴结转移。

M_0：无远处转移。

M_1：有远处转移。

进一步分为Ⅰ～Ⅳ期。

Ⅰ期：$T_1 N_0 M_0$。

Ⅱ期：$T_2 N_0 M_0$。

ⅢA期：$T_3 N_0 M_0$。

ⅢB期：$T_4 N_0 M_0$。

ⅢC期：任何 $T N_1 M_0$。

Ⅳ期：任何 T 任何 NM_1。

七、治疗

(一)外科治疗手术适应证

肝癌外科治疗中的基本原则是既要最大限度切除肿瘤又要最大限度地保护剩余肝脏的储备功能。肝癌手术适应证具体如下。

(1)患者一般情况好，无明显心、肺、肾等重要脏器器质性病变。

(2)肝功能正常或仅有轻度损害，肝功能分级属Ⅰ级；或肝功能分级属Ⅱ级，经短期护肝治疗后有明显改善，肝功能恢复到Ⅰ级。

(3)肝储备功能正常范围。

(4)无广泛肝外转移性肿瘤。

(5)单发的微小肝癌(直径$\leqslant 2$ cm)。

(6)单发的小肝癌(直径> 2 cm，$\leqslant 5$ cm)。

(7)单发的向肝外生长的大肝癌(5 cm$<$直径$\leqslant 10$ cm)或巨大肝癌(直径> 10 cm)，表面较光滑，界限较清楚，受肿瘤破坏的肝组织少于30%。

(8)多发性肿瘤，肿瘤结节少于3个，且局限在肝脏的一段或一叶内。

(9)3～5个多发性肿瘤，超越半肝范围者，作多处局限性切除或肿瘤局限于相邻2～3个肝段或半肝内，影像学显示，无瘤肝脏组织明显代偿性增大，达全肝的50%以上。

(10)左半肝或右半肝的大肝癌或巨大肝癌；边界清楚，第一、第二肝门未受侵犯，影像学显示，无瘤侧肝脏明显代偿性增大，达全肝组织的50%以上。位于肝中央区(肝中叶，或Ⅳ、Ⅴ、Ⅷ段)的大肝癌，无瘤肝脏组织明显代偿性增大，达全肝的50%以上。Ⅰ段的大肝癌或巨大肝癌。肝门部有淋巴结转移者，如原发肝脏肿瘤可切除，应做肿瘤切除，同时进行肝门部淋巴结清扫；淋巴结难以清扫者，术后可进行放射治疗。周围脏器(结肠、胃、膈肌或右肾上腺等)受侵犯，如原发肝脏肿瘤可切除，应连同做肿瘤和受侵犯脏器一并切除。远处脏器单发转移性肿瘤，可同时做原发肝癌切除和转移瘤切除。

以上适应证中,符合第5~8项为根治性肝切除术,符合第9~14项属姑息性肝切除术。

(二)手术操作要点

1.控制术中出血

目前方法有第一肝门暂时阻断法、褥式交锁缝扎法、半肝暂时阻断法、常温下全肝血流阻断法等,其中常用者为第一肝门暂时阻断法,采用乳胶管或普通导尿管套扎肝十二指肠韧带,方法简单且控制出血较满意。

2.无瘤手术原则

由于肝脏在腹腔内位置较高且深,暴露较困难。现虽有肝拉钩协助术野显露,但在游离肝脏过程中,有时难免使肝脏和肿瘤受到挤压,有可能增加肿瘤转移的机会。但外科医师在肝肿瘤切除过程中仍需尽量遵循无瘤手术原则,尽量不直接挤压肿瘤部位,在切肝前可在切除范围内切线和肿瘤边缘之间缝合2~3针牵引线,既有利于切线内管道显露和处理,又有利于牵拉肝实质后减少肝断面渗血,而避免术者直接拿捏肿瘤。

3.肝断面处理

肝断面细致止血后上下缘或左右缘对拢缝合,对小的渗血点亦可达压迫止血作用。如肝断面对拢缝合张力大,或邻近肝门缝合后有可能影响出入肝脏的血流者,可采用大网膜或镰状韧带覆盖后缝合固定。近来,我们对此类肝断面常涂布医用止血胶再用游离或带蒂大网膜覆盖,止血效果满意。

(三)术后并发症的预防和处理

1.术后出血

与术中止血不周、肝功能不佳引起的出血倾向、断面覆盖或对拢不佳等有关。术前要注意患者的凝血功能,术中要争取缩短手术时间,对较大的血管要妥善结扎,断面对拢给予一定的压力且不留无效腔。一般保守治疗,若出血不止需探查。

2.功能失代偿

主要原因为肝硬化条件下肝切除量过大、术中失血过多、肝门阻断时间过长。处理包括足够的氧供,血与蛋白质的及时和足量的补充及保肝治疗。

3.胆漏

左半肝和肝门区肝癌切除后多见。术中处理肝创面前必须检查有无胆漏,处理主要是充分的引流。

4.膈下积液或脓肿

膈下积液或脓肿多见于右肝的切除,尤其是位于膈下或裸区者。主要与止血不佳,有胆漏或引流不畅有关。治疗主要是超声引导下穿刺引流。胸腔积液需考虑有无膈下积液或脓肿。

5.胸腔积液

胸腔积液多见右侧肝切除后。治疗主要是补充清蛋白和利尿,必要时抽胸腔积液。

6.腹水

腹水多见肝硬化严重者或肝切除量大者。处理为补充清蛋白和利尿。

(张宗虎)

第四节　继发性肝癌

　　肝脏恶性肿瘤可分为原发性肝癌和继发性肝癌两大类。原发性肝癌包括常见的肝细胞肝癌,少见的胆管细胞癌,罕见的肝血管肉瘤等。身体其他部位的癌肿转移到肝脏,并在肝内继续生长、发展,其组织学特征与原发性癌相同,称为肝转移癌或继发性肝癌。在西方国家,继发性肝癌的发生率远高于原发性肝癌,造成这种情况的原因是多方面的,而后者的发病率低是其中的影响因素之一;我国由于原发性肝癌的发病率较高,继发性肝癌发生率相对低于西方国家,两者发病率相近。国内统计两者之比为 2∶1～4∶1,西方国家高达 20∶1 以上。在多数情况下,肝转移癌的发生可被看成是原发性肿瘤治疗失败的结果。目前,虽然肝转移癌的综合治疗已成为共识,但外科治疗依然被看作治疗继发性肝癌最重要、最常见的手段,尤其是对结直肠癌肝转移而言,手术治疗已被认为是一种更积极、更有效的治疗措施,其 5 年生存率目前可达 20%～40%。近年来,随着对肝转移癌生物学特性认识的加深,肝脏外科手术技巧的改进以及围术期支持疗法的改善,肝转移癌手术切除的安全性和成功率已大大提高,手术死亡率仅为 1.8%,5 年生存率达 33.6%。因此,早期发现、早期诊断、早期手术治疗是提高肝转移癌远期疗效的重要途径,手术切除肝转移癌灶可使患者获得痊愈或延长生命的机会,因此对肝转移癌的外科治疗需持积极态度。

一、肝转移癌的发病机制及临床诊断

(一)肝转移癌的病理基础及来源

　　肝脏是全身最大的实质性器官,也是全身各种肿瘤转移的高发区域,这与肝脏本身的解剖结构、血液供应和组织学特点有关。

　　肝脏的显微结构表现为肝小叶,肝小叶是肝脏结构和功能的基本单位。小叶中央是中央静脉,围绕该静脉为放射状排列的单层细胞索(肝细胞板),肝板之间形成肝窦,肝窦的壁上附有肝巨噬细胞,它具有吞噬能力。肝窦实际上是肝脏的毛细血管网,它的一端与肝动脉和门静脉的小分支相通,另一端与中央静脉相连接。肝窦直径为 9～13 mm,其内血流缓慢,肝窦内皮细胞无基底膜,只有少量网状纤维,不形成连续结构,因此,在血液和肝细胞之间没有严密的屏障结构,有助于癌细胞的滞留、浸润。此外,肝窦通透性高,许多物质可以自由通过肝窦内皮下间隙(Disse 间隙)。Disse 间隙有富含营养成分的液体,间隙大小不等,肝细胞膜上的微绒毛伸入该间隙,癌细胞进入 Disse 间隙后可逃避肝巨噬细胞的"捕杀"。这些结构特点有助于癌细胞的滞留、生长与增生。

　　在血液循环方面,肝脏同时接受肝动脉和门静脉双重的血液供应,血流极为丰富,机体多个脏器的血液经门静脉回流至此,为转移癌的快速生长提供了较为充足的营养。有关转移癌的血供研究表明:当瘤体小于 1 mm 时,营养主要来源于周围循环的扩散;瘤体直径达 1～3 mm 时,由肝动脉、门静脉、混合的毛细血管在肿瘤周围形成新生的血管网;当瘤体进一步增大,直径超过 1.5 cm,从血管造影等观察,血液供应 90% 主要来自肝动脉,瘤体边缘组织的部分血供可能来自门静脉,也有少部分肝脏转移癌的血液供应主要来自门静脉。

　　这些因素都在肝转移性肿瘤的形成中起着决定作用,使肝脏成为肿瘤容易侵犯、转移、生长的高发区域。在全身恶性肿瘤中,除淋巴结转移外,肝转移的发病率最高。据 Pickren 报道。在 9 700 例尸体解剖中共发现恶性肿瘤 10 912 个,其中有肝转移者 4 444 例,占 41.4％,是除淋巴结转移(57％)外转移部位最多的器官。

继发性肝癌的发生与原发肿瘤类型、部位有关,全身各部位的癌肿,以消化道及盆腔部位(如胃、小肠、结肠、胆囊、胰腺、前列腺、子宫和卵巢等)的癌肿转移至肝脏者较为多见,临床统计继发性肝癌中腹腔内脏器癌肿占 50％～70％,有 40％～65％的结直肠癌、16％～51％的胃癌、25％～75％的胰腺癌、65％～90％的胆囊癌产生肝转移,临床资料还表明结直肠癌与其肝转移癌同时发现者为 16％～25％,大多数是在原发处切除后 3 年内出现肝转移;其次是造血系统肿瘤,占 30％;胸部肿瘤(包括肺、食管肿瘤)占 20％;还有少数来自女性生殖系统、乳腺、软组织、泌尿系统的肿瘤等,如 52％的卵巢癌、27％的肾癌、25％～74％的支气管癌、56％～65％的乳腺癌、20％的黑色素瘤、10％的霍奇金病出现肝转移。肾上腺、甲状腺、眼和鼻咽部的癌肿转移至肝脏者亦不少见。中国医学科学院肿瘤医院经病理检查发现,在 83 例继发性肝癌中,原发灶来源于结直肠癌占 24％,乳腺癌占 16％,胃癌占 13％,肺癌占 8％,其他尚有食管癌、鼻咽癌、淋巴瘤、胸腺瘤、子宫内膜癌等。资料还显示,随着年龄增大,继发性肝癌发生率降低。按系统划分,继发性肝癌来源依次为消化、造血、呼吸及泌尿生殖系统等。

(二)转移途经

人体各部位癌肿转移至肝脏的途径有门静脉、肝动脉、淋巴和直接浸润四种。

1.门静脉转移

凡血流汇入门静脉系统的脏器,如食管下端、胃、小肠、结直肠、胰腺、胆囊及脾等的恶性肿瘤均可循门静脉转移至肝脏,这是原发癌播散至肝脏的重要途径。有人报道门静脉血流存在分流现象,即脾静脉和肠系膜下静脉的血流主要进入左肝,而肠系膜上静脉的血流主要汇入右肝,这些门静脉所属脏器的肿瘤会因不同的血流方向转移至相应部位的肝脏。但临床上这种肿瘤转移的分流情况并不明显,而以全肝散在性转移多见。其他如子宫、卵巢、前列腺、膀胱和腹膜后组织等部位的癌肿,亦可通过体静脉和门静脉的吻合支转移至肝;也可因这些部位的肿瘤增长侵犯门静脉系统的脏器,再转移至肝脏;或先由体静脉至肺,然后再由肺到全身循环而至肝脏。经此途径转移的肿瘤占肝转移癌的 35％～50％。

2.肝动脉转移

任何血行播散的癌肿均可循肝动脉转移到肝脏,如肺、肾、乳腺、肾上腺、甲状腺、睾丸、卵巢、鼻咽、皮肤及眼等部位的恶性肿瘤均可经肝动脉而播散至肝脏。眼的黑色素瘤转移至肝脏者也较常见。

3.淋巴转移

盆腔或腹膜后的癌肿可经淋巴管至主动脉旁和腹膜后淋巴结,然后倒流至肝脏。消化道癌肿也可经肝门淋巴结循淋巴管逆行转移到肝脏。乳腺癌或肺癌也可通过纵隔淋巴结而逆行转移到肝脏,但此转移方式较少见。临床上更多见的是胆囊癌沿着胆囊窝的淋巴管转移到肝脏。

4.直接浸润

肝脏邻近器官的癌肿,如胃癌、横结肠癌、胆囊癌和胰腺癌等,均可因癌肿与肝脏粘连使癌细胞直接浸润而蔓延至肝脏,右侧肾脏和肾上腺癌肿也可以直接侵犯肝脏。

(三)病理学特点

转移癌的大小、数目和形态多变,少则1~2个微小病灶,多则呈多结节甚至弥漫性散在生长,也有形成巨块的,仅有约5%的肝转移灶是孤立性结节或局限于单叶。转移灶可发生坏死、囊性变、病灶内出血及钙化等。继发性肝癌组织可位于肝脏表面,也可位于肝脏中央。癌结节外观多呈灰白色,质地硬,与周围肝组织常有明显分界,肝转移癌灶多有完整包膜,位于肝脏表面者可有凸起或凹陷,癌结节中央可有坏死和出血。多数肝转移癌为少血供肿瘤,少数肝转移癌血供可相当丰富,如肾癌肝转移。来自结、直肠癌的肝转移癌可发生钙化,钙化也可见于卵巢、乳腺、肺、肾脏和甲状腺癌肿的转移。来自卵巢与胰腺癌(特别是腺癌或囊腺癌)的转移灶可发生囊变。肉瘤的肝转移灶常表现为巨大肿块,并伴有坏死、出血等。继发性肝癌的病理组织学变化和原发病变相同,如来源于结直肠的腺癌组织学方面可显示腺状结构,来自恶性黑色素瘤的肝转移癌组织中含有黑色素。但部分病例由于原发性癌分化较好,使肝脏转移灶表现为间变而无法提示原发病灶。与原发性肝癌不同,继发性肝癌很少合并肝硬化,一般也无门静脉癌栓形成,而已产生肝硬化的肝脏则很少发生转移性肿瘤。Jorres等报道6 356例癌症患者尸体解剖发现有300例肝转移癌中,仅有2例伴有肝硬化,认为其原因可能是硬化的肝脏血液循环受阻和结缔组织改变限制了肿瘤转移和生长。肝转移癌切除术后肝内复发率为5%~28%,低于原发性肝癌切除术后肝内复发率。

临床上根据发现继发性肝癌和原发肿瘤的先后分为同时转移、异时转移以及先驱性肝转移。同时转移是指初次诊断或者外科治疗原发性肿瘤时发现转移病灶,发生率为10%~25%。资料显示,年龄、性别与肝转移无关,但大城市患者发生肝转移少于小城市和农村地区,这与在大城市易得到早期检查、早期发现有关。同时性肝转移癌发生率和临床病理分期明显相关,晚期患者中发病率较高,且多呈分散性多结节病灶。异时转移是指原发性肿瘤手术切除或局部控制后一段时间在随访中发现肝转移病灶,大多数在原发灶切除后2~3年发现,其发生率尚不清楚。同时转移和异时转移可占肝转移的97%。先驱性肝转移是指肝转移病灶早于原发肿瘤发现,其发生率较低。

(四)肝转移癌的分期

判明肿瘤分期对治疗方案选择、预后判断、疗效考核、资料对比极为重要,近几十年来国内外对肝转移癌的分期提出了多种分类标准。

Fortner对术后证实的肝转移进行了以下分级。①Ⅰ级:肿瘤局限在切除标本内,切缘无癌残留。②Ⅱ级:肿瘤已局部扩散,包括肿瘤破溃、直接蔓延至周围邻近器官、镜下切缘癌阳性、直接浸润至大的血管或胆管。③Ⅲ级:伴有肝外转移者,包括肝外淋巴结转移、腹腔内其他器官转移、腹腔外远处转移。

Petlavel提出肝转移癌的分期需要兼顾转移灶的大小、肝功能状态和肝大情况,依此将肝转移癌分为四期。资料表明Ⅰ期预后最好,中位生存期为21.5个月,Ⅱ、Ⅲ、Ⅳ期中位生存期分别为10.4个月、4.7个月和1.4个月。

Genneri认为肝转移癌的预后主要与肝实质受侵犯的程度有关。根据转移灶的数目和肝实质受侵犯程度将肝转移癌分为三期:Ⅰ期为单发性肝转移,侵犯肝实质25%以下;Ⅱ期为多发性肝转移,侵犯肝实质25%以下或单发性肝转移累计侵犯肝实质25%~50%;Ⅲ期为多发性肝转移,侵犯肝实质25%~50%或超过50%。他认为Ⅰ期最适合手术治疗,Ⅱ期、Ⅲ期则应侧重于综合治疗。

Petreli 进一步肯定了肝实质被侵犯的程度是影响预后最重要的因素。肝实质受侵犯程度可以通过测量肝脏被肿瘤侵犯的百分比、肝脏大小和肝功能试验（包括碱性磷酸酶和胆红素水平）来判断,其他影响预后的因素主要为肝转移癌结节的数目,以及分布（单叶或双叶）、大小、能否手术切除、出现时间（与原发灶同时或异时）、有无肝外转移、肝外侵犯的类型、患者功能状况、有无症状或并发症等。

(五)继发性肝癌的临床表现

继发性肝癌常以肝外原发性癌肿所引起的症状为主要表现,但因无肝硬化,病情发展常较后者缓慢,症状也较轻。主要临床表现:①原发性肿瘤的临床表现;②肝癌的临床表现;③全身状况的改变。

1.原发性肿瘤的临床表现

早期主要表现为原发肿瘤的症状,肝脏本身的症状并不明显,大多在原发肿瘤术前检查、术中探查或者术后随访时候发现。如结直肠癌出现大便性状改变,黑便、血便等;肺癌出现刺激性干咳和咯血等。部分原发性肿瘤临床表现不明显或晚于肝转移癌,是造成肝转移癌误诊、延诊的主要因素。继发性肝癌的临床表现常较轻,病程发展较缓慢。诊断的关键在于查清原发癌灶。

2.肝癌的临床表现

随着病情的发展,肝癌转移性肿瘤增大,肝脏转移的病理及体外症状逐渐表现出来,出现了如消瘦、乏力、发热、食欲缺乏、肝区疼痛、肝区结节性肿块、腹水、黄疸等中晚期肝癌的常见症状。也有少数患者出现继发性肝癌的症状以后,其原发癌灶仍不易被查出或隐匿不现,因此,有时与原发性肝癌难以鉴别。消瘦与恶性肿瘤的代谢消耗、进食少、营养不良有关;发热多是肿瘤组织坏死、合并感染及肿瘤代谢产物引起,多不伴寒战;肝区疼痛是由于肿瘤迅速生长使肝包膜紧张;食欲缺乏是由于肝功能损害,肿瘤压迫胃肠道;肝区疼痛部位和癌肿部位有密切关系,如突然发生剧烈腹痛并伴腹膜刺激征和休克,多有肝转移癌结节破裂的可能;腹部包块表现为左肝的剑突下肿块和/或右肝的肋缘下肿块,也可因肝转移癌占位导致肝大;黄疸常由于癌肿侵犯肝内主要胆管,或肝门外转移淋巴结压迫肝外胆管所引起,癌肿广泛破坏肝脏可引起肝细胞性黄疸。

3.全身状况的改变

由于机体消耗增多和摄入减少,患者往往出现体重减轻,严重者出现恶病质。如发生全身多处转移,还可出现相应部位的症状,如肺转移可引起呼吸系统的临床表现。

(六)诊断方法

1.实验室检查

(1)肝功能检查:肝转移癌患者在癌肿浸润初期肝功能检查多属正常,乙肝、丙型肝炎病毒感染指标往往呈阴性。随肿瘤的发展,患者血清胆红素、碱性磷酸酶(AKP)、乳酸脱氢酶(LDH)、γ-谷氨酰转肽酶(GGT)、天门冬氨酸转氨酶(AST)等升高,但由于肝转移癌多数不伴肝炎、肝硬化等,所以肝脏的代偿功能较强。在原发性肝癌中常出现的白/球蛋白比例倒置、凝血酶原时间延长等异常,在肝转移癌中则极少出现。在无黄疸和骨转移时,AKP 活性增高对诊断肝转移癌具有参考价值。

(2)甲胎蛋白(AFP):肝转移癌中 AFP 的阳性反应较少,主要见于胃癌伴肝转移。大约

15％的胃癌患者 AFP 阳性，其中绝大多数患者在 100 μg/L 以下，仅 1％～2％患者超过 200 μg/L。切除原发病灶后即使保留转移癌，AFP 也可以降至正常水平。

（3）癌胚抗原（CEA）：消化道肿瘤，特别是结直肠癌肿瘤患者的 CEA 检查，对于肝转移癌的诊断十分重要。目前多数学者认为 CEA 检查可作为肝转移癌的辅助诊断指标，尤其是对无肿瘤病史、肝内出现单个肿瘤病灶、无明确肝炎病史、AFP 阴性的患者，必须复查 CEA 等指标，以警惕肝转移癌的发生。一般认为CEA 水平迅速升高或 CEA 超过 20 μg/L 是肝转移的指征，但其变化与肿瘤大小并无正相关。若 CEA 阳性，需复查 B 超、CT 检查、结肠镜等寻找原发病灶以明确诊断或随访。肝转移癌术后动态监测 CEA 对于手术切除是否彻底、术后辅助化疗疗效、肿瘤复发具有重要意义。在清除所有癌灶后，CEA 可降至正常水平。原发性结直肠癌术后 2 年应定期监测，可 3 个月 1 次，如果 CEA 升高，应高度怀疑肿瘤复发，同时有 AKP、LDH、CEA 明显增高提示肝转移。CEA 升高时，有时影像学检查并无转移迹象，此时常需通过核素扫描或剖腹探查才能发现。此外，国外文献报道胆汁中的 CEA 敏感性远较血清 CEA 高。Norton 等研究发现，结直肠癌肝转移患者，胆汁 CEA 水平是血清的 29 倍，这对原发病灶在术后肝转移以及隐匿性癌灶的发现尤为重要。

（4）其他肿瘤标志物测定：其他部位的肿瘤患者如出现 5'-核苷磷酸二酯酶同工酶 V(5'-NPDV)阳性常提示存在肝内转移的可能，同时它也可以作为肝转移癌术后疗效和复发监测的指标，但不能区分原发性和转移性肝肿瘤。其他临床常用的肿瘤标志物还有酸性铁蛋白、CA 19-9、CA50、CA242 等，它们在多种肿瘤特别是消化系统肿瘤中均可增高，但组织特异性低，可作为肝转移癌检测的综合判断指标。

2.影像学检查

影像学检查方法同原发性肝癌。继发性肝癌在影像学上可有某些特征性表现：①病灶常为多发且大小相仿；②由于病灶中央常有液化坏死。在 B 超和 MRI 检查可出现"靶征"或"牛眼征"；③CT 扫描上病灶密度较低，有时接近水的密度，对肝内微小转移灶(<1 cm)普通的影像学检查常难以发现而漏诊，可采用 CT 加动脉门静脉造影(CTAP)，其准确率可达 96％；对这些微小转移灶的定性诊断，目前以正电子发射断层扫描(PET)特异性最强，后者以 [18]F-氟脱氧葡萄糖(^{18}F-FDG)作为示踪剂，通过评价细胞的葡萄糖代谢状况确定其良恶性。

（七）诊断

肝转移癌的诊断关键在于确定原发病灶，特点：①多数有原发性肿瘤病史，以结直肠癌、胃癌、胰腺癌等最常见。②常无慢性肝病病史，如 HBV、HCV 标志物多阴性。③由于肝转移癌很少合并肝硬化，所以体检时癌结节病灶多较硬而肝脏质地较软。④影像学显示肝内多个散在、大小相仿的占位性病变，B 超可见"牛眼"征，且多无肝硬化影像，肝动脉造影肿瘤血管较少见。

临床上诊断的主要依据：①有原发癌病史或依据；②有肝脏肿瘤的临床表现；③实验室肝脏酶学改变，CEA 增高而 AFP 可呈阴性；④影像学发现肝内占位性病变，多为散在、多发；⑤肝脏穿刺活检证实。

对于某些组织学上证实为肝转移癌，但不能明确或证实原发性肿瘤起源的情况，临床上并不少见，如 Kansaa 大学医院所记载的 21 000 例癌症患者中，有 686 例(3.2％)未明确原发癌的部位。对于此类病例 需要通过更仔细的病史询问、更细致的体格检查及相关的影像学和实验室检查来判断。例如原发肿瘤不明时,乳腺、甲状腺及肺可能是原发灶;粪便潜血阳性提示胃肠道癌,胃镜、结肠镜、钡餐及钡灌肠检查对诊断有帮助;疑有胰体癌时,应行胰腺扫描及血管造影等。

(八)鉴别诊断

1.原发性肝癌

患者多来自肝癌高发区,有肝癌家族史或肝病病史,多合并肝硬化,肝功能多异常,肝癌的并发症较常见,病情重且发展迅速,AFP 等肿瘤标志呈阳性,影像学呈"失结构"占位性病变,孤立性结节型也较多见;肝转移癌多有原发肿瘤病史和症状,很少合并肝硬化,肝功能多正常,病情发展相对缓慢,AFP 多正常,CEA 多增高,影像学发现肝脏多个散在占位结节,可呈"牛眼征"。但AFP 阴性的原发性肝癌和原发灶不明确的肝转移癌之间的鉴别诊断仍有一定困难,有时需依靠肝活检,当组织学检查发现有核居中央的多角形细胞、核内有胞质包涵体、恶性细胞被窦状隙毛细血管分隔、胆汁存留、肿瘤细胞群周围环绕着内皮细胞等表现时,提示为原发性而非继发性肝癌。

2.肝血管瘤

一般容易鉴别。女性多见,病程长,发展慢。临床症状多轻微,实验室酶学检查常属正常。B超见有包膜完整的与正常肝脏有明显分界的影像,其诊断符合率达 85%;CT 表现为均匀一致的低密度区,在快速增强扫描中可见特征性增强,其对血管瘤的诊断阳性率近 95%;血管造影整个毛细血管期和静脉期持续染色,可见"早出晚归"征象。

3.肝囊肿

病史较长,一般情况好,囊肿常多发,可伴多囊肾,B超提示肝内液性暗区,可见分隔,血清标志物 AFP、CEA 阴性。

4.肝脓肿

肝脓肿多有肝外感染病史,临床可有或曾有发热、肝痛、白细胞计数增高等炎症表现,抗感染治疗有效。超声检查可见液平,穿刺为脓液,细胞培养阳性。

5.肝脏肉瘤

此病极少见,患者无肝脏外原发癌病史。多经病理证实。

二、治疗

(一)手术切除

与原发性肝癌一样,继发性肝癌的治疗也是以手术切除为首选,这是唯一能使患者获得长期生存的治疗手段,如大肠癌肝转移切除术后 5 年生存率可达 25%～58%,而未切除者 2 年生存率仅为 3%,4 年生存率为 0。

继发性肝癌的手术适应证近年来有逐渐放宽的趋势。最早对继发性肝癌的手术价值还存在怀疑,直到 1980 年 Adson 和 VanHeerdon 报道手术切除大肠癌肝脏孤立性转移灶取得良好效果,才确定手术切除是孤立性肝转移癌的首选治疗方法。以后有许多研究发现,多发性与孤立性肝转移癌切除术后在生存率上并无明显差异,因而近年来手术切除对象不只是限于孤立病灶,位于肝脏一侧或双侧的多发转移灶也包括在手术适应证内,至于可切除多发转移灶数目的上限,以往通常定为 3～4 个,有学者认为以转移灶的数目作为手术适应证的依据没有足够理由,不可机械从事,只要保证有足够的残肝量和手术切缘,任何数目的肝转移癌均为手术切除的适应证。有肝外转移者以往被认为是手术禁忌证,近年来的研究发现,只要肝外转移灶能得到根治性切除,可获得与无肝外转移者一样好的疗效,故也为手术治疗的适应证。目前临床上掌握继发性肝癌的手术指征:①原发灶已切除并无复发,或可切除,或已得到有效控制(如鼻咽癌行放疗后);②单发或多发肝转移灶,估计切除后有足够的残肝量并可保证足够的切缘;③无肝外转移或肝外转移灶可切除;④无其他手术禁忌证。

继发性肝癌的手术时机,原则上一经发现应尽早切除。但对原发灶切除后近期内刚发现的较小转移灶(如<2 cm)是否需要立即手术,有学者认为不必急于手术,否则很可能在手术后不久就有新的转移灶出现,对这样的病例可密切观察一段时间(如 3 个月)或在局部治疗下(如PEI)观察,若无新的转移灶出现再做手术切除。对同时转移癌的手术时机也是一个存在争议的问题,如大肠癌在原发灶手术的同时发现肝转移者占 8.5%～26%,是同期手术还是分期手术尚有意见分歧,有学者认为只要肝转移灶可切除、估计患者能够耐受、可获得良好的切口显露,应尽可能同期行肝癌切除。

继发性肝癌的手术方式与原发性肝癌相似,但有如下几个特点:①由于继发性肝癌常为多发,术中B超检查就显得尤为重要,可以发现术前难以发现的隐匿于肝实质内的小病灶,并因此改变手术方案;②因很少伴有肝硬化,肝切除范围可适当放宽以确保阴性切缘,切缘一般要求超过1 cm,因为阴性切缘是决定手术远期疗效的关键因素;③由于继发性肝癌很少侵犯门静脉形成癌栓,肝切除术式可不必行规则性肝叶切除,确保阴性切缘的非规则性肝切除已为大家所接受,尤其是多发转移灶的切除更为适用;④伴肝门淋巴结转移较常见,手术时应做肝门淋巴结清扫。

继发性肝癌术后复发也是一个突出的问题,如大肠癌肝转移切除术后 60%～70%复发,其中 50%为肝内复发,是原转移灶切除后的复发还是新的转移灶在临床上难以区别。与原发性肝癌术后复发一样,继发性肝癌术后复发的首选治疗也是再切除,其手术指征基本同第一次手术。再切除率文献报道差别较大,为 13%～53%,除其他因素外,这与第一次手术肝切除的范围有关,第一次如为局部切除则复发后再切除的机会较大,而第一次为半肝或半肝以上的切除则再切除的机会明显减小。

(二)肝动脉灌注化疗

虽然手术切除是继发性肝癌的首选治疗方法,但可切除病例仅占 10%～25%,大多数患者则因病灶广泛而失去手术机会,此时肝动脉灌注化疗(HAI)便成为这类患者的主要治疗方法。继发性肝癌的血供来源基本同原发性肝癌,即主要由肝动脉供血,肿瘤周边部分有门静脉参与供血。与全身化疗相比,HAI 可提高肿瘤局部的化疗药物浓度,同时降低全身循环中的药物浓度,因而与全身化疗相比,可提高疗效而降低药物毒性作用,已有多组前瞻性对照研究证明,HAI 对继发性肝癌的有效率显著高于全身化疗。HAI 一般经全置入性 DDS 实施,后者可于术中置入;也可采用放射介入的方法置入,化疗药物多选择氟尿嘧啶(5-FU)或氟尿嘧啶脱氧核苷(FudR),后者的肝脏清除率高于前者。文献报道 HAI 治疗继发性肝癌的有效率为 40%～60%,部分病例可因肿瘤缩小而获得二期切除,对肿瘤血供较为丰富者加用碘油栓塞可使有效率进一步提高。但继发性肝癌多为相对低血供,这与原发性肝癌有所不同,为了增加化疗药物进入肿瘤的选择性,临床上有在 HAI 给药前给予血管收缩药(如血管紧张素 II 等)或可降解性淀粉微球暂时使肝内血流重新分布,以达到相对增加肿瘤血流量、提高化疗药物分布的癌/肝比值之目的,从而进一步提高 HAI 的有效率。

　　前瞻性对照研究表明,与全身化疗相比,HAI 虽然显著提高了治疗的有效率,但未能显著提高患者的生存率,究其原因主要是由于 HAI 未能有效控制肝外转移的发生,使得原来死于肝内转移的患者死于肝外转移。因此,对继发性肝癌行 HAI 应联合全身化疗(5-FU+四氢叶酸),或加大化疗药物的肝动脉灌注剂量,以使部分化疗药物因超过肝脏的清除率而"溢出"肝脏进入全身循环,联合使用肝脏清除率低的化疗药物,如丝裂霉素(MMC)亦可达到相同作用。

(三)其他

　　治疗继发性肝癌的方法还有许多,如射频、微波、局部放疗、肝动脉化疗栓塞、瘤体无水酒精注射、氩氦刀等。

(张宗虎)

第九章

胆 道 疾 病

第一节 胆 石 症

胆石症是胆道系统的常见病,因急性症状而住院的胆石症占外科急腹症的第 2~3 位。

一、流行病学

胆石症的发病率在不同地区、国家及民族差别很大。在美国成年人中胆石症。可达 10%,其中印第安人的发病率更高。北欧、中美与南美皆为高发地区,日本的成年人中胆石症的发病率 <5%,而在东非胆石症极为少见。亚太地区原发性胆管结石的发病率明显高于欧美国家。黄耀权等调查天津市胆石症的总自然发生率为 8.2%,并发现易患因素:①胆囊结石易患因素与年龄、居住地、性别和营养有密切关系,$P<0.05$,其密切关系顺序为年龄>居住>性别>营养;②胆管结石发生率与农民、居住地、年龄和工人有密切关系,其顺序为农民>年龄>居住地>工人;③胆囊合并胆管结石自然人群发生率与居住地、工人、营养和年龄 4 种易患因素有关,其顺序为居住地>工人>营养>年龄。

西方国家的胆石症以女性,40 岁以上肥胖者为多见,胆固醇结石为主。

我国胆石症患者女性稍多于男性,年龄范围较宽。据国内尸检材料统计,胆石症检出率约为 7%,80 岁以上的老年人可高达 23%。根据国内 26 个省市 146 所医院经手术治疗的 11 298 例的分析,胆囊结石最为多见,共 5 967 例,占 52.8%;胆囊、胆总管结石 1 245 例,占 11.0%;肝外胆管结石 2 268 例,占 20.1%;肝内胆管结石 1 818 例,占 16.1%,原发性肝内、外胆管结石发病率为 36.2%,较 20 世纪 60 年代报告的 50% 已有所降低。胆石症患者占普外住院患者总数的 10.05%。在这一大组病例中,男 3 707 例,女 7 635 例,男女之比为 1:2。在西北及华北地区,男女之比为 1:3,但在华南地区则为 1:1。发病年龄最小者仅 3 岁,最高者为 92 岁,平均年龄为 48.5 岁。胆石症发病的高峰年龄为 50~60 岁。在我国的西安、兰州等西北地区以胆固醇为主要成分的胆囊结石为多,胆囊癌的发病率亦较高。

近年来,在我国一些中心城市胆囊结石与原发性胆管结石的比例已经发生了明显的变化。胆囊结石与胆管结石的比例,在北京为 3.4:1,在上海为 3.2:1,在天津为 4.5:1。胆固醇结石在天津市占 64.8%,在上海占 71.4%,北京地区胆固醇结石与胆红素缩石之比为 1:0.98,但在广大农村、边远地区及个别胆石症高发地区,仍以胆管结石及胆红素结石为最常见。这些情况显然与食品结构及结石的发病原因不同有关。

二、病因与发病机制

胆石症形成的机制是十分复杂的。近年的研究表明,临床上常见的两大类结石(胆色素与胆固醇结石)的形成机制不同。

(一)胆色素结石

胆色素结石多呈棕色或橘色、不定形、大小不一、易碎、切面呈层状,常遍布于肝内、外胆管系统。胆石的成分,以胆色素钙为主,胆固醇的含量一般不超过20%。

胆色素结石形成机制与胆道的慢性炎症、细菌感染、胆汁淤滞、营养因素等有关。常见的致病因素有复发性化脓性胆管炎、胆道阻塞、胆道寄生虫病(最常见的是胆道蛔虫病和中华分支睾吸虫感染)。感染是导致结石形成的首要因素,感染细菌主要是肠道菌属,大多数患者的胆汁培养均有细菌生长,其中最主要的是大肠埃希菌,厌氧性细菌亦较常见。胆汁淤滞是原发性胆管结石形成时的必要条件之一,因为只有在淤滞条件下,胆汁中成分才能沉积并形成结石。引起胆汁淤滞的原因是多方面的:胆总管下端炎症、狭窄是常见的原因,有时胆总管下端可能并无机械性梗阻,但并不排除由胆管炎所引起的胆管下端水肿和 Oddi 括约肌痉挛时所致的功能性梗阻,在梗阻的近端,胆道内压力升高,胆管扩张,胆流缓慢,因而有利于结石形成。在此种情况下,胆道寄生虫病能促使结石形成,在不少患者中可见到以虫体或虫卵为核心所形成的结石。

正常胆汁中,胆红素主要是水溶性的胆红素二葡萄糖醛酸酯的结合型胆红素,但结石中的胆红素主要是不溶于水的游离胆红素。因而,胆汁中结合型胆红素的去结合化是形成结石的原因。胆道感染时,大肠埃希菌属和一些厌氧杆菌感染能产生 β-葡萄糖醛酸酶,此酶在 pH 为 7.0 条件下,能将结合型胆红素水解生成游离胆红素,游离胆红素与钙离子结合形成不溶于水的胆红素钙,形成了胆色素结石。另外,胆汁中有来自组织的内源性葡萄糖醛酸苷酶,它的最适 pH 为4.6,在适宜情况下,亦能水解胆汁中的结合型胆红素。此外,胆汁中的黏蛋白、酸性黏多糖、免疫球蛋白等大分子物质,炎性渗出物,脱落的上皮细胞、细菌、寄生虫、胆汁中的金属离子等,均参与结石的形成。

(二)胆固醇结石

该类结石与胆固醇代谢障碍有关。种种原因使胆固醇含量增多和/或胆盐、卵磷脂减少,使胆固醇浓度相对增多,则胆固醇就会从胆汁中析出而形成结石。1968 年 Admirand 和 Small 用三角坐标来表示胆汁中胆固醇、胆盐和卵磷脂的相互关系。三角坐标中的任何一点都同时反映3 种物质在胆汁中的含量百分比(指其中一种物质占 3 种物质总含量的百分比)。正常胆汁的各点都应在三角坐标的曲线以下,而胆固醇和混合结石患者的各点都在曲线上或曲线以上。

造成过饱和胆固醇沉淀的原因与以下因素有关:①肝脏胆固醇代谢异常;②肝肠循环障碍使胆酸池缩小;③饮食因素;④胆囊黏膜上皮脱落、雌性激素的影响等。

然而,近年来许多学者的研究发现,不但胆固醇结石患者胆囊胆汁中的胆固醇多呈过饱和状态,而且有 40%~80% 的正常人胆囊胆汁也常是过饱和的。此外,肝胆汁的胆固醇浓度往往比胆囊胆汁高得多,胆固醇结石却大都在胆囊内形成。这样,人们已认识到 Admirand-Small 三角还不能充分地说明结石形成的机制。近十年来胆固醇结石形成机制的研究主要在以下方面。

1.胆汁动力学平衡体系的研究

胆固醇在胆汁中主要以微胶粒和泡两种形式维持其溶解状态。微胶粒由胆固醇、磷脂、胆盐组成。泡是胆固醇、磷脂组成的复合体,两者相互联系,可以相互转化,在胆汁中形成一个动力学平衡体系,对胆固醇的溶解和析出起调节作用。泡可以溶解80％以上的肝胆汁中的胆固醇,是胆汁中胆固醇溶解及转运的主要形式。薄片是新发现的胆固醇、磷脂组成的聚合体,可以溶解一部分胆固醇,其作用机制尚待进一步研究。胆盐通过转运蛋白所产生电化学梯度分泌进入毛细胆管,而胆固醇与磷脂结合,以泡的形式由细胞支架(微管、微丝等)转运通过毛细胆管上皮细胞细胞膜,两个过程在一定程度上相互独立。当泡进入肝胆汁后,才与胆盐相互作用形成微胶粒,在成石性胆汁中泡与微胶粒同时存在。在某些情况下,如胆汁胆固醇分泌增加,胆盐分泌减少,以及某些促成核因子作用下等。胆固醇可以从微胶粒向泡转移,并使泡体积增大,不稳定,并容易发生聚集融合,从单层小泡到大泡进而形成复层大泡,析出胆固醇晶体,并可进一步形成胆固醇单水结晶,而单水结晶的生长和聚集是胆固醇结石的雏形。各种研究表明,由于胆汁胆固醇动力学平衡体系被破坏而产生的胆固醇过饱和是结石形成的基础。

2.胆固醇过饱和胆汁产生的机制

过饱和胆汁是胆固醇结石产生的先决条件。80％的胆固醇在肝脏代谢,而胆固醇结石患者肝胆汁成核时间比胆囊胆汁短,故而肝脏是胆固醇过饱和胆汁的产生场所。过饱和胆汁产生的机制很复杂,主要有以下几个途径。

(1)胆固醇分泌增加:目前认为造成胆固醇分泌增加的因素主要如下。①HMG-辅酶A还原酶活性增高,导致肝细胞合成分泌胆固醇增加。20世纪70年代,Salen G、Cogne等发现胆固醇结石患者的HMG-辅酶A还原酶活性增高,以后Key、Maton等也从不同角度证实了这一结果。②酰基辅酶A-胆固醇酰基转移酶(acyl coenzyme A-cholesterol acyltransferase,ACAT)的系统活性降低,致使胆固醇转化为胆固醇酯减少。ACAT是胆固醇酯化过程中的限速酶,广泛存在于肝脏及胆囊黏膜中,20世纪80年代以来,陆续报道ACAT在胆固醇结石患者的肝脏中活性降低,从而致使游离胆固醇分泌增加,促使结石形成。③脂类代谢紊乱。20世纪80年代以来,不少学者报道胆固醇结石患者存在着明显的脂类代谢紊乱,主要是低密度脂蛋白(low-density lipoprotein,LDL)及乳糜微粒(chylomicron,CM)含量和/或具有活性的受体数目增加;极低密度脂蛋白胆固醇(very low densitylipoprotein-cholesterol,VLDL-C)含量增加;胆固醇逆向转运的载体高密度脂蛋白(HDL)含量和/或其在肝细胞膜上的受体数目减少。④由于7-α羟化酶活性降低,导致胆固醇合成胆酸减少,胆固醇分泌过多,年龄是一个重要因素。

(2)胆酸代谢障碍:胆汁酸是胆汁的主要成分,也是胆固醇体内代谢的最终产物。在肝细胞内质网微粒体酶系统作用下,胆固醇可逐步衍化为胆酸,7-α羟化酶为这一过程的限速酶。大部分胆固醇结石患者存在胆酸代谢障碍,主要表现在以下几方面。①肝脏合成胆酸下降:胆酸合成主要受限速酶胆固醇7-α羟化酶及另外两个关键酶(12-α羟化酶、27-羟胆固醇-7-α羟化酶)的调节,也受胆固醇及肝脏胆酸流量的反馈调节。胆固醇7-α羟化酶、12-α羟化酶等都是细胞色素P450家族成员(CYP7A),在胆固醇结石患者中活性降低。②胆盐肠肝循环被破坏:对胆汁酸代谢动力学变化与胆固醇结石病的关系有过不少研究,表明胆盐肠肝循环被破坏可使体内胆酸池下降,从而导致结石形成。③胆盐成分改变:近年来国内外学者对胆盐成分变化对成石的影响进行了一系列的研究。胆固醇结石胆汁中去氧胆酸(DCA)的比例增加;胆酸(CA)鹅去氧胆酸(CDCA)比例升高;甘氨结合胆酸增多而牛磺结合胆酸减少(G/T比例升高)。

3.促、抗成核因子

肝胆汁的胆固醇饱和度比胆囊胆汁高,但胆固醇结石很少在肝胆管内形成,从而提示在胆囊胆汁中存在着促成核因子,而 40%～80%正常人胆囊胆汁为过饱和胆汁,却未形成结石,所以胆囊胆汁中还存在着抗成核因子。

(1)促成核因子:能促使胆固醇结晶析出的胆汁蛋白质中,有黏蛋白性和非黏蛋白性的糖蛋白,而后者有选择性与刀豆蛋白凝结素 A 结合的特性。大部分为免疫球蛋白、磷脂酶、纤维连接蛋白等。①黏蛋白:胆囊黏膜上皮细胞分泌一种黏蛋白,可促使胆固醇成核。过饱和胆汁、胆盐、前列腺素、阿司匹林及炎症刺激等均可影响黏蛋白分泌。黏蛋白分泌过多时,可形成黏性弹力凝胶具有很强的胶着性,可使胆固醇结晶处于胶体状中,并促使其产生聚集,也有可能促进泡融合,形成复层泡,并减弱泡之间的排斥力。②免疫球蛋白:Harvey 等分离、提纯了 ConA 结合蛋白,其中一部分被证实为免疫球蛋白,主要为 IgM 和 IgA 以后,这一研究小组的报告指出 IgG 也具有明显的促成核活性,在胆固醇结石存在的胆囊胆汁中,IgG 的平均浓度是色素结石组或对照组的 3 倍,并且与 CSI 关系密切,当 CSI 处于 1.2～1.4 时 IgG 浓度最高。胆盐,尤其是 DC 可刺激 IgG 分泌,就成核活性而言,IgM>IgG>IgA。③其他促成核糖蛋白:近年来,国内外学者应用亲和层析、高效液相等技术,提纯到许多具有促成核活性的糖蛋白;如 130 kDa 糖蛋白,42 kDa 糖蛋白,纤维连接蛋白等。

(2)抗成核因子:20 世纪 80 年代初,Seuell 等人就在胆固醇结石患者的胆囊胆汁中发现多种载脂蛋白,Ktbe 等将 Apo AI、Apo A2 加入模拟胆汁中,可使成核时间延长 1 倍。另外,12、58、63 kDa 的糖蛋白,以及胆汁蛋白的片段等被认为具有抗成核作用。

4.胆囊动力学异常

早在 1856 年 Meckel von、Hensbach 就已提出胆汁淤滞是胆石一个重要发病因素。

胆囊运动过缓导致胆囊剩余容积增大,当胆囊胆汁处于过饱和状态,且滞留在胆囊内时间过长时,可沉淀在胆囊黏膜表面,并且刺激黏蛋白的分泌,促使胆固醇成核。大量的动物试验表明,在结石形成之前,胆囊收缩力就已减弱。Carey 等发现,正常人 50%的肝胆汁进入胆囊,另 50%排入十二指肠;而在胆固醇结石患者中,只有 30%肝胆汁进入胆囊,70%则排入十二指肠,从而说明胆固醇结石患者胆囊排空容积减少,利用现代影像技术,如超声、核素扫描等发现胆固醇结石患者的空腹胆囊容积、餐后或静脉注射缩胆囊素(CCK)后残余容积均较正常人大,胆囊排空也延迟。

5.胆固醇结石的免疫学研究

胆固醇结石患者往往伴有急、慢性胆囊炎提示感染也可能是胆石形成的重要因素,在炎症反应中,细胞因子充当了一个重要角色。TNF-α 可以使肝细胞摄取胆酸,特别是牛磺胆酸减少。IL-6 可抑制体外原代培养的肝细胞摄取胆盐,还抑制牛磺胆酸的转运蛋白及 Na^+,K^+-ATP 酶的活性,TNF、IL-2、IL-4 等可降低细胞色素 P450(如 CYP2A、CYP3A 等)的活性,而胆酸合成的限速酶 7-α 羟化酶就是 CYP7a。

6.胆固醇结石的分子遗传病因学研究

胆固醇结石患者有明显的家族聚集倾向。多数学者认为,胆固醇结石是具有遗传背景的多基因疾病。与胆固醇结石成因关系密切的 7-α 羟化酶、载脂蛋白、胆固醇转运蛋白等均发现存在基因多态性。寻找胆固醇结石成因的独立候选基因已成为当前的一个研究热点。

(三)黑色结石

近年来黑色结石受到普遍的重视,有人称之为第三结石。根据日本东北大学第一外科的报告,在 20 世纪 60～70 年代,黑色结石仅占 10%以下,但到 20 世纪 80 年代已增加到 22%,现在已知,黑色结石的形成往往与并存的疾病背景和施行过某些特定的手术有关。

1.肝硬化与胆石

根据佐藤寿雄的报告,在肝硬化的患者中并发胆石者为13.3%,约为一般成年人的两倍。在这些结石中黑色结石占半数以上。在推论肝功能障碍与黑色结石形成的关系时,作者认为:肝硬化患者常有高胆红素血症,有利于结石的形成;另外,由于充血性脾大及脾功能亢进,可增加红细胞的破坏及溶血或为黑色结石的来源。

2.溶血性黄疸与胆石

溶血性黄疸的患者,由于高胆红素血症存在常并发胆囊黑色结石。在佐藤寿雄报告的因溶血性黄疸而施行脾切除术的58例中,有28例(48%)已发生胆石,其中黑色结石23例,占82%。

3.胃切除术后的胆石症

许多报告证实在胃次全切除术后胆石症的发病率明显增高。佐藤寿雄等对胃切除前没有胆石的300例,进行了术后随访,术后发生结石者58例,占19.3%。樱庭等对120例因胃癌而进行胃次全切除术的患者进行了随访。在随访半年以上的43例中,有11例发生了结石,发生率为26%。一些学者认为,胃切除术后的时间与胆石发生率之间似无明显的关系,术后两年之内胆石的发生率已达20%左右,说明在术后短期内即开始有结石形成。从结石的部位来看,仍以胆囊结石为主。从结石种类来分析,黑色结石约占40%,其次为胆固醇结石,胆色素钙结石约占17.4%。樱庭等的研究表明,在胃切除术后胆囊收缩功能低下,多呈弛缓性扩张,经过3～6个月后运动功能才大体上恢复到术前水平。该学者认为胆囊收缩功能低下,胆汁排出延缓,进而引起炎症,是术后结石形成的主要原因。如果对胃癌的患者进行胆道周围淋巴结清除术,由于胆囊周围粘连,会进一步加重排空障碍,从而结石形成的机会也进一步增加。

4.心脏瓣膜替换术后的结石

瓣膜替换术后胆石的发生率明显增高。Mevendins报告,胆石的发生率高达31%,均为黑色结石。佐藤寿雄等对日本东北大学胸外科进行过瓣膜替换手术1年以上的103例患者进行了随访观察,发生胆石者17例,占16.5%。替换机械瓣膜的胆石发生率高于生物瓣。因机械瓣更易产生溶血。结石以黑色结石为主。

除上述4种特殊情况外,有的报告还表明,在Ⅳ型高脂血症胆石的发生率增高。Ahl-learg等的研究表明,此类患者肝HMG-辅酶A还原酶的活性增高,约为正常人的两倍,故此类患者的胆汁多属于胆固醇超饱和胆汁,这可能是胆石发生率高的主要原因。糖尿病患者胆石发生率亦较高。佐藤寿雄等报告,男性发生率为14%,女性为16%。成石的原因可能是多方面的,有人认为与糖尿病患者胆囊收缩功能低下有关,还有人报告糖尿病患者胆汁酸浓度下降,从而引起胆固醇的超饱和。

三、病理生理

胆石症发生后,可引起胆道系统、肝脏,以及全身一系列病理解剖及病理生理改变,主要有以下几项。

(一)胆囊

由于胆石的长期刺激及继发感染可引起急性或慢性胆囊炎,胆囊管发生梗阻后可导致胆囊积水,若继发细菌感染,则可形成胆囊积脓。胆囊坏死穿孔后则出现胆汁性腹膜炎。胆囊颈部结石可对肝总管形成压迫,甚至导致肝总管梗阻、坏死、穿孔,临床上可发生感染、黄疸,称为米瑞兹

(Mirizzi)综合征。

(二)胆管

胆管结石造成胆管梗阻后使胆汁流通不畅,出现胆道压力增高,临床上表现为梗阻性黄疸。若有继发性细菌感染则可出现轻重不同的胆管炎。

(三)肝脏

胆石症引起的继发性肝损害与胆石的部位、胆管梗阻的程度与持续时间有关。据临床肝脏活体组织检查所见,胆管结石的患者几乎百分之百、胆囊结石则有 70% 以上的患者肝脏形态学改变,病变程度可由轻微的炎细胞浸润直至胆源性肝脓肿、间质性肝炎、局灶性肝萎缩病和胆汁性肝硬化。

(四)全身损害

当胆石症并发严重感染及梗阻性黄疸时,可引起败血症等一系列全身性损害,甚至导致多器官系统衰竭。

四、胆石症的分类

(一)根据结石形态特点分类

1.结石部位

包括:①胆囊结石;②胆总管及肝总管结石;③肝内胆管结石。

2.结石大小

包括:①泥沙样结石及微结石(横径<0.3 cm);②小结石(横径<0.5 cm);③中结石(横径0.5~1.5 cm);④大结石(横径≥1.5 cm)。

3.结石形状

圆形、梭形、多角形、不规则形等。

4.结石数量

单发结石、多发结石。

(二)根据结石成分和结石表面、剖面的特点分类

1.放射状石

灰白、透明,剖面呈放射柱状,由结晶组成,核心多为少量色素颗粒团块。

2.年轮状石

多为棕黄色,切面有放射状结晶,同时具有多个同心圆的深棕色年轮纹,此年轮纹非真正层次不能分离。

3.岩层状叠层石

淡黄或灰白,呈致密光滑的叠层状,可以剥离,实体镜下为片状胆固醇结晶组成,各层间夹有细线状结构,为胆红素颗粒或黑色物质组成。

4.铸形无定形石

多为深棕色结石,其形态由于所在解剖部位不同而各异,切面无定形结构。电镜下为大量胆红素颗粒和一些胆固醇结晶所构成。

5.沙层状叠层石

剖面呈松弛的同心圆层状,为大小相仿的胆红素颗粒组成,各层间被白色颗粒分离,经定性大部分为胆固醇,少数结石的间隔为黑色物质所组成。

6.泥沙状石

棕色、易碎、小块或泥沙状,电镜下皆为稀疏的胆红素颗粒集聚。

7.黑色结石

即所谓"纯色素"石,见于胆囊内,直径约为 0.5 cm,黑色有光泽、硬、表面不规则,切面如柏油状。电镜下为片状颗粒状结构,排列极为致密。

第 1～3 类结石的主要成分为胆固醇,此类结石多发生于胆囊内。第 4～6 类结石主要成分为胆红素钙结石,此类结石可以发生在胆道的任何部位,但以肝内胆管与胆总管为多见,结石无一定形状,有时呈泥沙或胆泥状,硬度不一,常易压碎。

(三)根据临床特点分类

1.胆囊结石

(1)无症状胆囊结石。

(2)有症状胆囊结石(绞痛性、急性及慢性胆囊炎)。

(3)胆囊与胆管结石:①以胆囊结石症状为主的胆石症;②以胆管症状为主的胆石症。

(4)伴有严重并发症的胆囊结石:①胆囊管狭窄;②胆囊积水;③胆囊积脓;④胆囊胰腺炎;⑤Mirizzi综合征;⑥并发胆囊癌的胆囊结石;⑦并发 Oddi 括约肌狭窄的胆囊结石。

2.胆管结石

(1)胆总管下端结石:①伴括约肌狭窄;②无括约肌狭窄。

(2)胆总管结石。

(3)肝内胆管结石:①右肝管结石;②左肝管结石;③多发性肝内胆管结石。

(4)胆囊与胆管结石。

(5)伴有严重并发症的胆管结石:①梗阻性黄疸;②急性梗阻性化脓性胆管炎(AOSC);③胆管炎性肝脓肿;④胆道出血;⑤胰腺炎;⑥胆汁性肝硬化;⑦并发胆管癌变。

(四)胆囊结石的 B 超分类

CT 和 B 超均能够初步满足这种分类的要求。由于 B 超费用低廉且可进行多次重复检查,故更受到医学界的重视。

日本千叶大学第一内科土屋幸浩等提出了如下的分类方法,很有参考价值。

1.大结石

直径在 1.0 cm 以上的结石为大结石,根据其超声影像的特点分为 3 型。

(1)Ⅰ型结石:胆石表面呈现较浊回声的光团影像,向内部逐渐减弱,结石下面可出现声影,根据光团的形状又可分为Ⅰa(球型)、Ⅰb(半月型)及Ⅰc(新月型)。此类结石为胆固醇结石,无钙化。

(2)Ⅱ型结石:在结石的浅部出现一个狭窄的强回声光团,伴有一个强声影此为Ⅱa,如在结石的中心部又出现一个强光点则为Ⅱb。多为伴有钙化的混合结石,呈层状结构。

(3)Ⅲ型结石:结石虽可显示,但光团较弱,声影亦较模糊不清。此类结石为色素结石,多容易伴有细菌感染。

2.小结石

直径在 1.0 cm 以下的结石属于小结石,多发性为主,根据其占据胆囊容积的大小及结石群体结构又可分为:①充满型结石;②堆积型结石;③游离型结石;④浮游型结石;⑤块状型结石。充满型结石及堆积型结石除表示结石数量多以外,也反映胆囊运动功能已经丧失或严重障碍。

小结石容易引起胆囊管的梗阻及容易引发胰腺炎。

五、临床表现

胆石症的症状和体征与胆石的部位、大小、胆管梗阻的程度以及并发症的有无等因素有关，现将主要临床表现分述如下。

(一)临床症状

1.腹痛

腹痛是胆石症的主要临床表现之一。胆石症发作时多有典型的胆绞痛，为上腹和右上腹阵发性痉挛性疼痛，伴有持续性加重，常向右肩部或肩胛部放射。腹痛的原因是胆石从胆囊移动至胆囊管或胆管内结石移动至胆总管下端或从扩张的胆总管移行至壶腹部时结石嵌顿所引起。由于胆囊管或胆道梗阻使胆囊或胆管内压升高，胆囊或胆总管平滑肌扩张及痉挛，企图将胆石排出而产生剧烈的胆绞痛。90％以上的胆绞痛为突然发作，常发生在饱餐、过劳或激烈运动之后。除剧烈胆绞痛外，患者常表现坐卧不安；甚至辗转反侧，心烦，常大汗淋漓，面色苍白，恶心呕吐。每次发作持续时间可以数十分钟到数小时。如此发作往往需持续数天才能完全缓解。疼痛缓解和消失表示结石退入胆囊或嵌顿于胆管下端的结石移动或通过松弛的括约肌排出胆道，此时其他症状亦随之消失。由于结石所在部位的不同，腹痛的临床表现特征也有所不同。

(1)胆囊结石：胆囊内结石（尤其是较大结石）不一定均产生绞痛，有的可以终生无症状，称之为安静胆囊结石(silent gallstone)。胆囊颈部结石极易引起急性梗阻性胆囊炎。胆囊袋，又称哈德门袋(Hartmann pouch)，是胆囊颈部一个袋状结构，极易堆积结石而产生胆绞痛。除胆绞痛外，还可出现恶寒、发热等感染症状，严重病例由于炎性渗出或胆囊穿孔可引起局限性或弥漫性腹腔炎，因而出现腹膜刺激症状。部分病例可在腹部检查时触及胀大的胆囊。如结石不大或胆囊管直径较粗时，从胆囊排出的结石进入胆总管，但可能嵌顿在壶腹部引起胆绞痛、梗阻性黄疸、化脓性胆管炎，甚至出血性坏死性胰腺炎。

(2)胆总管结石：约75％的患者有上腹部或右上腹部阵发性剧烈绞痛，继疼痛之后约70％的患者出现黄疸，黄疸的深浅随结石嵌顿的程度而异，且有波动性升降、如胆石阻塞胆道合并胆道感染时，可同时出现腹痛、寒战与高热、黄疸三联征症状。病变在胆总管时，疼痛多局限在剑突下区，如感染已波及肝内小胆管时，可出现肝区胀痛和叩击痛。

(3)肝内胆管结石：常缺乏典型的胆绞痛，发作时常有患侧肝区持续性闷胀痛或叩击痛，伴有发热、寒战与不同程度的黄疸。一侧肝内胆管结石多无黄疸。如结石位于肝右叶疼痛可放散至右肩及背部；左侧肝胆管结石放散至剑突下、下胸部。如结石梗阻于肝左、右胆管或二、三级胆管，亦可引起高位梗阻性化脓性胆管炎的表现。

2.胃肠道症状

胆石症急性发作时，继腹痛后常有恶心、呕吐。呕吐内容物为胃内容物，此后腹痛并不缓解。急性发作后常有厌油腻食物、腹胀和消化不良等症状

3.寒战与发热

与胆道感染的程度有关；胆囊炎多继发于胆囊结石，它们之间有互为因果的关系，可出现不同程度的发热，梗阻性坏疽性胆囊炎可有寒战及高热，胆管结石常并发急性胆管炎，而出现腹痛、寒战高热和黄疸三联征。当胆总管或肝内胆管由于结石、蛔虫和胆管狭窄等造成胆管急性完全梗阻时，胆管扩张，胆管内压升高，管腔内充满脓性胆汁，大量细菌和内毒素滞留于肝内，通过肝

窦状隙进入血液循环而导致败血症和感染性休克,此种病变称为急性梗阻性化脓性胆管炎(AOSC)。典型的 AOSC 除上述三联征外,还可出现血压降低(四联征),如再出现神志障碍则称为 Reynald 五联征。

4.黄疸

胆囊结石一般不出现黄疸,但约有 10% 的患者可以出现一过性黄疸。发生黄疸的原因可有以下几种:①胆囊炎同时并发胆管炎或结石排出至胆总管;②肿大的胆囊压迫胆总管,引起部分性梗阻,即 Mirizzi 综合征;③由于感染引起肝细胞一过性损害,在合并胆总管结石时,70% 以上的患者可以出现黄疸,黄疸呈波动性,如不清除结石或解除梗阻,虽经各种药物治疗亦消退很慢,迁延日久可引起胆汁性肝硬化。

(二)体格检查

胆囊结石的体征与胆道梗阻的有无及炎症的严重程度密切相关。

1.全身检查

在发作期呈急性病容,感染严重者有体温升高及感染中毒征象,如伴有呕吐或进食困难可有脱水、酸中毒表现,当引起胆道梗阻时巩膜与皮肤有黄染。

2.腹部检查

胆囊结石的腹部压痛多局限于剑突偏右侧和/或右上腹胆囊区,胆囊复发性梗阻时可触及胀大的胆囊,随着炎症的加重,也可出现肌紧张与反跳痛。莫菲征在胆囊结石引起的胆囊炎中多呈阳性。

胆管结石的腹部压痛多在剑突下偏右侧,可能触及胀大的胆囊;位于肝内胆管的结石压痛在右肝区,有时伴有肝大;左肝管结石压痛位于剑突或左上腹部。

六、诊断与鉴别诊断

(一)诊断

根据病史、体检及必要的特殊检查,胆石症的诊断多无困难。对于少数缺乏明确病史及典型症状的病例,特别是老年患者,需借助于超声波或 X 线检查加以确诊。在出现梗阻性黄疸时,要结合实验室和其他胆道图像检查加以确诊。对胆石症的诊断,不能仅仅满足于是否有胆石的初级层次诊断,还应对结石的部位、结石的大小及数目、胆囊的形态与功能改变、胆总管下端(包括 Oddi 括约肌)有无梗阻,以及是否合并有其他并发症等作出明确的判断。现将常用的诊断方法及检查程序分述如下。

1.病史与临床表现

除无症状的胆石症外,70% 以上的患者有典型的胆绞痛或胆道感染的病史,部分患者可有胆道手术史。为了能全面明确胆石症的诊断,必须仔细询问胆绞痛发作的情况,以及胆绞痛与其他症状如恶心呕吐、发热寒战、黄疸等之间的关系。腹部检查要注意压痛点的位置、右上腹饱满和胀大的胆囊。

2.实验室检查

(1)在胆石症的发作间歇期,实验室检查多无阳性发现。

(2)发作期的检查所见与急性胆囊炎、急性胆管炎或 AOSC 相同。

(3)如出现梗阻性黄疸可见血清胆红素增高,血清碱性磷酸酶和 r-谷氨酰转肽酶升高。黄疸持续时间较长,可有不同程度的肝功能损害,严重者可出现凝血机制障碍。对梗阻性黄疸患者要按"半急症"对待,尽可能在较短时间完成各项检查并采取有效的治疗措施。

3.十二指肠引流液检查

十二指肠液中查到胆沙或胆固醇结晶,有助于诊断,若查到细菌或寄生虫卵则更有参考价值。胆汁缺乏说明胆囊管有梗阻或者胆囊功能已经丧失。

4.超声波检查法

该法是一种无创伤性的检查方法,是胆石症的首选诊断方法。除能发现胆石的光团和声影外,还能了解胆管扩张的程度、胆囊的大小和炎症程度,对疾病能做出定性定量的诊断,对选择治疗方法很有帮助。

5.内镜逆行胆胰管造影术(ERCP)检查

ERCP 为一种诊断与介入治疗的理想方法。ERCP 常能显示胆管的内部病变,如结石阴影、胆管扩张的程度以及胆管下端有无梗阻等。

6.经皮肝穿刺胆道造影术(PTC)检查

PTC 是梗阻性黄疸的重要检查方法。一般在 CT 或 B 型超声波导向指引下进行 PTC,可显示胆管扩张的程度和梗阻部位。肝内胆管扩张达 0.5 cm 以上者,PTC 的成功率可达 95% 上。

7.手术中胆管造影、胆道镜检查与 B 超检查

胆管结石的术中检查也十分重要,除常规检查外,应用手术中胆道造影与胆道镜检查可以大大减少残余结石的发生率。胆道镜检查还能直接观察胆道黏膜,做出胆管炎的形态学分类,对胆管的其他病变,如胆管狭窄、肿瘤等也能作出准确的判断。

术中 B 超检查已在越来越多的临床单位中应用于临床。此种检查方法更便于肝内胆管结石的定位,同时还可较具体的了解肝、胰等邻近器官的病理损害,对于提高胆石症的手术效果有十分重要的实用价值。值得注意的是,上述几种特殊检查除需要有专用设备外,进行这些检查还延长了手术时间,增加了手术污染的机会,故应严重选择适应证,注意无菌操作,以免给患者增加额外负担。

(二)鉴别诊断

胆石症的鉴别诊断亦十分重要。

1.发作期需要鉴别的疾病

先天性胆总管囊性扩张、胆道蛔虫病、胆道运动障碍、溃疡病穿孔、胰腺炎、肠梗阻、右侧肾结石、右下肺炎或胸膜炎等。

2.非发作期需要鉴别的疾病

肝炎、肝硬化、肝或胆囊癌、胆管癌、壶腹周围癌、慢性胰腺炎、胰腺癌等。值得提出的是,胆石症常常伴发或继发于许多其他消化道疾病,如肝硬化、溃疡病、先天性胆总管囊性扩张、胆囊癌等。这些都增加胆石症的诊断与鉴别诊断上的困难性。

七、治疗

回顾我们治疗胆石症的历史,不难发现,20 世纪 50 年代以前基本上是采用外科手术治疗,20 世纪60 年代在中草药治疗的基础上出现了排石疗法,20 世纪 70 年代许多单位开展了溶石疗法。之后,随着现代化诊断设备与技术的引进,人们发现原来采用的中药治疗对某些病例存在较大的盲目性,疗效也不肯定。而对于胆道感染、胆道功能性疾病疗效甚佳,因此在中西医结合围术期、胆道感染、胆道术后应用中药防止结石再生等方面有广泛应用并获良好临床结果。

胆石症治疗方法的选择,要根据患者的周身情况,发病原因,以及结石的位置、大小、伴随的病变等,进行合理的选择,有时还需要几种治疗方法配合使用。

(一)合理的选择治疗方法

1.胆囊结石

原则上宜采用手术治疗,但也要区分不同情况,灵活对待。

(1)无症状胆囊结石:对这类结石是不是需要施行预防性胆囊切除术,目前尚有不同意见。主张不做胆囊切除术的理由是,这类患者术前无症状或仅有轻微上腹部疼痛,如贸然手术,于术后症状有时比术前还要多。多数外科医师认为,凡确属在查体中发现的无症状结石,均可采用定期随诊的方法进行观察,待有明确的手术指征时再考虑手术。口服溶石药物对肝功能有一定损害,一般不主张采用。如有急性发作,应立即进行手术治疗,切除胆囊。

(2)症状性胆囊结石。①伴急性胆囊炎的胆囊结石:除并发急性梗阻性坏疽性胆囊炎的胆囊结石需采用急性期手术治疗外,多数病例均先采用中西医结合非手术治疗以控制急性症状。然后进行胆道系统的全面检查,根据检查结果再决定施行手术治疗或非手术治疗。②伴慢性胆囊炎的胆囊结石:若患者已有反复发作,胆道系统检查有多发或较大结石者,宜采用手术治疗。对于 3 mm 以下的微小结石,直径<0.5 cm 的小结石,有人认为是一种危险结石,因游动性大,容易嵌顿在胆囊管内或引起胰腺炎等严重并发症,宜早期手术。③胆囊结石伴有继发性胆总管结石:这类结石原则上宜采用手术治疗,但在具备较好内镜条件的单位,应先行内镜括约肌切开术(EST),先取出胆总管结石然后再行腹腔镜胆囊切除术,可缩小手术范围,减少住院时间。④伴有严重并发症的胆囊结石:这类结石应及时采用手术治疗,术前应尽量将病变的性质和程度判定清楚,以便选用合理的手术术式并最大限度地避免手术并发症的发生。

2.胆管结石

胆管结石的适应证选择,大致可分为以下两类情况。

(1)非手术治疗适应证:肝胆管泥沙样结石、胆总管结石直径<2.0 cm,均可采用十二指肠镜取石,一些内镜中心具有胆道镜的"子母镜",更可以取出肝内胆管的结石。

当胆总管下端的狭窄段不超过 2 cm,结石直径不超过 2 cm 者,可先行经内镜括约肌切开术(EST),用网篮取出结石,对较小分散的结石可给予复方大柴胡汤以增加胆汁分泌,冲刷胆道,可取得良好的治疗效果。较大结石可采用液电碎石或激光碎石的方法一次或数次取出结石。据天津市中西医结合急腹症研究所一组病例统计,在施行 EST 及中药治疗的 115 例中,排出结石者114 例,占99.1%,其中完全排净者 105 例;结石排净率为 91.3%。

(2)手术治疗的适应证:对于有一叶或一段肝组织萎缩、肝内胆管多发结石、伴有胆管(肝内或肝外)狭窄以及其他并发症的胆管结石,应采用手术治疗。

(二)非手术治疗方法

1.排石疗法

在 20 世纪 80 年代,有人将具有疏肝利胆、通里攻下作用的中药与具有解痉止疼效果的针刺疗法和能促进排便作用的硫酸镁按时间顺序联合给予,称之为排石的"总攻疗法",以增加疗效。

该种"排石"方法在 20 世纪七八十年代广为应用,对适应证选择较好的病例有一定疗效,但在排石过程中还应密切观察病情变化。如患者先有腹痛加重,随后突然缓解、体温下降或黄疸消退,往往提示为排石现象;若腹痛持续不止,体温升高,脉搏加快,血压下降,黄疸加重,则是病情加重,服用通便药物时,切忌太过,对体质虚弱者还要适当补液。排石过程中还进行常规的大便筛石。遇有结石过大、严重胆道感染、结石与胆管壁粘连等情况，排石可能无效，应及时中转手术。

2.溶石疗法

胆石的溶解剂亦具备以下条件：①具有促进胆固醇、胆色素的溶解能力；②对身体无毒；③能与胆石较长时间接触或能维持一定的浓度。

胆囊结石的溶石疗法：目前最常用口服溶石剂是鹅去氧胆酸（chenodeoxy-cholic acid，CDCA）和熊去氧胆酸（urodeoxycholic acid，UDCA）。胆囊结石的溶解剂只对无钙化的胆囊胆固醇结石效果较好，而且结石的直径在 0.5 cm 以下、胆囊功能较好的病例。CDCA 的开始剂量为每天 1 000 mg，然后减至每天 500 mg。近年不少报告指出：CDCA 并非治疗胆石症的理想药物，因为溶石率较低（一般在 20％左右）、服药时间长（一般要服半年到 1 年）、停药后结石还会再度形成。重要的是此类胆酸制剂对肝功能有一定损害，要每月进行肝功能检查，一旦有肝功能异常即应停药。

3.内镜取石

由于现代科技的发展，内镜性能的不断改善，在胆石症的治疗中也发挥越来越明显的作用。内镜取石的途径如下。①经十二指肠镜取石：用网篮或取石钳取石；②胆道镜或经皮肝胆道镜取石：胆道镜取石已相当普遍，可手术中取石，亦可手术后经过 T 型管窦道进行取石。经皮肝胆道镜取石多用于胆管狭窄或不能接受再次手术的病例；③经腹腔镜胆道镜取石术，即"二镜联合"取石术：这种技术已在一些有条件的医疗中心应用于胆管结石中。首先在腹腔镜下切开胆总管，再以胆道镜进行胆道探查、取石。该术式不仅可用于肝外胆道结石的患者的治疗，亦可用于肝内胆管结石患者。其疗效确切，恢复快，住院时间短，已获得成熟经验；④碎石疗法：多用于胆道术后的残余结石中，可通过十二指肠镜进行，其碎石方法有机械碎石、电气水压碎石、ND-YAG 激光碎石。

4.胆囊结石的体外冲击波碎石

体外冲击波碎石自 1985 年开始应用于临床，最初始于德国慕尼黑大学，现已有不少国家开始应用。最初的体外冲击波碎石装置由冲击波发生装置，超声或 X 线装置、浴漕、脱气及给水装置及油压悬动台等。新一代的碎石装置已不必以水浴方式进行操作。体外冲击波碎石主要适用于以下几种情况：①无钙化的胆固醇结石；②单发结石或最多不超过 3 个的多发结石，最大直径不超过 3.0 cm；③当患者体位变化时，可见移动的结石；④胆囊功能较好，适合于服用溶石剂者；⑤无严重系统疾病又能耐受冲击波治疗者。患者在硬膜外或全身麻醉后先用 B 超捕捉结石，随后移动悬动台对好冲击波焦点，再次用 B 超或 X 线核对位置。发射冲击波约 1 800 次，治疗时间为 20～45 分钟，冲击波治疗后 2 小时可经口进食，次日生活可转为正常。

在冲击波治疗 1 周前开始口服溶石剂，每天 CDCA 及 UDCA 各 300 mg，一般需服用以碎石完全排净后 3 个月为止。

根据德国 Sackmann 的报告，97 例患者进行了 101 次冲击波碎石治疗，除 1 例外均取得了良好的碎石效果。碎石的排出还需要一定的时间：1 个月内排净者仅 30％，3 个月为 56％；6 个月为 75％。在碎石及排石的过程中患者可出现一定的反应，在 Sackmann 报告的病例中，有 36 例（37.1％）有偶发的肚腹痛，有一个患者并发了轻度胰腺炎。

经近 30 年的临床应用，体外碎石并未显示出早期报道的临床疗效。日本村田等人的报告表明，B 超Ⅰa 型胆石消失率最高，可达 70％，Ⅰb 型为 38.9％，Ⅰc 型则仅为 15.4％。结石越大消失率越低,10~14 mm 结石的消失率为 83.3%,15~19 mm 者为 61.5%,20~24 mm 者为 35%,25~29 mm 者仅为 33.3%。

体外冲击波碎石为胆囊结石的治疗开辟了一条可能的新途径,但还必须正确地选择治疗适应证及进一步改进碎石及排石措施,否则也难取得满意的疗效。

(三)手术疗法

手术疗法是治疗胆石症十分重要的手段。由于我国胆石症在发病上的一些特点,如肝内胆管结石多、胆管狭窄多等,在胆石症的手术疗法上也积累了十分丰富的经验,治疗效果也不断提高。

手术时机:胆石症的手术时机,应根据胆道伴随病变的不同情况来选定。在可能的情况下,应尽量选择择期手术,避免急症手术。只是在胆道伴随有严重急性病变、难于用非手术疗法控制时,方考虑急症或早期手术,如胆囊结石伴有急性坏疽性胆囊炎,胆管结石并发急性梗阻性化脓性胆管炎等。

在有下列两种情况时,可考虑分期手术。

1.胆囊结石的分期手术

胆囊结石并发急性坏疽性胆囊炎,因患者周身情况较差或伴有其他重要器官并发症或因胆囊周围解剖关系不清,难于采用胆囊切除术时,可先行经皮肝胆囊穿刺引流术(PTGD)或胆囊造瘘术,待病情好转后(一般为术后 3 个月左右),进行第 2 次手术。

2.胆管结石的分期手术

在胆管结石合并急性梗阻性化脓性胆管炎(AOSC)或急性高位梗阻性化脓性胆管炎(AHOSC)时,以及布满胆管的肝内与肝外胆管结石(还常伴有胆管狭窄或肝叶的萎缩等),也很难采用 1 期手术予以解决。第 1 期手术通常要解决严重的感染或对肝脏影响较大的肝内梗阻问题,第 2 期手术再解决胆道的残余结石或建立新的胆肠引流。

(谢世富)

第二节　急性胆囊炎

急性胆囊炎(acute cholecystitis)是胆囊发生的急性炎症性疾病,在我国腹部外科急症中位居第二,仅次于急性阑尾炎。

一、病因

多种因素可导致急性胆囊炎,如胆囊结石、缺血、胃肠道功能紊乱、化学损伤、微生物感染、寄生虫、结缔组织病、过敏性反应等。急性胆囊炎中 90%~95% 为结石性胆囊炎,5%~10% 为非结石性胆囊炎。

二、病理生理

胆囊结石阻塞胆囊颈或胆囊管是大部分急性结石性胆囊炎的病因,其病变过程与阻塞程度及时间密切相关。结石阻塞不完全且时间较短者,仅表现为胆绞痛,阻塞完全且时间较长者,则发展为急性胆囊炎,按病理特点可分为 4 期:水肿期为发病初始 2~4 天,由于黏膜下毛细血管及淋巴管扩张,液体外渗,胆囊壁出现水肿;坏死期为发病后 3~5 天,随着胆囊内压力逐步升高,胆囊黏膜下小血管内形成血栓,堵塞血流,黏膜可见散在的小出血点及坏死灶;化脓期为发病后 7~10 天,除局部胆囊壁坏死和化脓,病变常波及胆囊壁全层,形成壁间脓肿甚至胆囊周围脓肿,镜下见有大量中性粒细胞浸润和纤维增生。如果胆囊内压力持续升高,胆囊壁血管因压迫导致血供障碍,出现缺血坏疽,则发展为坏疽性胆囊炎,此时常并发胆囊穿孔;慢性期主要指中度胆囊炎反复发作以后的阶段,镜下特点是黏膜萎缩和胆囊壁纤维化。

严重创伤、重症疾病和大手术后发生的急性非结石性胆囊炎由胆囊的低血流量灌注引起,胆囊黏膜因缺血缺氧损害和高浓度胆汁酸盐的共同作用而发生坏死,继而发生胆囊化脓、坏疽甚至穿孔,病情发展迅速,并发症率和死亡率均高。

三、临床表现

(一)症状

急性结石性胆囊炎患者以女性多见,起病前常有高脂饮食的诱因,也有学者认为与劳累、精神因素有关。其首发症状多为右上腹阵发性绞痛,可向右肩背部放射,伴恶心、呕吐、低热。当胆囊炎病变发展时,疼痛转为持续性并有阵发性加重。出现化脓性胆囊炎时,可有寒战、高热。在胆囊周围形成脓肿或发展为坏疽性胆囊炎时,腹痛程度加剧,范围扩大,呼吸活动及体位改变均可诱发腹痛加重,并伴有全身感染症状。约 1/3 的患者可出现轻度黄疸,多与胆囊黏膜受损导致胆色素进入血液循环有关,或因炎症波及肝外胆管阻碍胆汁排出所致。

(二)体征

体检可见腹式呼吸受限,右上腹有触痛,局部肌紧张,Murphy 征阳性,大部分患者可在右肋缘下扪及肿大且触痛的胆囊。当胆囊与大网膜形成炎症粘连,可在右上腹触及边界欠清、固定压痛的炎症包块。严重时胆囊发生坏疽穿孔,可以出现弥漫性腹膜炎体征。

(三)实验室检查

主要有白细胞计数和中性粒细胞比值升高,程度与病情严重程度有一定的相关性。当炎症波及肝组织可引起肝细胞功能受损,血清 ALT、AST 和碱性磷酸酶(AKP)升高,当血总胆红素升高时,常提示肝功能损害较严重。

(四)超声检查

超声检查是目前诊断肝胆道疾病最常用的一线检查方法,对急性结石性胆囊炎诊断的准确率高达 85%~90%。超声检查可显示胆囊肿大,囊壁增厚,呈现"双边征",胆囊内可见结石,胆囊腔内充盈密度不均的回声斑点,胆囊周边可见局限性液性暗区。

(五)CT

可见胆囊增大,直径常>5 cm;胆囊壁弥漫性增厚,厚度>3 mm;增强扫描动脉期明显强化;胆囊内有结石和胆汁沉积物;胆囊四周可见低密度水肿带或积液区(图 9-1)。CT 扫描可根据肝内外胆管有无扩张、结石影鉴别是否并发肝内外胆管结石。

(六)核素扫描检查

可应用于急性胆囊炎的鉴别诊断。经静脉注入 ^{99m}Tc-EHIDA,被肝细胞摄取并随胆汁从胆道排泄清除。因急性胆囊炎时多有胆囊管梗阻,故核素扫描时一般胆总管显示而胆囊不显影,若造影能够显示胆囊,可基本排除急性胆囊炎。

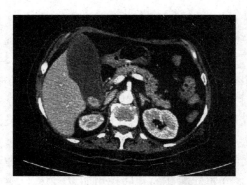

图 9-1　胆囊结石伴急性胆囊炎

四、诊断

结合临床表现、实验室检查和影像学检查，即可诊断。注意与上消化道溃疡穿孔、急性胰腺炎、急性阑尾炎、右侧肺炎等疾病鉴别。当并发黄疸时，注意排除继发性胆总管结石。

五、治疗

(一)非手术治疗

为入院后的急诊处理措施，也为随时可能进行的急诊手术做准备。包括禁食，液体支持，解痉止痛，使用覆盖革兰阴性菌和厌氧菌的抗生素，纠正水电解质平衡紊乱，严密观察病情，同时处理糖尿病，心血管疾病等并发症。60%~80%的急性结石性胆囊炎患者可经非手术治疗获得缓解而转入择期手术治疗。而急性非结石性胆囊炎多病情危重，并发症率高，倾向于早期手术治疗。

(二)手术治疗

急性结石性胆囊炎最终需要切除病变的胆囊，但应根据患者情况决定择期手术、早期手术或紧急手术。手术方法首选腹腔镜胆囊切除术，其他还包括开腹手术、胆囊穿刺造瘘术。

1.择期手术

对初次发病且症状较轻的年轻患者，或发病已超过 72 小时但无急症手术指征者，可选择先行非手术治疗。治疗期间密切观察病情变化，尤其是老年患者，还应注意其他器官的并存疾病，如病情加重，需及时手术。大部分患者通过非手术治疗病情可获得缓解，再行择期手术治疗。

2.早期手术

对发病在 72 小时内的急性结石性胆囊炎，经非手术治疗病情无缓解，并出现寒战、高热、腹膜刺激征明显、白细胞计数进行性升高者，应尽早实施手术治疗，以防止胆囊坏疽穿孔及感染扩散。对于 60 岁以上的老年患者，症状较重者也应早期手术。

3.紧急手术

对急性结石性胆囊炎并发穿孔应进行紧急手术。术前应尽量纠正低血压、酸中毒、严重低钾血症等急性生理紊乱，对老年患者还应注意处理高血压、糖尿病等并发症，以降低手术死亡率。

(三)手术方法

1.腹腔镜胆囊切除术

腹腔镜胆囊切除术(laparoscopic cholecystectomy，LC)为首选术式。

（1）术前留置胃管、尿管。采用气管插管全身麻醉。

（2）患者取头高脚低位，左倾 15°。切开脐部皮肤 1.5 cm，用气腹针穿刺腹腔建立气腹，二氧化碳气腹压力 12～14 mmHg。经脐部切口放置 10 mm 套管及腹腔镜，先全面探查腹腔。手术采用三孔或四孔法，四孔法除脐部套管外，再分别于剑突下 5 cm 置入 10 mm 套管，右锁骨中线脐水平和腋前线肋缘下 5 cm 各置入 5 mm 套管，三孔法则右锁骨中线和腋前线套管任选其一（图 9-2、图 9-3）。

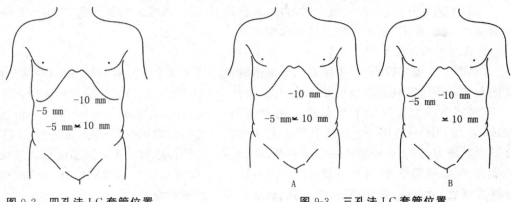

图 9-2　四孔法 LC 套管位置　　　　　　图 9-3　三孔法 LC 套管位置

（3）探查胆囊：急性胆囊炎常见胆囊肿大，呈高张力状态。结石嵌顿于胆囊颈部，胆囊壁炎症水肿，甚至化脓、坏疽，与网膜和周围脏器形成粘连。先用吸引器结合电钩分离胆囊周围粘连，电钩使用时一定要位于手术视野中央。

（4）胆囊减压：于胆囊底部做一小切口吸出胆汁减压，尽可能取出颈部嵌顿的结石。

（5）处理胆囊动脉：用电钩切开胆囊浆膜，大部分急性胆囊炎的胆囊动脉已经栓塞并被纤维束包裹，不需刻意骨骼化显露，在钝性分离中碰到索条状结构，紧贴壶腹部以上夹闭切断即可。

（6）处理胆囊管：沿外侧用吸引器钝性剥离寻找胆囊管，尽量远离胆总管，确认颈部与胆囊管连接部后，不必行骨骼化处理，确认"唯一管径"后，靠近胆囊用钛夹或结扎锁夹闭胆囊管后离断。对于增粗的胆囊管可用阶梯施夹法或圈套器处理。胆囊管里有结石嵌顿则需将胆囊管骨骼化，当结石位于胆囊管近、中段时，可在结石远端靠近胆总管侧胆囊管施夹后离断；当结石嵌顿于胆囊管汇入胆总管部时，需剪开胆囊管大半周，用无创伤钳向切口方向挤压，尝试将结石挤出，不能直接钳夹结石，以避免结石碎裂进入胆总管。确认结石完整挤出后，夹闭胆囊管远端。

（7）处理胆囊壶腹内侧：急性炎症早期组织水肿不严重，壶腹内侧一般容易剥离。但一些肿大的胆囊壶腹会延伸至胆总管或肝总管后壁形成致密粘连无法分离，此时不能强行剥离，可试行胆囊大部分或次全切除，切除的起始部位应选择壶腹-胆囊管交接稍上方，要保持内侧与后壁的完整，切除胆囊体和底部。残留的壶腹部黏膜仍保留分泌功能，需化学烧灼或电灼毁损，防止术后胆漏，电灼时间宜短。

（8）剥离胆囊：胆囊炎症可波及肝脏，损伤肝脏易出现难以控制的出血，应"宁破胆囊，勿损肝脏"，可允许部分胆囊黏膜残留于胆囊床，予电凝烧灼即可。剥离胆囊后胆囊床渗血广泛，可用纱块压迫稍许，然后电凝止血。单极电凝无效可改用双极电凝。

（9）取出胆囊：将胆囊及结石装入标本袋，由剑突下或脐部套管孔取出，亦可放置引流管后才取出胆囊。遇到巨大结石时，可使用扩张套管。

（10）放引置流管：冲洗手术创面，检查术野无出血、胆漏，于 Winslow 孔放置引流管，由腋前线套管孔引出并固定。解除气腹并缝合脐部套管孔。

(11)术中遇到下列情况应中转开腹：①胆囊组织质地偏硬，不排除癌变可能。②胆囊三角呈冰冻状，组织致密难以分离，或稍作分离即出现难以控制的出血。③胆囊壶腹内侧粘连紧密，分离后出现胆汁漏，怀疑肝总管、左右肝管损伤。④胆囊管-肝总管汇合部巨大结石嵌顿，有 Mirrizi综合征可能。⑤胆肠内瘘。⑥胆管解剖变异，异常副肝管等。

(12)术后处理：包括继续抗生素治疗，外科营养支持，治疗并存疾病等。24～48 小时后观察无活动性出血、胆漏、肠漏等情况后拔除引流管。

2.其他手术方法

(1)部分胆囊切除术：术中胆囊床分离困难或可能出现大出血者，可采用胆囊部分切除法，残留的胆囊黏膜应彻底电凝烧灼或化学损毁，防止残留上皮恶变、形成胆漏或包裹性脓肿等。

(2)超声或 CT 引导下经皮经肝胆囊穿刺引流术（percutaneous transhepatic gallbladder drainage，PTGD）：适用于心肺疾病严重无法接受胆囊切除术的急性胆囊炎患者，可迅速有效地降低胆囊压力，引流胆囊腔内积液或积脓，待急性期过后再择期手术。禁忌证包括急性非结石性胆囊炎、胆囊周围积液（穿孔可能）和弥漫性腹膜炎。穿刺后应严密观察患者，警惕导管脱落、胆汁性腹膜炎、败血症、胸腔积液、肺不张、急性呼吸窘迫等并发症。

六、几种特殊类型急性胆囊炎

(一)急性非结石性胆囊炎

指胆囊有明显的急性炎症但其内无结石，多见于男性及老年患者。病因及发病机制尚未完全清楚，推测发病早期由于胆囊缺血及胆汁淤积，胆囊黏膜因炎症、血供减少而受损，随后细菌经胆道、血液或淋巴途径进入胆囊内繁殖，发生感染。急性非结石性胆囊炎往往出现在严重创伤、烧伤、腹部大手术后、重症急性胰腺炎、脑血管意外等危重患者中，患者常有动脉粥样硬化基础。

由于并存其他严重疾病，急性非结石性胆囊炎容易发生漏诊。在危重患者，特别是老年男性，出现右上腹痛和/或发热时，应警惕本病发生。及时行 B 超或 CT 检查有助于早期诊断。B 超影像特点：胆囊肿大，内无结石，胆汁淤积，胆囊壁增厚＞3 mm，胆囊周围有积液。当存在肠道积气时，CT 更具诊断价值。

本病病理过程与急性结石性胆囊炎相似，但病情发展更快，易出现胆囊坏疽和穿孔。一经确诊，应尽快手术治疗，手术以简单有效为原则。在无绝对禁忌证时，首选腹腔镜胆囊切除术。若病情不允许，在排除胆囊坏疽、穿孔情况下，可考虑局麻行胆囊造瘘术，术后严密观察炎症消退情况，必要时仍需行胆囊切除术。术后给予抗休克，纠正水、电解质及酸碱平衡紊乱等支持治疗，选用广谱抗生素或联合用药，同时予以心肺功能支持，治疗重要脏器功能不全等。

(二)急性气肿性胆囊炎

临床上不多见，指急性胆囊炎时胆囊内及其周围组织内有产气细菌大量滋生产生气体积聚，与胆囊侧支循环少、易发生局部组织氧分压低下有关。发病早期，气体主要积聚在胆囊内，随后进入黏膜下层，致使黏膜层剥离，随病情加重气体可扩散至胆囊周围组织，并发败血症。本病易发生于老年糖尿病患者，临床表现为重症急性胆囊炎，腹部 X 线检查及 CT 检查有助诊断，可发现胆囊内外有积气。注意与胆肠内瘘，十二指肠括约肌功能紊乱引起的胆囊积气，及上消化道穿孔等疾病相鉴别。气肿性胆囊炎患者病情危重，可并发坏疽、穿孔、肝脓肿、败血症等，死亡率较高，15%～25%，应尽早手术治疗，手术治疗原则与急性胆囊炎相同。注意围术期选用对产气杆菌有效的抗生素,如头孢哌酮与甲硝唑联用。

(三)胆囊扭转

指胆囊体以胆囊颈或邻近组织器官为支点发生扭转。胆囊一般由腹膜和结缔组织固定于胆囊床,当胆囊完全游离或系膜较长时,可因胃肠道蠕动、体位突然改变或腹部创伤而发生顺时针或逆时针扭转。病理上主要以血管及胆囊管受压嵌闭为特征,病变严重性与扭转程度及时间密切相关。扭转180°时,胆囊管即扭闭,胆汁淤积,胆囊肿大。超过180°为完全扭转,胆囊静脉受压回流受阻,表现为胆囊肿大,胆囊壁水肿增厚,继而动脉受累,胆囊壁出现坏疽、穿孔。当扭转达360°时,胆囊急性缺血,胆囊肿大,呈暗红甚至黑色,可有急性坏疽,但穿孔发生率较低。

本病临床罕见,误诊率高,扭转三联征有助提示本病。①瘦高的老年患者,特别是老年女性,或者合并脊柱畸形。②典型的右上腹痛,伴恶心、呕吐,病程进展迅速。③查体可扪及右上腹肿块,但无全身中毒症状和黄疸,可有体温脉搏分离现象。扭转胆囊在B超下有特殊影像:胆囊锥形肿大,呈异位漂浮状,胆囊壁增厚。由于胆囊管、胆囊动静脉及胆囊系膜扭转和过度伸展,在胆囊颈的锥形低回声区混杂有多条凌乱的纤细光带,但后方无声影。CT检查见胆囊肿大积液,与肝脏分离。磁共振胰胆管造影(MRCP)可清晰显示肝外胆管因胆囊管扭转牵拉呈"V"形。

高度怀疑或确诊胆囊扭转均应及时手术,首选腹腔镜胆囊切除术。因胆囊扭转造成胆囊三角解剖关系扭曲,可先复原正常胆囊位置,以利于保护胆总管。

(谢世富)

第三节　慢性胆囊炎

慢性胆囊炎是胆囊慢性炎症性病变。大多数合并胆囊结石,也有少数为非结石性胆囊炎。临床上可表现为慢性反复发作性上腹部隐痛、消化不良等症状。

一、病因和发病机制

(一)病因

慢性胆囊炎多发生于胆石症的基础上,且常为急性胆囊炎的后遗症。其病因主要是细菌感染和胆固醇代谢失常。常见的病因有下面几条。

1.胆囊结石

结石可刺激和损伤胆囊壁,引起胆汁排泌障碍。约70%慢性胆囊炎的患者胆囊内存在结石。

2.感染

感染源常通过血源性、淋巴途径、邻近脏器感染的播散和寄生虫钻入胆道而逆行带入。细菌、病毒、寄生虫等各种病原体均可引起胆囊慢性感染。慢性炎症可引起胆管上皮及纤维组织增生,引起胆管狭窄。

3.急性胆囊炎的延续

急性胆囊炎反复迁延发作,使胆囊纤维组织增生和增厚,病变较轻者,仅有胆囊壁增厚,重者可以显著肥厚,萎缩,囊腔缩小以至功能丧失。

4.化学刺激

当胆总管和胰管的共同通道发生梗阻时,胰液反流进入胆囊,胰酶原被胆盐激活并损伤囊壁的黏膜上皮。另外,胆汁排泌发生障碍,浓缩的胆盐又可刺激囊壁的黏膜上皮造成损害。

5.代谢紊乱

由于胆固醇的代谢发生紊乱,而致胆固醇沉积于胆囊的内壁上,引起慢性炎症。

(二)发病机制

1.胆管嵌顿

胆囊是胆囊管末端的扩大部分,可容胆汁 30～60 mL,胆汁进入胆囊或自胆囊排出都要经过胆囊管,胆囊管长 3～4 cm,直径 2～3 mm,胆囊管内黏膜又形成 5～7 个螺旋状皱襞,使得管腔较为狭小,这样很容易使胆石、寄生虫嵌入胆囊管。嵌入后,胆囊内的胆汁就排不出来,这样,多余的胆汁在胆囊内积累,长期滞留和过于浓缩,对胆囊黏膜直接刺激而引起发炎。

2.胆囊壁缺血、坏死

供应胆囊营养的血管是终末动脉,当胆囊的出路阻塞时,由于胆囊黏膜仍继续分泌黏液,造成胆囊内压力不断增高使胆囊膨胀、积水。当胆囊缺血时,胆囊抵抗力下降,细菌就容易生长繁殖,趁机活动起来而发生胆囊炎。

3.胆汁蓄积

由于胆囊有储藏胆汁和浓缩胆汁的功能,因此胆囊与胆汁的接触时间比其他胆道长,而且,接触的胆汁浓度亦高,当此时人的胆道内有细菌时,就会发生感染,形成胆囊炎的机会当然也就增多了。

二、临床表现

(一)症状

许多慢性胆囊炎患者可无临床症状,只是在手术、体格检查时发现,称为无痛性胆囊炎。本病的主要症状为反复发作性上腹部疼痛。腹痛多发于右上腹或中上腹部,腹痛常发生于晚上和饱餐后,常呈持续性疼痛。当胆总管或胆囊管发生胆石嵌顿时,则可发生胆绞痛,疼痛一般经过 1～6 小时可自行缓解。可伴有反射性恶心、呕吐等症状,但发热和黄疸不常见,于发作的间歇期可有右上腹饱胀不适或胃部灼热、嗳气、反酸,厌油腻食物、食欲缺乏等症状。当慢性胆囊炎伴急性发作或胆囊内浓缩的黏液或结石进入胆囊管或胆总管而发生梗阻,呈急性胆囊炎或胆绞痛的典型症状。

(二)体征

体格检查可发现右上腹部压痛,发生急性胆囊炎时可有胆囊触痛或 Murphy 征阳性。当胆囊膨胀增大时,右上腹部可扪及囊性包块。

三、诊断要点

(一)症状和体征

有部分患者可无特殊症状,一般主要症状为反复发作性上腹痛。可伴有恶心呕吐等症状,于间歇期有胃部灼热,反酸等胃肠道症状,但发热、黄疸不常见。查体上腹压痛,当胆囊膨胀增大时,右上腹部可扪及囊性包块。

（二）实验室检查

血常规：白细胞总数升高。

（三）影像学检查

1.超声检查

超声检查是最重要的辅助手段，可测定胆囊和胆总管的大小，胆石的存在及囊壁的厚度，尤其对结石的诊断比较准确可靠。见图9-4。

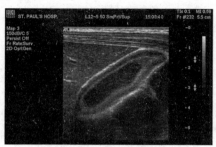

图9-4　慢性胆囊炎

2.放射学检查

腹部X片可显示胆囊膨胀和阳性结石的征象，罕见的胆囊钙化（瓷瓶胆囊）有并发胆囊癌的特殊临床意义。胆囊、胆道造影术可以发现胆石胆囊变形缩小及胆囊浓缩和收缩功能不良等慢性胆囊炎征象，口服双倍量造影剂有利于胆囊显影及测定胆囊浓缩和收缩功能。

（四）放射性核素扫描

用^{99m}Tc-PMT静脉注射行肝胆动态显像，如延迟超过4小时才显示微弱影像，而肠道排泄正常，首先考虑慢性胆囊炎。如静脉注射辛卡利特（sincalide，人工合成缩胆囊素）0.02 mg/kg，或缩胆囊素（cholecystokinin，CCK）后30分钟，如胆囊排除率＜40％，支持慢性胆囊炎伴胆囊收缩功能障碍的诊断。

四、治疗原则

（一）内科治疗

非结石性慢性胆囊炎患者以及结石性慢性胆囊炎患者症状较轻无反复发作者，可内科保守治疗。嘱患者平时低脂饮食，可口服消炎利胆片6片每天3次或33％～50％硫酸镁10 mL每天3次，另外可口服一些溶石或排石的中药。腹痛明显者可用抗胆碱能药物解除平滑肌痉挛。经常保持愉快的心情，注意劳逸结合，寒温适宜。劳累、气候突变、悲观忧虑均可诱发慢性胰腺炎急性发作。

（二）外科治疗

对于有症状特别是反复急性发作的慢性胆囊炎，伴有较大结石，胆囊积水或有胆囊壁钙化者以及反复发作胆绞痛、胆囊无功能者行胆囊切除术是一个合理的根本治疗方法，但对仅有胆绞痛的胆囊病变较轻的患者，行胆囊切除后症状多不能缓解。

手术适应证有以下几点。

（1）临床症状严重，药物治疗无效，病情继续恶化，非手术治疗不易缓解的患者。

（2）胆囊肿大或逐渐增大，腹部压痛明显，腹肌严重紧张或胆囊坏疽及穿孔，并发弥漫性腹膜炎者。

（3）急性胆囊炎反复发作,诊断明确,经治疗后腹部体征加重,有明显腹膜刺激征者。

（4）化验检查,血中白细胞计数明显升高,总数在 $20×10^9/L$ 以上者。

（5）黄疸加深,属胆总管结石梗阻者。

（6）畏寒,寒战,高热并有中毒休克倾向者。

（谢世富）

第四节　胆道寄生虫病

一、胆道蛔虫病

（一）概述

胆道蛔虫病是一种常见的胆道寄生虫病,农村儿童较为多见,是原发性胆管结石的原因之一。随着卫生条件的改善和防治工作的提高,近年来本病发生率已有明显下降。

（二）病因

肠道蛔虫病是常见的寄生虫病,蛔虫通常寄居在人体小肠的中段。当蛔虫寄生环境变化时而发生窜动,向上游动至十二指肠,便有可能进入胆道。胆道蛔虫病发生大致有以下原因:①蛔虫有喜碱厌酸的特性,胃酸度降低时蛔虫便可因其寄生环境的变化而向上游动至十二指肠,儿童和孕妇发病率较高,可能与其胃酸度低有关。②蛔虫有钻孔特性,上行游动至十二指肠时可经十二指肠乳头进入胆道,特别在 Oddi 括约肌收缩功能失调时,蛔虫更易钻入胆道。③全身或局部环境改变,如发热、呕吐、腹泻及饮酒等可刺激蛔虫活动,上行至十二指肠进入胆道。④驱蛔虫药应用不当,可刺激蛔虫钻入胆道。

（三）病理

蛔虫进入胆道时由于机械性刺激,引发 Oddi 括约肌痉挛收缩产生剧烈的上腹钻顶样绞痛,当虫体完全进入胆总管后,疼痛有所缓解。进入胆道内的蛔虫,可以停留在胆总管内或继续向上至肝内胆管,以左侧肝胆管较为常见,蛔虫经过胆囊管进入胆囊则较少见。虫体在胆总管内引起机械性胆道梗阻,胆汁排泄不畅致胆道内压增高,梗阻常为不完全性,较少引起黄疸。蛔虫同时可带入大量肠道内细菌进入胆道,在胆汁淤积的同时,细菌大量繁殖,可引起胆管炎、急性胆囊炎,并可能发生肝实质感染并脓肿形成,也可引发胆道出血、胆道穿孔等并发症,严重时可引发急性梗阻性化脓性胆管炎,危及生命。蛔虫进入胆道内后,仍可继续排卵,蛔虫卵亦可存在肝组织内,刺激周围组织反应,引起肝脏的蛔虫卵性肉芽肿。当蛔虫退出胆道时,上述病理改变或可消退。当蛔虫未退出胆道时,往往不能长期存活,虫体的尸体碎片或虫卵又可成为结石核心,引发胆石症。

（四）临床表现

1.病史

曾有便、吐蛔虫史,多有不当驱蛔虫史或有消化道功能紊乱病史。

2.症状

虫体刺激可产生 Oddi 括约肌的强烈收缩或痉挛。这种痉挛可引发剑突下偏右的剧烈阵发性绞痛,并有钻顶的感觉,以致患者坐卧不安,捧腹屈膝,但始终未能找到一舒适的体位。疼痛开始时可伴有恶心、呕吐。起病初期,一般无发冷、发热等胆道感染症状。患者可呕吐蛔虫,当虫体蠕动停止或括约肌疲劳时,疼痛可完全消失,因此,患者常有突发、突止的上腹部剧烈钻顶样绞痛。虫体带入的细菌大量繁殖并发胆道感染时,临床上可出现寒战、发热和黄疸等,甚至急性梗阻性化脓性胆管炎的临床表现,即 Reynolds 五联征,并发肝脓肿、胰腺炎时出现相应临床表现。

3.体征

腹部体征在缓解期可无明显异常,发作期可有剑突下或偏右方深压痛,无反跳痛和肌紧张,常与症状不符,体征轻微与症状不符是本病特点,黄疸少见。当伴有不同并发症时,可有相应体征。

(五)辅助检查

1.实验室检查

嗜酸粒细胞比例多增高,合并感染时白细胞增高。呕吐物、十二指肠引流液、胆汁或粪便中可查见蛔虫卵。

2.影像学检查

B超可见胆道内典型的蛔虫声像图等;ERCP、MRCP 有助于诊断。

(六)诊断

剧烈的腹部绞痛与不相称的轻微腹部体征是本病的特点和诊断要点,结合 B 超和 ERCP 检查可明确诊断。诊断依据如下。

(1)幼虫移行至肝脏时,常引起暂时性肝炎,可表现为发热、荨麻疹和肝区钝痛不适。

(2)成虫移行肝脏时,常有以下特点:①发病初期常有胆道蛔虫的典型症状,如突发性上腹阵发性绞痛和不伴有与此绞痛相应的腹痛体征,疼痛间期则宛如常人。②发病过程中可并发急性化脓性胆管炎、肝脓肿和胆道出血以及感染中毒性休克等。③少数患者有吐蛔虫史。④粪便或十二指肠引流液中查到蛔虫卵,对诊断有参考意义。⑤超声检查对肝脓肿可提供重要诊断依据。

(七)鉴别诊断

1.急性胰腺炎

腹痛常为持续性剧痛,位于上腹或偏左,向腰背部放射、无钻顶感,腹部体征明显。血清淀粉酶可明显增高。但要注意胆道蛔虫病合并急性胰腺炎存在。

2.急性胆囊炎、胆囊结石

起病相对缓慢,腹痛多为持续性、阵发性加重,位于右季肋或剑突下,可向腰背部放射,疼痛没有胆道蛔虫病时严重,呕吐相对较少发生,腹部查体时右上腹压痛明显,可有肌紧张和反跳痛,B超可资鉴别。

3.消化性溃疡穿孔

多有长年消化道症状,发病也急骤,但上腹剧痛可很快波及全腹,为持续性疼痛,查体腹膜炎体征显著。X线检查50%患者可见膈下游离气体。

4.急性胃肠炎

多有不洁饮食史,可有阵发性腹部绞痛,并恶心、呕吐,其疼痛程度没有胆道蛔虫病时剧烈,位置也多在脐周或偏上,腹部查体无明显压痛点,听诊肠鸣音亢进。

(八)治疗

1.非手术治疗

解痉镇痛、利胆驱虫、控制感染。早期的胆道蛔虫病一般采用中西医结合非手术治疗,治疗

方法包括:

(1)解痉止痛:可针刺足三里、太冲、肝俞、内关等穴位;药物可用阿托品、山莨菪碱(654-2)等胆碱能阻滞剂,阿托品成人每次 0.5～1.0 mg 肌内注射,单用解痉药物止痛效果欠佳时,加用镇痛药物,必要时给予哌替啶50～100 mg肌内注射,可间隔 8 小时注射一次。另外,加用维生素 K 类、黄体酮等肌内注射亦有作用。

(2)利胆驱蛔:常用 30％硫酸镁溶液口服、中药利胆驱蛔汤(木香、陈皮、郁金、乌梅、使君子肉、生大黄和玄明粉等),也可口服噻嘧啶(驱虫灵)等药物,经胃管注入氧气也可驱虫镇痛。驱虫时机最好在症状缓解期,如症状缓解后 B 超发现胆道内存在虫体残骸时,应继续服用利胆药物至少 2 周,以排除虫体残骸,预防结石形成。

(3)控制感染:应选用杀灭或抑制胆道内需氧菌和厌氧菌的抗生素,同时要求红胆汁中浓度较高,常用庆大霉素或头孢菌素,可配合使用甲硝唑。

2.手术治疗

在非手术治疗下症状不能缓解或出现并发症者,应及时用手术治疗。

(1)手术指征:①胆囊蛔虫病经非手术治疗 3～5 天症状仍未能缓解。②进入胆道蛔虫较多,难于用非手术方法治愈或合并胆管结石。③出现严重并发症,如重症胆管炎、急性坏死性胰腺炎、肝脓肿、胆汁性腹膜炎等。

(2)手术方式:①内镜下取虫,具有痛苦小、恢复快等优点,在胆道蛔虫急性发作时,若发现蛔虫尚未全部进入胆道内,可将其钳夹取出;当蛔虫已全部进入胆道内时,可将 Oddi 括约肌切开,并将异物钳伸入至胆总管内将蛔虫钳夹取出。如果已经并发急性胆管炎,则宜在术后行 ENBD,引流胆汁控制感染。②胆总管探查取虫和引流:手术时切开胆总管后,尽量将肝内、外胆管中的蛔虫取尽,按摩肝脏有助于肝内胆管蛔虫排出,如有条件,可行术中胆道镜或胆道造影,明确胆道内是否残留虫体。手术毕,应放置一管径较粗的"T"形管,以便于手术后胆道内蛔虫排出。手术后应定期驱蛔治疗,以防肠道内蛔虫在手术后再次进入胆道内。

二、华支睾吸虫

(一)概述

华支睾吸虫病是因摄入含活的华支睾吸虫囊蚴的淡水鱼(虾)致华支睾吸虫寄生于人体肝内胆管,引起胆汁淤滞、肝损害的寄生虫病。

(二)流行病学

本病主要分布在东南亚,其中又以中国、朝鲜半岛、越南等地多见。考古学证实远在约2100 年前我国已有本病存在。我国目前大部分省区均有本病发现,但感染率各地不尽相同,广东、东北两端感染率较高。

1.传染源

感染了华支睾吸虫的人和哺乳动物(如猫、狗、鼠、猪等)是主要的传染源。

2.传播途径

通过进食未经煮熟含有活的华支睾吸虫囊蚴的淡水鱼虾而从消化道感染。生食鱼肉或虾是主要的感染方式,此外,烤、煎等烹饪时间不够,未完全杀灭囊蚴,或炊具生、熟食不分也可致感染。

3.人群易感性

人类对本病普遍易感,因此只要进食了含活的华支睾吸虫囊蚴的淡水鱼虾均可被感染。不同地方人群的感染率差异主要与生活习惯、饮食嗜好及淡水鱼类分布的不同有关。

（三）病因病理

寄生在人体胆管的虫体数目多少不一，感染轻者仅有十余至数十条，可不出现明显的病理损害及临床表现。较严重的感染者，其肝内胆管中的虫体数目可多达上千条，甚至见于肝外胆道、胆囊、胆总管及胰管。成虫本身的机械刺激及其分泌物的化学刺激作用，使胆管上皮细胞发生脱落继而显著增生，可呈腺瘤样。随着感染时间延长，胆管壁增厚，管腔逐渐变窄而阻塞致胆汁淤积。有时阻塞以上之胆管扩张成圆筒形、壶形或憩室。胆管及门静脉周围纤维增生，淋巴细胞与嗜酸性粒细胞浸润，并向肝实质侵入。长期重复感染者可能导致肝纤维化。左肝管与肝外梗阻。继发细菌感染则发生胆管炎、胆囊炎。虫体进入胰管可导致胰管炎或胰腺炎。虫卵在胆道沉积后，可以其为核心形成胆道结石。长期的华支睾吸虫感染与胆管细胞癌的发生密切相关。

（四）临床表现

潜伏期为1～2个月。急性感染表现见于部分初次感染者，尤其是一次摄入大量囊蚴时。患者于摄入囊蚴一个月内可出现寒战、发热、右上腹胀痛、肝大伴压痛、轻度黄疸，部分患者有脾大。血中嗜酸性粒细胞增高，肝功能损害。数周后急性表现消失。

轻度感染者多无症状，偶因在粪便或胆汁中找到虫卵而得到确诊。

普通感染者可有食欲缺乏，上腹隐痛、腹胀、腹泻、乏力等症状，肝轻微肿大，尤以左叶为甚。部分患者尚可出现头痛、头晕、失眠、精神萎靡、记忆力减退等神经衰弱症状。偶有胆绞痛及阻塞性黄疸表现。

严重的慢性感染者除上述普通感染者所具有的症状更重之外，可伴有消瘦、水肿、贫血等营养不良体征，部分可进展至胆汁性或门静脉性肝硬化，此时患者可出现黄疸、肝脾大及腹水等表现。

儿童患者可影响生长发育，严重者甚至可致侏儒症。

（五）辅助检查

1.血常规

嗜酸性粒细胞数增多，可有轻度贫血。

2.肝功能检查

肝功能多有轻微损害，血清球蛋白可增高。

3.虫卵检查

取粪便查虫卵对于确诊本病有重要意义，宜采用能显著提高阳性检出率的浓集虫卵的方法，如醛醚法、酸醚法或改良加藤法进行，并可同时做虫卵计数。虫卵计数有助了解感染程度及治疗效果，以十二指肠引流液检查虫卵，检出率更高。

4.免疫学检查

酶联免疫吸附试验（ELISA）等多种免疫学检查方法可用于检查患者血清中的特异性抗体或该虫的血清循环抗原和粪便抗原，可用于患者的初筛及流行病学调查。

5.物理检查

B超探查肝，肝内光点不均匀，有斑片状回声，肝内胆管可有扩张。

（六）诊断

1.流行病学资料

如有进食未经煮熟的淡水鱼或虾的病史有助诊断，但须注意部分患者因并未自觉而可能否认此类病史。

2.临床表现

在本病的疫区如有食欲缺乏等消化道症状、神经衰弱症状、肝区隐痛、肝大或有胆管炎、胆石症者应考虑本病的可能。

3.实验室检查

血象嗜酸性粒细胞增多、血清特异性抗体阳性或肝 B 超斑片状回声有助诊断,但确诊有赖粪便或十二指肠引流液发现虫卵。

(七)鉴别诊断

1.病毒性肝炎及肝炎后肝硬化

患者消化道症状及肝功能损害均较著,病原学检查可检出相关病毒标志阳性。

2.其他肝胆及肠道寄生虫病

根据不同虫卵的检出结果可与其他寄生虫病鉴别。

3.脂肪肝

肝功能损害较多轻微,与本病相似,但患者体型较多肥胖,血脂增高,B 超可见肝质地较密,粪便中无虫卵发现,肝穿刺活检可确诊。

(八)治疗

1.病原治疗

吡喹酮是治疗本病的首选药物,为广谱抗蠕虫药,毒性低,吸收、代谢、排泄快,对华支睾吸虫病有肯定而满意的疗效。治疗剂量,无论感染轻重,以 25 mg/kg,可有头痛、头晕、腹痛、腹泻、恶心、乏力等,一般治疗剂量对心、肝、肾均无明显影响,个别患者可有心律失常、期前收缩等,治疗前宜做常规心脏检查(包括心电图),心功能不良者慎用或剂量酌减。此外,丙硫咪唑于本病也有较好的去虫效果,剂量每次 10 mg/kg,2 次/天,连服 7 天,可获满意疗效,但疗程较长。短程治疗可选用总剂量 60~84 mg/kg 为,分 3 天服用,效果亦佳。本药较吡喹酮不良反应更轻,停药后自行缓解,驱虫更为安全。

2.对症和支持治疗

对重度感染有较重营养不良者,应加强营养,给予高度蛋白、高热量饮食,少量多餐。如患者消化功能不好,不能接受过多饮食则考虑静脉注射葡萄糖液、复方氨基酸、水解蛋白等以供应热量及补充蛋白质。肝功能明显损害者,使用护肝降酶药物保护肝,待情况好转后方予驱虫。合并胆道细菌感染时,加用抗菌药物。若合并胆总管狭窄梗阻、胆石症,则予手术治疗,术后予以驱虫。

三、胆道姜片虫

(一)概述

姜片虫本虫长扁圆形,肌肉丰富,因其肌肉收缩可使虫体的大小有显著不同。胆道姜片虫病是在奥狄括约肌松弛的情况下姜片虫可进入胆道而引起。姜片虫在胆道内起着异物阻塞的作用,并可从肠道带入细菌而引起急性胆管炎、胆囊炎,如果其死亡虫体或虫卵遗留在内,则可成为核心而形成胆结石。

(二)临床表现

应同时注意检查有无胆石症和胆道姜片虫病的有关体征。如有无黄疸、腹胀和腹部压痛;有无胆囊或肝脾大,肝区有无叩击痛,肠鸣音是否亢进;有无腹肌紧张及其范围和程度等。

(三)诊断

(1)须考虑胆石症与寄生虫病的密切关系,病原学检查至关重要。如粪检姜片虫虫卵必要时尚可进行各项免疫学检查。

(2)合并有胆石症的患者,尚须检查血、尿常规、肝功能、血清胆红素、血清碱性磷酸酶、尿三胆、血浆蛋白、凝血酶原活动度以及胆固醇等。十二指肠引流液检查十分重要,因可检查胆汁的清浊、颜色、稠度以及有关虫体、虫卵等;还可进行胆汁细菌培养,显微镜下检查时,应特别注意寄生虫卵及胆固醇,胆红素等结晶体。

(3)其他各项检查:X 线、B 型超声检查、CT 检查、经皮肝穿刺胆道造影(PTC)、放射性同位素胆道扫描以及经“T”形管导光纤维胆道窥镜检查,以至剖腹探查等对于胆石症和胆道姜片虫的诊断,都具有一定的价值。

(四)治疗

因本病多有严重并发症,患者处于休克状态,一般以手术治疗为原则,手术方法为切开胆总管取虫。术后待一般情况恢复后再行驱虫治疗。

(张宗虎)

第五节 原发性胆囊癌

1777 年 Stoll 首先报道了尸检发现的 3 例胆囊癌。1890 年 Hochengy 成功地进行了第一例胆囊癌切除术。1894 年 Aimes 综述分析了胆囊癌的病史、临床特点及凶险预后。1932 年报道了胆囊癌经扩大切除邻近肝脏后生存 5 年的病例。国内自 1941 年首次报道,到目前报道病例已达 2 400 多例。近些年原发性胆囊癌(primary gallbladder carcinoma,PGC)越来越多地受到关注。

一、流行病学

(一)发病率

受多种因素的影响,目前胆囊癌尚无确切的发病率统计数字。不同国家、不同地区及不同种族之间发病率有着明显差异。

世界上发病率最高的国家为玻利维亚和墨西哥等。美国胆囊癌的发病率为 2.2/10 万～2.4/10 万,占消化道恶性肿瘤发病率及病死率第五位,每年有 4 000～6 500 人死于胆囊癌。法国胆囊癌的发病率为男性 0.8/10 万,女性 1.5/10 万。欧美等国胆囊癌手术占同期胆管手术的4.1%～5.6%。而同在美国,白人发病率明显高于黑人,印第安人更高。美国印第安女性的胆囊癌是最常见肿瘤的第三位。

原发性胆囊癌发病在我国占消化道肿瘤第 5～6 位,胆管肿瘤的首位。但目前其发病率的流行病学调查仍无大宗资料。第七届全国胆管外科学术会议 3 875 例的资料表明,胆囊癌手术占同期胆管手术的0.96%～4.9%;近 10～15 年的患病调查显示,我国大部分地区呈递增趋势,尤以陕西、河南两省较高,而国外有报道近年发病率无明显变化。

(二)发病年龄和性别

胆囊癌的发病率随年龄增长而增多。我国胆囊癌的发病年龄分布在 25～87 岁,平均 57 岁,50 岁以上者占 70%～85%,发病的高峰年龄为 50～70 岁,尤以 60 岁左右居多。同国外相比,发病高发年龄与日本(50～60 岁)相近,比欧美(68～72 岁)年轻。文献报道,国外发病年龄最小者 12 岁,国内最小者 15 岁。

胆囊癌多见于女性,女性与男性发病率之比为(2.5～6)∶1。有研究认为与生育次数、雌激素及口服避孕药无关,但另有研究发现胆囊癌的发病与生育次数有关。

(三)种族和地理位置分布

不同人种的胆囊癌发病率亦不相同。美籍墨西哥人及玻利维亚人发病率高。在玻利维亚的美洲人后裔中,种族是胆囊癌的一个非常危险的因素,其中艾马拉人比非艾马拉人的发病率高 15.9 倍。美洲印第安人也是高发种族。

不同地域胆囊癌的发病情况各有不同。在我国西北和东北地区发病率比长江以南地区高,农村比城市高。智利是胆囊癌病死率最高的国家,约占所有肿瘤死亡人数的 6.7%,胆囊癌是发病率仅次于胃癌的消化道肿瘤。该病在瑞士、捷克、墨西哥、玻利维亚发病率较高,而在尼日利亚和新西兰毛利人中极其罕见。

(四)与职业和生活习惯的关系

调查表明,与胆囊癌发病有关的职业因素包括印染工人、金属制造业工人、橡胶工业从业人员、木材制成品工人。以上职业共同的暴露因素是芳香族化合物。

国外病例对照研究表明,总热量及糖类摄入过多与胆囊癌的发生呈正相关,而纤维素、维生素 C、维生素 B_6、维生素 E 及蔬菜水果能减少胆囊癌发病的危险性。还有研究表明,常吃烧烤肉食者患胆囊癌的危险性增高。

调查还显示了随肥胖指数增加,胆囊癌发病危险性增高。

二、病因

胆囊癌的病因尚未完全清楚,可能与下列因素有关。

(一)胆囊结石与胆囊癌

1.流行病学研究

原发性胆囊癌和胆囊结石患者在临床上有密切联系,40%～100%的胆囊癌患者合并胆囊结石,引起了临床医师和肿瘤研究人员的高度重视。一项国际协作机构调查表明,在校正混杂因素如年龄、性别、调查单位影响、受教育程度、饮酒和抽烟以后,胆囊癌的高危因素最重要的是胆囊临床症状史,另外还有体重增加、高能量饮食、高糖类摄入和慢性腹泻,这些危险因素均与胆囊结石发病相关,提示胆囊结石是胆囊癌发病的主要危险因素。从胆囊结石方面分析,胆囊结石患者有 1%～3%合并胆囊癌,老年女性患者的20 年累积发病危险率为 0.13%～1.5%。

综合流行病学资料可以看出,胆囊结石发生胆囊癌以下列情况多见:①老年人;②女性;③病程长;④结石直径大于 2 cm;⑤多发结石或充满型结石;⑥胆囊壁钙化;⑦胆囊壁明显增厚或萎缩;⑧合并胆囊息肉样病变;⑨Mirizzi 综合征。以上情况可视为原发性胆囊癌的高危因素,要积极治疗胆囊结石。

2.临床病理学研究

流行病学调查结果使得人们认识到有必要探讨胆囊结石和胆囊癌发病关系的病理学机制。

已经确认正常黏膜向癌的发展过程中,黏膜上皮的不典型增生是重要的癌前病变,在消化道肿瘤发生中占重要地位。于是,有学者从这方面着手研究。Duarte 等对 162 例结石病胆囊标本的研究发现,不典型增生占 16%,原位癌占 2.7%。类似的一些研究也提示胆囊癌的发生是由单纯增生、不典型增生、原位癌到浸润癌的渐进过程,胆囊癌与黏膜上皮的不典型增生高度相关,而有结石患者胆囊黏膜不典型增生发生率显著高于非结石性胆囊炎,结石慢性刺激可能是这种癌前病变的重要诱因。

3.分子生物学等基础研究

胆囊结石所引起的黏膜不典型增生和胆囊癌组织中,有 *K-ras* 基因的突变和突变型 *p*53 基因蛋白的过表达。从正常黏膜、癌前病变到癌组织,突变型 p53 蛋白表达逐渐增高。对多种肿瘤基因产物和生长因子(如 ras、p21、c-myc、erbB-2、表皮生长因子、转化生长因子 β)表达的研究表明,不仅胆囊癌组织中有多种肿瘤相关基因和生长因子的改变,而且在结石引起的慢性胆囊炎组织中,同样也有多种值得重视的变化。但是,也有观点认为炎症改变的程度与癌基因的活化并无正相关关系。

在慢性结石性胆囊炎中受损伤的细胞如果不能通过凋亡及时清除,损伤修复反复发生,长期可引起基因突变,胆囊癌发生。在对胆囊癌的研究中发现,从单纯性增生到轻、中、重度不典型增生及原位癌、浸润癌,AgNOR 颗粒计数、面积和 DNA 倍体含量、非倍体细胞百分比均逐渐升高。说明结石引起的黏膜损害细胞增生旺盛,有癌变的倾向。

胆囊结石患者胆汁中细菌培养阳性率明显高于无结石者,胆囊结石核心中发现细菌的基因片段,说明了胆囊结石的生成中有细菌参与,而研究发现胆囊癌组织中有细菌的基因片段,与结石中的菌谱相同。应该考虑某些细菌如厌氧菌、细菌 L 型在结石性胆囊炎向胆囊癌转化中的作用,强调胆囊结石治疗中的抗菌问题。

胆石所引起的胆囊黏膜损伤与胆囊癌发生发展之间存在着极密切的关系。虽然从本质上未能直接找到结石致癌的证据,但是合理治疗胆囊结石对预防胆囊癌无疑是有价值的。

(二)胆囊腺瘤与胆囊癌

Kozuka 等根据 1 605 例手术切除的胆囊标本行病理组织学检查,提出以下六点证明腺瘤是癌前病变:①组织学可见腺瘤向癌移行。②在腺癌组织中有腺瘤成分。③随着腺瘤的增大,癌发生率明显增加。④患者的发病年龄从腺瘤到腺癌有递增的趋势。⑤良性肿瘤中有 94% 的肿瘤直径小于10 mm,而恶性肿瘤中有 88% 的肿瘤直径大于 10 mm。⑥患腺瘤或浸润癌的患者中女性居多。研究发现,腺瘤的恶变率为 28.5%,其中直径大于 1.5 cm 的占 66.6%,大于 1 cm 的占 92.9%,合并结石的占 83.3%,并发现腺肌增生症及炎性息肉癌变 1 例。研究表明胆囊腺瘤无论单发还是多发,都具有明显的癌变潜能,一般认为多发性、无蒂、直径大于 1 cm 的腺瘤和伴有结石的腺瘤及病理类型为管状腺瘤者,癌变概率更大。但是,对胆囊腺瘤癌变也有不同的观点,理由是在其研究中发现胆囊腺瘤与胆囊癌的基因方面的异常改变并不相同。

(三)胆囊腺肌病与胆囊癌

胆囊腺肌病以胆囊腺体和平滑肌增生为特征,近年来的临床观察和病理学研究发现其为癌前病变,或认为其具有癌变倾向。因此,即使不伴有胆囊结石也应行胆囊切除术。

(四)异常胆胰管连接与胆囊癌

异常胆胰管连接(anomalous junction of pancreaticobiliary duct,AJPBD)是一种先天性疾病,主胰管和胆总管在十二指肠壁外汇合。由于结合部位过长及缺少括约肌而造成两个方向的反流,相应的引起了多种病理改变。Babbit 于 1969 年发现 AJPBD 且无胆管扩张的患者常合并胆囊癌。以后的临床研究大多证实了 AJPBD 患者中胆囊癌的发病率显著高于胆胰管汇合正常者。AJPBD 患者胆系肿瘤高发的机制尚不清楚,近年来对 AJPBD 患者的胆管上皮的基因改变研究甚多,结果发现 AJPBD 患者胆胰混合液对胆管上皮细胞具有诱变性,胆囊黏膜上皮增生活跃且 K-ras 基因突变,使其遗传性改变,最终发生癌变,并且在胆管上皮细胞形态学变化之前遗传物质已经发生变化。

(五)Mirizzi 综合征与胆囊癌

Mirizzi 综合征是因胆囊管或胆囊颈部结石嵌顿或合并炎症所致梗阻性黄疸和胆管炎,是胆囊结石的一种少见并发症,占整个胆囊切除术的 0.7%~1.4%。Redaelli 等对 1 759 例行胆囊切除术的患者进行回顾性研究,发现了 18 例 Mirizzi 综合征,其中有 5 例(27.8%)伴发胆囊癌,而所有标本中有 36 例(2%)发现胆囊癌,两者间有显著差异。18 例患者中有 12 例肿瘤相关抗原 CA19-9 上升,而 5 例合并胆囊癌者更为明显,与无 Mirizzi 综合征者有显著差异。大多数学者认为胆囊结石可以引起胆囊黏膜持续性损害,并可导致胆囊壁溃疡和纤维化,上皮细胞对致癌物质的防御能力降低,加上胆汁长期淤积有利于胆汁酸向增生性物质转化,可能是胆囊癌高发的原因,而 Mirizzi 综合征包含了上述所有的病理变化。

(六)其他

有研究证明腹泻是胆结石的危险因素,有腹泻者患胆囊癌的危险性是无腹泻者的 2 倍;手术治疗消化性溃疡与胆囊癌的发病有关,有手术史者患胆囊癌的危险性是对照组的 3 倍,而内科治疗者较对照组无明显增加;胆囊癌的发生还与家族史、伤寒杆菌、溃疡性结肠炎、接触造影剂及"瓷样"胆囊有关。胆总管囊肿行内引流术后患者有较高的胆管癌肿发生率。

还有一些因素被认为与胆囊癌的发生有关,溃疡性结肠炎的患者,胆管肿瘤的发生率约为一般人群的 10 倍,其发病机制尚不清楚,可能与胆汁酸代谢的异常有关。胆管梗阻感染,可能使胆汁中的胆酸转化成去氧胆酸和石胆酸,后者具有致癌性。胃肠道梭形芽孢杆菌可将肝肠循环中的胆汁酸还原成化学结构上与癌物质相似的 3-甲基胆蒽,也可能是胆管癌诱发因素之一。

三、临床表现

原发性胆囊癌早期无特异性症状和体征,常表现为患者已有的胆囊或肝脏疾病,甚至是胃病的临床特点,易被忽视。大多数以上腹疼痛、不适为主诉,继而发生黄疸、体重减轻等。西安某医院的资料显示有 34.3% 的患者查体时可触及胆囊包块,黄疸发生率为 38.8%,有 45.8% 的病例体重明显下降。以上表现往往是肝胆系统疾病所共有的,而且一旦出现常常已到胆囊癌的中晚期,故在临床上遇到这些表现时要考虑到胆囊癌的可能性,再做进一步的检查。

胆囊癌起病隐匿,无特异性表现,但并非无规律可循。按出现频率由高至低临床表现依次为腹痛、恶心呕吐、黄疸和体重减轻等。临床上可将其症状群归为五大类疾病的综合表现:①急性胆囊炎:某些病例有短暂的右上腹痛、恶心、呕吐、发热和心悸病史,提示急性胆囊炎。约 1% 因急性胆囊炎手术的病例有胆囊癌存在,此时病变常为早期,切除率高,生存期长。②慢性胆囊炎:许多原发性胆囊癌的患者症状与慢性胆囊炎类似,很难区分,要高度警惕良性病变合并胆囊癌,或良性病变发展为胆囊癌。③胆管恶性肿瘤:一些患者可有黄疸、体重减轻、全身情况差、右上腹痛等,肿瘤病变常较晚,疗效差。④胆管外恶性肿瘤征象:少数病例可有恶心、体重减轻、全身衰弱,以及内瘘形成或侵入邻近器官症状,本类肿瘤常不能切除。⑤胆管外良性病变表现:少见,如胃肠道出血或上消化道梗阻等。

(一)慢性胆囊炎症状

30％～50％的病例有长期右上腹痛等慢性胆囊炎或胆结石症状,在鉴别诊断上比较困难。慢性胆囊炎或伴结石的患者,年龄在 40 岁以上,近期右上腹疼痛变为持续性或进行性加重并有较明显的消化障碍症状者;40 岁以上无症状的胆囊结石,特别是较大的单个结石患者,近期出现右上腹持续性隐痛或钝痛;慢性胆囊炎病史较短,局部疼痛和全身情况有明显变化者;胆囊结石或慢性胆囊炎患者近期出现梗阻性黄疸或右上腹可扪及肿块者,均应高度怀疑胆囊癌的可能性,应做进一步检查以明确诊断。

(二)急性胆囊炎症状

占胆囊癌的 10％～16％,这类患者多系胆囊颈部肿瘤或结石嵌顿引起急性胆囊炎或胆囊积脓。此类患者的切除率及生存率均较高,其切除率为 70％,但术前几乎无法诊断。有些患者按急性胆囊炎行药物治疗或单纯胆囊造瘘而误诊。故对老年人突然发生的急性胆囊炎,尤其是以往无胆管系统疾病者,应特别注意胆囊癌的可能性争取早行手术治疗,由于病情需要必须做胆囊造瘘时,亦应仔细检查胆囊腔以排除胆囊癌。

(三)梗阻性黄疸症状

部分患者是以黄疸为主要症状而就诊,胆囊癌患者中有黄疸者占 40％左右。黄疸的出现提示肿瘤已侵犯胆管或同时伴有胆总管结石,这两种情况在胆囊癌的切除病例中都可遇到。因此胆囊癌患者不应单纯黄疸而放弃探查。

(四)右上腹肿块

肿瘤或结石阻塞或胆囊颈部,可引起胆囊积液、积脓,使胆囊胀大,这种光滑而有弹性的包块多可切除,且预后较好。但硬而呈结节状不光滑的包块为不能根治的晚期癌肿。

(五)其他

肝大、消瘦、腹水、贫血都可能是胆囊癌的晚期征象,表明已有肝转移或胃十二指肠侵犯,可能无法手术切除。

四、诊断

(一)症状和体征

前已述及,胆囊癌临床表现缺乏特异性,其早期征象又常被胆石症及其并发症所掩盖。除了首次发作的急性胆囊炎便得以确诊外,一般情况根据临床表现来做到早期诊断非常困难。因而,无症状早诊显得甚为重要。而要做到此点,必须对高危人群密切随访,如静止性胆囊结石、胆囊息肉、胆囊腺肌增生病等患者,必要时积极治疗以预防胆囊癌。

(二)影像学检查

1.X 线造影检查

早年的 X 线造影检查常用口服胆管造影,胆囊癌患者往往表现为胆囊不显影或显影很差,现在由于更多快速、先进的方法普及,已基本不用。血管造影诊断准确率高,但胆囊动脉显影并不常见,需要通过超选择性插管,胆囊动脉可有僵硬、增宽、不规则而且有间断现象,出现典型的肿瘤血管时可确诊,但此时大多是晚期,肿瘤不能切除。

2.超声诊断

超声诊断是诊断本病最常用也是最敏感的检查手段,包括常规超声、内镜超声、彩色多普勒等。能检出绝大多数病变,对性质的确定尚有局限。B超检查目前仍是应用最普遍的方法,它简便、无创、影像清晰,对微小病变识别能力强,可用于普查及随访。但对定性诊断和分期帮助不大,易受到肥胖和胃肠道气体干扰,有时有假阳性和假阴性结果。因胆囊癌的病理类型以浸润型为多,常无肿块,易漏诊,故要警惕胆囊壁不规则增厚的影像特征。近年发展的超声内镜检查法(EUS)通过内镜将超声探头直接送入胃十二指肠检查胆囊,不受肥胖及胃肠道气体等因素干扰,对病灶的观察更细微。其分辨率高,成像更清晰,可显示胆囊壁的三层结构,能弥补常规超声的不足,对微小病变确诊和良恶性鉴别诊断价值高,但设备较昂贵,而且作为侵入性检查,难免有并发症发生。彩色多普勒检查可显示肿瘤内部血供,根据病变中血流状况区别胆囊良恶性病变,敏感度和特异性较高。超声血管造影应用也有报告,通过导管常规注入二氧化碳微泡,在胆囊癌和其他良性病变中有不同的增强表现,可以区分增厚型的胆囊癌与胆囊炎,亦可鉴别假性息肉、良性息肉与息肉样癌。

3.计算机断层成像(CT)诊断

CT在发现胆囊的小隆起样病变方面不如B超敏感,但在定性方面优于B超。CT检查不受胸部肋骨、皮下脂肪和胃肠道气体的影响,而且能用造影剂增强对比及薄层扫描,是主要诊断方法之一。其早期诊断要点有:①胆囊壁局限或整体增厚,多超过0.5 cm,不规则,厚薄不一,增强扫描有明显强化。②胆囊腔内有软组织块,基底多较宽,增强扫描有强化,密度较肝实质低而较胆汁高。③合并慢性胆囊炎和胆囊结石时有相应征象。厚壁型胆囊癌需与慢性胆囊炎鉴别,后者多为均匀性增厚;腔内肿块型需与胆囊息肉和腺瘤等鉴别,后者基底部多较窄。CT检查越来越普遍用于临床,对胆囊癌总体确诊率高于B超,结合增强扫描或动态扫描适用于定性诊断、病变与周围脏器关系的确定,利于手术方案制订。但对早期诊断仍无法取代B超。

4.磁共振(MRI)诊断

胆囊癌的MRI表现与CT相似,可有厚壁型、腔内肿块型、弥漫型等。MRI价值和CT相仿,但费用更昂贵。近年出现的磁共振胰胆管成像(MRCP),是根据胆汁含有大量水分且有较长的 T_2 弛豫时间,利用MRI的重 T_2 加权技术效果突出长 T_2 组织信号,使含有水分的胆管、胰管结构显影,产生水造影结果的方法。胆汁和胰液作为天然的对比剂,使得磁共振造影在胆管胰管检查中具有独特的优势。胆囊癌表现为胆囊壁的不规则缺损、僵硬,或胆囊腔内软组织肿块。MRCP在胆胰管梗阻时有很高价值,但对无胆管梗阻的早期胆囊癌效果仍不如超声检查。

5.经皮肝穿刺胆管造影(PTC)应用

PTC在肝外胆管梗阻时操作容易,诊断价值高,对早期诊断帮助不大,对早期诊断的价值在于如果需要细胞学检查时可用来取胆汁。

6.内镜逆行胆胰管造影(ERCP)应用

对胆囊癌常规影像学诊断意义不大,仅有一半左右的病例可显示胆囊,早期诊断价值不高,适用于鉴别肝总管或胆总管的占位病变或采集胆汁行细胞学检查。

(三)细胞学检查

术前行细胞学检查的途径有ERCP收集胆汁、B超引导下经皮肝胆囊穿刺抽取胆汁或肿块穿刺抽吸组织细胞活检,通常患者到较晚期诊断相对容易,故细胞学检查应用较少。但早期诊断确有困难时可采用,脱落细胞检查有癌细胞可达到定性目的。

(四)肿瘤标志物检测

迄今为止未发现对胆囊癌有特异性的肿瘤标志物,故肿瘤标志物检测只能作为诊断参考,要结合临床具体分析。对胆囊癌诊断肿瘤标志物检查可包括血清和胆汁两方面。恶性肿瘤的常用标志如广谱肿瘤标志物 DR-70 可见于 20 多种肿瘤患者血液中,大部分阳性率在 90％以上,对肝胆肿瘤的敏感性较高。肿瘤相关糖链抗原 CA19-9 和癌胚抗原(CEA)在胆囊癌病例有一定的阳性率,升高程度与病期相关,对诊断有一定帮助,在术前良恶性病变鉴别困难时可采用。检测胆汁内的肿瘤标志物较血液中更为敏感,联合检测能显著提高术前确诊率,提示我们术前可应用一些手段采集胆汁做胆囊癌的检测。近年来有报道通过血清中的游离 DNA 检测,可发现某些肿瘤基因的异常改变,已经在临床用于其他肿瘤。通过现代分子生物学发展,深入研究开发适用于临床的新指标是研究的方向。

(五)早期诊断的时间和意义

术前若能确诊原发性胆囊癌最为理想,据此可制订合理的手术方案,避免盲目的 LC,因为胆囊癌早期 LC 术后种植转移时有报告。

术前怀疑而不能确诊的原发性胆囊癌,术中应对切除标本仔细地观察,必要时结合术中冰冻病理检查,条件许可时可应用免疫组化等方法检查一些肿瘤相关基因的突变表达,对发现胆囊癌,及时调整手术方式有很大帮助。

因良性病变行胆囊切除术,而术后病检确诊的早期病例,如属 Nevin Ⅰ 期则单纯胆囊切除术已足够;对 Ⅱ 期病例,应该再次手术行肝脏楔形切除及区域淋巴结清扫或扩大根治术。

五、治疗

(一)外科治疗

多年来,人们对胆囊癌临床病理分期与预后关系的认识逐渐加深,影像学检查日益普及使得胆囊癌术前诊断率有所提高,原发性胆囊癌的外科治疗模式产生了一定的发展和变革。

1.外科治疗原则

胆囊癌的手术治疗方式主要取决于患者的临床病理分期。经典的观念认为,对于 Nevin Ⅰ、Ⅱ 期的病例,单纯胆囊切除术已足够,对 Ⅲ 期病例应采用根治性手术,范围包括胆囊切除术和距胆囊 2 cm 的肝脏楔形切除术、肝十二指肠韧带内淋巴结清扫术,而对于 Ⅳ、Ⅴ 期的晚期病例手术治疗已无价值。过去胆囊癌的诊断多为进行其他胆管良性病变手术时意外发现,随着人们对胆囊癌的重视程度提高,术前确诊的胆囊癌病例逐渐增多,加上近年对胆囊癌转移方式的研究深入,使许多学者对胆囊癌的经典手术原则提出了新的看法。基本包括两方面:①对于 Nevin Ⅰ、Ⅱ 期的病例应做根治性胆囊切除术。②对于 Nevin Ⅳ、Ⅴ 期的病例应行扩大切除术。这些观点均包括了肝脏外科的有关问题,尚存有一定争论,以下分别叙述。

2.早期胆囊癌的根治性手术

(1)早期胆囊癌手术方式评价:早期胆囊癌是指 Nevin Ⅰ、Ⅱ 期或 TNM 分期 0、Ⅰ 期,对此类患者以往以为认为仅行胆囊切除术可达治疗目的。近年研究表明,由于胆囊壁淋巴管丰富,胆囊癌可有极早的淋巴转移,并且早期发生肝脏转移也不少见,因而尽管是早期病例,亦有根治性切除的必要。许多学者的实践证明,对 Nevin Ⅰ、Ⅱ 期病例行根治性胆囊切除术的长期生存率显著优于单纯胆囊切除术,故强调包括肝楔形切除在内的胆囊癌根治手术的重要性。目前基本认可的看法是,术前确诊为胆囊癌者应该做根治性的手术,因良性病变行胆囊切除术后病检意外发现胆囊癌者,如为 Nevin Ⅰ 期不必再次手术,如为 Nevin Ⅱ 期应当再次手术清扫区域淋巴结并楔形切除部分肝脏。

（2）手术方法：应用全身麻醉。体位可根据切口不同选取仰卧位或右侧抬高的斜卧位。手术步骤如下。

开腹：可依手术医师习惯，取右上腹长直切口，自剑突起至脐下 2~4 cm，亦可采用右侧肋缘下斜切口，利于暴露，切除肝组织更为方便，作者多用后者。

探查：探查腹膜及腹腔内脏器，包括胆囊淋巴引流区域的淋巴结有无转移，以决定手术范围。

显露手术野：以肋缘牵开器将右侧肋弓尽量向前上方拉开，用湿纱布垫将胃及小肠向腹腔左侧和下方推开，暴露肝门和肝下区域。

游离十二指肠和胰头：剪开十二指肠外侧腹膜，适当游离十二指肠降段及胰头，以便于清除十二指肠后胆总管周围淋巴结。

显露肝门：在十二指肠上缘切开肝十二指肠韧带的前腹膜，依次分离出肝固有动脉、胆总管、门静脉主干，分别用橡皮片将其牵开以利于清除肝十二指肠韧带内淋巴组织。

清除肝门淋巴结：向上方逐步地解剖分离肝动脉、胆总管、门静脉以外的淋巴、神经、纤维、脂肪组织，直至肝横沟部。

游离胆囊：切断胆囊管并将断端送冰冻病理切片检查。沿肝总管向上分离胆囊三角处的淋巴、脂肪组织，妥善结扎、切断胆囊动脉。至此，需要保存的肝十二指肠韧带的重要结构便与需要切除的组织完全分开。

切除胆囊及部分肝：楔形切除肝中部的肝组织连同在位的胆囊。在预计切除线上用电凝器烙上印记，以肝门止血带分别控制肝动脉及门静脉，沿切开线切开肝包膜，钝性分离肝实质，所遇肝内管道均经钳夹后切断，将肝组织、胆囊连同肝十二指肠韧带上的淋巴组织一同整块切除。肝切除也可用微波刀凝固组织止血而不必阻断肝门。

处理创面：缝扎肝断面上的出血处，经仔细检查，不再有漏胆或出血，肝断面可对端合拢缝闭，或用就近大网膜覆盖缝合固定。

放置引流：肝断面处及右肝下间隙放置硅橡胶管引流，腹壁上另做戳口引出体外。

3.中晚期胆囊癌的扩大切除术

（1）中晚期胆囊癌手术方式的评价：因为中晚期的概念范围较大，临床常用的 Nevin 分期和 TNM 分期中包括的情况在不同病例中也有很大差别，故对此类患者不能一概而论。如有些位于肝床面的胆囊癌很早发生了肝脏浸润转移，而此时尚无淋巴结转移，这种患者按临床病理分期已属晚期，但经过根治性胆囊切除术可能取得良好效果。由于胆囊的淋巴引流途径很广，更为常见的是一些病例无肝转移，但淋巴结转移已达第三站，这时虽然分期比前面例子早，但治疗效果却明显要差。通常所谓的扩大切除术基本是指在清扫肝十二指肠韧带淋巴结、胰十二指肠后上淋巴结、腹腔动脉周围淋巴结和腹主动脉下腔静脉淋巴结的同时，做肝中叶、扩大的右半肝或肝三叶切除，仅做右半肝切除是不合适的，因为胆囊的位置在左右叶之间，胆囊癌常见的转移包括肝左内叶的直接浸润和血行转移。目前有人加做邻近的浸润转移脏器的切除，甚至加做胰头十二指肠切除术。这些手术创伤大、并发症多、病死率高，尽管在某些病例中取得较好疗效，但还是应该谨慎选择。

（2）扩大切除术的方法：麻醉选用全身麻醉。体位取右侧抬高的斜卧位。手术步骤以扩大的右半肝切除并淋巴结清扫为例做简要介绍。

切口：采取右侧肋缘下长的斜切口，或双侧肋缘下的"∧"形切口。

显露：开腹后保护切口，用肋缘牵开器拉开一侧或双侧的肋弓，使肝门结构及肝十二指肠韧带、胰头周围得以良好暴露。

探查:探查腹腔,包括腹膜和肝、胆、胰、脾及胆囊引流区域的淋巴结有无转移,必要时取活组织行冰冻病理切片检查,如果转移范围过广,需同时做肝叶切除和胰头十二指肠切除时应权衡患者的全身状况和病变的关系,慎重进行。

肝门部清扫:决定行淋巴结清扫和肝叶切除后,在十二指肠上缘切开肝十二指肠韧带的前腹膜,分离出胆总管、肝固有动脉、门静脉主干。由此向上清除周围淋巴、神经、纤维和脂肪组织直至肝脏横沟处。

清除胰头后上淋巴结:切开十二指肠外侧腹膜,将十二指肠及胰头适度游离,紧靠胆总管下端切断胆总管,两端予以结扎。暴露胰头十二指肠周围淋巴结,清除胰头后、上的淋巴及其他软组织。

清除腹腔动脉系统淋巴结:沿胃小弯动脉弓外切断小网膜向上翻起,贴近肝固有动脉向左分离肝总动脉至腹腔动脉,清除周围淋巴等软组织。

处理肝门部胆管和血管:将切断游离的近侧胆总管向上翻开,在肝横沟处分离出部分左肝管,距肝实质 1 cm 切断,近端预备胆肠吻合,远端结扎。在根部切断结扎肝右动脉及门静脉右支。

游离肝右叶:锐性分离肝右叶的冠状韧带和右三角韧带,分开肝脏与右侧肾上腺的粘连,将肝右叶向左侧翻转,暴露下腔静脉前外侧面。

切除肝右叶:在镰状韧带右侧拟切除的肝脏表面用电凝划一切线至下腔静脉右侧,切开肝包膜,分离肝实质内的管道系统分别结扎。尤其要注意肝静脉系统应妥善结扎或缝扎,在进入下腔静脉之前分别切断结扎肝中静脉、肝右静脉及汇入下腔静脉的若干肝短静脉。切除肝脏时可行肝门阻断,方法如上文所述。

整块去除标本:至此切除的肝脏与下腔静脉分离,将肝右叶、部分左内叶、胆囊、胆总管及肝十二指肠韧带内的软组织整块去除。

检查肝脏创面:将保留的肝左叶切面的胆管完全结扎并彻底止血。肝脏切除后的创面暂时用蒸馏水纱垫填塞。

胆管空肠吻合:保留第 1 根空肠血管弓,距 Treitz 韧带约 20 cm 切断空肠,远端缝合关闭。按照 Roux-en-Y 胆管空肠吻合术的方法处理空肠,将空肠远侧由横结肠前提起,行左肝管空肠端侧吻合,再行空肠近端与远端的端侧吻合,一般旷置肠袢约 50 cm。间断缝合关闭空肠袢系膜与横结肠系膜间隙。

处理肝脏创面:取出创面填塞的纱垫,检查创面无渗血及漏胆后,用大网膜覆盖肝左叶的断面。

引流:在右侧膈下及肝脏断面处放置双套管引流,由腹壁另做戳口引出。

不需做扩大的肝右叶切除,而行肝中叶切除者按照相应的肝脏切除范围做肝切除的操作,其余步骤相同;有必要做胰头十二指肠切除术的病变可按 Whipple 方式进行操作,在此不做赘述。

4.无法切除的胆囊癌肝转移的外科治疗

胆囊癌肝转移方式多样,有些情况下无法行切除手术,多见于:①肝内转移灶广泛;②转移灶过大或侵犯肝门;③肝转移合并其他脏器广泛转移;④全身状况较差,不能耐受肝切除手术;⑤合并肝硬化等。

不能切除的原发性肝癌和其他肝转移癌的治疗方法同样适用于胆囊癌肝转移。主要有经股动脉穿刺插管肝动脉化疗栓塞、经皮 B 超引导下无水酒精注射等。全身化疗毒性反应大、疗效差,无太大价值。有时手术中发现不能切除的胆囊癌肝转移时,可采用动脉插管和/或肝动脉选择结扎,也可联合应用门静脉插管化疗,放入皮下埋置式化疗泵。术中病灶微波固化、冷冻治疗等亦可考虑。对于合并肝门或远端胆管侵犯所致的各种梗阻性黄疸,应积极采取多种方式引流术以减轻痛苦,提高生存质量。

(二)非手术治疗

1.放射治疗

为防止和减少局部复发,可将放疗作为胆囊癌手术的辅助治疗。有学者对一组胆囊癌进行了总剂量为 30 Gy 的术前放疗,结果发现接受术前放疗组的手术切除率高于对照组,而且不会增加组织的脆性和术中出血量。但由于在手术前难以对胆囊癌的肿瘤大小和所累及的范围做出较为准确的诊断,因此,放疗的剂量难以控制。而术中放疗对肿瘤的大小及其所累及的范围可做出正确的判断,具有定位准确、减少或避免了正常组织器官受放射损伤的优点。西安某医院的经验是,术中一次性给予肿瘤区域 20 Gy 的放射剂量,时间 10～15 分钟,可改善患者的预后。临床上应用最多的是术后放射治疗,手术中明确肿瘤的部位和大小,并以金属夹对术后放疗的区域做出标记,一般在术后 4～5 周开始,外照射 4～5 周,总剂量 40～50 Gy。综合各家术后放疗结果报道,接受术后放疗的患者中位生存期均高于对照组,尤其是对于 Nevin Ⅲ、Ⅳ期或非根治性切除的病例,相对疗效更为明显。近年亦有报道通过 PTCD 的腔内照射与体外照射联合应用具有一定的效果。

2.化学治疗

胆囊癌的化疗仍缺少系统的研究和确实有效的化疗方案,已经使用的化疗方案效果并不理想。我们对正常胆囊和胆囊癌标本的 P-糖蛋白含量进行了测定,发现胆囊自身为 P-糖蛋白的富集器官,所以需要合理选用化疗药物,常用的是氟尿嘧啶、阿霉素、卡铂和丝裂霉素等。

目前胆囊癌多采用 FAM 方案(5-FU 1 g,ADM 40 mg,MMC 20 mg)和 FMP 方案(5-FU 1 g,MMC 10 mg,卡铂 500 mg)。国外一项应用 FAM 方案的多中心临床随机研究表明,对丧失手术机会的胆囊癌患者,化疗后可使肿瘤体积明显缩小,生存期延长,甚至有少部分病例得到完全缓解。选择性动脉插管灌注化疗药物可减少全身毒性反应,我们一般在手术中从胃网膜右动脉置管入肝动脉,经皮下埋藏灌注药泵,于切口愈合后,选用 FMP 方案,根据病情需要间隔 4 周重复使用。此外,通过门静脉注入碘化油(加入化疗药物),使其微粒充分进入肝窦后可起到局部化疗和暂时性阻断肿瘤扩散途径的作用。临床应用取得了一定效果,为无法切除的胆囊癌伴有肝转移的患者提供了可行的治疗途径。腹腔内灌注顺铂和 5-FU 对预防和治疗胆囊癌的腹腔种植转移有一定的疗效。目前正进行 5-FU、左旋咪唑与叶酸联合化疗的研究,可望取得良好的疗效。

3.其他治疗

近年来的研究发现,K-ras、c-$erbB$-2、c-myc、$p53$、$p15$、$p16$ 和 $nm23$ 基因与胆囊癌的发生、发展和转归有密切关系,但如何将其应用于临床治疗仍在积极的探索中。免疫治疗和应用各种生物反应调节剂如干扰素、白细胞介素等,常与放射治疗和化学治疗联合应用以改善其疗效。此外,温热疗法亦尚处于探索阶段。

在目前胆囊癌疗效较差的情况下,积极探索各种综合治疗的措施是合理的,有望减轻患者的症状和改善预后。

(姜希富)

第十章

胰 腺 疾 病

第一节　急性胰腺炎

　　急性胰腺炎(acute pancreatitis,AP)是指胰腺及其周围组织被胰腺分泌的消化酶自身消化而引起的急性化学性炎症,临床表现以急性腹痛、发热,伴有恶心呕吐、血尿淀粉酶升高为特征。大多数患者病程呈自限性,20%～30%的病例临床经过凶险,总体病死率5%～10%。AP按病情程度可分为轻症急性胰腺炎(mild acute pancreatitis,MAP)和重症急性胰腺炎(severe acute pancreatitis,SAP)。MAP无器官功能障碍和局部并发症,保守治疗效果好。SAP病情发展迅猛,并发症多,病死率高,短期内可引起多器官系统功能障碍,乃至衰竭而危及生命。

一、病因

(一)胆道疾病

　　胆道疾病在我国仍是主要的发病因素,胆石症、胆道感染、胆道蛔虫等均可引起AP。胆道结石常是AP首发及反复发作的主要原因,发病机制主要为"共同通道学说"(图10-1),也与梗阻或Oddi括约肌功能不全有关,导致胆汁或十二指肠液反流入胰管,激活消化酶,损伤胰管黏膜,进而导致胰腺组织自身消化而引起胰腺炎。Lankisch等总结过去50年各国关于AP的20项研究显示,胆道疾病是AP发病的首要原因,占41%。

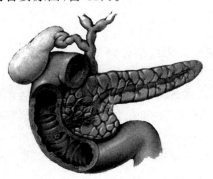

图 10-1　胆道结石阻塞胆胰共同通道

(二)高脂血症

自 Klatskin 1952 年首次报道 1 例高脂血症胰腺炎以来,国内外学者对其进行了大量研究,发现高脂血症胰腺炎与甘油三酯有关,而与胆固醇无关。近年来随着我国居民饮食结构发生改变,动物性食物比例上升,使高脂血症引起的 AP 数量上升,国内有些报道认为高脂血症已成为 AP 的第二位病因。目前高脂血症引起 AP 的原因尚不明确,可能由于其导致动脉粥样硬化,使内皮细胞损伤,合成或分泌前列腺素(PGI_2)减少,可激活血小板,释放血栓素(TXA_2),使 PGI_2-TXA_2 平衡失调,胰腺发生缺血性损伤。另外高脂血症时血液黏稠度增加,有利于血栓形成;过高的乳糜微粒栓塞胰腺微血管或在胰腺中发生黄色瘤;胰腺毛细血管内高浓度的甘油三酯被脂肪酶水解,生成大量具有毒性的游离脂肪酸,引起毛细血管脂肪栓塞和内膜损伤,均可引起胰腺炎发作。随着人们生活水平的提高,高脂血症引起的 AP 患病率正逐渐增高,故在 AP 防治中应重视控制血脂水平。

(三)大量饮酒

酗酒是西方国家急、慢性胰腺炎的首要病因,在我国占次要地位。一般认为酒精通过下列机制与酒精性胰腺炎有关:刺激胰腺分泌,增加胰腺对胆囊收缩素的敏感性,使胰液中胰酶和蛋白质含量增加,小胰管内蛋白栓形成,引起胰管阻塞,胰液排出受阻;使胰腺腺泡细胞膜的流动性和完整性发生改变,线粒体肿胀,细胞代谢障碍,细胞变性坏死;引起胆胰壶腹括约肌痉挛,导致胰管内压力升高;引起高甘油三酯血证直接毒害胰腺组织;刺激胃窦部 G 细胞分泌胃泌素,激发胰腺分泌;从胃吸收,刺激胃壁细胞分泌盐酸,继而引起十二指肠内胰泌素和促胰酶素分泌,最终导致胰腺分泌亢进。

(四)暴饮暴食

暴饮暴食使短时间内大量食糜进入十二指肠,引起乳头水肿和 Oddi 括约肌痉挛,同时刺激大量胰液和胆汁分泌,进而由于胰液和胆汁排泄不畅而引发 AP。故养成良好的进食习惯非常重要,尤其对患有胆源道疾病的患者进行饮食指导可能对预防 AP 有重要作用。

(五)其他病因

包括药物、妊娠、手术和创伤、胰腺肿瘤、特发性胰腺炎等。

1.药物

迄今为止已经发现超过 260 种药物与胰腺炎发病有关,常用药物如氢氯噻嗪、糖皮质激素、磺胺类、华法林、拉米夫定、他汀类药物等均能导致胰腺炎发生,其发病机制至今仍未完全阐明,其发病率呈逐年上升趋势。

2.手术和创伤

胃、胆道手术或 ERCP 容易引发术后胰腺炎。

3.感染

感染是 AP 的少见病因。现已发现细菌感染(伤寒杆菌、大肠埃希菌、溶血性链球菌)、病毒感染(柯萨奇病毒、HIV、泛嗜性病毒、乙肝病毒)和寄生虫感染(蛔虫、华支睾吸虫等)均能引起胰腺炎。

4.肿瘤

胰腺或十二指肠附近的良恶性肿瘤压迫导致胰管梗阻、胰腺缺血或直接浸润胰腺激活胰酶均可诱发 AP。

5.特发性胰腺炎(idiopathic acute pancreatitis,IAP)

部分胰腺炎未能发现明确病因,临床上称为特发性胰腺炎。

二、病理生理

正常情况下,胰液中的胰蛋白酶原在十二指肠内被胆汁和肠液中的肠激酶激活后,方具有消化蛋白质的作用。如果胆汁和十二指肠液逆流入胰管,胰管内压增高,使腺泡破裂,胰液外溢,大量胰酶被激活。胰蛋白酶又能激活其他酶,如弹性蛋白酶及磷脂酶 A。弹性蛋白酶能溶解弹性组织,破坏血管壁及胰腺导管,使胰腺充血、出血和坏死。磷脂酶 A 被激活后,作用于细胞膜和线粒体膜的甘油磷脂,使其分解为溶血卵磷脂,后者可溶解破坏胰腺细胞膜和线粒体膜的脂蛋白结构,致细胞坏死,引起胰腺和胰周组织的广泛坏死。饮酒能刺激胃酸分泌,使十二指肠呈酸性环境,刺激促胰液素分泌增多,使胰液分泌增加。酒精还可增加 Oddi 括约肌阻力,或者使胰管被蛋白阻塞,导致胰管内压和通透性增高,胰酶外渗引起胰腺损伤。乙醇还可使自由脂肪酸增高,其毒性作用可引起胰腺腺泡细胞和末梢胰管上皮细胞损害。氧自由基损伤也是乙醇诱发胰腺损伤的机制之一。此外,细胞内胰蛋白酶造成细胞的自身消化也与胰腺炎发生有关,人胰腺炎标本的电镜观察发现细胞内酶原颗粒增大和较大的自身吞噬体形成。另外,脂肪酶使脂肪分解,与钙离子结合形成皂化斑,可使血钙降低。大量胰酶被吸收入血,使血淀粉酶和脂肪酶升高,并可导致肝、肾、心、脑等器官损害,引起多器官功能不全综合征(MODS)。

三、临床表现

AP 发病多较急,主要表现有腹痛、腹胀、腹膜炎体征及休克等,因病变程度不同而使临床表现复杂。

(一)腹痛

不同程度的腹痛常在饱餐或饮酒后 1~2 小时突然起病,呈持续性,程度多较重,也可因结石梗阻或 Oddi 括约肌痉挛而有阵发性加剧。腹痛位于上腹正中或偏左,有时呈带状,并放射到腰背部、左肩,患者常喜弯腰前倾,一般镇痛剂不能使疼痛缓解。腹痛原因包括胰腺肿胀,包膜张力增高,胰胆管梗阻和痉挛,腹腔化学性物质刺激和腹腔神经丛受压。

(二)恶心、呕吐

90%以上患者在起病时有频繁恶心、呕吐,呕吐后腹痛并不减轻,病程初期呕吐为反射性,呕吐物为食物和胆汁,至晚期因胰腺炎症渗出致麻痹性肠梗阻,呕吐物可有粪臭味。

(三)发热

根据胰腺炎的发病原因和是否继发感染,患者可出现不同程度的发热。若为胆源性胰腺炎,胆道感染可有寒战、高热。MAP 多为中等程度发热,体温一般不超过 38.5 ℃,SAP 体温常超过39 ℃。早期的发热是由于组织损伤及代谢产物引起,后期发热常提示胰周感染、脓肿形成或其他部位如肺部感染的存在。若继发感染发生的较晚,病程中可有一个体温下降的间歇期。

(四)黄疸

胆源性胰腺炎时胆道感染、梗阻,胰头水肿造成胆总管下端梗阻,或 Oddi 括约肌痉挛水肿,都可引起梗阻性黄疸。病程长、感染严重者,可因肝功能损害而发生黄疸。

(五)休克

为 SAP 的全身表现,患者烦躁、出冷汗、口渴、脉细速、四肢厥冷、呼吸浅快、血压下降、尿少,进一步发生呼吸困难、发绀、昏迷、血压测不到、无尿等,主要原因是胰酶外渗、组织蛋白分解、多肽类物质释放使毛细血管通透性增加,腹膜及胰周组织受到刺激,大量组织液渗出至腹膜后和腹腔内,导致血容量大量减少。

(六)体征

1.腹膜刺激征

MAP 时腹部压痛轻,局限于上腹或左上腹,肌紧张不明显。SAP 时有明显的腹部压痛,范围广泛可遍及全腹,腹肌紧张明显。

2.腹胀、肠鸣音消失

腹膜后渗液、内脏神经刺激、腹腔内渗液导致肠麻痹,引起腹胀,随之肠鸣音消失。

3.腹水

MAP 一般无腹水或仅有少量淡黄色腹水。SAP 腹水多见,可从淡黄色、粉红色至暗红色,颜色深浅常可反映胰腺炎症的程度,腹水内胰淀粉酶通常很高。诊断性腹腔穿刺抽出血性腹水对 SAP 有诊断价值。

4.皮下出血征象

较少见,仅发生于严重的 SAP,在起病数天内出现,常伴有血性腹水。其发生机制为含有胰酶的血性渗液沿组织间隙到达皮下,溶解皮下脂肪,发生组织坏死、毛细血管破裂出血,表现为局部皮肤青紫色瘀斑。发生在腰部两侧的皮肤瘀斑称为 Grey-Turner 征,发生在脐周者称为 Cullen 征。

5.腹部包块

在部分患者由于胰腺水肿增大,小网膜囊积液,胰腺周围脓肿或假性胰腺囊肿形成,在上腹部可扪及边界不清有压痛的肿块。

四、辅助检查

(一)血清酶学检查

强调血清淀粉酶测定的临床意义,尿淀粉酶变化仅作参考。血清淀粉酶活性高低与病情不呈相关性。AP 血淀粉酶升高始于发病后 1~3 小时,24 小时达到高峰,超过 500 U/dL(Somogyi 法)有诊断意义,72 小时后降至正常;尿淀粉酶升高始于发病后 24 小时,可持续 1~2 周,超过 250~300 U/dL(Somogyi 法)有诊断意义。血清淀粉酶持续增高要注意病情反复、并发假性囊肿或脓肿、存在结石或肿瘤、肾功能不全、巨淀粉酶血证等。要注意鉴别其他急腹症引起的血清淀粉酶增高。血清脂肪酶活性测定具有重要临床意义,尤其当血清淀粉酶活性已经下降至正常,或其他原因引起血清淀粉酶活性增高时,血清脂肪酶活性测定有互补作用。血清脂肪酶活性与疾病严重度亦不呈正相关。

(二)血清标志物

推荐使用 C 反应蛋白(CRP),发病 72 小时后 CRP>150 mg/L 提示胰腺组织坏死。动态测定血清白细胞介素-6(IL-6),增高提示预后不良。

(三)影像学诊断

在发病初期 24~48 小时行 B 超检查,可以初步判断胰腺形态变化,同时有助于判断有无胆道疾病。但受 AP 时胃肠道积气影响,B 超可能不能做出准确判断,故推荐 CT 作为诊断 AP 的标准影像学方法,必要时可行增强 CT 或动态增强 CT 检查,根据炎症程度分为 A~E 级(Balthazar 分级)。A 级:正常胰腺;B 级:胰腺实质改变,包括局部或弥漫性腺体增大;C 级:胰腺实质及周围炎症改变,胰周轻度渗出;D 级:除 C 级外,胰周渗出显著,胰腺实质内或胰周单个液体积聚;E 级:胰腺或胰周有 2 个或多个积液区,不同程度的胰腺坏死。

五、诊断

以上腹痛为主诉的急腹症患者均需考虑急性胰腺炎可能,并进行相关检查,常规有血淀粉酶检查和 B 超或 CT。根据临床表现,实验室检查和影像学检查诊断并不困难。

六、治疗

因生长抑素类药物和外科营养支持的发展,现在 MAP 的治疗效果普遍较好。而 SAP 病情重,临床变化多样,存在较大的个体差异,虽经国内外学界多年探索,仍属复杂而疑难的临床问题,其治疗观点近年来也多有变化。AP 的基本治疗要点如下。

(一)发病初期的处理和监护

目的是纠正水、电解质紊乱,支持治疗,防止局部及全身并发症。内容包括血、尿常规检查,粪便隐血、血糖、肝肾功能、血脂、血清电解质测定,血气分析,心电监护,胸片,中心静脉压(IVP)测定,动态观察腹部体征和肠鸣音变化,记录 24 小时出入量。上述指标可根据患者具体病情进行选择。常规禁食,对有严重腹胀、麻痹性肠梗阻者应留置胃管胃肠减压。在患者腹痛减轻或消失、腹胀减轻或消失、肠道动力恢复或部分恢复时可以考虑恢复流质饮食,开始以碳水化合物为主,逐步过渡至低脂饮食。血清淀粉酶活性不作为恢复饮食的判断指标。

(二)补液

补液量包括基础需要量和丢失液体量及继续丢失量,并根据间断复查实验室指标,调整水、电解质和酸碱平衡。

(三)镇痛

AP 诊断明确后,腹痛剧烈时可给予镇痛治疗,在严密观察病情下,可注射盐酸哌替啶。不推荐应用吗啡或胆碱能受体拮抗剂,如阿托品,山莨菪碱等,因前者会收缩壶腹部和十二指肠乳头括约肌,后者则可能诱发或加重肠麻痹。

(四)抑制胰腺外分泌和应用胰酶抑制剂

生长抑素类药物可以有效抑制胰腺外分泌,已成为 AP 治疗的重要措施。H_2 受体拮抗剂和质子泵抑制剂可通过抑制胃酸分泌间接抑制胰腺分泌,并可预防应激性溃疡。蛋白酶抑制剂主张早期、足量应用,可选用加贝酯等。

(五)血管活性物药物

由于微循环障碍在 AP 发病中起重要作用,推荐应用改善胰腺和其他器官微循环的药物,如前列腺素 E_1 制剂、血小板活化因子拮抗剂、丹参制剂等。

(六)抗生素应用

对非胆源性 MAP 不推荐常规使用抗生素,而对胆源性 AP 应常规使用抗生素。AP 感染的致病菌主要为革兰阴性菌和厌氧菌等肠道常驻菌。使用抗生素应选用抗菌谱以革兰阴性菌和厌氧菌为主,脂溶性强,能有效通过血胰屏障的种类。推荐甲硝唑联合喹诺酮类药物为一线用药,疗效不佳时改用其他广谱抗生素,疗程不宜超过 14 天,否则可能导致二重感染。要注意真菌感染的诊断,如无法用细菌感染来解释的发热等表现,应考虑到真菌感染可能,可经验性应用抗真菌药,同时进行血液或体液真菌培养。

(七)营养支持

MAP 患者只需短期禁食,可仅需短期的肠外营养支持。SAP 患者常先施行全肠外营养支持,待病情趋向缓解,则过渡至肠内营养支持。肠内营养支持时需将鼻饲管放至 Treitz 韧带远端,输注能量密度为 4.187 J/mL 的要素营养物质,若能量不足,可辅以部分肠外营养支持。应注意观察患者反应,如能耐受则逐渐加大肠内营养支持剂量。应注意补充谷氨酰胺制剂。对于高脂血症患者,应减少脂肪类物质的补充。进行肠内营养支持时,应注意患者的腹痛、肠麻痹、腹部压痛等胰腺炎症状和体征是否加重,并定期复查电解质、血脂、血糖、总胆红素、血清蛋白、血常规及肝肾功能等,以评价机体代谢状况,调整营养支持剂量。

(八)免疫增强剂

对于重症病例,可选择性使用胸腺肽等免疫增强制剂。

(九)预防和治疗肠道衰竭

对于 SAP 患者,应密切观察腹部体征和排便情况,监测肠鸣音变化。早期给予促肠道动力药物,包括生大黄、硫酸镁、乳果糖等;给予微生态制剂调节肠道菌群;应用谷氨酰胺制剂保护肠道黏膜。同时可应用中药外敷,如皮硝。病情允许时应尽早恢复流质饮食或实施肠内营养支持,对预防肠道衰竭具有重要意义。

(十)中医中药

单味中药,如生大黄,复方制剂,如清胰汤、柴芍承气汤等被临床实践证明有效。中药制剂通过降低血管通透性、抑制巨噬细胞和中性粒细胞活化、清除内毒素而达到治疗功效。

(十一)胆源性 AP 的内镜治疗

对于怀疑或已经证实的胆源性 AP,如果符合重症指标,和/或存在胆管炎、黄疸、胆总管扩张,或最初判断是 MAP,但在治疗中病情恶化,应首选内镜下括约肌切开术(EST)和鼻胆管引流。

(十二)并发症的处理

处理并发症是 AP 治疗中较困难和复杂的部分,并发症多发生于 SAP,种类多样,个体差异较大。急性呼吸窘迫综合征(ARDS)是 AP 的严重并发症,治疗包括机械通气和大剂量、短程应用糖皮质激素,如甲泼尼龙,必要时行气管镜下肺泡灌洗术。对急性肾衰竭主要采取支持治疗,稳定血液循环,必要时透析。低血压与高动力循环相关,治疗包括密切的血流动力学监测,静脉补液和使用血管活性药物。AP 有胰液周围积聚者,部分会发展为假性胰腺囊肿,应密切观察,部分病例可自行吸收,若假性囊肿直径>6 cm,且出现周围压迫症状,可行穿刺引流或外科手术引流。胰腺脓肿是外科手术的绝对指征。上消化道出血可应用制酸剂,如 H_2 受体拮抗剂和质子泵抑制剂。

(十三)手术治疗

手术治疗主要针对 SAP,而确定其手术时机和手术方式仍是临床疑难问题,观点不甚统一。而对处于高度应激状态的 SAP 患者实施手术,创伤大,风险高,更应慎重决定。现在较多支持的观点包括对胆源性 SAP 伴有胆道梗阻和胆管炎但无条件行 EST 者,经积极保守治疗 72 小时病情未有好转者,出现胰周感染者应予手术干预。

1.手术步骤

(1)切口:上腹正中纵行切口对腹腔全面探查的灵活性较大,组织损伤小,但对暴露全部胰腺,探查腹膜后间隙和清除坏死组织较困难,在切口开放者或栅状缝合者更易发生肠道并发症。

两侧肋缘下切口可以良好暴露全部胰腺,有利于清理两侧腹膜后间隙的坏死组织,且网膜与腹膜缝闭后,将小肠隔离于大腹腔,对横结肠系膜以上的小网膜囊可以充分引流或置双套管冲洗,若须重复手术,肠道损伤机会亦减少。近年来一些有经验的医师倾向于选择两侧肋缘下切口或横切口(图10-2)。

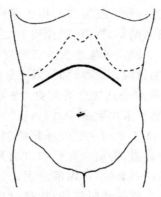

图 10-2 两侧肋缘下切口

(2)暴露胰腺:进入腹腔后先检查腹腔渗液,包括渗液量、性状及气味,抽取渗液做常规、生化、淀粉酶、脂肪酶检查和细菌培养。之后尽可能吸尽渗液,切开胃结肠韧带即可显露胰腺。

(3)确定胰腺坏死部位及坏死范围:发病3天内的手术,判断胰腺坏死部位和范围仍然是关键问题,也是当前尚未解决的问题。胰腺坏死范围一般分为局灶坏死(30%),大片坏死(50%~75%),和次全、全部坏死(75%~100%)。亦有以切除坏死组织的湿重区别程度,即局灶坏死(切除坏死组织湿重<50 g),大片坏死(<120 g),次全坏死(<190 g),超过190 g,其中未检查到有活力组织者为完全坏死。

(4)胰腺坏死组织清除:用指捏法清除坏死组织,保护目测大致正常的组织。清除坏死组织无须十分彻底,对肠系膜根部的坏死组织切忌锐性解剖或试图完全清除,这样很可能会误伤肠系膜上动、静脉,发生致死性危险,明智的做法是任其自行脱落,经冲洗排出。坏死腔内应彻底止血,以免术中或术后发生大出血。清除的坏死物应称湿重并记录,以判断坏死范围,同时立即送细菌学检查,作革兰染色涂片和需氧、厌氧菌培养。标本需做病理检查,以进一步判断坏死程度。

胰腺坏死严重者往往在胰周和腹膜后间隙存留有大量渗出物,其中富含血管活性物质和毒素、脂肪坏死组织,故在清除胰内坏死组织的同时还应清除胰周和腹膜后间隙的坏死组织。探查腹膜后间隙时对胰腺头、颈部病变主要分离十二指肠结肠韧带,游离结肠肝曲、右侧结肠旁沟、肠系膜根部和肾周围;胰体尾部病变累及脾门、肾周围时,应游离结肠脾曲和左侧结肠旁沟、肠系膜根部。凡属病变波及范围均应无遗漏地探查,清除坏死组织,吸尽炎性渗液,特别应注意肾周围及两侧结肠后间隙的探查和清理。

(5)局部灌洗腔形成:将胰内、胰周和腹膜后间隙的坏死组织、渗出物清理后,用大量生理盐水冲洗坏无效腔。缝合胃结肠韧带,形成局部灌洗腔。

(6)引流和灌洗:单纯胰腺引流目前已无人采用,无论胰腺坏死组织清除后或是胰腺规则性切除术后都必须放置引流和/或进行双套管灌洗,放置位置包括小网膜囊,腹膜后间隙或结肠旁沟。胰腺广泛坏死者还须进行"裁葱"引流。有胆囊和胆总管结石并伴有黄疸,又不允许施行胆囊切除者应切开胆囊或胆总管取石,放置胆囊引流和胆总管 T 管引流。术后冲洗小网膜囊平均需 25 天,根据坏死范围大小而有不同,局灶性坏死平均 13 天,大片坏死平均 30 天,次全或全部胰腺坏死平均 49 天,最长 90 天。灌洗液体量局灶性坏死平均 6 L/24 h,大片、次全或全部坏死平均 8 L/24 h,最多可达 20 L/24 h。冲洗液体可以是等渗或稍高渗的盐水。停止灌洗的指征为吸出液培养无菌生长;组织碎片极少或未见(<7 g/24 h);淀粉酶同工酶和胰蛋白酶检查阴性。

(7)三造口术:指胆囊造口,胃造口和空肠造口。由于急性坏死性胰腺炎伴有肠梗阻、肠麻痹,特别是十二指肠空肠曲近端胃肠液潴留,胃液、胆汁和十二指肠液淤积,且胃肠道梗阻往往持续数周甚至数月,三造口术即针对此状况。近年来由于肠外营养支持的质量不断提高,加之三造口术在病变剧烈进展期难以达到预期目的,反而增加并发症危险,故而主张选择性应用。

(8)腹壁切口处理:急性坏死性胰腺炎病理变化复杂,尚无一种手术能将本病一次性治愈。胰腺坏死清除术辅以坏死区冲洗虽然手术次数减少,但再次乃至多次手术仍难避免。胰腺早期规则性切除术结果更差,据统计其再次手术的次数较坏死清除术更多。再次和多次坏死组织清除手术需要多次打开腹部切口,针对此点,提出对腹壁切口的几种不同处理方法:①如前所述将坏死区作成灌洗腔,插入两根粗而软的双套管,持续灌洗引流,切口缝合。②用不易粘连的网眼纱布覆盖内脏,再以湿纱垫填充腹内空间和腹壁切口,腹壁切口不缝合,或做全层栅状缝合数针固定。根据病情需要,定期更换敷料。此法可动态观察病情,及时清除不断形成的坏死组织,进行局部冲洗,避免多次切开、缝合和分离粘连。但每次更换敷料均需在全麻下进行,切口形成肉芽创面后方可能在病房内更换敷料。此法仅适用于胰腺坏死已有明显感染,胰腺脓肿形成,或有严重弥漫性腹膜炎的病例。③胰腺坏死组织清除后,切口开放,填塞敷料,然后盖以聚乙烯薄膜,在腹壁安装尼龙拉链闭合切口。此法优点与切口开放填塞法相同,更因有拉链闭合切口,减少了经蒸发丢失的液体量。但反复全身麻醉,出血、肠瘘、感染等严重并发症风险也决定了此类方法必须严格选择病例,不可轻率施行。

2.术中要点

(1)胰腺坏死组织清除术的关键步骤是有效清除胰内、胰周和腹膜后间隙坏死组织及感染病灶,保护仍有活力的胰腺组织,尽量用手指做钝性分离,保护主要血管。肠系膜根部周围的坏死组织无须分离,切忌追求彻底清除而导致术中或术后大出血。必须彻底止血,必要时结扎局部主要供血血管,但若为肠系膜根部血管受累,只能修补不可结扎。

(2)选择引流管质地应柔软,以避免长期使用形成肠瘘。有严重腹膜炎时腹腔应灌洗 1~3 天。腹膜后间隙坏死,感染严重时应作充分而有效的引流。

(3)为不可避免的再次手术或重复手术所设计的腹部开放填塞或腹壁安装拉链术,要注意严格选择病例,不宜作为常规方式。

3.术后处理

(1)患者需 ICU 监护治疗。

(2)应用抗生素防治感染。选择广谱、对需氧及厌氧菌均有效的药物,或联合用药。

(3)严密监测主要脏器功能,及时治疗肺、肾、心、循环及脑功能不全。若有指征及时应用呼吸机辅助呼吸,观察每小时尿量及比重,观察神志、瞳孔变化。

(4)肠外营养支持,一旦肠功能恢复,即逐渐过渡至肠内营养支持。

(5)持续双套管冲洗,严格记录出入量,测量吸出坏死组织重量,吸出液行细菌培养,以决定何时停止冲洗。

(6)发现需要再次手术的指征,主要是经过坏死组织清除及冲洗,症状一度缓解却又再度恶化,高热不退,局部引流不畅。

(7)若发现坏死腔出血,应停止冲洗,出血量不大时可采用填塞压迫止血,出血量大则应急诊手术。

(8)发现继发性肠瘘,应立刻进行腹腔充分引流。

(9)主要并发症:胰腺坏死清除术的主要并发症为胰腺坏死进展,继发严重感染,形成胰腺脓肿或感染性假性胰腺囊肿;胰腺坏死累及主要血管发生大出血,继发休克;严重感染、中毒导致脓毒血症;多因素导致 MODS。①感染:坏死性胰腺炎手术中胰腺坏死组织细菌培养阳性率为62.8%。手术引流不畅或感染进展时,细菌培养阳性率增高,术中培养阳性者病死率比培养阴性者高1倍。感染未能控制,发生脓毒血症者则存活率很低。②出血:往往由于术中企图彻底切除坏死组织或坏死、感染侵蚀血管引起。预防方法是术中对血管周围或肠系膜根部的坏死组织不必彻底清除,及时发现和处理出血。若发生大出血则病死率接近40%。③肠瘘:包括小肠瘘和结肠瘘,是最常见的并发症之一。约1/10的患者发生肠瘘。与坏死病变侵蚀,反复行胰腺坏死组织清除术,或切口开放有关。④胰瘘:坏死性胰腺炎术后约8%的病例发生胰瘘,经充分引流,多可自行愈合。超过半年不愈合者应手术治疗。⑤假性胰腺囊肿:多在 SAP 发病4周以后形成,是由纤维组织或肉芽组织囊壁包裹的胰液积聚。直径<6 cm无症状者可不处理,若发生感染或>6 cm者,需作B超或CT引导下的介入引流,或手术行内引流或外引流。

(张　波)

第二节　慢性胰腺炎

一、概述

慢性胰腺炎是各种原因所致的胰实质和胰管的不可逆慢性炎症,其特征是反复发作的上腹部疼痛伴不同程度的胰腺内、外分泌功能减退或丧失。

长期酗酒是慢性胰腺炎最主要的病因。甲状旁腺功能亢进的高钙血症和胰管内蛋白凝聚沉淀均可形成胰腺结石,导致慢性胰腺炎;此外,高脂血症、营养不良、血管因素、遗传因素、先天性胰腺分离畸形以及急性胰腺炎造成的胰管狭窄等均与本病的发生有关。

病理病变为不可逆改变。典型的病变是胰腺缩小,呈不规则结节样变硬。胰管狭窄伴节段性扩张,其内可有胰石或囊肿形成。显微镜下见:大量纤维组织增生,腺泡细胞缺失,胞体皱缩、钙化和导管狭窄。电子显微镜下可见致密的胶原和成纤维细胞增生,并将胰岛细胞分隔。

二、临床表现

腹痛是本病最常见症状。疼痛位于上腹部剑突下或偏左,常放射到腰背部,呈束腰带状。平时为隐痛,发作时疼痛剧烈,酷似急性胰腺炎。随着急性发作的次数增加,间歇期逐渐变短,最后呈持续痛。

疼痛的发作主要是由于结石或胰管上皮增生所造成的胰管阻塞,使胰液不能通畅流入十二指肠,管内压力增高所引起;在手术解除梗阻后,疼痛就得到缓解。如果梗阻原因得不到解除,反复急性发作,纤维化病变逐渐加重,最后是胰腺的主要管道多处出现狭窄,犹如串珠状,疼痛就更难缓解。

血糖增高和出现糖尿是胰腺内分泌腺遭到破坏的表现。由于胰腺炎的反复发作,胰岛破坏严重,胰岛素分泌减少。但与急性胰腺炎不一样,糖尿病不仅不会缓解,且日趋严重。

腹胀、不耐油腻、腹泻是胰腺外分泌缺少的症状。由于胰管的阻塞,腺泡被破坏,使蛋白酶、脂肪酶和淀粉酶的分泌减少,蛋白质、脂肪等吸收都受到影响,表现为大便次数增多,粪便量大、不成形、色浅、发亮带油粒,即所谓"脂肪泄"。由于吸收不良,加以进食后引起疼痛而畏食,患者逐渐消瘦,体质量减轻。

少数患者出现黄疸,是因为慢性胰腺炎在胰头的纤维病变,压迫胆总管下端,或因为同时伴有胆管疾病。如果引起慢性胰腺炎的病因是慢性酒精中毒,还可出现营养不良性肝硬化所引起的一系列症状。

三、诊断

依据典型临床表现,可做出初步诊断。

(一)常规检查
粪便检查可发现脂肪滴,胰功能检查有功能不足。

(二)超声检查
B超可见胰腺局限性结节,胰管扩张,囊肿形成,胰大或纤维化。

(三)腹部 X 线
腹部 X 线平片可显示胰腺钙化或胰石影。

(四)CT
CT 扫描可见胰实质钙化,呈结节状,密度不均,胰管扩张或囊肿形成等。CT 检查的准确性远较 B 超为高。

四、治疗

(一)非手术治疗
(1)病因治疗:治疗胆管疾病,戒酒。

(2)镇痛:可用长效抗胆碱能药物,也可用一般止痛药,要防止药物成瘾,必要时行腹腔神经丛封闭。

(3)饮食疗法:少食多餐,高蛋白、高维生素、低脂饮食,按糖尿病的要求控制糖的摄入。

(4)补充胰酶:消化不良,特别对脂肪泻患者,大量外源性胰酶制剂有一定治疗效果。

(5)控制糖尿病:控制饮食,并采用胰岛素替代疗法。

(6)营养支持:长期慢性胰腺炎多伴有营养不良。除饮食疗法外,可有计划地给予肠外和/或肠内营养支持。

(二)手术治疗
手术治疗目的主要在于减轻疼痛,延缓疾病的进展,但不能根治。

1.纠正原发疾病

若并存胆石症应行手术取出胆石,去除病因。

2.胰管引流术

(1)经十二指肠行肝胰壶腹括约肌切开术或成形术:可解除括约肌狭窄,使胰管得到引流;也可经ERCP行此手术。

(2)胰管空肠侧-侧吻合术:全程切开胰管,取除结石,与空肠做侧-侧吻合。

3.胰腺切除术

有严重胰腺纤维化而无胰管扩张者可根据病变范围选用适宜的手术。

(1)胰体尾部切除术:适用于胰体尾部病变。

(2)胰腺次全切除术:胰远侧切除达胆总管水平,适用于严重的弥漫性胰实质病变。术后有胰岛素依赖性糖尿病的危险,但大部分患者可获得疼痛的减轻。

(3)胰头十二指肠切除术:适宜于胰头肿块的患者。可解除胆管和十二指肠梗阻,保留了富有胰岛细胞的胰体尾部。

(4)保留幽门的胰头十二指肠切除术:由于保留了幽门,较前者更为优越。

(5)保留十二指肠的胰头切除术:残留胰腺与空肠施 Roux-en-Y 吻合术,与 PPPD 效果相似。

(6)全胰切除术:适用于顽固性疼痛患者。半数以上患者可解除疼痛,但术后发生糖尿病、脂肪泻和体重下降,患者需终生依靠注射胰岛素及口服胰酶片的替代治疗。

(张　波)

第三节　胰　腺　囊　肿

一、胰腺真性囊肿

(一)诊断

1.症状

胰腺先天性囊肿常伴发肝肾等多发囊肿,很少见,常无明显症状。潴留性囊肿常有上腹部胀痛或钝痛,囊肿增大压迫胃肠道可出现消化道症状,还可以出现体重下降等。

2.体征

部分患者在上腹部可扪及肿块,常为单发、圆形、界限清楚的囊性肿块,可有不同程度的压痛。

3.实验室检查

部分潴留性囊肿患者可出现血液白细胞计数增加、血清淀粉酶升高。穿刺检查可发现囊液淀粉酶含量高。囊壁活检可以发现上皮样囊壁结构。

4.辅助检查

B超检查先天性囊肿,一般较小,常伴有肝肾等多发囊肿;潴留性囊肿多为沿主胰管或其分支处出现单房无回声区。CT检查能明确肿物为囊性及其与周围器官的关系,了解胰腺的情况。

(二)鉴别诊断

1.胰腺囊性疾病

如胰腺假性囊肿、胰腺囊性肿瘤,仅能通过手术切除后的病理诊断进行确诊。

2.胰腺脓肿

胰腺脓肿可出现发热、畏寒等脓毒血症表现,上腹部可出现腹膜刺激征,血液中白细胞计数显著增加,腹平片和CT上有时可见气体影。

3.胰腺癌

部分胰腺癌出现中心区坏死液化,可出现小囊肿,影像学检查有助于鉴别诊断。

(三)治疗原则

如无禁忌证需行手术探查,明确病理诊断。对于较大的囊肿,尤其是突出于胰腺表面的囊肿应尽量予以切除。难以切除的囊肿可考虑行胰腺囊肿空肠 Roux-en-Y 吻合术。

二、胰腺假性囊肿

(一)诊断

1.症状

病史多有急、慢性胰腺炎或胰腺外伤史。有不同程度的腹胀和腹部隐痛,常放射至右肩部。有胃肠道症状;压迫胆管可引起胆管扩张和黄疸;胰腺外分泌功能受损引起吸收不良。并发感染、消化道梗阻、破裂和出血时,可出现相应的症状。

2.体征

可在上腹部扪及肿块,圆形或椭圆形,边界不清,较固定,不随呼吸移动,有深压痛,巨大囊肿可测出囊性感。

3.实验室检查

在早期囊肿未成熟时部分患者可有血尿淀粉酶升高。囊壁活检无上皮细胞覆盖。囊液一般浑浊,淀粉酶一般很高。

4.辅助检查

腹平片可见胃和结肠推挤移位,胃肠钡餐造影则可见到胃十二指肠、横结肠移位及压迹。B超可显示分隔或不分隔的囊性肿物。CT检查对假性囊肿影像更清晰明确,并可了解胰腺破坏的情况。必要时行逆行胰胆管造影(ERCP),观察囊肿与胰管是否相通。

(二)鉴别诊断

术前不易与其他胰腺囊性疾病(胰腺真性囊肿、胰腺囊性肿瘤)进行鉴别诊断,仅能通过手术切除后的病理诊断进行确诊。

(三)治疗原则

(1)胰腺假性囊肿形成早期(＜6周),囊壁较薄或较小时,如无明显并发症,无全身中毒症状,可在B超或CT随诊下观察。

(2)急性假性囊肿,特别是在伴有感染时,以及不适于手术的慢性胰腺假性囊肿,可在 B 超和 CT 引导下行囊肿的穿刺外引流。

(3)囊肿直径超过 6 cm,且有症状的胰腺假性囊肿,特别是胰头部假性囊肿而又不适宜手术的患者,可选择内镜进行囊肿造瘘或十二指肠囊肿造瘘。

(4)手术疗法是治疗胰腺假性囊肿的主要方法,对非手术疗法无效的病例,均应在囊壁充分形成后进行手术疗法,一般在发病后 3 个月以上手术为宜。

外引流术作为急症手术用以治疗囊肿破裂,出血及感染。术后多形成胰瘘或囊肿复发,而需再次行内引流术。

内引流术有囊肿胃吻合和囊肿空肠 Roux-en-Y 吻合术,吻合口应尽可能足够大,宜切除一块假性囊肿壁,而不是切开囊壁。吻合口应尽量选择在囊肿的最低点,以便重力引流。术中应注意:①先行囊肿穿刺,抽取部分囊液送淀粉酶测定。②对囊腔应做全面探查,发现赘生物应冰冻切片检查,同时切取部分囊壁做冰冻切片,确定是否囊腺瘤和有无恶变,并除外腹膜后肿瘤或恶性肿瘤坏死后囊性变。③如发现囊内有分隔,应将其分开,变成单囊后再做引流术。

对于一些多房性胰腺假性囊肿,估计内引流术的引流效果不彻底,可选择切除,如假性囊肿位于胰腺尾部可以连同脾脏一并切除外,胰头部囊肿可行胰十二指肠切除术。

三、胰腺囊腺瘤和胰腺囊腺癌

(一)诊断

1.症状

早期多无症状,生长慢,随肿瘤生长和病情发展可能出现上腹部持续性隐痛或胀痛。位于胰头部的囊腺瘤可压迫胆总管下端,发生梗阻性黄疸。病变广泛时,胰腺组织受损范围大,部分患者出现糖尿病;压迫胃肠道可发生消化道梗阻。位于胰尾部的囊性肿瘤,可压迫脾静脉导致脾大、腹水、食管静脉曲张。恶性变时体重减轻,胰腺囊性癌可发生远处转移。

2.体征

上腹部可有压痛,程度不一,多不伴有肌紧张。上腹部可扪及无压痛的肿块,稍活动,可出现腹水和脾大。

3.实验室检查

穿刺囊液测定的淀粉酶一般正常,囊液涂片发现富有糖原的浆液或黏液细胞,对囊腺瘤的诊断具有较高的特异性。囊液中 CEA 等肿瘤标志物有助于鉴别诊断。

4.辅助检查

(1)B超发现病变部位的液性暗区,囊腔内为等回声或略强回声光团,并有粗细不等的分隔光带及等回声漂浮光点;囊壁厚薄不均或有乳头状突起,常提示恶性病变的可能。多数胰管不扩张,胰腺组织本身形态回声正常。

(2)CT 和 MRI 检查:可了解肿瘤的大小,部位和内部情况。进行增强扫描后出现囊壁结节提示囊性癌可能性大。

(3)X 线检查:腹平片可见上腹部肿块影,胃肠钡餐检查可出现周围肠管、胃等脏器受压移位。囊壁出现钙化灶影提示恶变的可能。

(4)术中必须进行全面探查,囊肿外观无特异性,良性病变和恶性病变可以并存,并多点多次取材才能避免误诊。

(二)鉴别诊断

1.胰腺假性囊肿

胰腺假性囊肿多发生在胰腺外伤或胰腺炎后,囊壁无上皮覆盖,而由囊肿与周围脏器共同构成。B超和CT多显示单腔囊肿,呈水样密度,腔内无分隔。囊壁薄而均匀无强化,无囊壁结节。ERCP检查常发现胰管变形,大部分囊肿与胰管相通,囊液淀粉酶明显增高。

2.乳头状囊性肿瘤

乳头状囊性肿瘤极少见疾病,极易与黏液性囊腺瘤或囊性癌混淆。瘤体部分较黏液性囊腺瘤更多,壁厚而不规则,可见乳头伸入,囊内充斥血块和坏死组织,CT 值较高,内无分隔。恶性程度低,根治术后可长期存活。

3.胰腺导管扩张症

胰腺导管扩张症多发生于胰腺钩突部,是由主胰管及其分支局限性囊状扩张所致,瘤体约3 mL大小早葡萄串状,囊内无分隔。ERCP的典型表现是囊腔与主胰管相通充满造影剂。

(三)治疗原则

胰腺囊腺癌对放疗化疗不敏感,手术切除是其唯一的治疗方法,彻底切除肿瘤可获长期存活。肿瘤一般与周围组织粘连较少,切除不难。因囊腺癌的囊腔较大并且呈多房性,故不可做外引流术和内引流术,以免引发感染或贻误手术切除时机。手术中注意进行全面探查并行病理检查,如怀疑胰腺囊腺瘤应多处取材送病理检查,注意局部恶变的可能。手术方式:位于胰体尾者可行胰体尾切除,一般同时行脾切除术;位于胰头者可行胰头十二指肠切除术。除非病变范围广泛,患者不能耐受根治性手术,或肿瘤已经有转移外,一般不作单纯肿瘤切除。

(张 波)

第四节 胰 瘘

胰瘘是急慢性胰腺炎、腹部外伤和腹部外科手术,特别是胰腺手术后的严重并发症之一。此时,胰液由非生理途径流出,常导致腹腔内的感染和出血。若处理不当,胰瘘、感染与出血又会相互影响,形成恶性循环,甚至造成死亡。胰瘘分为胰内瘘和胰外瘘。胰液经引流管或切口流出体表则为胰外瘘,多见于胰腺手术后。2005年胰瘘国际协作组(ISGPF)对并发于胰腺手术后的胰瘘正式命名为术后胰瘘(postoperative pancreatic fistula,POPF),特指胰肠吻合口瘘(如胰十二指肠切除术),或胰腺残端漏(如远端胰腺切除术)。胰内瘘是指漏出的胰液向内通向腹腔、胸腔或各个相邻空腔器官,常见于急慢性胰腺炎。若胰液经破裂的胰管漏出后被周围组织包裹,可形成假性囊肿。如果流入游离腹腔则导致胰源性腹水。有时胰液可流向后方,向上进入胸腔而产生胰源性胸腔积液。罕见情况下,胰液腐蚀周围的肠壁可形成胰肠瘘。

一、术后胰瘘

(一)诊断

ISGPF推荐的术后胰瘘(POPF)的诊断标准:胰腺手术后3天及3天以上,腹腔引流液淀粉酶浓度大于正常血清淀粉酶上限3倍。此外,2010年中华医学会外科学分会胰腺外科学组发布了《胰腺术后外科常见并发症预防及治疗的专家共识(2010)》。在共识中,胰瘘的诊断标准定义为:术后第3天或以后吻合口或胰腺残端液体引流量>10 mL/d,引流液淀粉酶浓度高于正常血清淀粉酶上限3倍,且连续3天以上;或存在临床症状(如发热等),超声或CT等影像学检查发现吻合口周围液体积聚,穿刺证实液体中淀粉酶浓度高于正常血清淀粉酶上限3倍。同时,依据胰瘘造成的临床后果将术后胰瘘分为3级(表10-1)。①A级:患者无临床症状,而且胰瘘能自行愈合,病程一般不超过3周;②B级:患者可有腹痛、发热和白细胞数增高,需要某些临床干预,腹腔引流通畅持续3周以上;③C级:患者出现严重的脓毒症,或伴有多器官功能障碍,需重症监护治疗,必要时需经皮穿刺引流或再次手术。近年来,胰腺外科领域习惯将可自愈的A级胰瘘称为生化瘘,B、C 级胰瘘称为临床相关性胰瘘。

表 10-1　术后胰瘘分级的主要参数

分级	A	B	C
一般情况	好	一般	差
特殊治疗*	无	有/无	有
B 超/CT	阴性	阴性/阳性	阳性
持续引流(>3 周)	否	通常是	是
再次手术	否	否	是
术后胰瘘相关死亡	无	无	可能有
感染征象	无	有	有
脓毒症	无	无	有
再次入院	否	是/否	是/否

注:* 包括肠外营养、抗生素、肠内营养、生长抑素类制剂和/或再引流。

　　Pratt 等依据该标准回顾性地分析了 256 例胰腺手术患者,术后胰瘘的发生率为 32.4%,其中 A 级41 例,B 级 32 例和 C 级 10 例,分别占胰瘘的 49.4%、38.6%和 12%。复旦大学附属中山医院对 341 例胰腺手术患者研究显示,术后胰瘘的病例为 156 例,发生率为 45.7%,其中 A 级 52 例,B 级 97 例和 C 级7 例,分别占胰瘘的 33.3%、62.2%和 4.5%。两组资料提示胰腺术后的胰瘘发生率相当高,但严重而需再手术的胰瘘仅占 10%左右,绝大多数在积极治疗后痊愈。

　　胰腺手术后第一天腹腔引流液中的淀粉酶浓度是术后胰瘘的一项独立危险因素。2007 年 Molinari 等对 137 例接受胰腺手术患者的前瞻性研究报告指出,术后第 1 天腹腔引流液淀粉酶浓度≥5 000 U/L,应作为预测术后胰瘘的有价值的指标。此外,最近研究发现术后引流液淀粉酶浓度与胰瘘的严重程度有一定相关性。Ceroni 等分析 135 例行胰十二指肠切除术病例发现,B、C 级胰瘘患者引流液淀粉酶的浓度显著高于 A 级胰瘘,当引流液淀粉酶浓度>2 820 U/L 时,发生严重胰瘘的风险显著增高。

　　B 超、CT 或 MRI 等影像学检查对术后胰瘘的诊断有一定的参考价值。尤其在引流不理想,或出现全身感染症状的情况下,应考虑行 B 超、CT 或 MRI 检查,了解引流管的位置以及有无胰周积液或脓肿形成。

(二)预防

　　影响术后胰瘘的危险因素除了患者因素(年龄、伴随疾病、黄疸、低蛋白血症等),疾病因素(胰腺质地、胰管直径、胰腺外分泌功能等)外,胰腺手术的围术期处理和手术相关因素(术中出血量、吻合方式、手术技巧等)尤为重要。

　　1.抑制胰腺外分泌

　　生长抑素类制剂具有抑制胰腺分泌的作用,常被用于术后胰瘘的预防,但其预防作用尚有争议。Montorsi 的前瞻性对照研究显示,预防性应用生长抑素类制剂奥曲肽能有效降低术后胰瘘的发生;国内学者的回顾性研究结论也多肯定其预防作用。但 2014 年 McMillan 等对 1 018 例胰十二指肠切除术患者进行了回顾性研究,分析显示奥曲肽不仅不能降低术后胰瘘的发生率,反而可以增加中、高危组患者临床相关性胰瘘的发生。

2.提高手术技巧

胰腺手术是复杂的高难手术,手术者的技术和经验是发生术后胰瘘的重要影响因素。术中解剖层次不清,操作粗暴,使胰腺损伤严重,或者直接伤及胰管,则增加了术后发生胰瘘的机会。胰十二指肠切除术时如果钩突未能完全切除,残留的胰腺组织可能在术后发生出血、坏死,导致胰瘘的发生。胰腺残端游离过长、肠管开口过小与胰腺断端不匹配导致吻合口张力高、缝合过密、结扎过紧等,造成吻合口血供不良,都会影响吻合口愈合。

胰腺残端的处理是预防术后胰瘘的关键。胰腺与消化道重建大多采用套入式端-端或端-侧胰空肠吻合、胰管对空肠黏膜(即黏膜对黏膜)端-侧胰空肠吻合和捆绑式胰肠吻合术。胰胃吻合也是一种选择术式。根据目前的文献资料,尚难评价某一吻合方式的优劣。复旦大学附属中山医院的经验是,手术者应选择自己熟悉的吻合方式,依靠精湛的外科技术,提高吻合质量。至于远端胰腺切除术的残端处理,关键是必须缝扎主胰管及大的胰管分支,如果术中采用直线切割闭合器离断胰腺,需要选择合适的钉仓关闭主胰管。

(三)治疗

A级胰瘘为胰液的单纯漏,不引起临床症状,通畅引流即可治愈。B级胰瘘的患者常需要禁食、胃肠减压,给予肠外营养或肠内营养支持。对于伴有腹痛、发热和白细胞升高者,需使用抗生素。腹腔引流通常超过3周。C级胰瘘患者若出现严重的脓毒症,应转入重症监护病房并采取积极的治疗干预措施,包括禁食、胃肠减压、维持水电解质和酸碱平衡、全肠外营养或肠内营养、选用敏感抗生素和生长抑素类制剂。若因腹腔感染和脓肿形成且引流不畅,可先考虑在B超或CT引导下经皮穿刺引流。如引流效果仍不满意,可选择手术放置双套管持续负压吸引。经过及时恰当的处理,常能取得理想的效果。如患者全身状况进行性恶化,出现不同程度多器官功能障碍,需考虑再次手术,行胰周坏死组织清除及更充分的引流。

二、胰内瘘

(一)胰源性胸腔积液和胰源性腹水

胰源性胸、腹水多由酗酒引起胰管破裂所致,临床上常无胰腺炎病史。胰源性胸腔积液患者通常表现为呼吸困难、胸痛、咳嗽等肺部症状。胰源性腹水患者以无痛性大量腹水为首发症状。可采用B超检查并做穿刺淀粉酶和清蛋白含量检测,如淀粉酶浓度>1 000 U/L,清蛋白浓度>30 g/L,即可明确诊断。胰源性胸、腹水患者早期选择非手术治疗,包括禁食、胃肠减压、全肠外营养、使用生长抑素类制剂,以及胸、腹腔穿刺引流,以促进浆膜面粘连。非手术治疗常需持续2~3周,无效者可考虑外科治疗。根据胰管造影明确胰管破裂部位后决定手术方案。远端胰管破裂或者胰体尾的囊肿破裂可行远端胰腺切除术或胰管空肠Roux-en-Y吻合术。近胰头部的胰管破裂或囊肿破裂可行空肠和破裂部位胰管或囊肿的吻合术。

(二)胰肠瘘胰腺假性囊肿或脓肿

向邻近肠腔破溃造成胰肠瘘后大多数患者会引起出血或感染,此时需要按情况进行手术治疗。

(张 波)

第十一章

脐部与腹壁疾病

第一节 脐 疝

脐疝是较常见疾病,早产儿尤为多见。根据统计新生儿体重在 1 000～1 500 g 者 84%有脐疝;体重在 2 000～2 500 g 者 20.5%有脐疝。脐疝与种族有密切关系,非洲黑人 1 岁以内者 41.6%有脐疝,而高加索人 4.1%有脐疝。此外,很多研究者观察本病有家族倾向。

一、病理解剖

脐疝的发生主要是生后脐环处筋膜未闭,留有空隙,由于哭闹、用力、便秘、腹水等原因使腹压增加,致使腹内器官,主要是小肠和网膜通过脐部缺损突向体表。脐部缺损一般直径在 0.5～3 cm,有的合并脐上腹直肌分离。脐疝很少发生嵌顿或绞窄。

二、诊断要点

一般平时无特殊症状,偶有腹痛、不适表现,很难肯定与脐疝有关。脐部缺损多数在生后前 18 个月内逐渐缩小,最终愈合。因此,有脐疝者不必急于手术治疗,可以观察,等待其自愈。

三、治疗

临床发现未闭锁的脐环迟至 2 岁时多能自行闭锁。满 2 岁后,如脐环直径仍大于 1.5 cm,则可手术治疗。原则上,5 岁以上儿童的脐疝均应采取手术治疗。

(一)手术适应证

(1)脐疝已发生嵌顿或绞窄者应急症手术。

(2)由于小肠疝出经常发生嵌顿,部分性肠梗阻者应及时手术。

(3)年龄超过 2 岁,脐环直径仍大于 2 cm 者。

(4)女婴超过 3 岁脐疝仍不消失,应行脐疝修补术,否则即便是自行愈合,待成年怀孕或发胖后脐疝均有复发的可能。

(二)手术禁忌证

(1)因各种原因的腹水、腹内巨大肿瘤引起腹压高造成的脐疝,不能单纯行脐疝修补术,应先治疗其原发病。

(2)脐环于生后 18 个月内可继续缩小,最终闭合,故生后 18 个月内有脐疝者可密切观察、保护皮肤免受损伤,并注意有否嵌顿发生。在此期间不考虑手术治疗。

(三)麻醉与体位

脐疝修补术操作简单,手术时间短,可作为门诊手术或日间外科手术。选用基础麻醉加局麻或氯胺酮麻醉,均可较好地完成手术。手术时取仰卧位。

(四)术前准备

手术前 6~8 小时禁食。常规准备皮肤。检查无贫血及出、凝血功能障碍。

(五)手术步骤

(1)切口:多选用疝颈基底脐下弧形切口。合并有脐上腹直肌分离者可选用脐上弧形切口。

(2)游离疝囊:沿皮下游离疝囊,使之与皮肤分开。疝囊顶部与皮肤密切粘连不可分者,可在明视下切断疝囊,使小部分疝囊留在皮肤侧,可免伤皮肤。

(3)打开疝囊,清除疝囊周围的脂肪组织,使脐部缺损的筋膜边缘明显可见,以便于缝合修补。

(4)在疝囊颈部剪除多余疝囊后将腹膜用 1-0 丝线间断缝合,关闭腹腔。

(5)用 4 号丝线间断缝合脐部缺损两侧的筋膜。根据缺损长径的方向可采取横行缝合或纵行缝合。

(6)缝合皮肤及皮下组织。

(7)应用与脐窝大小相应的乙醇(酒精)棉球压在脐窝处。使皮肤与筋膜层密切接触,防止积液,并能保持脐孔的外形。然后覆以敷料,加压包扎。

(六)术后处理

脐疝修补术对腹腔扰乱小,麻醉清醒后即可进水、进食。全身应用抗生素。腹部伤口要保持完好的加压。3 天后观察伤口、更换敷料,7~8 天后拆除缝线。

(七)术后并发症预防及处理

1.脐部皮肤坏死

皮肤发生坏死可有以下三种情况。

(1)脐疝体积较大者游离疝囊时需广泛游离皮肤,在游离皮肤时应保留皮下脂肪层,否则游离皮肤过薄,血循环不良,皮肤缺血、坏死。

(2)切口绕脐超过其周径 1/2 以上,可影响该处皮肤血液供应。

(3)疝囊与脐疝顶部皮肤紧密粘连,若为了游离完整的疝囊则往往伤及皮肤,可造成术后皮肤局限性坏死。遇有此种情况时可在疝囊粘连处离断疝囊,皮肤留有少量疝囊不影响治疗效果。

若术后已发生皮肤坏死者,应在坏死界限清楚后剪去坏死皮肤,保持局部清洁,每天更换敷料,待肉芽组织填充上皮覆盖愈合。

2.皮下血肿

其形成原因主要是剥离疝囊后局部毛细血管渗血,且由于脐疝皮肤薄,筋膜缝合后在脐部呈一凹窝,在皮肤与筋膜间形成死腔。渗血存留在死腔中形成血肿。若治疗不当可导致感染形成脓腔,甚至发生危及生命的败血症。为了避免血肿的发生,除仔细彻底止血外,术毕在脐窝处放置与脐窝同样大的棉纱球加压包扎。为了防止棉纱球滑动,在脐窝底部通过皮肤缝合 1 针到筋膜上,把皮肤外的两线端结扎以固定棉纱球,外加敷料及绷带加压包扎。术后 7 天该固定线与伤口缝线同时拆除。既可防止出血,又可得到美观的脐窝。

若不慎发生血肿,小血肿可自行吸收;大的血肿应剪开部分缝线去除积血及凝块,闭塞腔隙,重新加压包扎,同时全身应用抗生素以防感染发生。

3.切口感染

切口感染表现局部红肿、发热等症状。可应用局部理疗,有积液表现者应及时拆除部分缝线,并置引流物,同时加大抗生素用量。更应防止切口裂开。

(李国玉)

第二节 腹股沟直疝

外科临床所见的腹股沟直疝约占腹股沟疝总数的 5%,且多发生在老年人,发生在小儿者极为罕见。Fonkalsrud 报道的 5 452 例小儿腹股沟疝中仅有直疝 13 例,且多与膀胱外翻共存或发生在结缔组织病患儿。直疝的发生主要是由于 Hesselbach 三角区腹横筋膜薄弱和腹内压增加所致。有人发现约 1/3 的直疝患儿有同侧腹股沟疝手术史。这可能有两种情况,一种是原为 Pantaloon 疝,即除有斜疝外在腹壁下血管内侧还存在另一腹膜囊,即直疝疝囊未被处理;另一种原因是在斜疝手术中寻找疝囊时不适当地过分分离腹股沟管的后壁,造成腹横筋膜损伤而腹壁薄弱,术后腹压增高,使腹膜及内脏自腹壁下动脉内侧向体表突出而形成直疝。直疝的特点为腹膜囊口宽大,外形呈半球状,易复位,极少嵌顿。疝内容物不进入阴囊。其手术治疗关键为加强腹股沟管的后壁,常用的手术方法有巴西尼疝修补术和霍尔斯特德疝修补术。

一、诊断要点

属后天性疝,常见于老年体弱者,多有慢性咳嗽、排尿困难及便秘等诱因。在腹股沟管内侧和耻骨结节外上方出现无痛圆形肿块,平卧后可消失,肿块不进入阴囊。咳嗽时可扪及膨胀冲击感。

二、治疗

主要采取手术加强直疝三角,施行巴西尼或麦克凡修补术。如疝囊较小时,可不必切开,行折叠缝合法。如缝合时张力较大,可将腹直肌前鞘作减张切开。如缺损过大,亦可采用自身阔筋膜、腹直肌前鞘或人工材料行疝成形术。

(一)手术适应证

(1)小儿确诊为腹股沟直疝者,手术年龄以 1 岁以上为宜。

(2)斜疝手术后发生直疝者,应在手术后 1 年以上再考虑做直疝修补术,否则局部手术瘢痕尚未软化,解剖不清易再复发。

(3)斜疝手术时如发现为 Pantaloon 疝,应同时处理。

(二)术前准备

同斜疝手术。

(三)麻醉与体位

同斜疝手术。

（四）手术步骤

一般选用 Bassini 手术多能达到直疝修补的目的，很少复发。

（1）切口：为了便于进行修补术，切口应选用平行腹股沟管的斜切口，可以清楚地解剖腹股沟管和加强腹股沟管的后壁。

（2）切开皮肤、皮下组织、浅筋膜后即可见白色腹外斜肌腱膜，其下端为腹股沟管外环。自外环口向外上方剪开腹外斜肌腱膜，则腹股沟管前壁完全打开。分别游离已剪开的腹外斜肌腱膜的内、外侧叶。外侧叶游离到腹股沟韧带；内侧叶游离到联合肌腱。以上这些手术步骤同弗格森疝修补术。

（3）寻找疝囊高位结扎：直疝疝囊自精索内后方膨出，疝颈宽阔，不进入阴囊。将精索游离后拉向外侧即显露疝囊。切开疝囊将示指伸入疝囊可在其外侧前腹壁摸到腹壁下动脉。疝囊全部游离后在疝颈做荷包缝合、结扎。

（4）游离精索：疝囊高位结扎后将精索提起，自腹横筋膜上将精索完全游离。注意勿损伤精索血管及输精管。

（5）加强腹股沟管后壁：将腹外斜肌腱膜的内侧叶自精索后方穿过与腹股沟韧带缝合。

（6）重建腹股沟管：将腹外斜肌腱膜的外侧叶于精索的前方缝合于腹外斜肌腱膜的内侧叶上方。重叠缝合的外环可容小指尖。

（7）依层缝合皮下组织及皮肤。

如将精索提至皮下，将腹外斜肌腱膜内、外侧叶在精索下方折叠缝合，则为 Halsted 疝修补术。

（五）术后处理

同斜疝手术。

（六）术后的并发症预防及处理

直疝手术后除不发生阴囊血肿外，其他斜疝手术后的并发症均有可能发生，其预防及处理方法亦与斜疝手术同。

（李国玉）

第三节　腹股沟斜疝

腹股沟疝是小儿外科最常见的疾病，可分为腹股沟斜疝和直疝。临床上所见到的几乎均为斜疝，直疝罕见，可见于膀胱外翻或结缔组织病患儿。小儿斜疝皆为鞘突未闭、腹压增高使腹内脏器疝入鞘突形成疝，故为先天性斜疝，与成人的后天性斜疝有别。斜疝多发生在男孩，3 岁以下者占 60% 左右。右侧多于左侧，可双侧同时或先后发生。疝内容物多为小肠，女孩可为卵巢、输卵管。由于疝的存在影响小儿活动及消化功能，有的还可以发生嵌顿或绞窄，不但增加患儿痛苦，甚至还可危及生命。小儿斜疝一旦发生则逐渐长大，极少自愈，故需手术治疗。由于小儿的解剖特点，准确地施行疝囊高位结扎术，对绝大多数小儿斜疝均可达到治愈的目的。对于小儿直疝、巨大疝、复发疝等可行疝修补术。疝修补方法很多，对小儿来讲，在保证痊愈防止复发的前提下，手术操作越简单越好。因为小儿在生长发育过程中腹肌也会逐渐发达、健壮，以弥补腹肌的薄弱因素。

一、解剖

小儿腹股沟管的基本解剖与成人相似,但腹股沟管长度与身体大小相比较短。婴儿腹股沟管的长度平均仅 12 mm。腹股沟管实际上是在腹股沟韧带上方腹壁间的一个斜行间隙,管内有精索或圆韧带穿出腹壁。构成腹股沟管的前壁为腹外斜肌腱膜;上壁为腹内斜肌最下部肌纤维和部分腹横肌下部弓状纤维构成;下壁为腹股沟韧带及陷窝韧带与腹横肌融合而成;后壁由腹横肌构成。内口(内环)位于腹横肌筋膜内;外口(外环)由腹外斜肌腱膜下方裂隙构成。内口在外口的外上方,提供了保护机制。当腹压增加时腹股沟管的后壁被强迫靠向前壁,这样就消灭了此间隙。

精索是由输精管、睾丸动脉和周围的蔓状静脉丛构成。输精管为白色坚硬的结构,位于精索后方。若将精索放在拇示指之间滚动,可触及细硬条索状物即为输精管。腹膜鞘突在婴儿生后第 1 年约 60% 开放,到达 2 岁时仍有 40% 未闭。鞘突位于精索内前方。鞘突未闭是小儿疝发生的解剖基础。

腹股沟区的血管除供肌肉各层的终末支外,腹壁下动脉更具有重要意义。该动脉在腹股沟韧带稍上方,起自髂外动脉末端的前壁,分出后在输精管或子宫圆韧带及腹股沟管内环的内侧上升,经腹膜与腹横筋膜之间进入腹直肌鞘内。该动脉构成直疝三角的外侧边,是直疝与斜疝鉴别的可靠标志。

腹股沟区的神经主要有髂腹下、髂腹股沟及生殖股神经。髂腹下神经腹下支在髂前上棘内侧穿出腹内斜肌,在腹外斜肌腱膜的下侧向内下方走行,在腹股沟管外环上方穿出腹外斜肌腱膜,分布于耻骨区皮肤。髂腹股沟神经穿出腹内斜肌后进入腹股沟管,沿精索外侧下降,穿出腹股沟管的外环至浅筋膜,分布于大腿内侧皮肤。生殖股神经(生殖支)经腹股沟管的内环绕腹壁下动脉外侧入腹股沟管。男性者与精索伴行支配提睾肌,并分支至阴囊皮肤。由于这些神经与腹股沟管关系密切,在手术时应避免损伤。

二、诊断要点

(一)病史与体检

1.病史

腹股沟区出现可还纳性包块,当哭闹或其他原因致使腹内压增高时,包块可明显增大,甚至掉入阴囊,安静,平卧,睡眠后包块可缩小或完全消失,一般不妨碍活动,不影响小儿正常发育。除非发生疝内容物嵌顿,很少有痛苦不适,年长儿可自述有坠胀感。

2.体格检查

腹股沟区可复性包块,大小不等,光滑柔软,呈椭圆形,刺激婴幼儿哭闹或嘱年长儿咳嗽的同时,将手指伸入外环可感觉有冲击感,以手指尖压住腹股沟管内环处,包块不能再膨出,移开手指后肿物再度出现,透光实验(一)。

(二)辅助检查

B 超:患儿行腹股沟及阴囊 B 超可见腹股沟管内环口未闭及阴囊内的内容物。

(三)鉴别诊断

(1)睾丸鞘膜积液。

(2)交通性鞘膜积液。

(3)隐睾。

(4)精索鞘膜积液。

(5)睾丸肿瘤。

(6)嵌顿性腹股沟斜疝需与睾丸扭转或睾丸附件扭转相鉴别,后两者不会出现进行性腹胀。

三、治疗

小儿腹股沟斜疝极少有自愈的可能,一经发现最好考虑手术治疗。但对于年龄较小患儿(<6个月),全身情况较差或合并有基础疾病的患儿,可先采用非手术保守疗法。

6个月以内的小儿因有严重的疾病不宜手术时可暂时采取疝带疗法,但对小儿腹股沟斜疝还是主张手术治疗。

(一)手术适应证

(1)择期手术最小年龄以6个月为宜。术前应矫治已存在的腹压增高因素,如慢性咳嗽、排尿困难、便秘等。

(2)斜疝合并隐睾者应早期手术,绝不应拖延至3岁以后,否则影响睾丸的发育和功能。

(3)嵌顿疝手法复位未成功或已确定为绞窄疝者应急症手术。不受年龄限制。

(4)患斜疝小儿多数选用疝囊高位结扎术即可达到治疗目的。巨大疝、复发疝可选用疝修补术。

(二)手术禁忌证

(1)患有严重心、肝、肺、肾等重要器官疾病或营养不良者不做择期手术。

(2)患急性传染病者病愈后3个月内不考虑择期手术。

(3)腹股沟区皮肤有感染灶者暂不行择期手术。

(4)有出血性疾病在出血倾向未纠正前不考虑施行手术。

(三)术前准备

(1)全面查体,胸透,血、尿常规检查。

(2)术前应清洗腹股沟区及外阴部皮肤。

(3)术前6~8小时禁食。

(4)嵌顿或绞窄疝患儿应根据脱水情况及生化检查结果积极纠正水、电解质失衡后行急症手术。病情较重,估计有肠坏死,可能需行肠切除者,应做好配血及输血准备。术前置胃肠减压管。

(四)麻醉与体位

施行单纯疝囊高位结扎术或疝修补术可采用基础麻醉加局部浸润麻醉、氯胺酮麻醉、骶管阻滞。嵌顿或绞窄疝可采用硬膜外阻滞或气管内插管全身麻醉。手术时患儿取仰卧位。

(五)手术步骤

1.疝囊高位结扎术

(1)切口:婴幼儿多选用沿下腹横纹的横行短切口,长约2 cm。此切口符合皮纹走向,张力不大,愈合后瘢痕小。且切口距外阴部较远,减少尿液污染的机会。学龄儿童亦可采用沿腹股沟管的斜切口。

(2)暴露外环:切开皮肤、皮下组织,可见腹壁浅筋膜。婴儿浅筋膜发育良好且较致密,有时误认为是腹外斜肌腱膜。后者色白且可见斜行纤维。切开腹壁浅筋膜其下方还有一层脂肪组织,用血管钳分离脂肪后其下方即为腹外斜肌腱膜。应用拉钩向下牵拉,即可见腹外斜肌腱膜下方之裂隙——外环。

(3)切开外环:清楚地显露外环后,用剪刀挑起外环口,剪开部分外环,注意勿损伤髂腹下及髂腹股沟神经。在小婴儿腹股沟管很短,也可以不剪开外环完成疝囊高位结扎术。

(4)寻找疝囊:在助手的帮助下顺精索剪开提睾肌,在精索的内前方可见白色膜状物,即为疝囊。剪开疝囊,可见内容物及少量液体溢出。

(5)游离疝囊:疝囊较小未进入阴囊者,可将疝囊完全游离。疝囊大已进入阴囊者可自外环处离断疝囊。用2～3把蚊式钳自疝囊前壁的切开部分提起疝囊的后壁,用剪刀紧贴疝囊后壁推开精索,分段剪断疝囊后壁。输精管位于疝囊的后壁,与疝囊紧密粘连,且由于疝内容物坠入阴囊,故将输精管与精索血管分开时注意勿损伤之。

(6)高位结扎疝囊:将疝囊游离到内环处,行贯穿缝合及单纯结扎的双重结扎。然后剪除多余的疝囊。残留的结扎端自动回缩到内环深处。远端进入阴囊的疝囊不做剥离切除,但对其离断端必须彻底止血,以防术后血肿形成。

(7)缝合切开的外环,以外环口能容小指尖为度。缝合提睾肌后分别缝合皮下组织及皮肤。

2.经腹腔疝囊高位结扎术(Laraque手术)

本手术适用于婴儿疝、复发疝及经腹外途径难以找到的小疝囊。手术方法:在患侧腹直肌外侧缘下腹横纹处做切口。分离肌肉后横行切开腹膜,找到内环口,切断内环的后壁。将精索血管及输精管与腹膜及疝囊分开。则腹膜游离,缝合腹膜后则疝囊留在腹膜外,腹腔内容物不可能再进入疝囊。最后依层缝合腹壁切口。

3.疝修补术

巨大疝、复发疝有明显腹壁薄弱者可选用疝修补术。在小儿用加强前壁法(Ferguson法)多可达到良好的治疗效果。手术时可采用沿腹股沟管的斜切口。切开腹外斜肌腱膜后,提起腱膜外侧叶游离至腹股沟韧带,再将腱膜内侧叶提起游离至联合肌腱。寻找、游离、高位结扎疝囊等步骤同疝囊高位结扎术。然后将腱膜内侧叶间断缝合在腹股沟韧带上。再将外侧叶重叠缝合于内侧叶面。新形成的外环不可过紧,以能纳入小指尖为宜。最后缝合皮下组织及皮肤。

4.女性小儿疝手术

女性小儿疝内容物为卵巢和输卵管者属滑动疝,其手术步骤与男性小儿疝不同处为疝囊的处理。其卵巢和输卵管构成疝囊壁的一部分,手术时无法将疝囊与卵巢、输卵管分离。沿输卵管及卵巢两侧剪开疝囊直至疝囊颈部,彻底止血后将输卵管及卵巢送入腹腔,缝合疝囊。荷包缝合高位结扎疝囊,剪除多余疝囊后,依层缝合切口。

5.嵌顿、绞窄疝手术

嵌顿疝手法复位失败或已确诊为绞窄疝者,应积极做好术前准备后行急症手术。手术采用沿腹股沟管的斜切口。打开疝囊后注意疝内容物的血循环状况,同时用手指探查紧勒疝囊颈的束环。在束环的外上部剪开束环,解除对疝内容物的压迫。剪开束环时应将疝内容物固定,以防解除压迫后疝内容物滑入腹腔。解除束环压迫后仔细观察疝内容物的血循环状态。特别注意束环压迫处有无条形坏死。如疝囊内有两个肠袢可能为逆行嵌闭疝(Maydl疝)。两肠袢中间的肠袢在腹腔内可能发生坏死,应拖出检查。如肠管血运恢复良好,则送入腹腔,行疝囊高位结扎术或疝修补术。若肠管已坏死无生机,则应行肠切除吻合术。腹壁切口按层缝合不做修补术,切口应放置引流物。

6.双侧疝手术

双侧疝的发生率约占8.6%。在进行手术治疗时患儿健康状况允许,可同时行两侧疝囊高位结扎术。采用横贯两侧外环的一字形切口;亦可两侧分别做横行切口。如需行修补术者则两侧分别做斜切口。若腹壁缺损或薄弱范围大,两侧同时修补张力过大者,可分两次手术。一侧痊愈后3个月再行对侧修补术。

7.疝合并隐睾手术

疝合并隐睾者应早期手术,绝不应拖延至3岁以后,否则影响睾丸发育及功能。手术时应选用沿腹股沟管的斜切口。剪开腹外斜肌腱膜后充分暴露疝囊及精索。一般合并隐睾者其睾丸多位于腹股沟管内或外环处。高位结扎疝囊后充分游离精索及睾丸周围的粘连,同时做睾丸引降术。若腹股沟内未发现睾丸则应行腹膜后探查。详细方法见泌尿外科手术的有关章节。

8.腹腔镜下疝的治疗

随着腹腔镜外科的迅速发展,目前几乎所有的疝治疗均可采用腹腔镜下手术,对于复发疝、双侧疝的治疗,尤其是对侧隐性疝的探查和治疗是其优势所在。一般采用疝囊高位结扎术,如巨大疝或腹壁薄弱者,也可采用修补术。

(1)腹腔镜下疝囊高位结扎术全麻下,患儿取头低脚高仰卧位,于脐部做5 mm长切口,建立气腹后,置入腹腔镜,观察患侧及对侧内环口的情况,以了解是否有对侧的隐性疝;于脐旁3 cm处(患侧的对侧)另做一3 mm切口,置入操作钳,于患侧内环口体表投影处切开皮肤约2 mm,刺入带7号丝线的雪橇针,在操作钳配合下,缝合内环口外半周,缝线一端留在腹腔内,退出雪橇针,在原切口进针处刺入EndoClose缝合钩针,穿过内环口的内侧壁和后壁,缝合内环口的内半周腹膜,将留在腹腔内的线头勾起,带线将针退出,牵拉患侧睾丸,挤出疝囊内气体,提起线的两端在皮下打结,使内环口呈环状荷包缝合关闭,如为双侧疝则同法处理对侧疝囊;解除气腹,结束手术。也可用持针器在镜下行荷包缝合后在腹腔内打结,结扎疝囊。

(2)腹腔镜疝修补术对巨大疝、直疝、股疝均可采用,手术方法也较多,常用的有腹膜内铺网法、铺网与侧面缝合法、腹腔外腹膜前铺网法、经腹腔腹膜前固定尼龙网修补法等。

(六)手术经验、术中常遇到的困难和意外的处理

1.切口定位不准、暴露不佳找不到疝囊

小儿行疝囊高位结扎时,采用下腹横纹做横切口,此切口比外环口稍高,随年龄增长切口位置越应偏向腹横纹下方,否则距外环越远不能暴露外环,寻找疝囊困难。我们采用触摸精索的方法确定切口的位置,即在耻骨上方术者用示指左右滑动扪摸精索,在精索向外上方延续摸不到精索处即为外环,以此点为中心做横切口可直接暴露外环。外环为腹外斜肌腱膜在耻骨结节上方的三角形裂隙,切口暴露良好者清晰可见。术中找不到疝囊的原因常常是由于婴幼儿特别是肥胖儿,其外环处皮下脂肪丰满、浅筋膜发育较好,易被认为是腹外斜肌腱膜,未被切开而不能暴露外环找不到疝囊。应先将浅筋膜切开,分开脂肪,用小拉钩牵开切口显露外环。沿外环下方剪开提睾肌后精索血管清晰可见。在精索的内前方寻找疝囊。疝囊为白色薄膜状囊袋,在患儿用力、咳嗽或挤压患儿下腹部时可见疝内容物滑入疝囊。证实为疝囊后剪开其前壁,用钝头止血钳可探入腹腔。如由于疝囊过小或解剖不清,组织已被翻乱而实在找不到疝囊者,可改用Laraque手术。

2.注意勿损伤神经

分布在腹股沟区的神经有髂腹下、髂腹股沟及生殖股神经。这些神经有其自身走行、支配及分布区域。如在术中切开腹外斜肌腱膜及外环时未将髂腹下或髂腹股沟神经从腱膜下推开而被剪断;切开提睾肌时未看清生殖股神经的终末支走向而切断;在行疝修补时修补腹股沟管后壁、重叠缝合腹外斜肌腱膜时或在精索周围止血时将神经结扎、钳夹造成损伤。神经损伤后可造成相应部位腹壁肌肉萎缩软弱,是疝术后复发的因素之一。当伤及感觉支时患儿术后有耻骨上方、阴囊区甚至大腿内侧皮肤过敏、疼痛、麻木等表现。症状轻者可用局部理疗、封闭治愈;症状重者保守疗法无效,患儿十分痛苦,可采用沿髂前上棘平面做切口,于腹外斜肌腱膜下找到髂腹股沟神经行切断术。但遗留有远期的腹肌软弱因素。若术中发现神经已断则难以吻合。

预防神经损伤甚重要。在切开腹外斜肌腱膜时先沿腹外斜肌腱膜纤维走向做一个切口,在明视下用剪刀尖推开腱膜下的神经后再切开其余的腹膜。若不便操作,可将神经干游离推向腱膜外侧缘,以防损伤。在进行疝修补腹外斜肌腱膜重叠缝合,以及切开提睾肌或重建外环时,均应注意勿伤及神经。

3.疝囊撕裂、疝囊残端结扎不牢或残端遗留过长

小儿年龄越小疝囊越薄,在游离疝囊时按成人疝那样将手指伸入疝囊内,另一手手指钝性剥离疝囊往往会撕裂疝囊。特别是撕裂疝囊的后壁,裂口可以涉及疝囊颈部;还有的在做荷包缝合时撕裂疝囊,如处理不当是术后疝早期复发的重要原因。如果术中发现疝囊撕裂且位置较深,应剪开腹外斜肌腹膜,充分暴露内环,将疝囊断端用一把止血钳全部钳夹,用力向上提拉,再沿疝囊向腹腔侧游离至裂口的上方,行贯穿缝合结扎。切除多余的疝囊后缩窄内环口,按预定方法关闭切口。为了避免疝囊撕裂,我们在游离疝囊后壁与精索血管、输精管分开时,采用止血钳横向钳夹菲薄的疝囊。疝囊完全离断后,用一把止血钳夹牢疝囊的断端。上提疝囊近端,在疝囊周围继续用钝性和锐性相结合游离至疝囊颈部后,将夹持疝囊端的止血钳顺钟向或逆钟向旋转 3～4 周,使游离的疝囊端拧成一条索状,这样可以防止腹腔内容物突入疝囊颈。然后在拧成索条的疝囊颈部贯穿缝合结扎,再做一单纯结扎,不必做荷包缝合。利用此法后我们从未发生疝囊撕裂,也不会造成疝内容物损伤。

疝囊结扎不全主要是离断疝囊边缘部分回缩和荷包缝合时针距过大,虽收紧结扎缝线但仍留有空隙,可导致疝术后复发。如采用荷包缝合时在收紧缝合线后再加一单纯结扎,或采用前述的贯穿缝合法,可避免此并发症。

疝囊应在疝囊颈部高位结扎,若结扎线过低,在疝囊颈以下则遗留小疝囊。术后由于腹压增高仍可形成疝,是术后晚期疝复发的原因之一。为了达到疝囊高位结扎的目的,在游离疝囊近端时必须准确达到疝囊颈部。解剖上疝囊颈部的标志是该处疝囊进入腹腔处,疝囊稍增厚,特别是疝囊后壁由于疝内容物出入的摩擦使局部更增厚;另外,在疝囊颈部有腹膜外脂肪附着。当游离疝囊到高位见到腹膜外脂肪时,即可在该处结扎疝囊。

4.精索损伤

精索包括精索动、静脉血管及输精管。由于术中游离疝囊必须将精索分开,因此易受损伤。

(1)输精管损伤:输精管起自附睾,与精索血管、鞘韧带(鞘突残留物)均包围在精索鞘膜中。疝发生后由于疝内容物的扩张作用,使精索血管与输精管被挤压分开。输精管位于内侧,与疝囊后壁密切相贴,不易分离。在游离疝囊时输精管不如精索血管那样容易辨认,故输精管较精索血管损伤发生率高。Spark man(1962) 报道 313 例疝囊切除标本的病理组织学检查,有 5 例(1.6％)含有一段输精管。估计实际输精管损伤要远远超过此数字。一旦发现输精管离断,大儿童应作输精管吻合。婴幼儿输精管过细难于在肉眼下进行吻合,有条件者可在显微镜下吻合,无

条件者可将两断端对端缝合在一起,以备成年后必要时再行吻合。若放置不加处理,二次手术时难以寻找。因此,预防输精管损伤十分重要。首先在游离疝囊后壁时应想到有损伤输精管之可能;其次再用手捏摸疝囊后壁,输精管虽细,但均可触及索条状物,外观为乳白色。小心将其自疝囊剥离开,既不能切断又不可钳夹或强力牵拉。

(2)精索血管损伤:精索血管包括精索内动脉(睾丸动脉)及睾丸静脉。精索血管损伤常由于解剖不清盲目分离、剪断结扎而损伤。静脉呈丛状且壁薄,游离疝囊时用力牵拉造成撕裂出血;也可以由于处理精索及其周围出血点钳夹结扎组织过多而致伤;还可以在重建外环时缝合过紧,外环狭小妨碍了静脉血流。静脉回流受阻者术后引起睾丸、附睾疼痛、肿胀。症状轻者可兜起阴囊,同时局部理疗,症状多可缓解。睾丸动脉切断或血运供应受阻者可引起睾丸萎缩、坏死。为了避免精索血管损伤,切口应暴露充分,在明视下辨清精索与疝囊关系。精索自疝囊分开时,操作要仔细,小心止血,结扎出血点应尽量少带其周围组织。重建外环时不可过紧,外环口可容小指尖使精索不致受压。

5.血管损伤及出血

血管损伤及出血是疝手术的严重并发症,需立即进行处理,以免造成不良后果。

(1)腹壁下动脉损伤及出血:腹壁下动脉在腹股沟韧带稍上方,起自髂外动脉末端的前壁。分出后在输精管或子宫圆韧带及腹股沟管内环的内侧上升,经腹膜与腹横筋膜之间进入腹直肌鞘内。该动脉构成直疝的外侧边,是直疝与斜疝鉴别的可靠标志。在缩小内环时进针过深刺伤该血管,或在嵌顿疝手术时,在内环的内侧剪开紧勒的束环可伤及腹壁下动脉造成大出血。因其位置较深不易直接看到,再加上动脉离断后自行回缩,在腹膜外形成血肿,更不易止血。遇有此种情况应将示指经内环伸入腹腔,在内环内侧向前压迫腹壁,以控制出血。在清除血肿后直视下结扎该血管。

(2)髂股血管损伤出血:多发生在疝修补手术时,股动、静脉紧贴腹股沟韧带中点下通过。在进行疝修补时由于缝合腹股沟韧带进针过深,刺伤血管,再加上用力结扎缝线更可撕裂股部血管。有的医师见到血管出血,在忙乱中用止血钳钳夹止血,会加重血管损伤,造成更严重的后果。若处理不当会造成肢体血循环障碍,甚至坏死。术中如发现进针过深造成出血,应立即去除缝线,用热生理盐水纱布局部加压,多可达到止血的目的。若局部加压不能止血则可能为撕裂伤。应扩大切口,剪开腹股沟韧带,充分暴露股动、静脉血管。用血管阻断钳阻断血管后检查局部损伤情况。根据损伤程度行血管修补缝合术或血管吻合、移植术。

6.疝内容损伤

疝内容物以小肠和大网膜最多见。而婴幼儿大网膜发育未全,大网膜短不能进入疝囊,故疝内容物主要是小肠。造成疝内容物损伤有以下情况。

(1)切开疝囊时伤及疝内容物:一般可复性疝,在进行手术时应首先使内容物复位,然后再切开、离断、剥离疝囊。但在嵌顿疝时疝内容物不能回纳至腹腔。嵌顿时间久者疝内容物与疝囊粘连,切开疝囊时易伤及疝内容物。遇有此种情况时,在暴露清楚确认为疝囊无误后,用镊子或止血钳提起疝囊壁后剪开。疝囊为白色肉眼看不见血管的膜状组织。在解除内环处紧勒的束环时,应先用手指或钝头止血钳探入内环,使疝内容物与两囊间粘连分开,然后导入有槽探针,沿槽沟伸入剪刀的一臂,剪开束环,可避免损伤疝内容物。

(2)疝囊高位结扎时伤及疝内容物:有人采用离断疝囊后在疝颈行荷包缝合后高位结扎疝囊。有时由于麻醉不全小儿躁动,致使腹内压增加,疝内容物膨出或内容物与疝颈有粘连,稍有不慎,缝针可刺伤肠管。另外,在收紧荷包缝合时结扎了疝内容物。若疝内容物为肠,可因被结扎而术后发生肠梗阻、肠穿孔;若大网膜被结扎可造成术后大网膜粘连综合征。为此,我们不采用荷包缝合做疝囊高位结扎法,而采用贯穿结扎两次法。贯穿前先将疝囊端旋转拧成绳状,这样可以将疝内容物挤入腹腔,然后在拧成绳状的疝颈部贯穿结扎。运用此法从未发生疝内容物损伤。疝内容物与疝囊有粘连时应先分离粘连,将疝内容物送回腹腔以免损伤。

(3)在滑疝处理疝囊时误伤下滑的盲肠:在滑疝中盲肠下滑者多见。术者应对滑疝有较清楚的认识。一般滑疝在手术前表现有疝内容物不能完全回纳腹腔,术中可见下滑脏器构成囊壁的一部分,且直接延续进入腹腔。确认为滑疝后,应先沿下滑脏器的边缘切开疝囊,做疝囊成形后将下滑脏器送回腹腔再做疝囊高位结扎术。若不慎伤及肠管,应根据情况做修补术。根据污染情况决定是否放置引流物。术后应用抗生素。

7.膀胱损伤

膀胱损伤是小儿疝手术的严重失误,可发生在婴幼儿斜疝手术。因为婴幼儿期膀胱位置相对较高,手术时寻找疝囊偏离了精索,在精索内、后侧分离,将膀胱误认为疝囊切开以及在滑疝时将膀胱壁误认为疝囊进行游离、撕裂或切开。切开膀胱有尿液流出,用钝头止血钳探入可通向耻骨后方,不能进入腹腔,亦无疝内容物可见。确诊为膀胱损伤后应立即进行修补术,用可吸收羊肠线做黏膜肌层内翻缝合,再用细丝线做浆肌层单纯缝合。术后保留导尿管1~2周。全身应用抗生素。为了防止膀胱损伤,寻找疝囊时应以精索为标志。要在精索内、前方寻找疝囊,切不可离开精索向其内、后方深处分离。膀胱壁较厚,表面可见血管,与乳白色菲薄“无血管”的疝囊截然不同。对疑有膀胱滑疝的患儿术前应置导尿管。一则可排空膀胱,二则可在分离疝囊时作为膀胱的标志。

(七)术后处理

(1)术后应卧床3~5天,避免哭闹、用力和咳嗽等腹压增高因素。

(2)一般疝手术在严格无菌操作条件下进行,术后可不用抗生素。但巨大疝、复发疝、嵌顿或绞窄疝手术后均应用抗生素。

(3)一般患儿手术后进清淡易消化饮食,2~3天后可恢复正常饮食。多吃蔬菜以防便秘。

(4)绞窄疝行肠切除吻合者术后禁食、胃肠减压,待肠蠕动恢复后再进饮食。

(八)术后并发症的预防及处理

1.阴囊血肿

阴囊血肿的发生主要是疝囊剥离面止血不彻底的结果。形成阴囊血肿有两种情况:一种是伤面渗血到组织间形成阴囊软组织肿胀、积血;另一种情况是远端残留疝囊内积血,表现为阴囊内有一包裹性肿物。如属前一种情况,可兜起阴囊,局部热敷、理疗等方法促进其吸收,一般需时较久。若属后一种情况,应在严格无菌操作下穿刺抽出积血后加压包扎。有时需多次抽吸,配合理疗方可治愈。少数最终遗有远端疝囊积液需再次手术。Larague手术经腹腔疝囊离断术可不发生阴囊血肿。在小儿除疝囊很小,尚未进入阴囊者外,一般不做疝囊完全剥离。多数患儿仅在外环处离断疝囊,近端高位结扎后切除部分多余的疝囊,远端残留疝囊不做剥离。疝囊断端与精索剥离面有时有细小出血点,应彻底止血。但也要注意切勿钳夹过多的组织,以防损伤精索血管。微小渗血可用热生理盐水纱布压迫止血。

2.术后腹膜炎

肠穿孔、肠坏死均可引起术后腹膜炎。

(1)肠穿孔的原因:①切开疝囊时肠管损伤滑入腹腔未能及时发现。②疝囊高位结扎时缝针刺破肠管或结扎疝囊时部分肠壁被结扎,术后肠壁坏死区脱落,肠腔内压力增加而肠破裂。③嵌顿疝时因束环紧勒造成肠壁条形坏死未做处理即送回腹腔。术后因肠蠕动肠腔内压增加而致肠坏死部穿孔。④肠壁疝(Richter疝)是部分肠管壁嵌顿在疝囊内,可发生嵌入部肠壁坏死而术中未做处理,术后破裂穿孔。

(2)术后肠坏死的主要原因:①术者对嵌闭肠管的血循环判断错误。②逆行性嵌顿疝(Maydl疝)或称W形疝,发生嵌顿时有3个肠袢同时受累,其中两个肠袢在疝囊内,1个肠袢在腹腔中。腹腔内肠袢居中,承受压力最大。有时疝囊内肠袢血液供应尚好时,腹腔内肠袢的供应动脉已发生闭塞,肠管已坏死。若手术时未检查腹腔内肠袢而只将疝囊内肠袢送回腹腔,术后可出现肠坏死和腹膜炎。

(3)有个别嵌顿疝术中检查肠管血液循环良好,术后肠系膜动脉继发血栓而出现迟发性肠坏死。

术后发现的肠穿孔和肠坏死均表现为腹膜炎的症状。术后有腹痛、腹胀、腹肌紧张、压痛、反跳痛。可伴有发热、白细胞增高等全身中毒症状。肠穿孔者腹部透视可有膈下游离气体。腹腔穿刺可抽出脓液或血性液。明确诊断后应积极做好术前准备,行急症手术。肠穿孔者可行穿孔修补腹腔引流术。肠坏死者可行肠切除吻合术。

3.术后肠梗阻

疝手术后发生肠梗阻者不多见,但在某些情况下确实可以发生肠梗阻。

(1)结扎疝囊时将肠管结扎。

(2)缝合疝囊时缝线缝住肠管,造成局部粘连、成角而发生肠梗阻。

(3)肠管与疝囊有粘连,分离粘连不充分即将肠推挤入腹腔,造成肠管成角、扭转形成肠梗阻。

一般疝手术对腹腔扰乱不大,术后腹胀反应不明显。若发生肠梗阻者则术后有阵发性腹痛、腹胀,恶心呕吐,停止排气、排便等症状。腹部X线检查有多个液气平面。经非手术疗法无效时应及时行剖腹探查术。根据术中发现做相应处理,以解除梗阻。

4.睾丸移位、扭转坏死、萎缩

睾丸移位主要是游离疝囊时将睾丸提出切口,术毕时复位欠妥,或在重建外环时将精索缝在一起,造成精索短缩,睾丸移位于阴囊上方。睾丸移位在阴囊上方或耻骨部容易受外伤或挤压损伤,而且由于睾丸不在阴囊内失去了阴囊对睾丸温度的调节作用,影响其发育及功能。移位于耻骨上的睾丸应再手术,松解精索,将睾丸置于阴囊内。为了防止睾丸移位,在处理完疝囊后将睾丸置于阴囊底部,同时用手牵扯睾丸1~2次,以使精索及睾丸处于适当的位置。

睾丸扭转的发生主要是游离疝囊,特别是切除全部疝囊时精索游离过多,术毕时精索睾丸放置不当所致。发生扭转后首先出现静脉回流受阻而睾丸肿大、疼痛。若未及时处理,最终供应动脉闭塞,睾丸坏死。此时阴囊亦出现红、肿,有的伴有全身症状。有前述症状出现时应急症手术,行睾丸扭转复位术。待睾丸血循环恢复正常后将精索顺序放置,将睾丸鞘膜与阴囊内层固定。若因手术延误,已发生睾丸坏死者,应行睾丸切除术。因此,在疝手术完毕前妥善恢复睾丸的正常位置十分必要。

睾丸萎缩在疝手术后的发生率根据文献记载可达12%~15%,多因疝嵌顿、绞窄的肠管压迫或因手术伤及精索血管造成睾丸缺血而引起。Richard报道322例斜疝手术,术后随访有

12 例发生睾丸萎缩。谷兴琳(1987)观察 27 例 1 岁以下嵌顿疝患儿,随访 2～21 年,有 5 例发生睾丸萎缩。因此,在手术的整个过程中必须保护精索以免损伤。对嵌顿疝手法复位不成功者应及早手术,手术时检查睾丸的血循环情况,对睾丸确已坏死无生机者,应行睾丸切除,以防发生交感性睾丸炎。

5.切口感染

切口感染是外科手术常见并发症。疝切口属Ⅰ类切口,切口本身无污染可能(嵌顿绞窄疝除外)。由于术前准备不良,术中医源性污染,术后护理不当尿液浸泡,小儿用手搔抓伤口等原因造成切口感染。感染一旦发生将使局部软组织遭到破坏,以后虽可瘢痕修复,但遗有腹壁软弱因素,是手术后疝复发的原因之一。因此,疝手术时一定要严格无菌操作,对复杂疝或术中损伤脏器者,术后全身应用抗生素并加强护理。

6.疝复发

根据国内文献报道,小儿疝术后复发率为 1％～2.5％。复发有多种因素,常见的有以下几种原因。

(1)疝囊处理不当是小儿斜疝术后复发的主要原因,且多发生在术后早期。常因疝囊未做处理;没有高位结扎疝囊且留有盲袋;囊颈结扎不牢,单纯结扎者的线结脱落或疝囊结扎不全留有空隙;分离疝囊时后壁撕裂未发现或未处理。

(2)巨大疝腹股沟管重建修补不当。

(3)腹股沟区神经损伤,肌肉萎缩,腹壁软弱。

(4)切口感染,局部软组织瘢痕化,腹壁强度减低。

(5)术前腹压增加因素没有解除。

疝手术后一旦复发,均应再次手术。手术时机的选择应根据患儿具体情况确定。术前应明确复发的原因后再慎重选择适当术式。

（徐宏雨）

第十二章

烧伤整形修复

第一节　头皮的缺损与修复

一、头皮缺损的病因、分类及治疗原则

(一)病因

1.损伤

损伤是头皮缺损最常见的原因。深度烧伤、冻伤、强酸或强碱烧伤、电击、切割伤、撕脱伤、大剂量放射线照射等,均可使局部软组织缺损和坏死。

2.肿瘤

头皮的恶性肿瘤、良性肿瘤,以及斑痣在切除后可造成软组织缺损。如神经纤维肉瘤、皮肤癌、血管瘤、色素痣等,均需整形外科方法修复缺损。

3.感染

细菌感染可引起广泛软组织破坏,继而产生不同程度软组织缺损。

4.先天性软组织缺损

由于遗传因素或胚胎发育过程障碍,致患儿出生时头皮有不同程度的缺损。临床少见,常合并有颅面部器官畸形。这类缺损严重影响外貌及生理功能。

(二)分类

1.原发性缺损

因发育障碍所致的头皮缺损。

2.继发性缺损

因肿瘤等病变切除或外伤、感染等后遗的继发性头皮缺损。

(三)治疗原则

(1)根据软组织缺损的大小、深度、功能和美观的要求选择修复方法,以就近、从简、效果好为原则。首先要保证缺损的修复;其次在选择修复方法和材料时,应兼顾功能和形态的修复。

(2)修复时机的选择:①损伤所致瘢痕形成,一般在伤后 6 个月,以瘢痕软化、稳定后手术修复为宜;②感染致软组织缺损,需经换药或清创,感染基本得到控制后,方能施行缺损修复术;

③肿瘤病变手术切除后的缺损,可立即修复。

(3)头皮血循环丰富,修复过程中尽量保留和利用残存的正常组织或间生态组织,不可任意切除、摒弃。

(4)颅面部为暴露部位,易污染,感染是影响术后能否一期愈合及修复效果的重要因素。头皮因毛发丛生,常夹杂污垢及致病微生物,故术前必须剃光头发,彻底清洗、消毒。术中的无菌操作,术后的正确护理、预防感染,也是重要的措施。

二、头皮缺损的修复

头皮缺损的修复方法,根据其缺损的范围、深度、损伤性质而定。

(一)部分头皮缺损的修复

1.直接缝合法

头皮缺损较小在 1 cm 左右者,可在潜行游离创口周围头皮后,直接拉拢缝合。在缝合有张力时,可在创面两侧距离创缘 3～4 cm 处做减张切口(图 12-1),或在助缝器牵引下缝合。

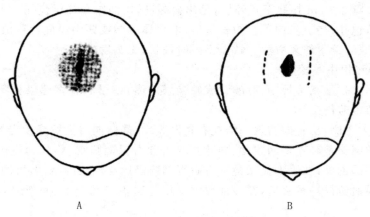

A   B

图 12-1 头皮小范围缺损的修复

A.潜行剥离;B.松弛切口

2.局部皮瓣法

头皮较小区域的缺损,不能用直接缝合法闭合创面者,可在头皮缺损附近的正常头皮组织部分,根据缺损的大小、形状、部位,设计一个或多个乃至整个头皮的皮瓣(图 12-2)。在帽状腱膜下掀开各皮瓣,充分展开,反复以旋转-推进-交错方式,进行试转移,直至最佳覆盖缺损,无张力缝合。

由于头皮血液循环丰富,设计局部盛瓣可超过肢体传统皮瓣设计长、宽为 1.5:1 的比例。蒂部应位于颞部、耳后、额部或枕部,以保证皮瓣内含知名动脉。旋转后的皮瓣缝合应无张力。缝合后,皮瓣下应放置引流条并加压,以避免血肿形成。

3.游离皮片移植

缺损过大,无法用局部皮瓣修复者,只要缺损区骨膜存在,可切取中厚或刃厚度片,制成大张或邮票状的皮片,平铺于缺损区,将皮片缝合固定于创缘,或用网眼纱布固定皮片加压包扎。术后 10 天皮片成活后拆线。

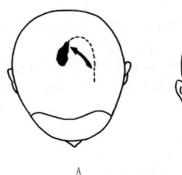
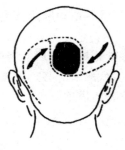
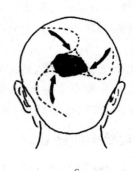

图 12-2　头皮局部皮瓣转移修复头皮缺损

A.单瓣法；B.双瓣法；C.三瓣法

(二)全头皮缺损的修复

1.颅骨钻孔后肉芽创面植皮

在颅骨外板每隔 0.5 cm 钻孔至板障层,见出血为度,用油纱布加压包扎。术后隔天换药,抗生素盐水纱布湿敷包扎,待板障肉芽组织长满后,取自体刃厚或薄中厚皮片移植覆盖创面。这是最简单方便、最有效的手术修复方法。缺点是需时较长,无头发生长。

2.游离大网膜移植中厚植皮

头皮缺损面积大且形状不规则,有颅骨或硬脑膜外露,或已有轻度感染征象者,可行血管吻合大网膜游离移植覆盖创面。

剖腹后,在胃大弯侧,自左向右逐一结扎右胃网膜动、静脉向胃大弯缘发出的分支,切断大网膜附着于横结肠的网膜蒂和左胃网膜动、静脉。取出含右胃网膜动、静脉为供区血管的大网膜。将大网膜平铺于头部创面,在手术显微镜下行右胃网膜静脉与颞浅静脉,右胃网膜动脉与颞浅动脉端端吻合。网膜血液循环重建后,在股部取中厚皮片覆盖于网膜上,间断缝合固定,适当加压包扎。

切取大网膜面积应较创面大 1/4 为宜,以保证既无张力又不折叠。游离大网膜,结扎胃-网膜血管应紧贴胃大弯进行,保证血管结扎牢固,避免出血。手术操作宜轻柔,避免腹内过多操作导致术后腹腔粘连。尽可能使切取的大网膜血管蒂够长,以便于无张力吻合血管,并使皮片与网膜紧贴,不留无效腔。对皮片的加压包扎松紧度适中,避免过紧压迫血管,影响大网膜血液循环。

大网膜游离移植中厚植皮由于手术难度较大,对身体创伤也较大,且修复后效果并不优于颅骨钻孔植皮法,故不作为修复全头皮缺损的首选方法,仅在有大块颅骨坏死、需行颅骨修补时选用。

3.游离皮瓣移植

适用于较大面积的头皮缺损,有颅骨或脑膜外露,不能接受游离植皮或皮瓣转移术的治疗者。彻底切除头皮的病变组织,切开颞侧耳前皮肤,解剖出颞浅动、静脉。根据缺损范围,可选用肩胛皮瓣、背阔肌皮瓣、腹股沟皮瓣、前臂皮瓣和股前外侧皮瓣等作为供区。以皮瓣营养血管束为轴,按略大于缺损区的皮瓣轮廓线切取皮瓣。将游离皮瓣平铺于头部创面,皮瓣缘与创缘缝合数针固定。在显微镜下,皮瓣的静脉、动脉与颞浅静脉、动脉行端端吻合。血管接通后彻底止血,缝合创缘。

供区宜选择较为隐蔽的部位。移植皮瓣在血管吻合成功后,常渗血较多,应注意止血和防止失血性休克,并在皮瓣下放置引流条。术后严密观察血循环情况,若出现血管危象,应即时处理。

(三)头皮撕脱伤

头皮撕脱伤常发生于女性工人,常因违反安全生产操作规程,头发披卷入轧轮或皮带中,而致头皮全部或部分撕脱,严重的可连同耳、额部皮肤、部分眉毛、上睑及面侧部皮肤等一并撕脱。通常皮肤、皮下组织和帽状腱膜一起撕脱,严重时连同颅骨骨膜也一起撕脱,甚至伴有颅骨损伤。由于头皮血液丰富,受伤后有大量失血,加之疼痛,伤者易发生休克,有的还伴有颅脑损伤,接诊时应仔细检查。头皮撕脱后如未能得到妥善处理,可造成严重感染,以至颅骨骨髓炎、颅内感染和败血症等,或造成慢性溃疡,长期不愈,最后发生严重挛缩,导致上睑外翻及面部其他严重畸形,并遗留永久性秃发。头皮撕脱伤的治疗按受伤后早期、晚期和后期 3 个不同阶段进行不同的处理。

1.早期处理

(1)抗休克:大片或全部头皮撕脱伤,患者常因疼痛及大量失血而发生休克,故首先应测定其血压、脉搏、呼吸等,并仔细检查其头皮撕脱区有无活跃的出血点,如有应立即结扎。同时检查头颅骨有无骨折,脑损伤的症状、体征及身体其他部位的合并伤。若患者已处于休克状态,则应予输血、输液,以纠正其血容量的不足,并给以镇静止痛药物,使其能配合治疗。在休克被纠正前严禁行头颅清创术。

(2)清创缝合:一般应争取在受伤后 12 小时以内行清创治疗,伤口可望一期愈合。如超过 12 小时,但创面较为清洁,仍可按早期治疗原则处理;如头皮未完全脱离,则尽可能保留其相连处的头皮;如果与头皮相连的蒂部较宽,并有知名血管相连接时,虽大块撕脱,亦可保留;如头皮完全撕脱,则应用游离皮片覆盖;若有较大的骨膜缺损(大于 3 cm),则应考虑皮瓣或其他方法修复之。

(3)处理步骤及方法:手术宜在全身麻醉下进行。先彻底清创,剃净头发。有油污的头皮应用汽油或肥皂洗净后,按以下方法处理。①部分撕脱:如被撕脱的头皮仍有部分与头部相连,而无严重挫伤,可观察头皮远端血运情况,逐步修剪,直至出血旺盛为止,然后将撕脱的头皮缝回原处。②完全性撕脱:国外曾有人报道将完全撕脱的头皮于清创后缝回原处,加压包扎而获成活。但在绝大多数情况下,包括帽状腱膜的全层头皮,在撕脱时常伴有挤压与挫伤或撕裂伤,原位缝合后,很难重新建立血运,结果将导致头皮坏死、继发感染,反而延误了创面早期愈合。故除游离头皮中知名动、静脉可与受区血管做吻合者外,目前一般不主张将撕脱的头皮进行简单的回植。有人主张将撕脱的头皮修去皮下组织和帽状腱膜后作为全厚皮片进行移植,以期能使毛发重生,但因组织仍然过厚、不易成活或成活后毛发难于再生致效果不佳,若头皮挫伤严重更不易采用该法,否则将导致头皮坏死和感染。目前,临床上对全头皮撕脱伤常采用下列方法处理。

游离皮片移植法:游离头皮无挫伤或擦伤,可以考虑将其切为中厚皮片再回植于头部创面上,如仍嫌不足可再在其他部位切取皮片移植修复。该法在骨膜完整时效果较好;如果撕脱的骨膜面积较小,则植皮片亦有可能存活;如果骨膜大片撕脱,邻近可形成筋膜或肌肉瓣,可将其转移覆盖裸露的颅骨,再在其上植游离皮片;如无组织瓣可转移时,可凿去一层骨外板或骨皮质,直至有较密的出血点时,再在其上植游离皮片也有可能存活。

血管吻合法:若撕脱的头皮有一定完整性,其上又可分离出知名动、静脉者,则具有显微外科手术的条件可采用此法。方法为先对撕脱的头皮组织块剃发,用 0.1% 苯扎溴铵(新洁尔灭)和生理盐水反复清洗头皮,再在其相应的颞部、耳后、枕部皮下组织与帽状腱膜之间解剖出颞浅血管、耳后血管和枕部血管断端,用肝素和生理盐水冲洗,修整断端。头部创面常规清创后,解剖显露颞浅动、静脉,耳后动、静脉,枕动、静脉等受区血管。将撕脱的头皮组织块原位放回头部创面,端端吻合颞浅静脉和颞浅动脉,间断缝合头皮创缘。如血管过短也可用静脉移植的方法补救。再植头皮一般选择颞浅血管吻合,成功率高。接通血管后,若部分头皮血运不良,应在相应部位再吻合一组耳后或枕动、静脉。用此种显微外科吻接血管的方法,将撕脱的头皮再植成功后头发能再生,是一种理想的修复方法,国内外均有成功报道。但临床多见撕脱的头皮毁损严重,失去了再植条件。

游离皮瓣法:在身体适当的部位,设计大小合适的带蒂皮瓣,待头部清创完毕,并将一侧颞浅动、静脉蒂部解剖后,再将皮瓣血管蒂切断,与受区(颞部)血管吻合。大网膜游离吻接血管移植皮片移植:若有大片骨膜撕脱,无法植游离皮片时,如患者条件允许,可考虑用大网膜血管吻合加皮片移植的方法覆盖头部创面。上述几种血管吻合的方法必须首先考察创区血管情况,若切取皮瓣后无法取得良好血管重建效果,无疑将增加患者的伤痛,贻误治疗。颞部受区动、静脉应避免使用有撕裂或挫伤的部分,如有损伤应切去已损伤的部分,选择血液循环良好的动脉端进行吻合;若血管蒂长度不足,可行静脉移植术。有条件时应力争多吻接1~2条静脉,以保证皮瓣的血循环。全头皮血管吻合再植时,动静脉吻合比率宜为(1∶2)~(2∶3)。另外,为尽量缩短手术时间,保证手术的成功率,可分两组人员同时进行头颅清创和头皮(皮瓣)准备。

2.晚期处理

早期患者未能得到合适的治疗,如将撕脱的头皮原位缝合,可致头皮坏死,进一步引起创面感染,患者有疼痛、发热、食欲缺乏等全身症状,治疗时应首先控制感染,给予必要的抗生素,再输液或输血维持体液平衡,并加强营养。但最主要的还是要除去感染源,切除坏死或感染的头皮,创面进行湿敷引流,以控制局部感染。待创面出现鲜红肉芽组织时,即可用中厚皮片覆盖,以封闭创面。在头皮植皮应以大块移植为主,而不应用小块或邮票状植皮,因这种植皮后,皮片间隙处常有较多的瘢痕组织,其上为一层极薄的上皮,由于基底血液供应较差,表皮容易受损而溃破,从而形成慢性溃疡。

在有颅骨外露时,待感染控制后,可凿除骨外板直达出血的创面,或用密集钻孔的方法,达到出血的骨松质即可,但不可钻入内板。肉芽逐渐从钻孔处长出,待肉芽布满创面,即可植以薄皮片。有时可等待坏死的骨外板脱落后再行植皮,这往往要等待较长的时间。

3.后期修复

头皮缺损修复的目的包括创面的消除和头发的恢复。头皮撕脱伤有头皮缺损的患者经早期植皮,皮瓣修复,创面愈合后就可装配假发,一般可达到满意效果。但在未经妥善处理的病例中,如皮片移植后有部分坏死或以小块(邮票)皮片移植的患者,经过很长时间,虽然创面最后愈合,但往往出现一种不稳定性的瘢痕,反复发生慢性零星溃疡,脓痂积滞,并有瘢痕挛缩,造成上睑外翻等畸形。对于这种遗留的瘢痕,无论有无溃疡,都宜再做整复手术,将瘢痕全部切除,重新行组织移植。对部分头皮缺损病例,特别是缺损部位位于额颞区者,而残留头皮面积足够,可采用头皮转移瓣或头皮扩张术后头皮移位的方式修复缺损区,以达到恢复暴露区头发、改善外形的目的。

(四)头皮和颅骨的烧伤

头皮是烧伤的常见部位,颅骨烧伤则多见于电击伤。两者的治疗原则与身体其他部位的烧伤处理原则相同。头皮由于厚实,血运丰富,又富于毛囊、皮脂腺等上皮结构,故大部分浅度烧伤创面愈合迅速。通常采用暴露疗法,保持创面干燥,促进干痂形成。

Ⅰ度烧伤创面争取痂下愈合,如继发痂下感染或积脓时,应及时湿敷,脱痂引流。

Ⅱ度烧伤者由于早期深度不易辨认,且头面部血运丰富、毛囊多而深,故不宜早期切痂。头皮Ⅱ度烧伤创面在保持局部清洁后,其愈合时间较其他部位烧伤短。

头皮Ⅲ度烧伤的处理较复杂。单纯头皮Ⅲ度烧伤,应尽早争取切痂,然后在健康的骨膜上进行植皮,如能行局部皮瓣或吻合血管的游离皮瓣转移修复,效果更好。头皮全层烧伤时,需待界限清楚后方可进行坏死头皮切除和植皮消除创面,待二期再应用带发头皮瓣做秃发区修复。

头皮和颅骨同时烧伤的病例,传统的治疗多趋向于保守。钻孔或凿除颅骨外板或等待坏死的颅骨分离脱落,创面生长肉芽组织后再行植皮,不仅拖延时间,而且愈合的瘢痕和皮片常因轻微的创伤而反复破溃,常需多次手术整复使创面愈合稳定。近二十年来,对头皮合并有颅骨烧伤病例多采用积极的治疗方法,即早期切除坏死的头皮,用邻近的头皮皮瓣一期覆盖失去活力的颅骨,以保护颅骨。在缺乏局部皮瓣利用的病例,则争取应用远处皮瓣或借小血管吻合游离皮瓣、肌皮瓣、肌肉瓣、筋膜瓣或大网膜的移植覆盖颅骨。裸露或烧伤的颅骨如能及时应用带血运的软组织覆盖,即使是全层颅骨烧伤,仍可做原位骨移植而保存下来,使之重建血运,形成新骨,避免了颅骨因裸露继发感染、坏死或因早期切除死骨的危险性,以及由于颅骨缺损带来的并发症和后遗症。

(五)先天性头皮发育不全

先天性头皮发育不全以女性多见,80%发生在顶枕部中线或中线附近。通常为一个部位,多部位的占28%。部分患儿合并有身体其他部位的畸形,如先天性心脏病、唇腭裂、手指畸形等,若合并有脑积水或脑脊膜膨出则预后较差。其发病原因至今未明,可能与染色体异常、胎盘梗死或羊膜粘连等因素有关。

临床表现为患儿出生时头皮存在秃斑或溃疡,大小不等,直径一般小于2 cm。常合并有相应大小的颅骨缺损,此时基底可见脑膜。小面积的头皮缺损经缺损边缘的上皮爬行可自行愈合。缺损较大时常因感染、出血而导致死亡。

治疗以保守为主。保持头皮溃疡湿润,用生理盐水或抗生素溶液纱布湿敷,以防感染和出血,促进溃疡边缘上皮生长,使创面自行愈合。合并有颅骨缺损的病例,如面积不大,可以用局部头皮瓣覆盖者,可考虑早期手术。新生儿的头皮薄而娇嫩,血运较差,手术时应注意皮瓣血运。在头皮缺损自行愈合或经手术修复后,较小的颅骨缺损常能自行闭合。较大的颅骨缺损常难以自行闭合,应依据缺损大小择期行缺损的修复术。

(六)瘢痕性秃发

头发的缺损严重影响人的容貌和仪表,尤其对中青年,秃发会造成精神上的巨大痛苦。

瘢痕性秃发是指由各种原因,如头皮烧伤、创伤、病损切除植皮或远位皮瓣转移修复后遗留瘢痕,而产生的秃发畸形。瘢痕性秃发的治疗主要采用手术疗法,治疗原则是将残存的健康有发区进行重新分布,尽量缩小和消除秃发区,或将明显暴露部位的秃发区转移至隐蔽的部位,以达到美容的效果。

1.头皮再植术

头皮完全撕脱或部分撕脱有严重血循环障碍、撕脱的头皮有一定完整性、有可供吻合血管者,可接受头皮再植术。

2.游离皮片回植术

无条件行头皮再植术者,可将撕脱的头皮,用鼓式取皮机制成中厚或刃厚大张皮片,回植于头皮缺损区,与创缘间断缝合固定,加压包扎。术后10天皮片可成活。

3.局部皮瓣转移

对于较小的瘢痕性秃发,可先切除瘢痕,再在其两侧做S形切口,形成2个头皮瓣,沿切口切至帽状腱膜下间隙,掀起皮瓣旋转至秃发区。供瓣区可直接拉拢缝合。

4.带毛囊全厚头皮游离移植术(插秧法)

对秃发区广泛,而其深层有较丰富的皮下组织,即有良好的受植床,而正常头皮头发生长茂密者可用此方法。手术方法如下所述。

在秃发区切割边长4 mm的方形受植床,以左右间距2 mm,前后间距4 mm为宜,深达皮下组织层。在耳后枕部头发茂密区帽状腱膜浅面,沿毛囊生长方向,切取1～2 cm宽的头皮条,肉面朝上,分割成边长4 mm的小方块,平整嵌入已形成的受植床内,缝合固定1针(图12-3)。用油纱布覆盖、加压包扎。供区直接拉拢缝合。

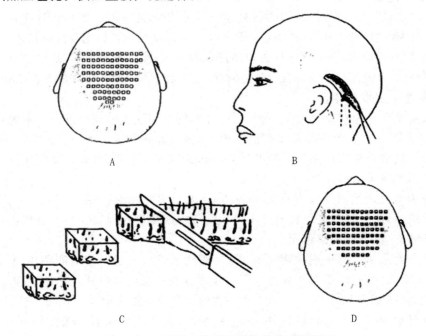

A   B

C   D

图12-3　全厚头皮游离移植术修复秃发畸形

A.秃发区受植床的准备;B.切取带头发的全厚头皮条;C.修剪
头发条,切割成边长4 mm的方形;D.移植于准备好的受植床

近年有用毛发再植器械,在秃发区做出受植床,在供发区进行束状毛发切取。每束毛发5根左右,插入受植床,不缝合,油纱加压包扎,其头皮成活率较上述带毛囊全厚头皮游离移植略差,但操作简单,无供发区创面暴露为其优点。

5.带蒂轴型皮瓣移位法

对于额顶部秃发,可以颞枕部较隐蔽区的皮瓣来修复秃发。手术方法为以颞浅动脉顶支、枕动脉主干为轴心线,自颞侧耳上经顶结节弧形转向枕部粗隆外侧,设计皮瓣宽3 cm、长15 cm,蒂在颞侧耳上的头皮瓣。从远端向蒂端掀起皮瓣,旋转至额顶部,修复无发区,供瓣区直接缝合。若秃发区宽,在对侧可用同样方法形成皮瓣,覆盖残余无发区。此法为有血供的头皮移植术,由于移植全层皮片小,容易成活,并有毛发再生。但移植皮片的数量及再生毛发的数量均有限,对严重秃发者难以满足毛发再生的需要。为使植皮成活,适当固定皮片十分重要。

6.头皮扩张法

任何原因引起的秃发,在秃发区周围有生长良好的头发区、无颅骨缺损或病变者可用该法修复。手术方法为在与正常头皮交界的秃发瘢痕侧做小切口,向正常头皮方向钝性分离帽状腱膜下间隙,形成一略大于扩张器的腔隙,置入扩张器。切口愈合拆线后3天开始注水,每周2次,每次注水量为扩张器容量的10%～20%。达到预期扩张容积后,行二期手术。在瘢痕与正常头皮交界处切开头皮,直达扩张器留置间隙,取出扩张器,切除无发区。将扩张的头皮掀起,以推移、旋转、交错方式移位,覆盖无发区,形成平整自然的发际线。供瓣区直接缝合。

该方法要选择好合适的扩张器,一般3 mL容量可修复1 cm² 的缺损。要求被扩张的头皮面积一半用于修复缺损,一半用于覆盖供区。一个扩张器不够,可放置两个,甚至多个。在扩张过程中,若发生头皮坏死,扩张囊外露,应停止注水,取出扩张器,提前行修复手术。头皮是扩张术适用的特区,是治疗效果最好的部位。正常头皮经扩张后,可获得额外头皮,既修复了缺损区,又避免了供瓣区继发秃发。一次扩张不一定能完全修复缺损,可行多次扩张,直到完全消灭秃发。

(高　华)

第二节　颅骨的缺损与修复

一、颅骨缺损的病因和治疗原则

颅骨缺损多由于严重外伤、深度烧伤和电击伤、手术切除和先天畸形等引起。颅骨缺损使脑组织失去重要保护,而且严重影响容貌。而颅骨的再生能力极为有限,常需要手术整复。

(一)病因

1.外伤

火器伤、车祸伤、锐器伤和工伤等均可导致颅骨的骨折,甚至缺损。这是颅骨缺损畸形最常见的病因,并常伴有头面部其他部位软、硬组织的损伤和缺损。

2.烧伤

颅骨的烧伤一般与头皮烧伤伴发。因颅骨主要为骨膜供血,颅骨烧伤后常因营养不良、不易恢复而发生坏死;若继发感染,可致颅死骨分离,形成缺损。一般热烧伤较少引起颅骨的缺损,而电击伤则常伴有颅骨的损伤。

3.其他

因病变侵犯或根治需要,常需要切除部分颅骨而造成颅骨缺损。该类缺损术前应有充分准备,尽量争取同期修复。头颅的先天畸形常伴有颅骨缺损畸形。

(二)修复原则

颅骨板的外层缺损一般可自愈,且对容貌和功能影响轻微,不需手术修复。但颅骨较大范围的全层缺损使局部脑组织失去了骨骼保护,易受外伤,故必须予以修复。

(1)局部应有健康的软组织覆盖。颅骨缺损往往合并有头皮等软组织的损害,造成瘢痕粘连和坍陷等畸形。因此在进行颅骨修复以前，必须首先检查局部软组织情况。如局部头皮或皮肤组织瘢痕较少，且历时较久，已变得柔软，术中可与基底硬脑膜分离者，可考虑做一次性颅骨缺损修复；反之，如局部头皮或软组织缺损，或有瘢痕形成并与深部组织粘连时，应先做头皮修复。采用局部头皮瓣、头皮扩张、远位皮瓣或血管吻合游离组织移植等方法，使颅骨缺损部位有健康的软组织覆盖，同期或后期再行颅骨缺损修复。

（2）局部软、硬组织应无感染。如有炎症必须在炎症控制、局部情况稳定后3个月才能手术。

（3）皮肤切口应尽量位于颅骨缺损区以外。采用冠状或瓣状切口，避免直接在缺损区表面做切口，因一旦皮肤切口裂开或感染，可招致颅骨修补物质感染、外露而致手术失败。

（4）勿损伤脑组织，如伴有脑膜缺损应设法用筋膜组织修复。

（5）修复材料应有良好的固位，目前用钛合金微型夹板行坚固内固定可取得良好效果。但重要的是缺损区边缘应尽量制备成颅骨内板小于外板的坡形，以免修补材料陷入颅内（图12-4）。

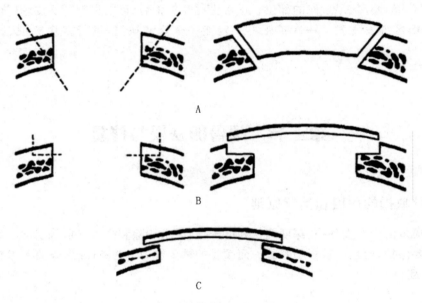

图 12-4　颅骨修补物的固定方法
A.坡形法；B.嵌贴法；C.平铺法

（6）术前应根据颅骨缺损部位、范围、外形，以及缺损区软组织条件确定修复的方案和材料的选择，并取得患者及其家属的同意。

二、颅骨缺损的修复

（一）修复材料

与全身骨骼缺损修复一样，颅骨缺损的修复有众多可供选择的支架材料，其中采用骨移植修复骨缺损是临床应用最早和最常用的方法。早在1878年，Macewen首先报道传统的骨移植成功。此后，骨移植在临床广泛使用，促进了基础研究的不断发展，其中移植骨植入后如何成活并和宿主骨愈合是研究的核心问题。1893年，Barth从自己实验中观察到，植入的移植骨大部分已坏死，然后被新骨所代替，两骨端骨松质的广泛紧密接触，有利于这种代替过程的进展。1912年，著名学者Phemister经过实验观察，认为植入的骨被宿主骨逐渐吸收，同时被宿主植骨床中骨和骨膜的成骨细胞形成的新骨所代替,并提出了爬行替代学说来解析植骨后骨愈合的机制。1965年,Clrist在大量试验的基础上,提出诱导成骨学说,认为移植骨具有诱导成骨作用,即移植骨通过宿主的蛋白和酶类的生化过程,可诱导宿主的间充质细胞转化成为具有成骨能力的成骨细胞。此外,移植骨作为再血管化的支架,破骨细胞、成骨细胞活动的场所,将宿主骨功能传导到移植骨,即移植骨成活的骨传导学说。总之,移植骨的成活与重建,是一个极其复杂的生理过程,许多基础理论和临床技术尚在深入研究之中。

目前,用于颅骨缺损修复的材料大致可分为活体组织、非生物性材料和组织工程化材料三大类。

1.活体组织

活体组织包括自体和异体的骨骼、软骨。以自体骨移植最为理想,它抗感染能力强,术后吸收少,移植后可保持正常发育。缺点是需增加手术范围,且提供的组织量有限。可供骨移植常用的有肋骨、髂骨与颅骨。

(1)肋骨:肋骨移植修复颅骨缺损特别适用于小儿和年轻患者。其优点:①肋骨切取后只要骨膜完整,肋骨能迅速再生,供区可保持正常发育,因而减轻了畸形。②肋骨作为供骨区能够提供的量较大,可修复较大范围的缺损。移植时通常将肋骨劈成两半,平铺在缺损部位以增加覆盖面积。肋骨移植因移植后的表面凹凸不平,术后产生搓板样外形,故多用在有头发覆盖的颅骨部位。前额骨缺损以髂骨移植较为理想。

(2)髂骨:髂骨移植适用于成人的颅骨缺损,小儿患者易破坏髂骨生长中心而导致继发畸形。因髂骨结构、形态及弧度与颅骨相似,特别适用于中小型前额骨或眶上缘缺损的修复,修复后表面较平整、光滑,外形恢复效果好。

(3)颅骨:颅骨移植修复颅骨缺损,优点是取材方便,供、受区外形弧度接近,修复效果好,不产生继发畸形,术后疼痛及功能障碍也不明显。缺点是提供的量有限,适用于小面积缺损修复。移植方式有颅骨外板、内板的游离移植和带血管蒂软、硬组织颅骨复合瓣移植。其中,采用颅骨外板带血管蒂颅骨复合瓣适用于受植区局部软组织情况不佳、愈合能力较差的缺损修复。

2.非生物性材料

非生物性材料有金属板、不锈钢、合金和合成材料,如有机玻璃、丙烯酸甲酯、硅橡胶、钛合金等。与活体组织相比,非生物性材料存在不同程度的异物反应和抗感染能力差的缺点,术后如发生感染或创缘裂开等并发症,则必须取出植入物而致手术失败。此外,由于植入材料不能与周围颅骨发生骨性愈合,日后可能发生移位。而金属类材料因能导热,可产生各种局部反应。有时由于异物反应,还可导致严重纤维增生而引起癫痫。此外,非生物性材料不能随年龄增大而增长,故不适用于幼年患者。虽然非生物材料存在诸多缺点,但由于取材方便,塑形简单,又不增加患者取材供区新的创伤,在临床上仍不失为可供选择的方法之一。

在各种非生物性材料中,有病例应用打孔有机玻璃材料修复面积最大达14 cm×16 cm的颅骨缺损,均获成功。由于有机玻璃塑形方便,承受外力强度高,修复效果均较满意。但由于均存在异物反应,术后植入物周围有不同程度渗液,必要时需在无菌条件下抽吸,故有发生感染的可能,术后1周内使用类皮质激素有明显减少渗出的效果。目前,采用甲聚四氟乙烯材料修复较合适,它的组织相容性好,性质稳定,造型简便,自体组织能长入微孔中,从而增强修复材料的稳固性。而钛合金材料具有强度好、成型和固定方便、抗感染能力较好等优点,一般预制成网孔状板材应用。

3.组织工程化骨

组织工程是生物工程学方面取得的令人瞩目的成就,是应用细胞生物学和工程学的原理,对病损组织结构、功能的修复与重建进行研究开发的一门新兴科学,代表着新世纪整形外科的发展方向。其方法是将分离到的自体高浓度细胞(种子细胞)经体外培养扩增后种植于一种天然或人工合成的、具有良好生物相容性的可降解的细胞支架上。这种生物材料细胞支架可为细胞提供生存的三维空间,有利于细胞获得足够的营养物质,使细胞按预制形态的三维支架生长。然后将这种细胞-生物材料复合体植入组织缺损部位,在生物材料逐步降解的同时,种植的细胞不断增殖分化,从而实现组织缺损的修复和功能重建。目前,在颅骨缺损的修复方面已有成功报道,是值得临床医师今后努力钻研的重点技术。

(二)活体组织移植手术

1.自体肋骨或髂骨移植手术

通常采用气管内插管,静脉复合麻醉。为使躯体略向对侧偏转,可将手术台摇斜向对侧,或在手术一侧的臀、腰部垫以沙袋或软布垫。

临床上常切取第6～9肋,切口自肋软骨的前端,沿需切取的肋骨向后做弧形切开,其长度较切取的肋骨长2 cm左右,女患者可在乳房下做切口,以使瘢痕隐蔽。肋骨切取后对剖劈成两片备用。髂骨一般按缺损区的大小及形状取用髂内板。颅骨缺损部头皮呈瓣状切开,剥离后翻转,显露骨缺损边缘,并凿成斜坡状,然后用劈开的肋骨片两端平铺于缺损部,皮质面与骨髓面呈相间排列。若为髂骨块,则改塑成适当大小,骨皮质面向外,移植于缺损部位,其边缘与骨缺损缘的坡度应相叠。用细不锈钢丝拴扎或小夹板和螺钉固定,固定时注意螺钉切勿过长伸入颅内,否则易导致癫痫等后遗症。如移植骨与颅骨间有空隙,可用咬下的骨松质充填。将已剥开及翻转的骨膜和头皮瓣复位覆盖植骨区。最后严密缝合头皮伤口,安置引流条,术后加压包扎。

2.自体颅骨移植手术

手术操作基本同自体肋骨或髂骨移植术。在同侧或对侧的顶骨部凿取颅骨外板。先用亚甲蓝标出取骨范围,在其四周凿一骨槽,用弯凿沿板障层小心掀起外板,注意勿伤内板,将取下的颅骨块移植于颅骨缺损部。若需带血管蒂,可先于取骨侧颞部切开皮肤,分离解剖颞浅动、静脉,由颧弓后至取骨区形成包括颞浅筋膜的血管蒂,根据取骨线切开血管蒂侧骨膜,按上法凿骨,使骨瓣与血管筋膜蒂通过骨膜相续,然后移位修复缺损区。供骨创面用骨蜡止血。缝合头皮切口,加压包扎。

(三)非生物材料的植入手术

将成品材料医用有机玻璃、聚四氟乙烯材料、钛合金板或硅橡胶颅骨模型消毒备用。手术操作基本同活体组织移植手术。在颅骨缺损区显露后,按缺损形状和大小进一步修整材料,周缘按制备骨缺损缘形态修塑成相反斜坡,使置于颅骨缺损部后其周缘与骨缺损缘紧贴,呈镶嵌状,且平整光滑。相对缘钻孔,用粗丝线、细钢丝或钛钉钛板固定。依次缝合头皮切口。皮瓣下放置橡皮片引流,加压包扎。48小时后取出橡皮片,并检查皮瓣下有无积液,若有发生,可抽吸后继续加压包扎,常可自行消失。

(四)组织工程化骨在颅骨缺损修复中的应用

因组织工程化骨需预进行组织细胞培养,故适用于择期修复手术。由于受组织培养周期的限制,目前一般仅用于较小范围骨缺损的修复,也可与其他修复方法联合使用。手术方法则与上述非生物材料的修复方法类似。

综上所述,颅骨缺损根据缺损大小、形态、部位、局部条件和患者意愿有众多修复材料和方法可供选择。但由于缺损部位的特殊性,在保证缺损修复的功能和外形效果的前提下,术中应警惕颅内并发症发生的可能性,要求术者具有神经外科的基本知识和技能,避免制备骨植入床时硬脑膜撕裂未予妥善修补所致的脑脊液漏、大型骨缺损修复术中牵拉或压迫导致的脑挫裂伤、骨缺损周缘硬脑膜剥离过宽又未予以彻底止血和硬脑膜颅骨外悬吊缝合而继发术后硬脑膜外血肿形成等并发症,以免影响骨缺损修复效果,甚或出现严重后果。

(高　华)

第三节　颜面部烧伤瘢痕畸形的修复

一、概述

颜面部为身体的暴露部位,容易被烧伤而导致外观受损与功能障碍。其损伤主要包括以下几个方面:①瘢痕遗留颜面部本身导致的不美观。②瘢痕增生牵缩导致的组织器官移位、变形和表情活动受影响。③眼、耳、口、鼻等组织器官的缺损与功能障碍。在颜面部手术中,应以整复功能障碍与外观畸形为目的,两者不可偏倚。颜面部手术有其特殊性,应注意以下几方面的问题。

(一)手术时机

选择在烧伤创面愈合 6 个月以后,瘢痕稳定,趋于软化时为宜。由于颜面部血液供应丰富,故在瘢痕增生期,充血明显,并且瘢痕与皮下组织分界不清,术中出血多,渗血明显,容易导致术后血肿,影响手术效果。但对严重的睑外翻应早期治疗,以免导致角膜炎或角膜溃疡的发生。在等待手术期间应加强对瘢痕增生、挛缩的预防,如压力面罩、药物、硅凝胶膜的应用等,小口畸形可佩戴矫治器预防及治疗。

(二)手术方案及术前准备

根据病情和患者要求,权衡不同手术方法的利弊,制订手术方案。颜面部畸形整形常常涉及多个部位与器官,需要多次手术才能完成,手术方案应做全盘考虑、细心安排、分步实施。如不同部位手术时间顺序的选择;不同部位组织移植供区的配备;先、后手术部位间的影响等;患者的承受能力与康复时间等。术前准备除一般的常规准备外,应在术前 24 小时进行耳、鼻、口腔的清洁与消毒,术晨再清洁、消毒 1 次,尤其应准备好各种抢救设备,如吸引器、开口器、通气管、气管切开包等。

(三)麻醉方式的选择

颜面部烧伤畸形患者常伴有头后仰受限、张口困难等,导致麻醉插管困难,拔管后出现呼吸道阻塞引起窒息。术前手术者应与麻醉师共同检查患者,制订麻醉方案和应急措施。小范围的瘢痕整形采用神经阻滞麻醉和局部浸润麻醉可获得很好的麻醉效果。

(四)术后处理

患者全身麻醉未完全清醒时,应注意保持呼吸道通畅,除使用抗生素外,尤其应防止鼻腔、口腔的分泌物、食物污染手术区。敷料应包扎确实、尽可能减少面颊部活动。植皮手术拆线后应采用压力套与硅凝胶膜联合应用的方法减少皮片的挛缩。鼻再造后的鼻孔支撑胶管、耳再造后颅耳角、耳颞角的维持支具应使用半年以上。

二、颜面部烧伤瘢痕的修复

(一)颜面部的分区与修复

颜面部是人们喜、怒、哀、乐的表情部位,也有许多重要器官。各部分相互联系又各具独立性。颜面部可分为前额区、鼻区、眼周区、上唇区、下唇区、颏区和颧颊区等 7 个区。各区之间有一定的界限,与皮纹或张力线一致。手术时按皮肤皱纹或分区设计切口,则术后缝合线瘢痕不明显,也较自然、美观。

(二)修复方法

根据颜面部烧伤瘢痕病情不同,修复方法也十分灵活。如是多部位畸形,应作全盘统筹考虑。尤其是皮源紧张时尤应精密计划。一般明显的睑外翻、小口畸形、唇外翻等直接影响功能,可优先修复,其他部位可依据病情灵活掌握。颜面部是人体仪表最重要的部分,在修复方法的选择上应在考虑恢复功能的同时,如有条件应尽可能选择美容效果好的方法。

(三)面颊部瘢痕切除全厚皮片移植术

1.适应证

适用于耳前、眼睑、颧弓以下,下颌缘以上、鼻唇沟外侧的瘢痕畸形。可两侧同时实施手术。

2.禁忌证

严重的颈部瘢痕挛缩与面颊瘢痕相连者。

3.手术步骤

(1)手术前再次用温盐水和过氧化氢清洗颜面部。麻醉平稳后常规消毒皮肤和铺消毒单。

(2)沿内眦下方鼻唇沟,经下颌缘、耳前、颞部发际、颧弓、鱼尾区至眶下缘为一侧面颊瘢痕切除区。其中内眦和外眦附近切口向上弯。切口深达瘢痕深面疏松组织。

(3)瘢痕切除从耳前开始,由后向前,自上而下剥离达瘢痕深面、腮腺筋膜浅面,逐步将瘢痕切除。至咬肌前缘与下颌缘交界附近时,注意保护面动脉,至颏部应尽量多保留脂肪。

(4)继则向下睑、唇颊沟、下颌缘和颞部创缘外,进行皮下剥离,使周围组织充分松解和复位。修整创面使之平坦,彻底止血。

(5)按创面印模放大 15% 切取胸腹全厚皮片,移植于面颊部。打包包扎和绷带加压,外加弹性绷带加压包扎(图 12-5)。

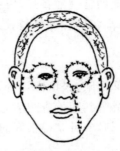

图 12-5　面颊部瘢痕切除皮片移植修复术

4.术中注意要点

(1)沿腮腺筋膜浅面切除瘢痕,可避免损伤面神经。在下颌角后方、前下方剥离达颈阔肌深面时,应防止伤及面神经颈支与下颌缘支。

(2)因面颊部瘢痕牵拉致下睑外翻者,可在瘢痕切除松解植皮术后修复。因眼本身皮肤缺损而睑外翻者,须遵守下睑分区植皮的方法。若下睑面颊为整块皮片,则内眦、外眦处的切口应超过内、外眦水平线。

5.术后处理

(1)卧床休息,头两侧放沙袋固定。给镇静、止痛剂3~4天。鼻管饲食。术后8~10天检查伤口,分次拆线,如有皮片下血肿或皮片坏死,应在10~12天内清创,补充植皮。

(2)术后14天开始,甩弹性面罩压迫颜面部,以促使植皮区和切口瘢痕变松软。

(四)额部瘢痕切除游离皮片移植术

1.适应证

全额部或限于颞额侧面瘢痕,选用厚中厚或全厚皮片移植。

2.术前准备

剃除两耳连线之间的颞、额顶区头发;或在术前3天每天洗头两次,并用1∶5 000苯扎溴铵浸洗头发10分钟,可不再剃发。

3.手术步骤

(1)术前清洗局部,常规消毒铺巾。

(2)沿鼻根"黄金点"做横切口,弯向上缘,斜向颞际前缘,向上至额侧区和前额发际,做整个额部分区切口。一侧额颞部植皮者,由前额发际至眉部做成多个锯齿状切口。

(3)自眉弓、两耳上方至枕部扎以橡皮管止血带。由眉弓向上逐步在瘢痕深面剥离,尽量保留额肌组织。额肌缺失者,沿骨膜浅面疏松组织剥离。剥离时由眶上切迹向上,勿损伤眶上神经和额动脉;眉内侧注意保护滑车上动脉;眉上外侧1.0~1.5 cm处勿过深,避免损伤脂肪层深面的面神经额肌支。瘢痕切除后,创面为整个额部分区或额颞侧面。

(4)用鼓式取皮机在下胸部、腹部或大腿,切取整张厚中厚皮片,创面宽度小于8 cm者,可切取胸、腹侧面全厚皮片移植,打包包扎和绷带加压,外加弹力绷带包扎。

(五)全颜面部整张皮片植皮

用于烧伤瘢痕畸形涉及整个颜面部。手术一次将全面部瘢痕切除,植以整张全厚皮片。手术要求瘢痕切除时剥离面要平整,除保留眉毛和2分钟的睑缘皮肤外,切除颜面部各区的瘢痕和残存的正常皮肤,使颜面部形成一个完整创面。对睑外翻者行上下睑缘粘连术,开大口角,矫治唇外翻,复位鼻孔缘的外方组织,彻底止血。根据颜面部创面印模布片的大小,以周边宽度加大1~2 cm的范围在季肋部或腹部取全厚皮片,将皮片先定位于额、颞和耳前等处,按眼裂、口裂、鼻孔开口处将剪开皮片,分别缝合,在鼻唇沟等处可做一些固定缝合以防止皮片移位,注意用碎纱布填塞颜面部凹陷部位,打包固定,加压包扎。供皮区用其他部位的中厚皮片覆盖。手术应特别注意止血要彻底,皮片缝合的张力松紧适度,如过紧将影响面部表情,过松则易引起皮片下积液或血肿,另外,包扎要压力均匀,确实可靠。术后应用抗生素、止血药和糖皮质激素,鼻饲与静脉营养,术后8~10天拆线。整张植皮手术一次完成,瘢痕少、外观较好,但手术创伤大、出血多,皮片下容易产生积液、血肿影响皮片成活(图12-6)。

(六)面颊部烧伤瘢痕畸形皮瓣修复

1.扩张皮瓣修复法

(1)适应证:适用于占面颊部1/2或2/3以下的瘢痕畸形。可两侧同时实施。

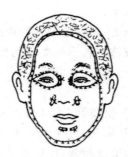

图 12-6　全颜面整张皮片移植

（2）手术步骤（图 12-7）如下。

第 1 期为埋扩张器：埋植的位置按瘢痕分布在面颊的情况而定。自口角至耳屏做一连线，将面颊区分为上方的颧面部和外下方的下颌部。瘢痕主要在外下方者，扩张器埋于颧面部和颈部耳后部；瘢痕主要分布在内上方者，则扩张器多埋植于面颊外下方，包括下颌部、颈部和耳后下部。

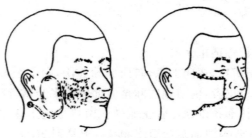

图 12-7　面颊部瘢痕扩张皮瓣修复

方法：在瘢痕外侧 0.2 cm 正常皮肤或萎缩瘢痕上做切口，深达皮下脂肪，向预定埋囊区剥离。面颊正常皮肤含 0.3～0.4 cm 厚的皮下脂肪，于其深面进行剥离。颈部和耳后部则在颈阔肌浅面剥离。压迫止血，结扎出血点。把灯光照射在剥离区皮肤上，术者在剥离囊区操作时，可见皮肤皮下脂肪透光，呈黄白色，与暗色的瘢痕剥离平面比较，清晰可辨；还可由黄白色的亮度与均匀度，判明剥离平面是否偏深偏浅。按解剖层次剥离，操作易、出血少。在颧面或下部埋植 140 mL 的扩张囊，颈部选用 240～300 mL 的扩张囊为好。在剥离区稍大的皮下放置扩张囊，将其舒平并埋植注射阀门，放负压引流管。分层缝合切口，加压包扎。术后 2～4 天拔引流管，检查手术区有无血肿；8～10 天分次拆线；10～12 天开始，每 5～7 天向扩张囊内注射灭菌生理盐水 20～30 mL，8～10 周内使囊充盈，达到预定容量。使扩张的皮肤面积达到瘢痕切除松解后缺损创面的 2.5～3.0 倍。

第 2 期为扩张后皮瓣转位修复术：从原切口进入，取出扩张囊。切除囊四周的瘢痕组织，使囊区皮肤充分松动，囊壁厚而影响皮瓣伸展者，应剥离纤维囊壁；囊壁薄者，可考虑部分保留。舒平扩张囊区皮肤。按皮瓣推进、旋转、转位的原理，设计皮瓣。试样后，确定面颊瘢痕切除范围。如果由于面颊瘢痕牵拉，致下眼睑轻度外翻，应尽量松解或切除瘢痕组织，消除睑外翻。然后将皮瓣旋转推进至颞部鱼尾纹、下睑区、内眦下方、鼻外侧与鼻颊沟。皮瓣深面应与眶下缘深部组织做横行固定缝合，加强皮瓣向上提拉力量，且使皮瓣有一定的松弛度，预防创面愈合后皮瓣的回缩与重力，造成轻微睑外翻。如系双侧面颊部烧伤瘢痕，可同时在两侧埋藏扩张囊进行修复。瘢痕主要位于下颌区者，则取出颧颊部和颈-耳下部扩张囊后，舒平皮瓣，对向推进、旋转至下颌颊部缝合。不顺皮纹的缝合口,酌情加 Z 成形术,改成顺皮纹。创区负压引流,加压包扎。8～10 天分次拆线。其余术后处理同一般颜面部整形手术。

(3)主要并发症:血肿、皮瓣远端血液循环障碍。轻度下睑外翻,由皮瓣重力作用或皮瓣不够松弛所致。

2.胸三角皮瓣转位修复术

(1)适应证:①面颊部广泛瘢痕,颈-耳后部缺乏正常组织可利用者。②年幼儿童烧伤,瘢痕绷紧面颊伴面骨发育不良者,通常选用同侧的胸三角皮瓣,必要时采用对侧。

(2)手术步骤:常规清洁口、鼻腔,消毒皮肤,铺消毒巾。皮瓣设计在第 2、第 3 肋间胸骨旁 1～3 cm 的胸廓内动脉肋间穿支处,宽 6～7 cm,皮瓣沿锁骨下缘斜向上外,长度可达22 cm,远端可位于三角肌中线后方 1 cm 皮瓣远端可较宽,由肩峰至腋前壁 1～12 cm,可用以修复同侧全面颊区。按皮瓣设计常规,先画出面颊瘢痕切除范围,然后进行逆行设计,剪裁试样。最后画出切口设计线。依设计线切开皮肤、皮下组织,自肌膜表面锐性剥离,形成筋膜皮瓣。在锁骨下外侧胸肩交界的三角区,结扎胸肩峰动脉的皮穿支起始处。锐性剥离皮瓣止于胸骨旁3.5 cm处,改为钝性解剖,延长皮瓣上缘切口 1～2 cm,下缘做角状切口,形成小三角皮瓣,宽 1 cm,长 2.0～2.5 cm,这两处切口,仅切开真皮,然后进一步钝性剥离。在较消瘦的患者或儿童患者,胸廓内动脉肋间穿支的上下交通支,即位于真皮深面脂肪浅层,应避免损伤。钝性分离止于胸骨旁 1.0～1.5 cm 处,有 2 cm,下缘做角状切口,形成小三角皮瓣,宽 1 cm,长2.0～2.5 cm,这两处切口,仅切开真皮,然后进一步钝性剥离。在较消瘦的患者或儿童患者,胸廓内动脉肋间穿支的上下交通支,即位于真皮深面脂肪浅层,应避免损伤。钝性分离止于胸骨旁 1.0～1.5 cm 处,有时也可看到动脉穿支,若未见到也不必做过多剥离。皮瓣游离后,继续将供皮瓣区胸、腋部创缘进行皮下游离,将创缘适当拉拢固定缝合,以缩小创面。所遗创面,另取中厚皮片覆盖。供皮瓣区近段宽度小于 6 cm 者,剥离创缘后可直接拉拢缝合。皮瓣近端则缝成单蒂皮管,长 5～6 cm。蒂下缘的小三角瓣,可用以封闭皮管蒂部,并减轻胸壁供区拉拢缝合时张力,必要时,加辅助切口缝成"Z"形。小三角瓣插入皮管蒂时,皮管上的小切口只要切开真皮。这样2～3 个小皮瓣的交错缝合,使皮管变松弛,延长了皮管,并把蒂上移 1.0～1.5 cm。皮瓣转位至面颊部后,有利于减轻蒂部的张力,此时整个胸三角皮瓣即成为大型的单蒂皮管型皮瓣。垫起患者枕部,使头部呈俯视位,牵拉皮瓣至面颊部试样,画出瘢痕切除范围。在口角下方与咬肌前缘之间,斜向下设计一个三角形瘢痕瓣,以便与皮管型三角皮瓣缝结时形成铰链。按设计切除面颊瘢痕。将皮瓣转位至面颊部,皮瓣肉面与眼眶下缘做减张悬吊,定位缝合,再缝合创缘皮下组织与皮肤,最后缝合缝接处。放置负压引流管。

(高　华)

第四节　眼部与眉部烧伤瘢痕畸形的修复

一、眼部烧伤后畸形的修复

眼部皮肤是全身最薄的,烧伤后易产生瘢痕,发生挛缩。眼睛是人体最重要的感觉器官之一，对眼部烧伤瘢痕的治疗应积极而慎重。

包括眼眦瘢痕畸形和眼睑畸形，眼睑畸形又包括眼睑外翻、眼睑内翻、眼睑缺损、球睑瘢痕粘连等。

（一）眼眦瘢痕畸形

主要为内、外眦蹼状瘢痕。若瘢痕在内眦平面以下，牵拉内眦角向下移位，可采用单个或连续 Z 成形术矫正；若是跨越上下睑的蹼状瘢痕，遮盖内眦角，可采用墨氏手术、五瓣成形术进行矫治。

（二）眼睑外翻

颜面部烧伤后易发生眼睑外翻，表现为睑缘和睑结膜向外翻转，易引起炎症、溢泪、干燥、溃疡等，严重睑外翻导致眼睑闭合不全时，角膜失去滋润和保护，有可能发生溃疡和溃疡穿孔而导致失明。睑外翻的治疗主要有皮片移植和局部皮瓣转移修复法。

1.皮片移植修复法

适用于瘢痕松解切除后出现皮肤缺损，而睑板等支持组织仍结构完好者。切口距睑缘 2 mm 左右，切口两端一定要超过内外眦，松解要彻底，使泪小点与眼球相贴，忌剥离过深，以免形成凹陷。植皮时将切口两侧创缘向上下拉开，植入大小合适皮片。眼睑皮肤张力小，皮片移植后收缩率可达 30%～50%，皮片移植面积足够大，松解彻底是预防术后复发的关键。皮片选择中厚或全厚皮片，如全厚皮片最好选用耳后皮片或于臂内侧皮片（图 12-8）。

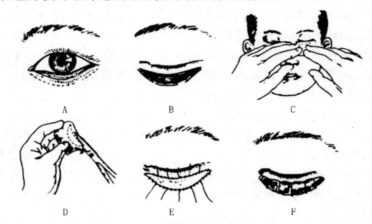

图 12-8　睑外翻全厚皮片移植修复
A.切口设计；B.切开；C.设计皮片印模；D.修剪皮片；E.皮片移植；F.打包加压包扎固定

2.局部皮瓣转移修复法

对直线瘢痕引起的轻度睑外翻可采用 V-Y 和 Z 成形术矫治；对伴有皮下组织和睑板缺损的睑外翻，可采用从额颞部、颧部易位皮瓣与前额颞浅动脉岛状皮瓣进行修复。在修复眼睑组织全层缺损时，内层衬里的解决是关键。如下眼睑缺损面积不大，可于距上缘 2 mm 左右处由内眦到外眦做一平行切口，将皮肤、眼轮匝肌自睑板浅层剥离，下睑者在结膜与瘢痕的分界处切开，剥离残留的睑板结膜，用 3-0 丝线将下睑残留的结膜与上睑结膜边缘缝合，在上下睑之间形成一创面，在创面上植皮或覆盖皮瓣，10 天拆线，术后 2～3 个月，自上睑缘缝合处剪开皮肤和结膜组织，将睑缘的结合膜与皮肤缝合。另外，也可采用皮瓣预制眼睑组织的方法进行修复。先将额颞部或颧部易位皮瓣游离、掀起，然后取口腔下唇黏膜组织移植于皮瓣内层，将黏膜与皮肤缝合，制成内衬黏膜的复合皮瓣,将皮瓣在原位延迟 3 周后,再行睑外翻松解,易位修复创面,将黏膜与缺损区睑结膜缝合,然后分层缝合皮下、皮肤(图 12-9)。

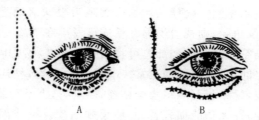

图 12-9 睑外翻局部皮瓣移植修复
A.皮瓣切口设计;B.皮瓣转移缝合

(三)眼睑内翻

瘢痕性睑内翻的病理基础是睑板瘢痕收缩变形,手术治疗也围绕睑板进行,临床表现为倒睫,倒睫刺激摩擦角膜,可引起疼痛及角膜损伤。

1.Z 成形术

在睑缘下方设计两条约 3 mm 宽的狭长皮瓣,其中一条皮瓣包含倒翻的睫毛及其毛囊在内,将两条皮瓣分离后按 Z 成形术原则互换位置,完成睑缘 Z 成形术,使内翻的睫毛离开眼球,矫正睑内翻倒睫。

2.霍茨手术

适应于上睑内翻。手术切口设计于重睑线上,楔形切除睑板和部分眼轮匝肌,对皮肤松弛者需要切除部分皮肤,缝针由皮肤切口下唇进针,穿经睑板切口下唇前面,再向上经睑板上缘,从皮肤切口上唇出针,缝合后即可见睑内翻得到矫正,同时完成重睑术(图 12-10)。

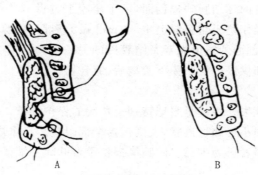

图 12-10 睑内翻霍茨法修复
A.术中;B.术后

3.潘作新手术

此手术属睑板切断术,适合于睑内翻较重的患者。手术时翻转眼睑,沿睑板沟切断睑板,褥式缝合时穿过切口上唇之结膜、睑板,于睫毛前 1～2 mm 处穿出皮肤进行结扎,如此缝合 3 针。

4.睑板切除术

适合于睑板有增生性瘢痕明显变形者。手术时翻转眼睑,在睑结膜面距睑缘 2 mm 处做平行于睑缘的切口,游离并切除睑板,缝合结膜切口。

（四）睑球粘连

睑球粘连是指睑结膜与球结膜以致角膜间发生的粘连。多由化学烧伤引起，热烧伤、眼裂伤、结膜疾病等引起者，亦偶尔见到。睑球粘连临床表现为眼球活动受限，严重者因眼球活动不能同步出现复视，若粘连累及角膜，则视力受损。粘连可发生在下睑，亦可上下睑同时发生，常见为下睑不完全性粘连。根据粘连的范围和部位可将粘连分为3种：①睑球前粘连，粘连发生于睑缘附近的睑结膜与球结膜之间，穹隆部结构正常。②睑球后粘连，粘连发生于穹隆部，睑缘部结构是正常的。③睑球全粘连，睑结膜与球结膜全粘连，严重时，上下睑缘也粘连，患者穹隆部结膜囊完全消失。轻微睑球粘连，并无功能损害者，一般无须治疗。粘连限制眼球活动，影响视力者均需要手术治疗。

1.睑球粘连瘢痕为索状者

切开瘢痕，解除粘连后，行Z成形术缝合修复。

2.小片状粘连

在球结膜粘连部边缘做切口，沿眼球向穹隆部剥离粘连，形成瘢痕结膜瓣，用此组织瓣修复睑结膜创面，球结膜创面采用结膜下分离，结膜瓣推进，拉拢缝合。

3.黏膜移植术

适合较大面积的粘连手术时分开粘连，直达穹隆底部并看眼球活动是否恢复正常，然后在眼穹隆部、下唇或口颊部切取黏膜一片，覆盖并间断缝合在眼球与睑板的创面上，下穹隆底部应用褥式缝合3针在下睑皮肤上穿出固定，结膜囊内置入事先制备好的丙烯酸酯薄壳状弧形模型，以保持上下穹隆的深度，术毕加压包扎，术后4天隔天清拭分泌物，更换干净敷料，至术后10天拆除缝线，取出模型，清洗后继续戴用此壳状模型3～6个月，以防止黏膜后期收缩。

4.结膜桥形瓣术

对粘连分离后角膜下方的球结膜缺损创面，可于角膜上方做双蒂结膜瓣即桥形结膜瓣移植修复球结膜缺损区。具体操作是于角膜缘上1～2 mm做弧形切口，切口两侧与角膜下方的缺损相连接，再根据球结膜缺损创面的宽度做双蒂结膜瓣的另一切口，游离后越过角膜，移植到下部的球结膜缺损区。在其上部供区广泛结膜下游离后，缝合切口。

（五）睑缺损

睑缺损即眼睑的全层缺失。眼睑是眼球特别是角膜的保护屏障，一旦发生缺损，需要及时进行手术修复。眼睑全层缺损小可如切迹状，大则包括全部眼睑。严重烧伤时，眼睑的全层缺损常限于睑缘部分。全眼睑缺损者极为少见。眼睑缘损伤常合并睫毛缺损。

1.直接缝合

适用于下眼睑缺损不超过全睑长1/4，老年人不超过1/3者。沿灰线将缺损两侧眼睑劈开为前后两片，分层拉拢缝合，应避免两片的缝线在同一平面上。

2.推进式睑板结膜瓣加皮瓣修复术

适用于睑缺损超过全睑长度的1/4者。于缺损处沿肌层与睑板间分离至穹隆部，形成睑板结膜瓣，向缺损部推进修复睑板结膜。皮肤侧用推进皮瓣修复。

3.外眦及韧带切开松解缝合术

适用于睑缺损水平宽度小于1 cm者。在距外眦角0.5 cm的灰线处做与灰线垂直的1 cm长切口，分离结膜与皮肤、肌肉，切断外眦韧带上脚或下脚，将外眦角部的垂直切口横行缝合。

4.旋转皮瓣法

适用于睑缺损达睑长 40％者。在外眦角处形成直径约 2 cm 的半圆形皮瓣,其方向是背向缺损侧,内侧与外眦相接,切断睑缺损侧的外眦韧带脚和睑结膜,将皮瓣旋转,修复缺损,分层缝合。

5.颞部推进皮瓣

适用于下睑缺损小于全睑长度 1/2 者。自外眦角向颞部发际方向做切口,外端附加 Z 形切口,切断外眦韧带下脚,睑外侧组织向鼻侧推移,修复缺损,分层缝合。将颞部皮瓣推进修复继发缺损,穹隆部结膜分离后移作皮瓣衬里,Z 形皮瓣交错缝合。

6.睑板结膜或眼睑全层复合游离片移植

前者适用于修复上、下睑板部分缺损或上睑板或下睑板全缺损,方法为在同侧或对侧上睑板上缘切取一块与缺损同大的睑板结膜复合游离移植片缝于缺损部位,供区行直接拉拢缝合。

(六)眼窝缩窄

化学性烧伤或烧伤合并爆炸伤,以及眼部高温物直接接触烧伤均可引起眼球毁损,眼内感染、结膜缺损,眶内瘢痕性愈合,以致结膜囊缩窄,甚至闭锁。有时可伴有上、下眼睑缺如。

1.扩张法

适用于眼窝轻度狭窄,结膜正常者。利用正常结膜和皮肤的弹性与伸展性,先后置入由小到大的眼模,加压包扎,逐渐扩张成能容纳正常大小和形状的义眼球的结膜囊。

2.眶内瘢痕切除矫正术

适用于眶内瘢痕与结膜相粘连的轻度结膜囊狭窄。自眶上缘外侧做 3 cm 长的弧形切口,分离眼轮匝肌,暴露眶上外缘骨膜,在距眶缘 3～4 mm 的骨膜上做一与眶缘平行的切口,用骨膜剥离子将眶骨膜向眶内剥离,在已剥离的骨膜上做一长约 2.5 cm 纵形切口。使上睑提肌位于切口的鼻侧,用眼科弯剪以锐钝性分离相结合的方式或用手指导引剪刀方法,进入眶内分离粘连的结膜并彻底切除结膜下瘢痕组织,使眶内组织变平、结膜复位。注意勿损伤上睑提肌。纱布填塞结膜囊止血,用 5-0 丝线分层缝合骨膜、眼轮匝肌及皮肤切口。术后结膜囊用凡士林纱布填塞或放置眼模。术后 7 天拆线,佩戴合适的义眼。

3.全结膜囊成形术

适用于全部或绝大部分结膜为瘢痕所替代的患者。全结膜囊成形术可采用中厚皮片游离移植法、双旋转皮瓣法或口腔黏膜移植法。

(七)泪点外翻

瘢痕涉及内眦部位时,常导致下泪点外翻,内眦角裂开变钝,可出现溢泪,周围皮肤可发生湿疹样改变。轻度泪点外翻可采用布拉斯考威克斯和克雷克法矫正,也可采用电烙法修复。重度泪点外翻常采用双 V 形切开缝合法治疗。

(八)睫毛缺失

睫毛可遮挡阳光直射,并因其灵敏的反射功能,有助于防止灰尘和飞虫落入眼内,故睫毛缺失,既影响外观,也有功能障碍。睫毛缺失最简易的修复方法为黏着人造睫毛,但烦琐不便,多数患者愿采用手术方法修复。以上睑睫毛为例。先在同侧眉偏内侧端的中央区、毛发方向指向外下方的部位,根据所需要修复的长度,切取包含 2～3 排毛发的移植片一条。于相当上睑游离缘外上方 2～3 mm 部位,做与睑缘平行、深及睑板的切口,稍将切口创缘两侧游离,将移植片嵌植其中,用细丝线缝合固定,最后包扎。10～12 天后拆线,正常眼球角膜的存在,有助于使移植的睫毛从睑缘向外前方的方向生长。如发现睫毛方向不符合要求时,可及早在一定时间内用火棉胶黏着以引导生长方向,有可能使其按所要求的方向转变。

二、眉部烧伤后畸形的修复

眉毛参与构成人的容貌特征,在面部表情起着重要作用,还可阻挡汗水直接流入眼内。烧伤后眉畸形主要包括眉缺损和眉移位。

(一)眉缺损

烧伤后眉缺损常与上睑烧伤同时发生,对于缺损眉毛可采用画眉、文眉或者手术再造。手术包括毛囊移植,复合头皮片游离移植,头皮带蒂或岛状皮瓣移植,根据缺损情况和性别加以选择。

1.毛囊移植法

适用于眉部分缺损的患者。耳后发际内切取全层头皮一块,顺毛发方向切取有毛囊的头发,用特制的注射推进器穿刺眉再造部位,将毛囊逐一移植到皮下组织内,针刺时与皮面呈 45°,使植入的毛囊与正常眉毛方向一致。此法效果较好,但手术时间长。

2.复合头皮片游离移植法

适用于一侧或者双侧眉毛缺损的患者(图 12-11)。先在眉部受区切开眼轮匝肌或额肌、帽状腱膜层,形成良好的血液供应创面基底。在同侧耳后发际按再造眉的形状,顺毛发方向切取带脂肪层的全层头皮片,宽度以 0.5～0.8 cm 为宜。剃除毛囊间的脂肪颗粒,将皮片移植于眉部创面间断缝合创缘,敷料加压包扎。术后 10～12 天拆线,该法更适合于女性的眉再造。

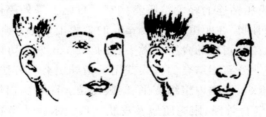

图 12-11　全厚头皮片游离移植再造眉
A.术前切口设计;B.全厚头皮片游离移植

3.头皮动脉岛状瓣修复法

一般采用颞浅动脉顶支作为眉再造的血管。术前眉形设计、定位同头皮移植法。剃头后,用超声血管探测仪标出颞浅动脉及其分支:顶支、额支的行走方向,在顶支的末端画出眉形,使动脉的走向包括在眉形的中央。手术根据动脉走向做一切口,将头皮瓣于帽状腱膜深层掀起后,由皮瓣向血管蒂根部游离,在帽状腱膜浅层,分离头皮,找出动脉,在动脉旁开 0.5～1.0 cm 的距离结扎动脉分支,于帽状腱膜深层将动脉蒂游离出来,观察血液循环良好后,做眉部切口,在颞部打一皮下隧道至颞浅动脉根部,将皮瓣牵引至眉区创面。将头皮、皮瓣缝合,颞部置一橡皮引流片,适当加压包扎,在眉头留一小洞观察皮瓣血液循环。术后9～10 天拆线。

(二)眉移位

表现为眉倾斜、眉过高或过低、眉向心性或离心性移位。有时几种畸形可同时存在。

1.眉倾斜

周围瘢痕牵拉造成,多使用 Z 成形术(图 12-12)。

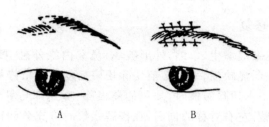

图 12-12　Z 成形术治疗眉移位
A.切口设计;B.Z 成形修复

2.眉过高或过低

由额部或睑部瘢痕牵拉造成,可采用切除瘢痕,松解植皮术。

3.眉向心性或离心性移位

这是指眉头向内侧移位,或眉尾向外侧移位,由局部瘢痕牵拉。采用:①V-Y 或 Y-V 切开缝合术,适合于轻度移位者(图 12-13);②松解移位,游离植皮术。

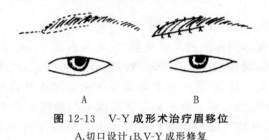

图 12-13　V-Y 成形术治疗眉移位
A.切口设计;B.V-Y 成形修复

(高　华)

第五节　鼻部烧伤瘢痕畸形的修复

鼻部位于颜面部中央,容易被烧伤。深度烧伤后,鼻部可出现瘢痕增生、挛缩,也可导致鼻孔缩窄、鼻翼缺损或鼻大部缺损,严重影响美观和功能,均需要后期整形修复,其手术时机一般等瘢痕成熟、软化后,以确保手术效果。

一、鼻部表浅瘢痕的修复

对仅有色素沉着和表面凹凸不平的表浅瘢痕以磨削为主,辅以其他治疗。磨削术理论上为磨除皮肤的表皮层或包括一部分表浅真皮层,达到消除凸或凹的瘢痕,使皮肤表面平滑的目的。磨除的厚薄或多少依皮肤的厚薄而定,磨除最深处犹如中厚植皮取皮的厚度,但通常情况下不宜太深,宁可多做几次,也不要一次磨得过深,以免造成新的瘢痕或色素沉着。瘢痕凸出或凹陷过重的部位,磨削的效果差,可在周围已经磨平后再沿皮肤皱纹线切除较大瘢痕,缝合,术后几乎无痕迹。其较浅的部分用磨削术去除,则效果较好。一般情况下,磨削一次后待 2～3 个月,皮肤完全恢复后再行第二次磨削,有的患者需要磨削 3～4 次,才能收到较好效果。

二、鼻背部瘢痕的修复

深度烧伤后鼻部出现瘢痕增生、挛缩，外形破坏，鼻翼内缘外翻，鼻孔朝天，严重者出现鼻前庭黏膜外露。如没有组织明显缺损，采用瘢痕切除松解后皮片移植修复，效果确实可靠。皮片采用全厚皮或厚中厚皮片，手术切除瘢痕时，须包括鼻根部、鼻翼部与鼻尖部连同部分正常皮肤一并切去，形成一个比较规整、左右对称的创面，在松解瘢痕时应充分纠正鼻翼内缘外翻，鼻尖部应切至鼻小柱部分成为 V 形，鼻两侧鼻颊沟、鼻根部横切口，如内眦或其他部位有挛缩时应充分松解且不应使切口线弯曲。瘢痕组织切除时，须仔细顺皮下组织层剥离，注意防止洞穿黏膜到鼻腔内，亦不得伤及鼻软骨。缝合时，先固定鼻根、鼻尖与鼻侧翼，使皮片能均匀对称，然后再继续细致地将皮片缝合固定于创缘，创缘留长线备打包包扎用。创面覆盖一层凡士林纱布，再用 5~6 层纱布打包包扎。两鼻孔内用橡皮指套填塞后，再用牙印模或金属夹板固定之。利用皮瓣、皮管修复广泛鼻部瘢痕时，目前主张.选择额部扩张后的皮瓣转移修复，皮片打包包扎，绷带固定。鼻孔前庭用油纱布填塞，以确保鼻翼创面与皮片贴合，至少填塞 5 天后才能取出。

三、鼻翼缺损的修复

鼻部深度烧伤后，常出现不同程度的鼻翼缺损，轻者鼻翼缩小，失去圆润外形并伴有鼻黏膜轻度外翻；中度者鼻翼游离缘缺损达 1/2，黏膜外翻，鼻孔朝向前方；严重者鼻下端大部缺失，包括鼻尖、鼻翼与鼻小柱的缺失。轻、中度的鼻翼缺损可采用全厚皮片移植、鼻唇沟皮瓣或游离耳郭复合组织移植修复。在残留的鼻翼瘢痕上距鼻翼缘瘢痕与黏膜交界 0.3~0.5 cm 处做一弧形切口，切开瘢痕，在皮下层将切口下缘的瘢痕向下分离方向鼻孔成为鼻前庭衬里和鼻孔缘，分离时必须掌握好层次，过深或太浅均可造成向下、向内翻的瘢痕血液循环不良。形成的创面根据血液循环状况的好坏和面积的大小，可采用全厚皮片、鼻唇沟皮瓣及耳郭复合组织移植。若创面面积小，血液供应又好可采用耳郭复合组织移植；若血液供应较差，皮片移植难以成活应考虑采用鼻唇沟皮瓣修复。如创面面积较大，血液供应较好，可采用全厚皮片移植修复。

(一)鼻翼缺损的复合组织移植

鼻翼全层缺损，原则上要求修复衬里、软骨支架和被覆组织 3 层结构。耳郭也是 3 层结构，其与鼻翼的组织结构相似，成活后，在颜色、质地、厚度及外形等方面均与鼻翼相匹配。手术能一期完成，治疗时间短，患者痛苦小。因此，游离耳郭复合组织移植是临床上修复鼻翼全层缺损的最佳手术方法。但受组织移植块成活的限制，复合组织块移植宽度不得超过 1 cm，否则，难以成活，影响手术效果。因此，游离耳复合组织移植只适用于轻、中度鼻翼缺损的治疗。耳轮和耳轮脚的厚度及弯曲度与鼻翼相似，适用于鼻翼缺损的修复。鼻翼外下方的缺损，以从对侧耳郭后上缘切取为宜；鼻翼前方缺损，从同侧耳郭后上缘切取为好；耳轮尾部较宽厚，软骨有一定硬度和韧性，皮肤颜色、组织厚度接近鼻小柱，适用于鼻翼鼻小柱缺损修复。瘢痕较少的鼻翼缺损，采用单纯耳郭复合组织块移植，而瘢痕较多的鼻翼缺损，采用带有真皮下血管网的耳复合组织块在修复鼻翼缺损的同时，也修复鼻翼的瘢痕，可取得更佳的效果(图 12-14)。

(二)手术方法和注意事项

局部麻醉成功后，完全切除鼻翼缺损边缘的瘢痕组织，露出健康的组织及软骨。根据鼻翼缺损的大小，用纱布或 X 线片取模确定耳郭复合组织的大小。如果患者鼻翼表面有较多的瘢痕组织，可将其一并切除，所取的模型应包括真皮下血管网皮片的大小。根据模型，用亚甲蓝在耳郭上标记后切取组织块:将切取的组织块放置在鼻翼缺损区,先缝合鼻翼衬里层,再缝合鼻翼外侧皮肤,软骨不需要缝合。手术后,向鼻腔内填塞碘仿纱条要适度,以对鼻翼形成支撑为宜,不要填塞过紧;否则,会影响鼻翼血液供应,也可能造成切口裂开。注意观察耳郭组织块的血液供应。一般手术后,耳郭组织块先水肿变紫,然后变红,逐渐过渡到正常颜色。

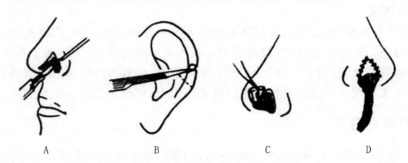

图 12-14 耳郭复合组织瓣游离移植整复鼻翼缺损

A.修剪鼻翼缺损;B.切取耳郭复合组织;C.移植修复鼻翼缺损;D.修复后

四、鼻尖、鼻下端缺损畸形的修复

鼻下端为鼻部形态的特征,包括鼻翼、鼻小柱和鼻尖。鼻下端缺损为严重的颜面部烧伤畸形,需要采用全鼻再造手术进行修复,常用的方法有前额皮瓣、上臂内侧皮管修复法。

目前,多采用扩张器前额皮瓣法。除正常皮肤外,额部Ⅱ度烧伤愈合的成熟瘢痕也可采用此方法进行鼻再造。手术应注意以下几个方面:①植入的扩张器要够大(200 mL),扩张的时间要够长(2个月以上)。②扩张器植入的层次应在额肌以下,使皮瓣内包含有眶上动脉或滑车上动脉,以保证皮瓣的血液供应。③皮瓣的设计有多种形式,应根据患者鼻部的瘢痕和周围情况灵活选择。额侧皮瓣,靠一侧滑车上动脉和鼻背动脉供血,皮瓣旋转达180°,蒂部扭转较大;额侧皮瓣,以一侧滑车上动脉为蒂,适合于发际较低者。术前应用血管多普勒探查血管血流情况及走向,确定皮瓣蒂的位置。④皮瓣外形设计,远端为三叶状,中叶宽2 cm,用于鼻小柱及鼻尖塑形,两侧叶相距6.0~7.5 cm,用于两侧鼻翼的塑形。近端形态、宽窄根据术中鼻根部创面大小决定。采用扩张器皮瓣在术后皮瓣有20%~40%的缩小,因此,应考虑到鼻部今后的缩小量。⑤鼻衬里,可利用外翻的黏膜复位,将鼻根部的瘢痕性皮肤向下翻转与鼻再造皮瓣内翻作为衬里。⑥术后放置负压引流,引流管由额部达鼻背,鼻背覆盖塑形纱布,适当加压包扎,鼻孔放置支撑通气橡皮管,注意观察皮瓣血液循环情况。⑦鼻孔支撑管应放置6个月以上,防止鼻孔挛缩,术后1年半到2年,鼻部外形才基本稳定,如外形有不满意的部位叫进行修整。

五、鼻孔缩窄的整复

轻度狭窄表现为鼻孔缘瘢痕蹼遮住部分鼻孔,重度可出现鼻孔环状挛缩,仅存留一小气孔,严重影响呼吸。根据不同临床表现采用不同的修复方法。

(一)Z成形术

适用于轻度鼻孔缩窄。在鼻孔边缘蹼状瘢痕内上方鼻尖部、内下方鼻小柱基部内侧和外下方鼻翼外脚,以蹼状瘢痕边缘为长轴,设计Z形皮瓣,切开、交错、缝合即可扩大鼻孔。

（二）鼻唇沟皮瓣

适用于鼻孔底部与鼻孔外侧壁瘢痕导致的鼻孔狭窄。根据狭窄侧鼻孔与正常鼻孔大小的差距，确定鼻唇沟皮瓣的大小，以鼻翼沟为中心轴线，设计一不等 Z 形皮瓣，将鼻翼外脚三角瓣与鼻唇沟瓣交错，即可扩大鼻孔。

（三）皮片移植法

适用于鼻孔严重狭窄，鼻前庭有广泛瘢痕者。手术先松解、切除鼻孔内及周围的瘢痕直达梨状窝，达到呼吸通畅。取薄中厚皮片，将皮片与鼻孔外创缘缝合，后将皮片塞于鼻腔内，覆盖鼻浅创面，用油纱布将鼻腔填满，使皮片与创面紧贴，术后 6 天，用外裹油纱布的通气橡胶管替换填塞的油纱布，术后 9 天拆线。放置鼻孔扩张橡胶管半年以上，可预防鼻孔再次挛缩。

六、全鼻缺损再造

鼻位于颜面部中央的突出部位，其下端的鼻尖和鼻翼易遭受创伤或烧伤，造成鼻部分缺损或鼻部瘢痕挛缩畸形。鼻下端较大缺损或全鼻缺损严重影响美观，需要通过全鼻再造来修复。

（一）鼻部缺损的分类

1.轻度鼻缺损畸形

常见于以下几种情况：鼻部深Ⅱ度烧伤、创面愈合后，鼻翼和鼻尖部挛缩变形，鼻下端缺损小于0.5 cm，鼻翼软骨边缘仅少许缺损；外伤引起的鼻下端缺失，如鼻尖与鼻小柱大部分缺损或鼻翼缺失。

2.中度鼻缺损畸形

常见于鼻下部分分外伤或感染造成的鼻尖和鼻翼缺失。其特点是鼻的梨状孔上缘基本正常、鼻中隔外露。鼻翼一侧或两侧缺失，残留的鼻翼与鼻小柱因瘢痕挛缩明显上提。该类鼻缺损临床最常见，除需要再造鼻衬里外，还需要做鼻延长。

3.严重鼻缺损畸形

系指鼻部毁损性损伤，如鼻部Ⅲ度烧伤，创面愈合后严重畸形。

（二）常用的修复方法

鼻部结构包括皮肤软组织覆盖、软骨和鼻骨支架与黏膜衬里 3 个部分。因此，全鼻再造就是重建上述 3 种结构，完整的全鼻再造可分解为衬里再造、鼻支架再造和外覆盖再造。根据外覆盖的制作方法不同，将全鼻再造分为不同方法。根据鼻外覆盖的形成部位不同，分为额部皮瓣法、前臂皮瓣法和皮管法。其中额部皮瓣在皮肤的色泽、质地、血液供应，以及外形方面较其他皮瓣有明显优势，为首选。

额部皮瓣是所有前额皮瓣的总称，根据皮瓣轴型血管的不同，分为以滑车动脉为主的前额正中皮瓣、以眶上动脉为主的额部皮瓣和以颞浅动脉为主的额斜皮瓣。其中以滑车动脉为主的前额正中皮瓣，因血液供应可靠、容易旋转，只需要一次手术就可以完成鼻外覆盖的修复，是额部皮瓣全鼻再造的首选。其他皮瓣主要用于前额正中有瘢痕的患者，由于鼻再造时皮瓣的旋转幅度大，为保证手术成功，往往需要先行皮瓣延迟手术。根据鼻外覆盖的制作不同，额瓣法全鼻再造术分为额部正中皮瓣全鼻再造术和额部扩张皮瓣全鼻再造术。额部正中皮瓣全鼻再造术是将额部正中皮瓣易位反转，形成鼻外覆盖，皮瓣供区通过皮片移植来修复，优点是治疗时间短，再造鼻不回缩；缺点是额部供区不美观。额部扩张皮瓣全鼻再造术是通过埋置扩张器，待额部获得足够多余组织后，再形成鼻外覆盖。皮瓣供区直接拉拢缝合。该法除了具有传统额部皮瓣的优点外，额部供区可以直接缝合而不需要植皮,对额部外观影响不大。另外,额部皮瓣经过扩张,组织结构明显变薄,有利于鼻下端(鼻尖、鼻翼、鼻小柱)的塑形。但该法要求有良好的组织支撑,否则皮瓣易收缩,引起再造鼻的变形。

1.额部正中皮瓣全鼻再造术

主要适用于额部发际较高的患者。

(1)手术前设计。

轻度鼻缺损的衬里设计:由于鼻翼外侧脚和鼻小柱残基仍存在,鼻长度在正常范围内,故设计时,不需要考虑鼻定位和鼻延长问题,可根据鼻尖与鼻翼缺损的大小,以鼻残端部为蒂设计局部皮瓣,将皮瓣翻转,形成鼻衬里。

中度鼻缺损的衬里设计:①单侧鼻翼缺失,根据健侧确定鼻翼外侧角,使两边对称。②双侧鼻翼均缺失,自鼻中嵴向两侧做一水平线,自双眼内眦向下做垂线,垂线与水平线相交点为患者新的鼻翼点。另外,设计时应考虑松解瘢痕后,残存的鼻翼复位后的位置变化。

手术后鼻外形是否美观,很大程度上取决于鼻翼外侧角的外形。因此,残存的鼻翼应尽量保存,缺损侧在鼻翼点处沿标准的鼻翼缘设计弧形线。标记梨状孔的正中点边缘为鼻延长的切口线。沿双侧鼻面沟向上画线,经过内眦的内侧向上,与通过鼻黄金点的水平线相交设计为以梨状孔边缘为蒂的鼻背部舌状皮瓣,然后自鼻黄金点沿正中画线向下至梨状的正中点,形成两个舌状瓣,翻转后交错缝合固定鼻尖形成两侧鼻翼的衬里,夹层埋植支架,有时还考虑用皮管做全鼻再造。

(2)手术操作:以中度鼻缺损的衬里制作为例。沿梨状孔边缘 ABC 线切开至鼻腔,将切口下鼻组织整个下移。使残存的鼻翼及鼻小柱复位。沿 OB 线切开皮肤至鼻背部肌肉,沿 AOC 线切开皮瓣至骨膜。在骨膜上游离皮瓣至梨状孔缘约 2 mm,将皮瓣翻向下面。覆盖鼻下移形成的洞穿性损伤。将 OB 线两边的皮肤分别与鼻中隔黏膜缝合以封闭鼻中隔缺损,沿鼻翼缘切开皮肤至鼻软骨,在鼻翼软骨的表面游离皮瓣至鼻缺损的边缘,形成蒂在内侧的局部皮瓣,将残存的鼻小柱自鼻嵴处切开,向上游离,形成蒂在鼻小柱残端的皮瓣,然后反转,形成鼻小柱的衬里。将鼻背部形成的几个皮瓣缝合形成鼻衬里、外覆盖的再造。

额部三叶皮瓣的设计(图 12-15):三叶瓣是目前临床上最常采用的额部皮瓣设计法,其中二叶分别形成患者的两个鼻翼,中间一叶形成鼻尖部及鼻小柱,三叶柄形成鼻背,三叶的长度是鼻黄金点至唇红缘的距离,二叶间的距离为 6.0~7.5 cm,每叶宽度为 2.5~3.0 cm,三叶的柄宽根据模拟的实际鼻高度用软尺测量。将设计的三叶瓣放置在额部正中,使瓣尽量靠近发际,柄放置在额部正中,距眉毛 0.5~1.0 cm 处,如果柄端距眉毛少于 0.5 cm,应将二叶瓣的瓣稍偏离正中,偏离方向同额瓣旋转的方向。用 2%利多卡因行局部浸润麻醉。麻醉后,按设计线切开皮肤和额肌,在额肌与骨膜之间游离皮瓣。在柄端与眉毛之间逐渐切断额肌在皮肤下游离,切断额肌时,不要损伤滑车上动脉,将皮瓣反转 180°,观看皮瓣是否与衬里缝合无张力。如皮瓣蒂部张力过大,应继续游离蒂部,以加长蒂部。

鼻支架的制作:根据鼻下部软骨缺损的情况,用 L 形硅胶雕刻合适的假体,以对鼻尖构成支撑。假体雕刻完成后,将其与鼻衬里缝合固定,特别注意与鼻骨骨膜的(梨状孔处)的固定,在此处固定牢固,可防止鼻成形后假体下移。

先将三叶瓣中叶的中点与鼻小柱的中点对位缝合,然后将另外两叶与鼻翼沟中点对位缝合,再缝合两侧鼻翼外侧角。缝合时,不是将外覆盖与鼻翼衬里简单的对位缝合,而是在缝合鼻翼沟中点时,应使外覆盖在缝合鼻翼外侧角时有一定的张力,这样才能形成鼻翼外侧角的形态。定点缝合完成后,依次缝合切口。在鼻翼沟的上缘横向贯穿缝合一针,内收鼻翼上端,向鼻孔内塞入碘仿纱条,对鼻孔塑形。取上臂内侧全厚皮片,将其缝合于额部供区,打包加压包扎。打包时,不要让蒂部受压,用油纱布覆盖蒂部创面外露术后注意观察鼻外覆盖血液供应,及时处理引起血液供应障碍的原因。术后3周开始蒂部训练,开始每天训练2~3次,每次阻断15分钟。以后逐渐增加训练次数和加长训练时间,待阻断蒂部,鼻外覆盖血液供应无障碍时,断开蒂部,修整鼻根部。

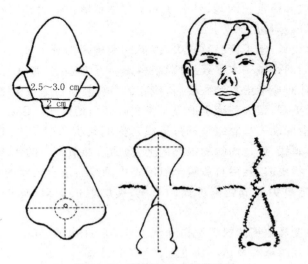

图 12-15　额部三叶皮瓣的设计

2.额部扩张皮瓣全鼻再造术

主要适用于额部发际较低的患者。分为2期,第1期为额部扩张器的埋置与皮瓣扩张,第2期为全鼻再造。

(1)额部扩张器的埋置与皮瓣扩张。

手术设计:切口一般选择额部正中上方发际内,长度约4 cm;扩张器一般选用容量170 mL长方形立体扩张囊,该种扩张器完成扩张后,获得纵行和横行的皮肤面积大;用紫药水标记皮瓣游离范围,向下至眉弓,两侧至通过左、右眉弓中点的垂线。

手术操作:获得纵行和横行的右眉弓中点的垂线。按手术前设计的切开皮肤及帽状腱膜,在帽状腱膜、额肌与骨膜之间游离皮瓣,同向下至眉上0.5 cm,两侧至眉峰的上方;皮瓣游离完成后置入扩张器,将注射壶埋入切口七方的发际内;通过注射壶向扩张器内注入20 mL生理盐水,看注水是否通畅;在直视下缝合切口,以免损伤扩张器,切口处放置一橡皮引流条。扩张器取出,当扩张完成后就可以进行鼻再造手术,但由于扩张皮瓣存在收缩,故最好在注液扩张完成后3个月以上再行二期手术。

(2)全鼻再造。

手术设计:确定皮瓣主要血管的走行,在暗环境中通过电筒透光试验,观察并标记滑车上血管、眶上血管的走行及交通支,作为设计皮瓣方位及真皮下组织蒂的依据。因取出扩张囊后皮肤回缩15%~20%,应将三叶瓣设计的较大。常用的三叶瓣参数如下:宽度为7.0~7.6 cm,由鼻根黄金点至鼻尖长为5.0~5.5 cm,由鼻尖点至小柱基点长为2.5~3.0 cm。以鼻尖点为圆心,直径 2.5 cm 范围内组织专供形成半球形鼻尖。一般情况下宽度为 7.5～7.6 cm 三叶瓣即能造出国人中等大新鼻(临床上最常选用)。

手术操作:根据设计,剪裁三叶瓣膜片,在扩张区皮肤按三叶瓣标记出切口线。鼻衬里再造和支架的雕刻同普通额部皮瓣法。衬里再造后,按设计线切开,取出扩张囊。将皮瓣旋转 180°,覆盖鼻背部创面,具体操作同额部皮瓣全鼻再造术。

(高　华)

第六节　口腔周围烧伤瘢痕畸形的修复

口腔、唇颊部组织松软,烧伤瘢痕形成后,特别容易造成挛缩畸形,而上、下唇皮肤毛囊与皮脂腺丰富,容易感染形成增生性瘢痕。烧伤后口周瘢痕畸形一般涉及多个部位,如上唇瘢痕常伴有上唇外翻,口角向上歪斜;口角瘢痕常伴有小口畸形和口角歪斜等。在治疗过程中,应尽可能通过一次手术同时解除几种畸形。常用的手术方法有皮片移植和局部皮瓣修复。

一、小口畸形的修复

小口畸形多由口角部瘢痕挛缩引起变形所致,多继发于口角皮肤烧伤,或口唇黏膜较重的感染,或化学性损伤。口角挛缩,可局限于一侧,但以双例为多见。表现为口裂缩小,重者状似鱼口,一般口腔黏膜多未受累,进食和语言功能都有严重障碍。

处理原则:主要根据口裂畸形发生的原因、程度、大小,以及口角周围瘢痕多寡等情况,选用不同方法加以修复。如为一侧口角唇红部发生粘连,可采用唇红组织瓣滑行或转位修复开大口角。如唇红组织丧失较多,可采用颊黏膜瓣修复,该法适用于双侧口角开大术。

(一)修复方法

1.滑行唇红瓣口角成形

本方法适用于一侧口角唇红部发生粘连,粘连性瘢痕切后唇红缺损创面不超过1.5 cm者。

方法:手术时先在患侧按健侧口角位置定点,沿口角定点部位至口裂做一水平切口,直到口腔黏膜。将此区内粘连的瘢痕组织切除,沿上、下唇正常唇红缘和口内黏膜各做一个水平切口,形成上下两个唇红组织瓣,其长度以能充分向口角滑行,缝合后无张力为度。再将上、下唇组织瓣各用一针褥式缝合固定于口角外侧正常皮肤上,最后将组织瓣分别与唇红缘和口内黏膜加以缝合,开大口角(图 12-16)。

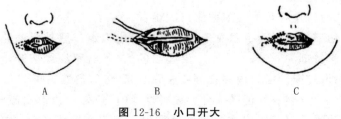

图 12-16　小口开大
A.术前;B.术中;C.术后

2.唇红旋转和滑行组织瓣转位口角成形

适用于一侧口角瘢痕较小,而唇红组织丰满者。

方法:患侧口角位置定点与唇红滑行瓣法相同。手术时在下唇唇红向上唇延伸部分,设计一个上唇唇红旋转组织瓣,切除口角的瘢痕组织,在上唇唇红组织旋转瓣内侧,形成另一个上唇唇红组织滑行瓣,两瓣分别形成后,转位至口角处加以缝合,开大口角(图 12-17)。

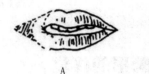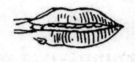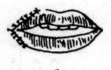

A   B   C

图 12-17　唇红旋转组织瓣口角修复

A.术前;B.术中;C.术后

3.颊黏膜旋转滑行瓣法口角成形

本法适用于一侧唇红组织丧失较多和双侧口角开大的患者。

方法:口角定点和口角至唇红部三角形瘢痕皮肤切除,均与唇红滑行瓣法相同。根据唇红组织缺失大小,在同侧近口角处的颊黏膜上设计一个双叶状黏膜组织瓣,蒂部在后方。组织瓣充分游离后,转移至上下唇唇红缺失的创面上,并加以缝合开大口角,颊黏膜供区拉拢直接缝合。如为双侧口角开大,手术分侧进行,先将口角三角区皮肤切除,并沿唇红与口裂平行线切开,使口角增大。根据口角区缺损面积,在同侧口内黏膜设计一 Y 形切口,Y 形三角黏膜瓣底部应位于颊侧。切开颊黏膜瓣,并行黏膜下分离,将 Y 形三角黏膜瓣尖端转向外侧口角与皮肤创缘缝合,形成新的口角。然后将上下两块黏膜瓣的创缘做适当修剪,与上、下唇皮肤创缘缝合(图 12-18)。

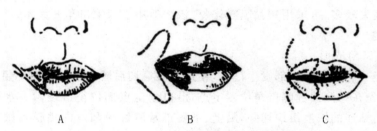

A   B   C

图 12-18　颊部黏膜瓣移转矫治小口畸形

A.术前;B.术中;C.术后

4.唇黏膜推进方法口角法

本法适用于烧伤后口角有环形瘢痕而张口困难者。

方法:按正常口角口裂成形。手术时先用亚甲蓝绘出拟定口唇外形的轮廓。为了使口角处皮瓣有足够宽度,皮瓣蒂部为 0.5~1.0 cm。沿绘出的上、下唇唇红缘切开,切除瘢痕组织,两侧口角处各保留一三角形皮瓣。沿口内黏膜创缘充分游离,将口角处黏膜做 1~2 cm 平行切开,最后将口腔黏膜拉出与上、下唇皮肤创缘缝合形成唇红,将口角处三角形皮瓣转向口内,与黏膜创缘缝合形成口角,本法术后口角略成方形。也可采用口角皮肤瘢痕切除,黏膜 Y 形切开法治疗(图 12-19)。

有些小口畸形,是由口角前方的蹼状瘢痕封闭所致,口角被掩盖在蹼的深面,仍保持完好。这种小口畸形可按 Z 成形术原则修复(图 12-20)。

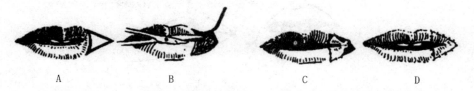

图 12-19 口角皮肤瘢痕切除黏膜"Y"形切开法矫治小口畸形

A.口角皮肤瘢痕切除范围;B.显露口角黏膜做"Y"形切开;C.形成 3 个黏膜瓣,分别向外翻转,
以覆盖上下唇红与口角创面;D.缝合后,口角开大,口裂恢复正常

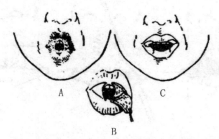

图 12-20 Z 成形术矫治口角蹼状瘢痕

A.术前;B.术中;C.术后

(二)小口畸形开大术注意要点

对小口畸形需要行开大口角者应首先确定口角的位置,即大约相当于两眼平视时两侧瞳孔向下的垂线的间距。在用上述方法测量时,应同时对患者面部各器官比例做全面观察,以使口裂大小与面部的比例关系达到最协调的程度。并注意不要矫枉过正,矫正后的口角大于健侧口角3~5 mm,以防术后挛缩。

术后口角位置应与术前设计的口角位置一致。因该类手术很容易发生术后口角偏小,与健侧口角不对称。为此,口内黏膜切开时,或口内黏膜瓣翻向外做口角时,黏膜切口应与口外皮肤切口同在一个位置上。制备口内颊黏膜瓣时,应带部分黏膜下组织,其蒂部应较黏膜瓣尖端要厚些,以保证黏膜瓣血液供应。黏膜瓣尖端过薄,张力较大,易发生黏膜瓣坏死。

二、口角歪斜的修复

一侧口角因瘢痕牵拉向上或向下方歪斜或移位,常由于局部比较局限的损伤所致,多可采用Z 成形术原则矫正或复位。口角歪斜移位还可由于受邻近部位,如面颊部或颈部烧伤后所形成的面积较广而深厚的挛缩瘢痕的牵引所致,须将瘢痕切除并设法修复创面,才能解除对口角的牵拉而恢复常态(图 12-21、图 12-22)。

三、口角外翻的修复

局限性外伤愈合后所形成的局部口唇轻度外翻,比较少见,一般只表现为红唇缘的局部凹凸不齐,口裂不能紧闭,外翻部呈切迹状缺裂。这种外翻可酌情采用单一或连续 Z 成形术,或V-Y成形术矫正修复(图 12-23、图 12-24)。

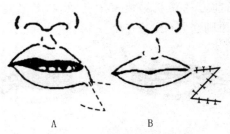

图 12-21　口角歪斜 Z 成形术矫治

A.术前；B.术后

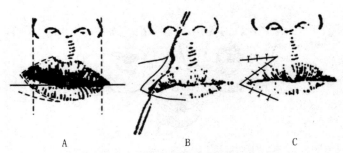

图 12-22　Z 成形术原则用于口角错位的复位

A.切口；B.互易位置；C.缝合

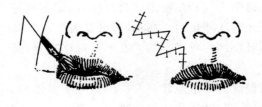

图 12-23　连续 Z 成形术矫治上唇右侧轻度外翻

A.术前；B.术后

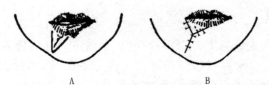

图 12-24　V-Y 成形术矫治下唇右侧轻度外翻

A.术前；B.术后

　　单纯上唇外翻复位后创面的修复,宜用取自耳后或锁骨上的全厚皮片。注意应按面部形态解剖分区切除上唇瘢痕,并在中央部位保留薄层瘢痕组织,使上唇中央微显突出,以免外形平板单调。上唇外翻复位不需要过度矫正,否则,日后因重力组织松动下垂,将显现上唇过长的反常形态。

　　单纯下唇外翻复位后创面的修复,轻度者可采用鼻唇沟皮瓣移转修复。如所需皮瓣过长,可行延迟移转。中度或重度的下唇外翻,则需要采用皮片移植。按面部形态解剖分区,切除位于下唇并包括颏部的瘢痕。两侧切口应稍超越口角伸入上唇,则植皮愈合后,有将下唇向上悬吊以对抗日后重力下垂,防止外翻复发的效果。在颏尖部位可保留适当面积和厚度的瘢痕组织,以取得植皮后该部较为丰满的良好形态。下唇严重外翻持续时日过久者,于瘢痕切除、挛缩松解复位后,如发现因口轮匝肌过度松弛,下唇不能紧贴下牙槽,张力不足时,还必须做唇组织的全层楔形切除缝合,紧缩后再行植皮。严重外翻,因烧伤较深,瘢痕切除后需要用皮瓣修复者,如颈部皮肤完好时,可采用颏颈部双蒂皮瓣法,手术分两次完成。这种手术因需要行俯首位制动2~3周,故年长患者应慎用(图12-25~图12-27)。

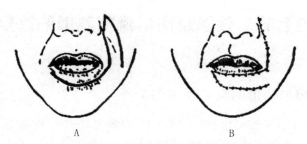

图 12-25　下唇轻度外翻用鼻唇沟瓣修复图
A.术前;B.术后

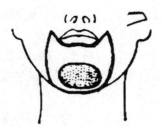

图 12-26　下唇瘢痕切除范围

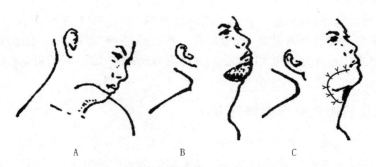

图 12-27　用颏颈部双蒂皮瓣修复下唇外翻
A.术前;B.术中;C.术后

　　最严重的下唇外翻,伴有颈前的广泛瘢痕挛缩,除可用皮片修复全部创面外,有时还需要用两侧肩部皮瓣、胸肩峰皮管或游离皮瓣移植,以完成唇颏部和颈部创面的整体修复。下唇外翻与上唇外翻不同,为补偿日后的重力下垂,防止复发,须做过度矫正。上下唇都外翻时,可以同时施行手术,但为便于手术后经口摄入饮食和减少创面感染,也可分期分别进行。唇外翻修复手术应注意以下几点:①松解、切除瘢痕时,应注意恢复口周器官,如鼻翼、鼻小柱、口角的正常解剖位置。②在瘢痕切除时,应注意恢复唇弓弧线,使皮片于红唇缝合线即为重建的唇红缘。③瘢痕切除时注意形成一左右对称创面,缝合线最好位于鼻唇沟处。④松解口周瘢痕时也应彻底松解面颊部瘢痕,否则,张口困难的问题仍不能较好地解决。⑤术后应减少面颊活动,避免涎液、食物污染创面。

(高　华)

第七节　颈部烧伤后瘢痕畸形的修复

一、颈部烧伤后瘢痕畸形的临床特征与分类

颈部瘢痕挛缩畸形多位于颈前区,瘢痕的增生、挛缩可能会累及皮肤,甚至颈阔肌使颈部的俯、仰、旋转等运动受限,甚至下唇、下颌部、面部、鼻翼、下睑等都可以被牵拉造成畸形或外翻。

临床上常以对功能的影响相对邻近器官的牵引程度分类,可分为Ⅰ、Ⅱ、Ⅲ、Ⅳ度,在选择治疗方法时,参考的价值最大。

(1)Ⅰ度:单纯的颈部瘢痕或颈胸瘢痕,其位置限于颏颈角以下。颈部活动不受限或后仰轻度受限,吞咽不受影响。

(2)Ⅱ度:颏、颈瘢痕粘连或颏、颈、胸瘢痕粘连。颏、颈甚至胸部均有瘢痕、挛缩后几个部位粘连在一起。下唇可有外翻,颏颈角消失。颈部后仰及旋转受限,饮食、吞咽有一些影响,但不流涎。下唇的前庭沟尚存在,能闭口。

(3)Ⅲ度:下唇、颏、颈粘连。自下唇至颈前区均为瘢痕,挛缩后下唇、颏部和颈前区粘连在一起,颈部处于强迫低头姿势。下唇严重外翻,口角、鼻翼甚至下睑均被牵拉向下移位,不能闭口,发音不清,流涎不止,饮食困难。

(4)Ⅳ度:下唇、颏、颈、胸粘连。瘢痕上起下唇下缘、下至胸部,挛缩后使4个部位都粘连在一起,颈部极度屈曲,颈椎、胸椎后突,出现驼背。不能仰卧、不能平视、不能闭口、流涎不止。饮食、呼吸都发生困难。在儿童还可以继发下颌骨发育受限导致小颌畸形,或颏部前突、下前牙外翻。

二、颈部烧伤后瘢痕畸形的修复方法

成人单纯瘢痕增生或Ⅰ、Ⅱ度挛缩的患者以创面愈合后6个月左右,瘢痕及挛缩基本稳定后进行手术为宜。儿童因可能影响发育,Ⅲ、Ⅳ度挛缩的患者因影响生活,所以可提前手术。

(一)术前准备

术前应详细了解和检查患者的全身情况,如有呼吸道感染者应治疗控制,防止术后咳嗽影响皮片的成活。胸前存在破溃、溃疡感染的要及时换药,促进愈合。瘢痕隐窝多有污垢积存,术前要清理,减少感染风险。

（二）修复方法

应根据患者的年龄、瘢痕的性质、挛缩和畸形的程度、组织缺损的范围与周围正常皮肤是否松弛等情况选择全厚皮片移植、皮瓣移植、皮肤软组织扩张术等方式。原则上是颈中央部采用皮瓣修复，颏底和胸前可以植皮修复。现将各种修复方法分述如下。

1.Z 成形术或四瓣成形术

此种方法适用于纵行的条索状或蹼状、多蹼状瘢痕。应用 Z 成形术或四瓣成形术既可增加原瘢痕部位组织的长度，又可改变瘢痕的方向，消除纵向的张力。如皮肤缺损较多，蹼状瘢痕单纯用 Z 成形术或四瓣成形术不能完全修复时，应结合皮片移植（图 12-28）。

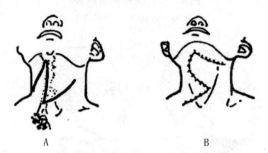

A   B

图 12-28　颈部蹼状瘢痕挛缩，用"Z"成形术松解修复

A.切口设计；B."Z"成形修复

2.皮片移植

此方法适用于瘢痕范围较广，亦不过深的患者。皮片移植中创面应仔细止血后将皮片横行铺在创面上。两块皮片之间的接缝应呈横的方向，皮片四周与创面边缘用间断缝合法缝合固定。在颏颈角处可打皮钉固定，使皮片与创面紧贴。冲洗皮片下积血，打包包扎固定，压力要适当，切勿过紧影响呼吸。术后用颈部石膏托固定，皮片存活后需要加戴颈托至少 6 个月，睡眠时，肩下垫高使头后仰，这样才能保证手术效果。

3.局部与邻近皮瓣移植

颈前区部分瘢痕切除后常可用局部皮瓣修复。颈前区瘢痕广泛的患者，凡瘢痕深、挛缩重、与深部组织粘连，而胸前、肩部有完好的皮肤或为浅Ⅱ度烧伤后的平坦柔软的瘢痕者，可考虑采用邻近皮瓣修复。常用的几种皮瓣介绍如下。

（1）颈部双蒂皮瓣：如瘢痕局限于颈的上半部者，切除瘢痕后循颈阔肌平面向下潜行剥离，达锁骨和胸骨切迹，后在其下界是做横的弧形切口，切开皮肤、皮下组织和颈阔肌，形成一个横的颈下部双蒂皮瓣，向上提起覆盖颈上部创面，供瓣区可植中厚皮片（图 12-29）。

（2）颈侧皮瓣：此种皮瓣适用于颈前区创面较小而颈侧部有正常皮肤的患者。皮瓣的蒂部可以做到耳后，包含耳后动脉在内，然后循深筋膜平面沿斜方肌前缘向前下延伸，长宽比例可达2.5∶1.0，但若皮瓣超越中线或延伸到胸骨切迹以下时，需要先将皮瓣延迟。根据需要可设计双侧的颈侧皮瓣，转移到颈前区，予以上下交错缝合，供区植皮，也可行扩张器皮瓣预制（图 12-30）。

（3）锁骨前胸皮瓣：该皮瓣是修复颈部严重瘢痕挛缩中最常用的邻近皮瓣，其蒂位于锁骨区，斜向前下方循深筋膜平面做锐性剥离，长宽比例可达 2∶1，一般不要超过中线。成人单侧的锁骨前胸皮瓣可取到(8～9)cm×(18～20)cm，如设计双侧锁骨前胸皮瓣则足以覆盖颈前区。但此皮瓣位置较低，不易转移到颏部以上，故颈部或下唇有创面时需要另行植皮修复（图 12-31）。

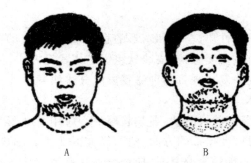

图 12-29 颈部双蒂皮瓣
A.皮瓣设计;B.皮瓣转移修复

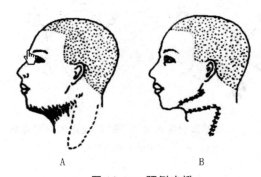

图 12-30 颈侧皮瓣
A.颈侧皮瓣位置;B.颈侧皮瓣转移修复颈前区

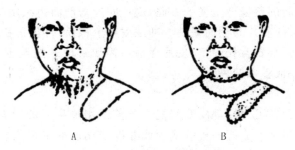

图 12-31 锁骨前胸皮瓣
A.锁骨前胸皮瓣位置;B.锁骨前胸皮瓣转移修复颈前区

(4)颈肩皮瓣和颈肩胛皮瓣:锁骨前胸区缺乏完好皮肤的患者可设计颈肩皮瓣,此皮瓣的蒂部起自颈的一侧,向上可达耳下,向前达锁骨上缘,向后可到颈后部,远端可达肩峰部三角肌的止端。皮瓣内可含耳后动脉,如将蒂部稍做向前下方,还可包含颈横动脉浅支,故血液循环丰富,长宽比例可达 4:1(图 12-32)。

4.轴型皮瓣移植

最为常用的为胸三角皮瓣,其余还有颈浅动脉颈段皮支皮瓣。

胸三角皮瓣从胸大肌浅面向外伸展到肩部三角肌区,甚至可延伸到上臂肌肉的浅面,其蒂在胸骨外侧,内含胸廓内动脉的前穿支,它距头颈部较近,可直接转至颈部、下颌部、口内、颊部,甚至向上可达额部,用以修复软组织缺损。但因皮瓣较厚,显臃肿无表情,为克服以上的不足,可应用扩张后的胸三角皮瓣,从而可有效地增加皮瓣应用面积。

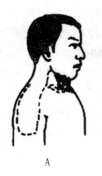 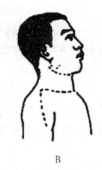 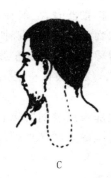

图 12-32 颈肩皮瓣和颈肩胛皮瓣
A.颈肩皮瓣位置;B.颈肩皮瓣转移修复颈前区;C.颈肩胛皮瓣

(1)皮瓣设计:胸三角皮瓣位于一侧上胸部,其上界为锁骨下线,下界为第 5 肋骨或第 4 肋骨,沿着腋前线的尖部向外延伸,最远可达肩三角肌区,甚至上臂上 1/2 处;内侧界为胸骨外缘 2 cm。最大面积为(10~12)cm×(20~22)cm。旋转轴点在第 2、第 3 肋间胸骨旁 2 cm 处。从旋转轴点至皮瓣最远端距离应大于该点到创面最远点的距离 10%~15%(图 12-33)。

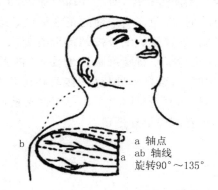

a 轴点
ab 轴线
旋转90°~135°

图 12-33 胸三角皮瓣的血液供应与皮瓣设计

(2)手术步骤:胸三角皮瓣切取前,先测量拟修复缺损,根据病变范围的大小、距离设计皮瓣,一般应较大缺损创面大 10%~15%,同时注意皮瓣旋转轴点到修复缺损的距离。先将皮瓣的上、外、下侧切开,掀起皮瓣时在深筋膜层,靠近胸大肌肌膜将胸肩峰动脉皮支、颈横动脉颈段皮支结扎,尤其皮瓣范围较大时,切勿损伤三者间的吻合支。分离到皮瓣蒂部即胸骨旁 2 cm 时,不要损伤穿支血管。皮瓣转移后,如觉得蒂部较紧,可将皮瓣下部逆切 1.0~1.5 cm。将蒂部制成管状,管心直径不可过窄,以能容纳小指通过即可。供区如不能拉拢缝合,可采用皮片移植修复。为了克服皮瓣臃肿及供区植皮问题,可采用胸三角皮瓣预扩张,扩张器的导水管及阀门可置于肩部外侧皮下,防止扩张囊下滑。胸三角皮瓣经过血液循环阻断试验达 1 小时以上无血液循环障碍出现即可断蒂。

(3)注意事项:①胸三角皮瓣是以胸廓内动脉胸前穿支为轴心血管的轴型皮瓣,因此,术中勿损伤轴心血管。制成管状前皮瓣的宽度一般不少于 7 cm,以免影响皮瓣血液循环。皮瓣转移到面部后,要采用良好的外固定,防止皮瓣撕脱。常采用的办法是应用头部胸部石膏固定,两者之间用木棍相连,固定后十分牢靠,且留有更换敷料的空间。②皮瓣血液循环训练与延迟,如皮瓣转移术后 7 天。无血液循环障碍。可行向液循环训练。③预扩张皮瓣的注意事项,预扩张的胸三角皮瓣在置入扩张器时，一般在深筋膜与肌膜之间，在剥离囊腔时，在胸骨旁一定注意不要损伤胸廓内动脉的胸前穿支，在胸骨旁2~3 cm时停止锐性剥离；否则，损伤皮瓣的轴心血管可导致转移后的皮瓣坏死。置入的扩张器要充分展平以免尖角"刺"伤正常皮肤。注水每次为扩张器容量的15％左右，以皮肤有一定张力又不发生苍白为度。置入和注水过程一定严格无菌操作。

5.皮管移植

对严重的颈部瘢痕挛缩的患者，如前胸、肩背部均无可供形成邻近皮瓣的组织时，则可设计皮管修复。皮管应尽量做在近颈部的位置，如胸腹皮管、背部皮管等，均须经过中间站携带，手术次数较多。

（三）术后处理

术后患者取仰卧位，术后48小时应严密观察呼吸道通畅情况，床旁备吸引器、气管插管器械和气管切开包。遇有呼吸困难者，即拆开敷料，检查伤口，如有喉头水肿则应及时行气管插管，甚至气管切开。如因皮片或皮瓣下血肿压迫呼吸道，应立即打开敷料、清除血肿、妥善止血后包扎。

颈圈的制作和应用：颈部瘢痕挛缩畸形矫正后，应用颈圈十分重要，尤其是游离植皮之后的应用对巩固疗效、防止挛缩复发有重要作用。颈圈要超过整个植皮区，最少上缘抵下颌缘，下缘达锁骨上缘，以维持颈部的位置。颈圈要柔软，对皮片均匀加压，不可有某些特别突出的点与线，防止皮片受压坏死，颈圈也不可太紧，以免影响颈部的正常活动。颈圈每天应取下检查皮片有无磨损，并及时调整。①硬纸板颈圈：用较硬的纸板按颈部形态剪成一颈圈形，其前部在下颌处应较宽，以保持头部稍后仰，再用棉花与纱布将硬纸板包裹妥善，再用绷带固定于颈部。②石膏颈圈：在植皮愈合后，用石膏制备颈圈，石膏定型硬化后，在两侧切开并修整，同时在剪开石膏两侧穿洞用带子连接，患者可自行穿戴。③可塑性颈托：用可塑性夹板制成颈托，因其具有热塑性，故可随时调整，且其重量轻、美观，患者配戴更加舒适。

（高　华）

第八节　会阴部烧伤后瘢痕挛缩畸形的修复

一、会阴周围型瘢痕挛缩的修复

由于瘢痕挛缩程度、范围与引起器官移位的不同，故治疗方法也因人而异，原则上以切除瘢痕并彻底松解挛缩后，使器官复位为目的。创面采用皮片移植或局部皮瓣转位修复。会阴部手术的术后护理十分重要，其重点是防止大、小便污染创面，保持敷料干燥、清洁，保持双下肢外展位固定。由于局部包扎固定比较困难，容易松动，术后的制动十分必要（图12-34~图12-35）。

二、肛门瘢痕性狭窄的修复

排便困难为其主要症状。轻者可以借饮食调节，服轻泻剂等保持其排便功能；重症真性肛门狭窄，可发生慢性肠梗阻，食欲缺乏、消瘦、营养不良等症状。做X线造影，以协助诊断。在假性肛门狭窄，见狭窄口与肛门之间尚有一定距离，形成憩室，而真性肛门狭窄，则不见憩室存在。应彻底切除肛门四周瘢痕，使肛门复位。不论肛门外有无正常皮肤残留，均应将皮肤或黏膜做放射

442

状切开,使狭窄区充分扩大。采用八字形皮瓣修复肛门狭窄,或八字形皮瓣加皮片移植,常能取得较好的疗效。八字形皮瓣的设计原则:在两侧臀皱襞附近设计两个对称的皮瓣,蒂在会阴与大腿内侧,长宽比例达 2:1,向肛门区转移,缝合于肛门两侧,尖端相遇于拱门后尾骨处。借旋髂内侧动脉分支等供给血液循环。皮瓣越往会阴处转位就越松弛。用皮瓣的侧面与肛门创缘做 Z 形缝合,以保证良好的愈合,并防继发挛缩。

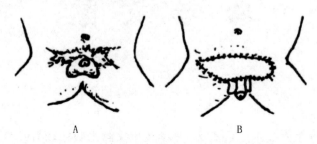

图 12-34 会阴前部横向挛缩瘢痕切除松懈植皮
A.术前;B.术后

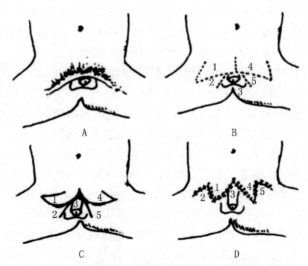

图 12-35 会阴中段横蹼状挛缩瘢痕"五瓣修复法"
A.术前;B.皮瓣设计;C.皮瓣切开;D.皮瓣转移修复

皮肤较多者,可考虑行局部皮瓣旋转推进转移,以改善纵行挛缩的瘢痕,供瓣区用中厚游离植皮覆盖创面。

(高　华)

参 考 文 献

[1] 钟锋.临床普通外科手术技术[M].北京:科学技术文献出版社,2019.

[2] 钦伦秀.微创外科手绘图解[M].上海:复旦大学出版社,2021.

[3] 王国俊.现代普通外科临床新进展[M].长春:吉林科学技术出版社,2019.

[4] 刘牧林,方先业.腹部外科手术技巧[M].郑州:河南科学技术出版社,2020.

[5] 林雁,邢文通,李孝光.常见外科疾病诊疗与手术学[M].汕头:汕头大学出版社,2021.

[6] 孙丕忠.普通外科诊疗实践[M].天津:天津科学技术出版社,2019.

[7] 王科学.实用普通外科临床诊治[M].北京:中国纺织出版社,2020.

[8] 任建军.胆胰外科常见术式优化操作经验与技巧[M].北京:人民卫生出版社,2020.

[9] 朱文新.现代普通外科诊疗技术[M].天津:天津科学技术出版社,2019.

[10] 安阿玥.现代中医肛肠病学[M].北京:中国医药科技出版社,2019.

[11] 卢丙刚.外科疾病临床诊疗与麻醉[M].北京:科学技术文献出版社,2020.

[12] 张涛.临床外科疾病诊断精要[M].北京:科学技术文献出版社,2020.

[13] 樊盛军.临床常见普通外科疾病诊治[M].北京:中国人口出版社,2019.

[14] 陈广栋.外科医师处方手册[M].郑州:河南科学技术出版社,2020.

[15] 张武坤.普外科临床诊断与治疗精要[M].天津:天津科学技术出版社,2020.

[16] 徐冬,肖建伟,李坤,等.实用临床外科疾病综合诊疗学[M].青岛:中国海洋大学出版社,2021.

[17] 周辉,肖光辉,杨幸明.现代普通外科精要[M].广州:广东世界图书出版有限公司,2021.

[18] 张海洋.现代普通外科基础与临床[M].北京:科学技术文献出版社,2019.

[19] 鲍广建.现代临床普通外科诊疗精粹[M].上海:上海交通大学出版社,2019.

[20] 韩飞.普外科常见病的诊疗[M].南昌:江西科学技术出版社,2019.

[21] 范明峰.新编肛肠外科疾病手术实践[M].沈阳:沈阳出版社,2020.

[22] 陈义范.历代名医诊疗经验汇粹[M].长沙:湖南科学技术出版社,2020.

[23] 王晋东.实用普通外科手术治疗学[M].长春:吉林科学技术出版社,2019.

[24] 王金保.普通外科手术技术与临床实践[M].天津:天津科学技术出版社,2020.

[25] 平晓春,李孝光,邢文通.临床外科与诊疗实践[M].汕头:汕头大学出版社,2021.

[26] 于锡洋.现代临床普通外科治疗学[M].上海:上海交通大学出版社,2019.

[27] 杨东红.临床外科疾病诊治与微创技术应用[M].北京:中国纺织出版社,2021.

[28] 高曰文.临床普通外科诊疗[M].北京:科学出版社,2020.

[29] 陈红凤.中医外科学[M].上海:上海科学技术出版社,2021.

[30] 梁君峰.实用普通外科临床外科疾病诊治[M].天津:天津科学技术出版社,2020.

[31] 刘景德.普通外科疾病临床诊断与处理[M].长春:吉林科学技术出版社,2019.

[32] 朱坤福,祝蕾.中医外治疗法[M].北京:中医古籍出版社,2019.

[33] 马大实.新编普通外科手术实践[M].天津:天津科学技术出版社,2020.

[34] 周钦华.实用普通外科诊疗及手术技术[M].天津:天津科学技术出版社,2019.

[35] 贾小强.中医肛肠专科诊疗手册[M].北京:人民卫生出版社,2020.

[36] 么甲超.中药熏洗坐浴对肛肠外科手术后创面肿痛的疗效[J].河南医学研究,2019,28(23):4326-4327.

[37] 刘坚军,董智慧,符伟国.普通外科围手术期静脉血栓栓塞症防治中血管外科干预原则与策略[J].中国实用外科杂志,2020,40(5):515-519.

[38] 潘在礼,黄良诚,林丽,等.持续输注右美托咪定对普通外科病房中老年患者发生短期术后谵妄的影响[J].中国老年学杂志,2021,41(13):2741-2743.

[39] 赵玉沛,张太平.普通外科缝合技术的基本原则与缝合材料规范化使用[J].中国实用外科杂志,2019,39(1):3-5.

[40] 崔宇,李波,陈进.血清降钙素原对肝胆手术后患者腹腔感染的预测效果分析[J].中华医院感染学杂志,2019,29(14):2154-2157.